中关村中医药健康产业联盟
重点图书出版规划项目

中国慢病干预技术文集

ZHONGGUO MANBING GANYU JISHU WENJI

李佃贵 主编

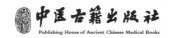

图书在版编目（CIP）数据

中国慢病干预技术文集/李佃贵主编.—北京：中医古籍出版社，2023.5
 ISBN 978-7-5152-2637-8

Ⅰ.①中… Ⅱ.①李… Ⅲ.①慢性病—防治—文集 Ⅳ.①R4-53

中国国家版本馆CIP数据核字（2023）第058987号

中国慢病干预技术文集
主编　李佃贵

责任编辑	郑　蓉　王　梅
责任校对	王安琪
封面设计	艺点锦秀
出版发行	中医古籍出版社
社　　址	北京市东城区东直门内南小街16号（100700）
电　　话	010-64089446（总编室）010-64002949（发行部）
网　　址	www.zhongyiguji.com.cn
印　　刷	北京市泰锐印刷有限责任公司
开　　本	889mm×1194mm　1/16
印　　张	27.25
字　　数	700千字
版　　次	2023年5月第1版　2023年5月第1次印刷
书　　号	ISBN 978-7-5152-2637-8
定　　价	198.00元

《中国慢病干预技术文集》编委会

顾　　问　石学敏　张大宁　唐祖宣

主　　编　李佃贵

执行主编　张文高　孙德海　孔庆博　刘振江

副 主 编　杨振峰　符晓春　刘龙涛　范铁兵　刘美霞　张清怡
　　　　　　李国庆　吴巧英　贾　蕾　金湘范　李　洪

编　　委（以姓氏笔画为序）

于思远	马少群	马文晓	王　振	王　静	王　影
王泽平	王怡斐	王洪利	王梓凝	孔庆博	邓文彬
石丹丹	叶锦先	付海洋	包丰源	吕荣富	朱柳芳
刘　斌	刘小发	刘凤山	刘龙涛	刘庭好	刘美霞
刘洪德	刘振江	刘爱苹	闫华敏	安卓佳	许　韵
孙　卓	孙歆平	孙德海	苏小艺	杜天依	李光明
李佃贵	李国庆	李顾芳	杨亚洁	杨振峰	吴巧英
吴孟华	岑万嘉	邱先信	邹玉坤	宋　书	宋怡成
张　萌	张凤华	张文高	张芯雨	张晓囡	张彩琴
张清怡	陈　龙	陈一凡	陈旭东	陈琼芝	范文昌
范铁兵	欧阳春凤	明　扬	金湘范	赵顺荣	赵梦繁
荆志伟	胡　滨	胡艺忠	胡雪晴	黄　荣	黄二锦
黄子芳	曹美莲	符晓春	彭馨瑶	葛炳炎	焦巍娜
曾醉娥	温雅璐	谢荣群	雷国俊	雷惠婷	管惠民
暴雪丽					

内容简介

本书荟萃中医优势慢病（主要是常见非传染性慢性疾病）防治技术及部分相关健康产品的论文94篇，既包括传统中医药辨证论治经验、方药应用心得，更有丰富的各种中医非药物疗法技术应用，其中较多地介绍了食养药膳在慢病干预中的应用。

全书包括3大部分。"慢病干预技术篇"39篇，分别是关于中医药辨治、药酒、情志疗法、针灸、推拿、罐疗、手诊、穴位贴敷、舌下排瘀、透皮吸收、整骨整脊、接骨、声波疗法、全息疗法、草本雾化、介入疗法等众多干预技术的学术理论、应用方法、注意事项等。"慢病干预产品篇"18篇，分别论述十余种慢病干预相关的健康产品的作用原理、应用价值等。"食养药膳及其应用篇"37篇，对食养药膳、食药物质及其在不同体质、不同季节、常见慢病调理调养中的应用等进行了较全面的阐述。

纵观全书各篇，力求以科学严谨而又通俗易懂的语言阐释中医学术理论相关知识和诸多特色疗法成果；注重传承守正而不因循守旧，在博学深研的基础上善于领悟创新，因而显示出不拘古法、力创新方的特色，不乏创新思维、精彩创意。本书内容丰富，将跨学科的专业知识融合与专科知识科普化相结合，文字精练，通俗易懂，便于理解掌握运用。本书介绍的诸多中医药适宜技术方法、方药、产品等，实用性、可操作性强，可供各级医院中西医临床医师、中医院校学生及医学爱好者阅读，特别是对广大基层、农村中西医务工作者与养生保健机构从业者很有参考价值。

国医大师张大宁序

医之为道也,天地赖以立心,民生赖以立命。凡大成者必在中医经典理论的基础上,不断领悟,汇通各家,敢于理论创新、治法创新、方药创新,成就学术特色。

《黄帝内经》中曾提到过"毒"与"浊"的概念和含义,在总结继承前人理论经验的基础上,国医大师李佃贵的"中医浊毒论"中关于慢病的病因、病机、辨证论治、常用诊法、治疗原则等的论述,对于完善中医药慢病特色疗法有着弥足珍贵的指导意义。

基础理论最具有临证指导意义,是临证准确诊断和用好方药的基础,是中医的基本功。尤为重要的是学习和运用《黄帝内经》《神农本草经》《伤寒论》《本草纲目》等之精髓,反复阅读、体会,达到传承创新、古为今用的初衷。掌握中医基本理论,指导我们更好地学习、理解和运用中医药,是当代中医人的责任和义务。同时,随着中医药与现代科技的不断发展,人们的医学认知也臻于理性、完善。我们应尊古而不泥古,在继承之中也要扬弃,取其精华去其糟粕,才能守正创新,使中医药瑰宝不断发扬光大。

为了继承和发扬中医药特有的宝贵经验,将中医药对于慢病干预更有效、有优势的特色技术、方法、方药和产品进行搜集、整理、提高,以达到"创造性转化、创新性发展"的目的,《中国慢病干预技术文集》的编撰恰是一个非常有益的尝试。数千年以来中医药在实践中积累了丰富的防病治病、调理养生的技术方法与方药,形成了许多特有的实用方法。在中医药学术理论指导下,对经实践反复验证而使用至今的一些实用技术、成果和相关产品做系统整理,并结合同仁们的长期实践经验,精心遴选一些实用技术方法和产品而汇集成的《中国慢病干预技术文集》,系国医大师李佃贵教授主编,他不辞劳苦,指导编委会诸位竭尽全力,精心编撰整理,终使这一高水平著作问世,为中医药慢病防治与养生保健和食养药膳等方面做出了突出贡献。欣喜之余,乐为之作序。

2023 年 4 月

国医大师唐祖宣序

学者，心学之也。悟者，心悟之也。医道精微，"知其浅而不知其深，犹未知也。知其偏而不知其全，犹未知也。"因此探究中医药精髓，抓住特色，汲取精要，才不愧为厚书读薄、由繁而简、推陈出新之典范。应将中医药精髓为我所用，收获新知，在传承的基础上有所发展。

朱丹溪曾在《丹溪心法》中提出"浊主湿热，有痰有虚"的著名论断。吴鞠通在《温病条辨》中明确提出了"温毒者，诸温夹毒，秽浊太甚也"。国医大师李佃贵守正创新地提出了"中医浊毒论"并用于指导临床，效果显著，为中医药慢病特色疗法开辟了一条崭新道路。李佃贵教授钟情医术，苦习典籍，经临证实践，反复体悟成就了"中医浊毒论"，在慢病的临床应用中，运用化浊解毒法，可谓独辟蹊径，别有新意。

《"健康中国2030"规划纲要》中强调强化中医药防治优势病种研究，加强中西医结合，提高重大疑难病、危急重症临床疗效，大力发展中医非药物疗法，使其在常见病、多发病和慢性病防治中发挥独特作用。本书聚焦于中医药优势慢病干预技术及其相关产品，包括中医药外治及食养药膳等特色突出的领域，选编的文章大多兼具学术理论探讨和临证应用经验的整理，针对性强，有较高的实用价值。本着"看得懂，学得会，用得上"的原则，诸文重视实用和操作，力求做到把各技术要点、规程等事项表达得生动具体、清晰明了，使广大读者可以更直观、更简便地了解各种技术的具体理论以及其如何与实践相结合。这些慢病适宜技术大都具有取材方便、经济实用、操作简便、确有效验等特点，相信对广大基层中医药工作者和大健康产业的从业人员有很大帮助。

主编该书的著名中医临床大家国医大师李佃贵教授以其学识渊深，博览群书，治学精勤，尽善而后已，领导编委同道，以极大的责任心，竭诚尽力，扎实工作，传承精华，探索创新，终编撰完成这一重要著作。高兴之余，欣然为之作序。

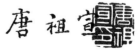

2023年4月

前　言

清代名医程芝田在《医约》中曾说："百艺之中，惟医最难。"临床是中医的生命，中医的立足点就是临床。中医是在与疾病的斗争中发展起来的，中医亦只有在不断攻克危害人类健康的医学难题时才能发展下去。中医的科研应以提高中医的临床水平为依归，才能出真正的成果，从而推动中医的发展。

中关村中医药健康产业联盟组织多位医学专家对会员单位送审的慢病特色技术、慢病产品组方及其理论依据所形成的300余篇论文进行遴选，最终在来稿中遴选了90余篇，并编辑成为一部综合性慢病干预技术著作。全书由慢病干预技术篇、慢病干预产品篇和食养药膳及其应用篇三部分组成。内容丰富，观点公正平实，调理、养生等方法一应俱全，且语言简洁，通俗易懂，是业内人士学习、研究、实践中医的重要参考文献。

本书不仅可以为广大读者提供中医药科普知识和科学合理、简便易行的方法，还能推动食养药膳知识的普及。本书主编国医大师李佃贵治学严谨，德术修养成就斐然。编委会组织了一批具有深厚理论造诣和丰富临床经验的中医药学各个领域的专家和教授对本书的内容进行了整理，特别是以新技术、新方法以及合理使用食药物质来"治未病"等为主题进行了多视角的阐述，尽量做到让读者阅读时感觉深入浅出、逻辑性好、易于理解和实施。本书重视食养药膳及其应用，对于各种亚健康状态下的人群膳食管理、营养支持起到了咨询和借鉴作用，并为今后深度科研提供了重要参考资料。

《中国慢病干预技术文集》由国医大师李佃贵主编，理论与实践相结合，涉及的层次多，覆盖面广，可操作性强，有较强实用性，也可作为中医同仁及爱好者的参考资料。我们对本书进行了认真编写，希望广大读者对书中可能存在的不足多提宝贵意见。本书在编写过程中得到了同仁们的大力协助与支持，谨此一并表示感谢。

编委会

2023年4月

目 录

第一部分 慢病干预技术篇

中医情志疗法参与慢性病防治的创新性探讨 ………………………………………………… 3
中医心理疗法对癌症患者康复的临床疗效及应用前景 ………………………………………… 8
谢氏整体医学疗法的特色与实践应用 …………………………………………………………… 12
艾灸治疗慢性疲劳综合征的机制探讨及临床应用 ……………………………………………… 16
手诊的原理与临床应用要点 ……………………………………………………………………… 20
全息电磁技术在医学中的应用及前景 …………………………………………………………… 24
"三维一体"干预方式在调理体质中的应用探析 ……………………………………………… 28
黄氏瑶医油针疗法及其适宜病种探析 …………………………………………………………… 34
"伏羲门—气周流"的中医学术理论基础及其慢性病标准化系统化治疗技术应用 ………… 38
糖尿病、高血压中医特色疗法进展与"伏羲门—气周流"糖尿病、高血压标准化系统化
　　防治技术应用 ………………………………………………………………………………… 52
"伏羲门—气周流"疼痛类疾病标准化系统化治疗技术应用 ………………………………… 58
中医穴位贴敷疗法与伏羲门元气导引八卦贴应用 ……………………………………………… 65
初探"归元气机"推拿手法的思想及其应用价值 ……………………………………………… 74
中药罐疗在防治疾病中的应用探析 ……………………………………………………………… 78
"食养论"初探 …………………………………………………………………………………… 83
浅析眩晕及治疗经验 ……………………………………………………………………………… 87
放血疗法及其临床应用探析 ……………………………………………………………………… 90
浅析神针火治疗风湿骨病的作用机理及应用探析 ……………………………………………… 95
中药液透皮调理与铜磁脉冲诊疗在慢性病中的应用 …………………………………………… 100
本草雾化纳米香囊及其应用探讨 ………………………………………………………………… 104
天然中药治疗艾滋病（AIDS）的研究 ………………………………………………………… 109

中医药对肿瘤调治的探讨	113
"通"是解决浊毒致病的重要手段	117
用哲科思维从人类的进化认识中医	122
金津、玉液穴点刺排瘀疗法治疗顽固性头痛案	125
舌下排瘀综合疗法治疗高血压经验浅析	128
舌下排瘀综合疗法治疗冠心病	134
舌下排瘀综合疗法治疗失眠经验浅析	139
舌下排瘀综合疗法治疗眩晕	144
舌下排瘀治疗慢性疲劳综合征验案 1 则	149
舌下排瘀治疗脑卒中吞咽障碍的 Meta 分析	152
舌下排瘀法治疗糖尿病并发症的分析和研究	158
中合逆糖技术方案——中医改善糖尿病	164
疝气的中医传统治疗与"疝气超微介入疗法"	170
浅析柔性整骨的临床应用	174
龙骨整脊治疗产后病特色探析	180
整脊疗法的研究进展与应用实例	184
赵氏快速接骨法的学术价值及应用前景	189
声波治疗仪中医机理初探及其应用	194

第二部分　慢病干预产品篇

枇杷的食养价值及应用前景	201
甄金玉露向日葵花粉植物饮料及其食养价值与应用前景	206
昆布、马齿苋食养价值及应用前景	212
乌梅紫云英花粉固体饮料的食养价值及应用前景	216
天平草的保健功效及应用探析	222
红茶提取物（荷蓬茶源素）的急性和亚急性安全性评估	227
浅谈中医药酒文化及中药植物精油在大健康领域中的应用	237
陨石水营养价值及应用前景	242
健脾养胃消食化积珍品"山麦鸡内金饮"	246
简溏苈药膳对糖尿病人群健康调养的促进作用	255
太岁的研究进展及应用前景	260
益气活血维护心血管健康——焕芯炁产品探析	264

石斛干细胞食药价值及应用前景 ·················· 269

人参干细胞食药价值及应用前景 ·················· 275

大豆肽的食养功效及应用 ·················· 279

地龙与地龙蛋白的研究进展及应用 ·················· 283

基于肠道菌群理论探讨益生菌防治疾病的作用及应用 ·················· 287

黄精文献荟萃及现代开发思路探讨 ·················· 292

第三部分　食养药膳及其应用篇

药膳研究与发展述评 ·················· 297

食养药膳预包装食品产品研发相关探讨 ·················· 302

药膳原料的应用研究 ·················· 307

有助于抗氧化、延缓衰老的食药物质荟萃 ·················· 310

有助于降尿酸的食药物质荟萃 ·················· 316

食源性肽的现代研究与产品开发 ·················· 322

清代宫廷医药档案中的内服补益五脏膏方 ·················· 327

基于中医体质学浅探适宜广东地区的时令汤膳 ·················· 331

基于中医体质学探索适宜福建地区的药膳 ·················· 334

八种体质分型的药膳举隅 ·················· 337

气郁体质者提升免疫力的食养药膳粥与代茶饮便方 ·················· 341

中医气郁质的养生药膳思想探讨 ·················· 344

血瘀体质亚健康与慢病者提升免疫力的食养药膳粥与代茶饮便方 ·················· 347

夏季养生食材与药膳便方选介 ·················· 351

糖尿病药膳调理的研究进展 ·················· 355

立足肝脾肾辨证施膳降血糖 ·················· 360

常用心悸药膳概述 ·················· 363

脱发药膳组方应用概述 ·················· 367

不同分型慢性胃炎的药膳介绍 ·················· 371

不同分型胃、十二指肠溃疡的药膳介绍 ·················· 374

药膳在高尿酸血症及痛风中的应用 ·················· 378

合理选择药膳　改善睡眠质量 ·················· 382

肥胖症的药膳调理 ·················· 384

肥胖相关性高血压患者药膳养生 ·················· 386

高血糖与高尿酸患者的茶饮养生及其配伍食药物质的探讨 ……………………………………… 388

浅析心脑血管疾病不同体质的食疗药膳方 …………………………………………………… 391

心脑血管疾病倾向人群的中医药膳 …………………………………………………………… 394

虫草及牡蛎药膳在增强免疫方面的作用研究 ………………………………………………… 396

虫草与牡蛎药膳加味应用改善面部色斑的研究 ……………………………………………… 398

虫草及牡蛎药膳加味在慢性咽炎防治中的作用 ……………………………………………… 400

虫草与牡蛎配伍食疗组方对糖代谢异常倾向的影响 ………………………………………… 402

在虫草与牡蛎基础上预防肥胖的养生药膳研究 ……………………………………………… 404

牡蛎、虫草（蛹虫草、广东虫草）联合药食同源中药对抑郁症发生的干预作用 …………… 406

虫草与牡蛎药膳加味对改善胃肠功能失调倾向人群的研究 ………………………………… 408

虫草（蛹虫草、广东虫草）与牡蛎配伍加味对风湿骨病倾向未病人群的食养价值探讨 …… 410

虫草（蛹虫草、广东虫草）与牡蛎配伍的食养价值及其在肿瘤科的应用前景 ……………… 413

中医要复兴　科普须伴行 ……………………………………………………………………… 415

第一部分
慢病干预技术篇

中医情志疗法参与慢性病防治的创新性探讨

包丰源

（北京心康达健康管理有限公司　100044）

摘要：目的　对中医情志疗法参与慢性病防治进行创新性探讨。**方法**　梳理当前中医情志疗法参与慢性病防治的现状，及在防治糖尿病、高血压、肺结节等实践中探索的方法和效果。**结果**　通过情绪的释放和清理，患者观测指标改善较明显，身心健康程度明显好转。**结论**　中医情志疗法在慢性病防治方面具有重要应用价值，有助于改善慢性病患者身心健康，提高生活质量，降低社会医疗负担。

关键词： 中医情志疗法；慢性病防治；糖尿病；高血压；肺结节

慢性病又名慢性非传染性疾病，是指病因复杂、起病隐匿、病程长且久治不愈，尚缺乏确切传染性病因证据的一系列疾病的总称，包括心脑血管疾病（如高血压、冠心病）、糖尿病、癌症、慢性呼吸系统疾病等[1]。数据显示，我国约有2.6亿人患有慢性病，慢性病导致的死亡占中国总死亡的85%，比全球病死率高出14%[2]，造成的疾病负担占总疾病负担的70%以上[3]。可以说，慢性病防治已经成为我国保障国民健康安全的关键课题。本文旨在通过梳理中医情志疗法参与慢性病防治的现状，及在防治糖尿病、高血压、肺结节等实践中探索的方法和效果，探讨中医情志疗法在慢性病防治方面的应用和重要价值。

一、中医情志疗法及其对慢性病防治的作用

早在《黄帝内经》就有很多关于情志活动的记载：七情，喜、怒、忧、思、悲、恐、惊；五志，魂、魄、意、志、神。《素问·阴阳应象大论》云："人有五脏化五气，以生喜怒悲忧恐"，可见五脏精气是情志活动的物质基础。五脏功能活动正常与否，与情志活动及情志病产生密切相关。突然、强烈或持久的情志刺激，超出了人体正常生理活动范围，使人体气机紊乱、脏腑阴阳气血失调，则导致疾病发生，即中医病因学说中的"七情内伤"致病[4]。情志的异常变化影响人体气机活动，如《素问·举痛论》所云："怒则气上，喜则气缓，悲则气消，恐则气下"。情志致病又常损害五脏，即"怒伤肝""喜伤心""思伤脾""悲伤肺""恐伤肾"。在现代社会，情志因素是诸多慢性病的致病或诱发、加重的重要因素，调摄情志也是许多慢性病防治的重要方法。

中西医多学科研究均已证实，情绪与疾病之间具有密切关系。现代社会生活节奏不断加快，社会公众面对的竞争更加激烈，来自社会、工作、生活等多方面的精神压力较大，使人更容易出现情绪问题，从而形成对其身体健康的损害。中医始终重视精神情志对身体健康的影响，强调身心一体，通过精神情志的调理实现身体健康状况的好转。在慢性病防治方面，传统中医情志疗法也日益受到重视，但也存在一些应用局限。本文所指中医情志疗法在传统疗

法的基础上，进行了理论和实践创新，形成了一套系统、科学、有效的操作方法，在糖尿病、高血压、肺结节等多种慢性疾病调理中展现了良好的应用效果，为其开展推广普及打下了坚实基础。

随着关于情绪对身体健康影响的研究日益增多，在慢性病防治方面的研究，也越来越强调在疾病本身之外，"注重调情志、畅气机，对患者情志和心理进行疏导。情志调节、饮食调控以及生活方式的改变等等都是慢性病治疗不可或缺的重要方面，尤其对于一些代谢相关性疾病，甚至可发挥关键作用"[5]。在研究上，对于慢性病患者的心理调查、自我管理、家庭医生签约等方面研究也较多[6]。针对老年慢病患者群身体和心理的特殊情况，强调"更需要加强对情志养生方面的认知，并且进行适当的调节，不论是居家护理还是社区护理人员，应加强对老年慢病患者群情志方面的护理"[7]。

多项研究表明，采取情志护理，更有利于改善患者身心状况，提高其生活质量。比如对35例慢性盆腔炎患者在行中药保留灌肠和抗生素治疗的同时实施情志干预，结果表明，对慢性盆腔炎患者进行情志干预可以提高中药灌肠治疗的效果[8]。根据随机数字表将80例慢性病患者分为对照组和观察组，分别采取常规护理、加用中医情志护理，结果表明对慢性病患者加用中医情志护理有助于改善其不良情志，从而促进生活质量的提高[9]。

虽然中医情志疗法参与慢性病治疗的方式日益得到重视，但这种传统疗法也表现出一定的局限性。传统中医情志疗法尚未形成系统性成果，无法给临床治疗提供完整可依的标准化操作，因而主要作为护理手段出现，且主要在治疗阶段介入，未能完全发挥中医"治未病"的作用。

二、中医情志疗法实践的创新性探讨

在多年临证实践中，在传统中医情志疗法的基础上，进行了学术理论的创新探讨，试图建立系统完整、科学有效的理论体系，形成标准化的操作方法，作为参与慢性病防治的基础。

1. 基本内容

该情志疗法从患者当下的身体状况出发，找到不健康的情绪记忆，追溯导致情绪发生的生活事件，释放、化解、清除相应的情绪，帮助患者走出情绪困扰，恢复气血正常运转。同时，引导患者重新认识导致情绪发生的生活事件，回顾生命历程中的自身思想认知障碍，改善心智模式；引导患者重新审视疾病与生命的关系、人与自然的关系、人与社会的关系，从而正确对待疾病、尊重生命，提高自身免疫力，激发修复自愈能力，最终实现全面改善身心健康水平的目的。

2. 创新性探讨

一是形成了情绪与疾病对应关系的谱系，明确了数十种疾病和情绪之间的对应关系，能够通过疾病症状快速地找到其对应的情绪问题。以常见的疾病为例：颈椎问题可能源于对父母、领导、做得好的人等有看不惯、看不顺、不服气、不认同、生气、较劲等情绪；哮喘可能源于小时候被父母或监护人管教得很严格，受到压抑，有想说但又不敢说的话，有被父母或监护人所压制的情绪；胃痛可能源于对某些人、事、物有不能接受、生气、怨恨的情绪等。

二是形成了处理致病情绪的有效操作方法。通过科学的方法进行情绪处理，能够快速地消除病因，减轻病灶，即：从当下生活中的情绪出发，找到与此情绪相关联的生活事件，回到事情的原点进行有效处理。很多情绪的形成都是累积的结果，这种通过层层递进回溯生活事件、定点清除其导致的情绪问题的方法，具有快速直接的效果。

三是强调对患者认知的正确引导。情绪问题的产生往往来源于认知上的偏差或误区，通过矫正认知，可以帮助患者以中正平和的心态回归生活。"人们对于健康的定义不再局限于身体和心理上没有疾病，还包括社会适应力，甚至还有道德等方面的和谐统一"[6]，这也意味着只有帮助患者建立正确的思维体系，尊重世界的客观规律，才能够不断提高其社会适应力和内在的和谐统一。

3. 操作方法

该中医情志疗法主要按照以下步骤进行操作：

一是根据患者的身体状况，按照疾病与情绪的对应关系，向患者进一步询问，确认所对应的情绪和相应的生活事件。当患者在回顾情绪发生时的生活事件时，关注其带有情绪性的表达，引导其对情绪进行有效释放。

二是引导患者继续向前追溯类似的情绪或生活事件，对所有类似的情绪进行逐一清理和释放。当某种情绪产生后，会在人的心智中形成固定的思维模式，类似的情绪事件会多次发生，需要逐一回归到生活事件中，对情绪进行释放。

三是当患者释放完情绪恢复平和后，引导其在平和心态上再次看待引发情绪的生活事件，客观全面地认识生活事件，厘清疾病与生命的关系、人与自然的关系、人与社会的关系等，建立健康、积极、向上的思维方式和行为方式。

三、中医情志疗法参与慢性病防治案例分析

前述中医情志疗法在多种慢性病防治上展现了良好的效果，仅以糖尿病、高血压、肺结节的调治为例进行分析。

1. 糖尿病

糖尿病对应的主要情绪包括：（1）有想控制局面、控制进程等想法，从而产生的着急心切、焦虑不堪、烦躁、恐慌、委屈、生气等情绪。（2）认为自己有本事、有能力、有主见，自己做得很对，觉得自己为别人付出很多却没有得到回报，好心没有好报，认为看错了人等委屈、生气、压抑的情绪。（3）期盼一切都好，希望所有人都能接受自己，想达到所盼望的目标又有着很多担心的情绪。

具体案例：男，48岁，治疗前血糖指数为18.4 mmol/L，通过情志疗法引导他回顾曾经发生的有控制情绪的经历。他很快便想起一年前曾经试图控制某一区域市场但是最终没控制住的经历。经过情志疗法调理，他的情绪得到释放后，现场再次测量，其血糖指数为14.9 mmol/L，下降了3.5 mmol/L。

2. 高血压

高血压对应的主要情绪包括：（1）对已经过去的事，因选择不妥而产生的愤怒、生气、后悔、冤枉、较劲等情绪。（2）盼望好结果，但事与愿违，而产生的后悔、紧张、害怕、委屈等情绪。

具体案例：女，50岁，高血压病史16年，服药十多年。从小到大经常都有因为选择错误而内疚的情绪，比如上大学分配时可以选择到国企，但是想着到私企可以多赚些钱，就去了私企，没有想到的是三年后企业倒闭；32岁选择婚姻，不顾父母以断绝关系相威胁进行的强烈反对，嫁给了比自己大13岁的老公，结果在结婚两年后孩子出生前，发现老公出轨然后离婚……很多类似的选择都令她非常后悔。对其进行情志疗法调理前，她的血压为140/95 mmHg，调理后降到了119/80 mmHg，此后半年其血压均保持在这一水平。

3. 肺结节

肺部病症对应的主要情绪包括：（1）对未来事情的担忧、紧张、悲伤、保护、害怕、想不开、感到没价值、被限制等情绪；对起辅佐、帮助作用的人、事产生的不平静的情绪状态。（2）对未来的前途、命运、事业、财富、家庭等不能掌控或把握而产生的担忧、恐惧、无可奈何的情绪；被压抑、有话说不出来、不能表达或没有机会表达自己的想法，无法与当事人有效沟通，而形成的焦虑、悔恨、怨恨、伤感、无奈的情绪。（3）对管理者、辅佐者、帮助者

阻碍自己、不听自己、不理解自己的想法、做法，不能完成给予的目标而产生的郁闷、担忧、愤怒、失落等情绪。

具体案例：男，39岁，2020年10月27日在常州市武进人民医院做检查，CT诊断报告单显示：两肺纹理增多，右肺中叶叶间裂旁小结直径12.4 mm，边缘毛糙，性质待定，MT不全排除。运用情志疗法释放了其家中亲人离世后自己要照顾孩子与几位老人而对未来生活事业充满担忧，以及小时候被父亲严厉管教、有话不能正常表达而被压抑的情绪后，再次到同一家医院做相同检查时，CT报告显示肺结节消失。

四、中医情志疗法参与慢性病防治的优势

通过对中医情志疗法治疗理念、治疗路径和治疗效果的分析，可以看出，其在参与慢性病防治方面具有独到的优势。

一是安全性高。中医情志疗法作为一种非药物疗法，主要采取科学的非侵入性方法，帮助患者找到引发疾病产生情绪的源头并进行调理，快速有效地缓解情绪对身体的影响，对患者身体的物理性伤害为零。

二是展现了良好的预防效果。《素问·四气调神大论篇》中讲道："圣人不治已病治未病，不治已乱治未乱，此之谓也。"中医情志疗法可以成为"治未病"的重要选择，通过对情绪的释放、化解与清除来预防疾病，并减少疾病复发的机会。

三是有助于减轻社会医疗负担。慢性病作为中国重大公共卫生问题之一，对国民健康和社会经济均造成了较大负担，已有研究发现慢性病对家庭劳动供给、消费支出及子女负担带来显著影响[10]。中医情志疗法无须药物和手术治疗，仅经由情绪的处理便可实现疾病症状的减轻和身体状况的改善，能够极大程度上降低国家、社会和个人的医疗卫生负担。

四是产业前景良好。作为改善身心健康的重要手段，情志疗法在临床治疗、健康管理、大健康产业、家庭医生、心理干预、术后康复、养生保健等领域均具有较好的融合性，可以通过产业化发展惠及更多人群。

五、中医情志疗法进一步参与慢性病防治的展望

为使中医情志疗法在慢性病防治中发挥更大作用，形成规范、科学、系统的治疗体系，建议从以下方面进行具体实施：

一是建立标准化操作规范。中医情志疗法在理论和实践方面均形成了一系列较为成熟的成果，通过形成标准化的操作规范，建立团体标准，有助于推动更多中西医、健康行业从业人员开展系统化学习，为临床诊疗提供标准化的操作路径，作为重要手段参与临床治疗。

二是加强专业人员培训。依托专业化的培训教材和操作标准，开展中医情志疗法调理师培训，同时促进更多中西医从业者、健康调理人员、家庭医生、相关院校人员、大学生创业群体等加强学习，建立中医情志疗法的专业化、体系化的人才队伍。

三是纳入健康管理体系。在现有的公众健康档案中，除身体指标检查结果外，应进一步记录患者的精神情志状态、性格特质等信息。通过开展专业的情志评估，形成准确的精神情志状况分析报告，有助于及时了解个体差异，因人施治，开展辨证治疗。推动在更多基层社区门诊、家庭医生服务中纳入中医情志疗法，形成一定的考核指标，起到"治未病""治已病"的综合防治效果。

相信通过规范化的中医情志疗法的推广普及应用，将显著提升多种慢病防治的效果，改善慢病患者生活质量，助力百姓健康美好生活。

➤ 参考文献

[1] 娄晓丽, 高得勇, 侯彦强. 抗体依赖的增强作用在传染性疾病中的研究新进展[J]. 中华预防医学

杂志，2021，55（2）：171-176.

[2] 刘洪武，廖粤生.高强度间歇运动在慢性病防治中的作用及机制研究进展[J].体育科技文献通报，2022，30（4）：238-241.

[3] 新华社.2020年我国老年人口将达到2.4亿慢性病负担重[EB/OL].（2016-09-28）[2022-12-12].http://www.gov.cn/xinwen/2016-09/28/content_5113197.htm，20220406.

[4] 苏晶.经典经方与情志病的防治[J].环球中医药，2017，10（5）：562-564.

[5] 仝小林，刘文科.论现代慢性病的特点及其中医诊治策略[J].上海中医药大学学报，2010，24（5）：10-13.

[6] 孙超，谭晓东.慢性病研究方法的发展与趋势[J].健康教育与健康促进，2022，17（1）：54-56，61.

[7] 孟晴，肖雪，姚新.中医养生保健在慢性病防治中的应用[J].吉林医学，2017，38（6）：1139-1141.

[8] 李海侠，张仕阁.情志干预对慢性盆腔炎患者的影响[J].河北中医，2014，36（7）：1084-1085.

[9] 陈代珍，王家兰.中医情志护理在慢性疾病中的应用体会[J].世界最新医学信息文摘，2018，18（87）：154，161.

[10] 郑伟，韩笑，吕有吉.中国人口慢性病的总体状况与群体差异[J].社会科学辑刊，2022（3）：139-149，209.

（整理者：天津中医药大学　张　萌）

中医心理疗法对癌症患者康复的临床疗效及应用前景

王洪利

（北京康乐博奥国际中医医学研究院　100107）

摘要：据目前研究显示，多数癌症患者有不同程度的心理健康问题，有研究表明，不良情志导致恶性肿瘤患者的病死率约占全部癌因性病死率的40%。治病应当先治其心，后治其身。现在的医疗体系治病效果不能令人满意的原因之一在于不从病因入手，只治身，不治心，只控制症状，不能治根本。针对癌症患者术后康复治疗，中医心理疗法在干预癌症患者的治疗过程中具有较好的临床疗效和广阔的应用前景，未来可在临床加强心理疗法的应用，扩大临床样本量，探索其临床疗效及作用机制，建立中医特色临床研究体系，进一步阐释其科学性和合理性。

关键词：中医心理；癌症；恶性肿瘤；心理干预疗法

癌症泛指恶性肿瘤，包括癌、肉瘤和癌肉瘤三类。本病为细胞恶性增生所致，有侵袭性，可转移，表现为身体局部肿块持续生长，破坏正常组织结构，并可转移到其他部位。外科切除、放疗、化疗相结合是治疗癌症的基本手段。手术是常见的治疗措施之一，是延长患者生存期的主要方法。癌症术后康复亦是当前医学界较为关注的重点问题。笔者经过多年临床实践，总结出"三清五法"，该方法对人体无任何伤害，且成本低廉，大大减轻了患者的医疗负担。"三清"指的是"清心、清血、清肠"三种治疗方法；五法指的是调理身体达到阴阳平衡的五种治疗措施方法：精神法、音乐法、饮食法、经络法和辅助法。在临床实践中将其有机结合灵活运用，可对多种慢性疾病的治疗和预防产生较好的临床效果。笔者倡导医学理论应当宏观与微观相结合，机械疗法与心理疗法相结合，外求法与内求法相结合，其中内求法为重中之重，治病要先治心，后治身。

现代医学以"生物-社会-心理"医学模式为基础，其中心理因素和社会因素在癌症的发生、发展与转归上有一定的影响。心理活动影响个体的生理功能，反之生理活动也影响个体的心理功能。手术、麻醉等对肿瘤患者而言是强烈的心理应激源，患者可能出现过度紧张、焦虑、抑郁等心理负性情绪，会影响患者的术后康复。大量研究证实，对癌症术后进行中医心理干预可在一定程度上有效缓解患者的焦虑、抑郁等心理问题，提高患者免疫功能，有助于患者术后康复，改善患者生活质量。目前国内外医疗界对此广泛关注。临床上，将越来越多的中医心理疗法应用于患者，以便于最大程度缓解患者的负性情绪，进而对临床治疗以及患者的预后产生积极的影响。

一、中医学对情志的认识

传统中医学一直重视情志致病因素，大多通过情志异常来探讨心理功能与生理疾病的关系。早在成书于秦汉时期的《黄帝内经》中就有明确的有关情志致病的论述，如《素问·阴阳应象大论》中云："人有五脏化五气，以生喜怒悲忧恐。"宋代陈无择在《三因极一病证方论》中云：

"夫五脏六腑，阴阳升降，非气不生。神静则宁，情动则乱，故有喜、怒、忧、思、悲、恐、惊。"将怒、喜、思、悲、惊、忧、恐七种情志活动明确为"七情"（中医七情属于神的活动范畴），并指出"七情人之常性，动之则先自脏腑郁发，外形于肢体"，突出强调七情过极可导致五脏六腑的生理功能异常，即心理因素在机体疾病发生发展过程中所起到的作用；同时书中记载"七者不同，各随本脏所生所伤而为病"，七情导致的各种疾病可以进一步影响七情，也就是现代医学提出的生理问题影响心理功能。

中医学着重强调形神一体，神以精为本，神附形而存，形者神之体，神者形之用，与五脏六腑密切相关。《灵枢·天年》中云："血气已和，荣卫已通，五脏已成，神气舍心，魂魄毕具。"神受先天之气和后天五脏化生的精气的影响。形与神之间互根互用，形是神的物质基础，神是形的功能体现，即神进行的精神思维活动需要在形体健康的基础上发挥，同时精神思维活动对于形体有一定的控制作用。而这种控制作用需要气机的调控，七情内伤首要的致病特点之一是气机紊乱，直接中伤脏腑功能。

二、常见的中医心理疗法

中国心理疗法通过调理心神，纠正行为，示范常态，让患者恢复正常的心理行为、生理功能和心身状态，以达到阴阳平衡。早在《黄帝内经》中就明确提及了中医心理疗法的治则治法，奠定了中医心理疗法的基础。中医心理学具有多种心理疗法，笔者在此举例简述。

1. 情志疗法

情志疗法即情志相胜疗法，其来源于《素问·阴阳应象大论》中的情志相胜理论，人的七情（怒、喜、思、悲忧、恐惊）对应五脏，即"怒伤肝，悲胜怒""思伤脾，怒胜思""喜伤心，恐胜喜""悲伤肺，喜胜悲""恐伤肾，思胜恐"，五脏化生五志、五志对应五行，五行又有制胜，进而情志相胜。人的情志活动可以影响脏腑气血，当情志调节超出机体自身调节阈值，则会引发情志疾病。医生可以利用情志相胜理论，引导患者调节不良情绪，进而达到阴阳平衡，治疗情志疾病。

2. 移精变气法

王冰对《素问·移精变气论》有注解，即"移谓移易，变谓改变。皆使邪不伤正，精神复强而内守也"[1]。移精是指通过改变患者对疾病或某些事情的过度关注，分散其注意力，将注意力转移到疾病或过度关注的某些事情以外的其他地方。变气，即改变患者曾经的负性情绪、错误认知、固有思维模式等，或改变患者过去不良生活习惯，可通过帮助患者主动学习、主动沟通等方法实现。移精变气法主要是通过与患者的沟通交流改善患者自身与负性情绪之间的纽带，达到较好的治疗效果。

3. 气功疗法

现代研究表明气功对多种慢性疾病患者和不同年龄段人群均有积极的心理调节作用和积极的生理健康影响，充分的研究依据证明其具有一定的科学性，并非封建迷信。气功又称导引、吐纳，以人体运动为载体，通过"调心""调身""调息"，从而调节自我意识以达到健身养生、防病治病的目的。八段锦、易筋经、太极拳都是常见的养生功法，多项研究表明以上功法能改善机体的心肺功能、身体素质和情绪状态，可有效调节血糖、血脂、血压等生理指标。

4. 五音疗法

中医五音疗法是指在中医理论指导下，利用与五脏对应的宫、商、角、徵、羽五种不同音调的治病方法。即五行之木、火、土、金、水，分别对应于五音阶的角（肝）、徵（心）、宫（脾）、商（肺）、羽（肾），从而有了"五音对五脏"的治疗思想[2]。在中医理论中，五脏对应五音，根据患者病因病位，结合个体所处的时间、空间，因时、因地、因人辨证施乐，选择对应的音调，以调节气机、调畅情志，进一步调理脏腑功能。

5. 开导解惑法

开导解惑顾名思义是指医生通过与患者沟通，讲解疾病相关知识，排解患者忧虑，提高患者信心，进而提高临床疗效的方法。中医学早在《灵枢·师传》中就已经认识到医生对患者心理状态疏导的重要性："人之情，莫不恶死而乐生，告之以其败，语之以其善，导之以其所便，开之以其所苦，虽有无道之人，恶有不听者乎？"开导解惑法是指在治疗疾病的时候，首先要"告之以其败"，即向患者指出疾病可能对造成的危害，让患者对疾病有足够的重视；其次要"语之以其善"，向患者解释疾病发展有向好的可能性，提高患者的信心和依从性；再次要"导之以其所便"，告诉患者如何进行调养及调养的具体措施；最后还要"开之以其所苦"，解除患者的消极心理状态，舒缓其疾病带来的焦虑、抑郁等不良情绪[3]。

综上所述，中医自古重视对情志致病因素的疏导，并且在长期的医疗实践中不断完善形成了中医特色的心理疗法。

三、癌症患者负性情绪的相关研究综述

王青等在对1862例癌症患者进行负性情绪及事件的调查中发现，在确诊前经常有负性情绪者有1269例（68.15%），其中以抑郁为主，且确诊后原有负性情绪明显加重[4]。Peng YN等认为癌症患者在确诊一年后甚至更长时间内都存在以焦虑、抑郁等情绪为主的情绪问题[5]。刘颖等采取横断面研究对恶性肿瘤终末期145例患者调研发现，恶性肿瘤终末期患者焦虑检出率为69.66%，抑郁检出率为72.41%，同时绝大多数患者面对死亡恐惧的维度均分最高[6]。王慧霞等认为癌症病人负性情绪的产生与机体内各种激素分泌量有关，而负性情绪易影响中枢神经调节功能，进而影响机体激素调节导致激素分泌紊乱[7]。张洁等认为不安、沮丧和恐慌等负性情绪严重影响癌症患者的正常睡眠，且负性情绪导致的睡眠问题伴随患者的整个治疗过程，严重危害患者的身心健康[8]。

四、心理干预疗法在癌症康复中的应用

近年来，多项研究发现，对癌症术后患者进行心理干预，可以有效缓解患者的负性情绪，促进患者康复，提高患者治愈率。

在中医情志护理对恶性肿瘤患者负性情绪及生活质量的观察研究中，对照组采取常规临床护理，观察组在常规临床护理的基础上给予中医情志护理干预，在干预前后分别进行焦虑自评量表（SAS）评分、抑郁自评量表（SDS）评分以及生活质量健康调查简表（SF-36）评分。与护理前相比，2组患者的SAS评分和SDS评分均有降低且SF-36评分有所提高（$P<0.05$），联合中医情志护理则更能明显降低SAS评分和SDS评分、提高SF-36评分[9]。

针对胃癌患者采取五音疗法的研究发现，将70例胃癌患者随机分为干预组和对照组各35例，干预组实施子午流注择时五行音乐干预，对照组实施常规治疗及护理。两组在干预2个月后，采用匹兹堡睡眠质量指数量表和Piper疲乏量表评价睡眠质量和疲乏程度。结果干预组患者睡眠质量指数低于对照组，疲乏程度低于对照组，差异均具有统计学意义（$P<0.05$），故子午流注择时五行音乐可减轻胃癌患者的癌因性疲乏症状，提高其睡眠质量[10]。

针对肝脏肿瘤切除患者的正念减压式心理干预的研究中，采用随机数字表法将60例患者分为对照组和观察组，每组30例，对照组采取常规肝脏外科护理，观察组在常规护理的基础上进行正念减压式心理干预，根据正念减压内容并结合该类患者围术期实际情况制定相应训练计划和内容。调查结果中，对照组失访3例，观察组失访2例。观察组术后15、30、60、90天的SDS评分与SAS评分较对照组均显著降低；同时，从术后7天开始观察组匹兹堡睡眠质量指数（PSQI）较对照组显著降低，表明观察组患者睡眠时间及睡眠质量均有改善。正念减压疗法是以正念为基础的一种系统的冥想训

练方式，类似于我国传统的气功疗法。研究表明正念减压心理干预可有效减轻肝脏肿瘤切除术患者的焦虑、抑郁情绪，改善睡眠质量，降低围术期并发症发生率[11]。对癌症术后患者进行个体化心理护理，可有效缓解患者术后的焦虑、恐惧等情绪，提高患者满意度[12]。

五、小结与讨论

心理因素贯穿于癌症的诊断、治疗、缓解、进展、康复甚至死亡的各个阶段，癌症作为一种难治之症，与心理因素和社会因素密切相关，癌症患者的存活时间与其情感状态也有一定的关系。癌症患者的负性情绪明显，亟待解决，医务工作者的介入能够帮助患者缓解负性情绪。

中医心理疗法作为中医理论指导下的特色中医疗法，可以调动癌症患者的主观能动性，能在很大程度上有效改善患者负性情绪，增强患者的自信心，缓解围术期的不良反应，对患者的心理、生理等各方面均产生正面影响，提高患者生活质量，对癌症患者具有一定的辅助治疗作用。但是目前缺少系统的中医心理学临床研究，中医心理学也缺乏相应严格有效的临床研究方法，故该部分有待进一步的发展完善。人类对癌症的治疗过程是充满挑战的过程，中医心理疗法的重要性不容小觑，需在深入研究的基础上不断完善，最终形成更符合现代中医特色的心理疗法体系。

参考文献

[1] 佚名. 黄帝内经素问[M]. 王冰，注. 北京：人民卫生出版社，1963：82.

[2] 李帆影，张尚华，刘珍，等. 肿瘤患者心理干预疗法的研究概况[J]. 湖南中医杂志，2020，36（6）：159-162.

[3] 张良. 基于异常人格发展理论的中医心理疗法治疗抑郁症的临床研究[D]. 北京：北京中医药大学，2018.

[4] 王青，孙静. 负性情绪对癌症患者影响的调查及心理护理[J]. 中国肿瘤临床与康复，2003，10（1）：94-95.

[5] Peng YN, Huang ML, Kao CH. Prevalence of Depression and Anxiety in Colorectal Cancer Patients: A Literature Review[J]. Int J Environ Res Public Health, 2019, 16（3）：411.

[6] 刘颖，缪艳，刘朝霞，等. 恶性肿瘤终末期患者生命质量、负性情绪以及对死亡的态度研究[J]. 肿瘤预防与治疗，2021，34（3）：252-256.

[7] 王慧霞，李伟，王有杰，等. 负性情绪对机体神经内分泌的影响及ERP特征[J]. 辽宁中医杂志，2014，41（11）：2284-2286.

[8] 张洁，林郁清，陈秋慧，等. 中晚期癌症患者睡眠障碍及影响因素分析[J]. 现代实用医学，2018，30（12）：1671-1673.

[9] 周群英，郁玲，乐丽，等. 情志护理对恶性肿瘤患者负性情绪及生活质量的影响[J]. 光明中医，2022，37（18）：3419-3421.

[10] 金玲. 子午流注择时五行音乐对胃癌患者睡眠质量及癌因性疲乏的影响研究[C]// 中国中西医结合学会肿瘤专业委员会. 第十七届全国中西医结合肿瘤学术大会摘要集. 2019：123.

[11] 张晓，胡磊，杨华，等. 正念减压式心理干预对肝脏肿瘤切除患者焦虑与抑郁和睡眠质量的影响[J]. 中国临床保健杂志，2022，25（3）：398-401.

[12] 王晨. 个体化心理护理对结肠直肠肿瘤术后化疗患者的影响观察[J]. 现代诊断与治疗，2022，33（6）：937-940.

（整理者：北京中医药大学　明　扬）

谢氏整体医学疗法的特色与实践应用

谢荣群

（广东御尚品健康产业有限公司　510000）

摘要：文章详细介绍了谢氏整体医学疗法的主要特色，即从脏腑整体出发，全面认识不同疾病的基本病机，进而有针对性地对疾病进行辨证论治，并重点探讨其在抗肿瘤方面的积极作用。认为血瘀是恶性肿瘤发生发展的关键环节，一方面重视扶助正气的整体治疗方法，另一方面以祛除病理产物如瘀血为主。根据现代药理实验及临床经验，选用有软坚散结、清热解毒、通络化瘀等祛邪作用的中药，消除病理产物，提高对肿瘤的控制效果，对于更好地发挥与传承中医药防治慢病的优势与特色具有积极意义。

关键词：谢氏整体医学疗法；肿瘤防治；中医慢病防治

整体观念是中医理论的重要组成部分，是中医学理论和临床诊疗思维发生、发展的重要指导思想，主导着中医研究人体的思路与方法。基于此理论源流，笔者创立了一整套针对慢性病、疑难病症及肿瘤等相关疾病的中医调理与治疗方法——谢氏整体医学疗法，其在临床应用广泛，对于改善身体健康、增强人体免疫力、防病于未然等具有显著效果。本文旨在探究谢氏整体医学疗法的理论基础及实践应用，更好地发挥与传承中医药防治慢病的优势与特色。

一、谢氏整体医学疗法的中医学理念

（一）整体观念是中医学理论基础

中医整体观念是中医学关于人体自身的完整性及人与自然、社会环境的统一性的认识，追求机体整体和局部平衡、和谐的思想贯穿于中医的病因、病机、诊断、辨证、施治和养生等各个方面。《现代汉语词典》记载"整体"为整体集体或整个事物的全部，哲学家艾思奇在《辩证唯物主义历史唯物主义》中指出："物质世界是由无数相互联系、相互依赖、相互制约、相互作用的事物所形成的统一整体。"明确了"整体"存在于整个物质世界，"整体"里面的组成部分都是有内在关联的，是按照一定的结构形式构成的有机统一体。物质世界是一个整体，物质世界中每一类物质也是一个整体，整体是相对的、可分的，所以人是一个整体，人与自然是一个整体，"天人合一"反映了一个整体的存在状态[1]。

中医整体观念包括两个方面的内容：一是天人相应，二是人体是一个有机的整体。它是分析人体健康状况与寻求康复养生的一种重要思想[2]。中医学认为多种慢病的病因与过度劳累、情志不畅、饮食不节、年老体衰有密切的关系。如《素问·宣明五气》所云："久视伤血，久立伤骨，久行伤筋。"过劳伤气，脾气虚弱，运化无力，气血亏虚，机体失养，症见身倦乏力、活动尤甚、纳呆不饥等；劳神太过，暗耗心血，心血不足，神失所养，则见白天神疲健忘、肢倦乏力，夜间失眠多梦；情志不畅则肝气郁结，气血运行不畅，症见精神抑郁、闷闷不乐，或烦躁焦虑、易受惊吓等；饮食不节，饥饱失常，致"饮食自倍，肠胃乃伤"；人年过半百，肾气自半，精血渐衰，不能正常濡养机体，致使脏腑功能低下，表现出体力不支、精力不济、社会适应能力下降等症。因此，在中医整体观念指导下，根据不同证候类型辨证论治，益气补血、疏肝解郁、健脾化湿、宁心安神，并标本兼顾，可最大程度发挥中医整体观念的特色[3]。

（二）整体观念是谢氏整体医学疗法的核心

谢氏整体医学疗法认为疾病大都与人体五脏六腑气血不足相关，气血不足则无以推动气机运行，则易导致气滞血瘀而变生诸病；并以整体观念为核心思想，指导多种慢性疾病的防治。因此，在治疗中谢氏整体医学疗法主要根据培元固本的医学原理对人体进行整体的综合调理治疗，通过对人体五脏六腑综合、整体和内外调理，应用补肾健脾、疏肝行气、清肺理气化痰、活血通络散瘀、解毒发表等治法，结合内服中药和外用热敷穴位等方法，对人体做整体治疗与调理，使阴阳失衡、脏腑功能失调的异常状态恢复"阴平阳秘""形神统一"的状态。经过长期发展，谢氏整体医学疗法可应用于高血压、糖尿病、脑血管病、慢性肾炎、肾积水、肾囊肿等多种慢性病证，并从脏腑整体出发，全面认识不同疾病的基本病机，进而有针对性地辨证论治。

二、谢氏整体医学疗法的实践应用

（一）整体观念在肿瘤治疗中的应用价值

恶性肿瘤是全球医学界亟待解决的医学难题之一，近年来，肿瘤发病率和死亡率急剧上升，根据世界卫生组织（WHO）的《2020年世界癌症报告》，在未来的20年中，全世界的癌症病例数可能会增加60%[4]。而中医学基于宏观认识和整体观念，对肿瘤患者的整体治疗显现出一定的优势。中医学认为人是一个有机的整体，构成机体的各个组成部分是一体的，机体的各个组成部分在功能和病理方面会互相影响。2007年，Kenny等西方学者提出"种子和土壤"学说，形象地阐释了恶性肿瘤病灶与肿瘤微环境的关系。其中，炎性微环境、酸性微环境与缺氧等恶性肿瘤微环境的核心特征与癌细胞的增殖、转移和侵袭密切相关，这印证了中医传统的整体观念。在诊治癌症的过程中，不仅要重视人得的病，而且要重视得病的人，从而因人制宜地进行辨证论治。针对患者四诊合参情况，结合西医临床分期、重要脏器功能及体能状况等，分析是正虚还是邪实，制定个体化、动态化的扶正祛邪方案，并以此指导中医辨证选用膏、方、丸、散[5]。

阴阳失衡在肿瘤发生发展的过程中意义重大。对于肿瘤的病因病机，传统中医学认为，肿瘤发生的根本原因是正气虚弱，外因主要是邪毒入侵。一方面肿瘤患者自始至终表现为正气耗散、正虚失于固摄的过程，另一方面癌毒本身具有易于扩散转移的特性。在肿瘤的诊治方法上，肿瘤属于全身属虚、局部属实的疾病，谨守肿瘤"正虚邪实"的病机，具体治疗以整体观念为指导思想，把握邪正的消长变化，分清扶正祛邪的主次轻重，使邪去而正安。除此之外，还应将辨病与辨证相结合，既注意到整体又关注局部病灶的变化，因时因地因人制宜，剔除环境的致病因素等也是整体观念在肿瘤治疗中的体现[6]。肿瘤的治疗切忌只重视局部而忽视整体，舍本逐末。例如对肝癌的治疗，《金匮要略》云："见肝之病，知肝传脾，当先实脾。"因此，在治疗肝病的同时要特别注意调护脾脏。土木之中包含了相生相克的哲学概念，为肝癌的防治提供了理论基础。

（二）谢氏整体医学疗法与抗肿瘤治疗

谢氏整体医学疗法治疗恶性肿瘤时认为血瘀是其发生发展的关键环节，往往在癌前病变或癌症早期，由于长期正气虚损，邪实渐生，阻滞气血运行，致瘀血内停，并同其他病理产物相互胶结，聚而成块，结滞难化，坚硬如石，久之成癌，癌毒深入络脉，致脉络进一步损伤、瘀阻。中医学认为气血瘀滞是肿瘤发生的基本病机。肿瘤在中医学中归属于"癥瘕""积聚"等范畴。王清任在《医林改错》中提出"肚腹结块，必有形之血"，唐容川在《血证论》中提出"瘀血在经络脏腑之间，则周身作痛""瘀血在脏腑经络之间，结为癥瘕"，这与现代医学发现肿瘤存在代谢障碍的特点不谋而合。气血发生瘀滞，局部代谢障碍，氧气和营养供应匮乏，代谢产物难以排出，久之则成积成聚，形成肿瘤。此外，血瘀相关证型也是多种恶性肿瘤常见证型[7]。叶天士曾指出"久病入络"与"久病必有瘀"，也说明血瘀伴随着恶性肿瘤发生发展的全过程。同时，不同肿瘤的发生都与所主脏腑生理功能失常及所主脏腑经络运行气血功能障碍有非常密切的关系。因此，肿物虽在局部，实则全身都发生了病变；貌似强盛，实则正气虚羸，机体营养物质匮乏。

因此，在肿瘤治疗中，一方面应重视扶助正气的整体治疗方法，通过治疗改善正常细胞的异常生存环境，从而使它们不发生癌变，同时正气得以恢复，自然也增强了机体自身的抗病能力，有助于消除癌变；另一方面以祛除病理产物如瘀血为主，由于肿瘤患者体内的癌毒非与瘀血、痰饮、食滞等有害物相结而不能蓄积，只有依附于这些有形之物上，才能形成癌肿块[8]。因此，谢氏整体医学疗法旨在消除癌细胞生存的环境，并且扶正与祛邪相辅相成，是机体内同时发生着的有利于人体的转化过程。从已有的治验来看，在宏观上促使机体恢复阴阳调和的常态，促进一身气化活动的有序运行，从而消除正常细胞发生癌变的条件，祛除癌细胞的增殖环境，是一种有效的治癌思路。

（三）常用的抗肿瘤中药及其价值

此外，谢氏整体医学疗法还强调要将全身治疗和局部治疗有机结合，针对不同部位的肿瘤，根据现代药理实验及临床经验选用有软坚散结、清热解毒、通络化瘀等祛邪作用的中药，消除病理产物，提高对肿瘤的控制效果。常用的中药包括清热解毒类药如连翘、蒲公英、半枝莲等，补益类中药如冬虫夏草、高丽参、黄精、菟丝子、枸杞子、黄芪、山药、茯苓等，理气活血类中药如丹参、当归、香附、红花、王不留行等，清热利湿类中药如金钱草、虎杖、茵陈、车前子等，以及治疗肿瘤的特异性中药如天山雪莲花等。根据疾病的实际证候要点有针对性地辨证处方，从整体发挥中医药治疗特色。

根据现代药理学研究，上述药物均可发挥抗肿瘤的作用。例如半枝莲味辛、苦，性寒，归肺、肝、肾经，具有清热解毒、化瘀利尿等作用，常用于治疗疔疮肿毒、咽喉肿痛、跌仆伤痛、水肿、黄疸、蛇虫咬伤等；现代研究表明半枝莲含有多种化学成分，主要包括黄酮类、二萜类、多糖类、挥发油类等，具有良好的抗肿瘤作用，对肝癌等多种肿瘤有治疗效果，在调控肿瘤细胞周期、抑制肿瘤转移及血管生成、调节免疫功能等方面有显著作用[9]。冬虫夏草味甘，性平，归肺、肾经，具有补肾益肺、止血化痰等作用，常用于治疗久咳虚喘、劳嗽痰血等，其含有核苷类、氨基酸、甾醇类、糖醇类、多糖类和脂肪酸类等化学成分，具有抗肿瘤、调节免疫、抗衰老、补肾等多种药理作用[10]。活血类中药可通过减少细胞葡萄糖摄入及乳酸生成，改变代谢酶活性，抑制有氧糖酵解或影响线粒体功能，诱导氧化应激凋亡，降低乏氧环境适应性，发挥抑制肿瘤血管生成，降低肿瘤增殖及转移活性等作用。此外，肿瘤形成亦与痰湿相关，因此临床也可选用利湿退黄类中药治疗肿瘤发热等症状。肿瘤病久可使患者正气虚损，阴阳失调，湿毒郁而化热，属"内伤发热"范畴，治疗应标本兼顾，并针对癌性发热产生的原因采用滋阴清热、甘温除热、疏肝利胆、清热利湿、清热泻火等法，对缓解症情及控制肿瘤的生长、发展、转移、延缓病情发展有积极作用。

三、结语

谢氏整体医学疗法以整体观念为指导思想，通过培元固本的医学原理对人体进行整体的综合调理治疗，对于慢病防治具有积极疗效，特别是在肿瘤的治疗中，从整体出发，扶助人体正气，兼以活血化瘀，临床根据肿瘤的不同特性选用恰当的中药辨证施治，对发挥与传承中医药具有积极意义。

▶ 参考文献

[1] 黄建波，张光霁.中医整体观念的源流和创新发展[J].中华中医药杂志，2020，35（1）：35-38.

[2] 李厚建，林红丽.中医整体观念源于古人特殊的思维方式[J].中国民间疗法，2020，28（8）：87.

[3] 彭玉清，刘洋，葛辛，等.中医调治亚健康状态的优势[J].长春中医药大学学报，2010，26（3）：369-370.

[4] WHO. World cancer report: Cancer research for cancer prevention world cancer reports [R]. 2020.

[5] 林龙，王雄文.基于中医整体观念的带瘤生存与见瘤治瘤[J].中医学报，2021，36（10）：2077-2080.

[6] 武艺铭，刘怀民，李佳，等.基于整体观的机体内环境与肿瘤微环境辩证关系研究[J].中华中医药杂志，2021，36（12）：6952-6955.

[7] 郭晓青，田劭丹，侯丽，等.80例中晚期胃癌患者凝血指标及血瘀症状的临床分析[J].北京中医药大学学报，2013，36（11）：786-788.

[8] 林晓峰，赵永山.运用整体观念治疗恶性肿瘤的思考[J].中医药学刊，2006（11）：2072-2073.

[9] 石依青，沈克平.半枝莲抗肝癌作用机制研究进展[J].上海中医药杂志，2022，56（9）：100-103.

[10] 刘鑫，范卫锋，戴卫波，等.基于网络药理学和分子对接探讨冬虫夏草抗肿瘤的作用机制[J].现代药物与临床，2022，37（3）：483-492.

（整理者：北京中医药大学　温雅璐）

艾灸治疗慢性疲劳综合征的机制探讨及临床应用

曹美莲

[曹氏益堂健康管理咨询（河北）有限公司　050000]

摘要：介绍艾灸治疗慢性疲劳综合征的机制及临床应用。艾灸治疗慢性疲劳综合征的作用机制主要包括改善肠道菌群失调、调节微生物－脑－肠轴和调节免疫细胞失衡，并主要通过全身功能调补、脾胃功能调补、振奋阳气和调理脏腑等方式发挥其温通经络、缓解疲劳的功效。艾灸对于慢性疲劳综合征的防治具有积极意义，可进一步发挥中医药在慢病防治中的优势与价值。

关键词：艾灸；慢性疲劳综合征；诊疗思路；中医药慢病防治

慢性疲劳综合征（chronic fatigue syndrome，CFS）是一组持续或反复发作半年以上，且排除其他疾病或药物导致的不明原因的疲劳为主要特征的全身性症候群，并常伴低热（或自觉发热）、头痛、咽痛、无红肿的关节疼痛、肌肉酸痛等躯体症状，以及短期内的记忆力减退、注意力不易集中、睡眠障碍、焦虑抑郁等精神心理症状。中医艾灸治疗可振奋阳气、温通经络，有效激活免疫功能，增加抗疲劳功效，对于慢性疲劳综合征的防治具有重要意义。本文旨在探究艾灸治疗慢性疲劳综合征的诊疗思路，并结合其临床应用进一步发挥中医药在慢病防治中的优势与价值。

一、中医对慢性疲劳综合征的认识

关于慢性疲劳综合征的病名在中医学里尚无记载，但在中医古籍中详细描述了许多与本病临床症状相似的病症。例如虚劳病症的"劳倦""懈怠""身重体重"等症状与CFS的疲劳表现相类似。然而CFS患者除了有乏力、疲劳肢痛等症状外，还可能伴随心悸、失眠、焦虑等精神方面症状，这些症状与中医"脏躁""郁证"等疾病的临床表现又有交叉之处，故可将CFS归属于"虚劳""郁证""脏躁"等病症范畴内。据报道，多数医家认为CFS疾病的本质为"虚、劳、损"，因此，中医药治疗本病多参照虚劳病症进行辨证论治。

中医认为CFS的病因病机与脏腑功能失调息息相关。参照古籍文献报道，将其病因病机总结为以下几点。

（1）先天不足，后天失养：先天禀赋不足，气血亏虚，肾精不足，无以濡养五脏，致骨软无力，精神疲惫；后天失养，水谷精微运化、输布无源，无以蕴养全身形体官窍、肌肉筋骨，致四肢倦怠无力、肌肉瘦削。

（2）劳累过度，元气损耗：劳欲过度易伤及五脏六腑之元气，致气血阴阳失调，以脾、肾二脏尤甚。脾主运化，为后天之本，肾主藏精，为先天之本；脾失健运生化乏源，肾气不足，形体羸弱，发为虚劳。

（3）饮食不调，损伤脾胃：其因有二。一是饥饱无度，过饥致气血生化无源，过饱损伤脾胃气机，均可导致脾胃功能失常，脏腑失于濡养；二是饮食偏嗜，致脏腑气血阴阳偏盛或偏衰。

（4）情志失常，伤及肝脾：情绪不宁，肝

失调达,气血不畅,肝郁则侵脾,脾运失司,水湿内停,困阻于躯体四肢,则精神疲竭。

(5)外感时邪,痹阻经脉:外感风寒湿邪,尤以湿邪为主,侵袭肺卫,从表入里,蕴结经络四肢关节,致气血瘀阻、经脉闭阻,轻者头痛身重,甚者筋骨疼痛;湿邪日久困脾,渐成内伤虚损之候,此时正气虚衰,卫外不利,又感外邪,正邪交争而正气更虚,疾病缠绵难愈。

因此,先天不足、劳累过度、饮食不调、情志失常、外感时邪均可影响五脏六腑功能,导致疲劳等症状的发生。CFS的病因病机与脏腑功能受损有关,以肝、脾、肾三脏尤甚,属本虚标实,以本虚多见,虚为脏腑虚损,以脾虚、肾虚为主,标实则以肝郁多见[1]。

二、艾灸治疗慢性疲劳综合征的作用机制

艾灸疗法简称灸法,现代灸法通常采用艾绒直接或间接地作用于选定的穴位或特殊部位上进行烧灼、温熨、熏烤,并结合不同灸法,使药物作用借助灸火的热力,通过经络的传导,运行于机体内,以起到温通经络、调理气血、扶正祛邪等作用,达到预防及治疗疾病的效果。《医学入门》云:"药之不及,针之不到,必须灸之。"《扁鹊心书》载:"保命之法,灼艾第一,丹药第二,附子第三。"说明了灸法在疾病治疗中的重要作用及地位。现代医学研究表明,艾叶燃烧间接产生一种有效并适合机体的红外线辐射,其温热效应首先刺激皮肤传感器。根据物理学原理,一般远红外线能直接作用于人体的较浅部位,靠传导而扩散热量;同时产生的近红外线较短,能量强,直接渗透到深层组织,穿透机体的深度可达10 mm左右,并通过毛细血管网传到更广泛的部位,而为人体所吸收[2]。灸法因其持续而强烈的作用,对慢性、顽固性、虚劳性的疾病更为适用。随着宏基因组和高通量测序新技术的进步,越来越多的研究者已发现CFS的发生与肠道黏膜屏障破坏、肠道免疫功能障碍及微生物-脑-肠轴通路调控异常有关,而艾灸可通过多种途径改善上述机制,主要作用机制如下。

(一)改善肠道菌群失调

有研究者发现,CFS患者肠道菌群多显著改变,菌群多样性和数量减少,促炎作用细菌显著增多,而抗炎作用细菌明显减少,具体表现为拟杆菌门和变形菌门增多,厚壁菌门和放线菌门减少。肠道内稳态的破坏导致肠道细菌异常增生和炎性反应,进而使肠道通透性增加和共生抗原进入体循环,肠道菌群失调使肠道黏膜屏障功能紊乱和肠道免疫异常。大量研究证实,灸法可通过产生的近辐射热深入作用体内,调节肠道菌群的数量及种类,纠正肠道菌群紊乱,改善CFS症状[3]。同时有研究证实,艾灸通过抑制胃黏膜局部组织转化生长因子-α(TGF-α)、IL-1β、IL-12等细胞因子的释放,促进机体IL-10释放,从而减轻胃黏膜炎症反应[4]。还有研究发现[5],艾灸可通过上调胃黏膜细胞HSP70的表达,抑制炎症浸润,降低血清中炎性细胞因子的含量,从而减轻胃黏膜损伤程度。以上研究证实,灸法通过红外线辐射和温热力作用至肠道,修复胃肠道的黏膜屏障,减轻炎症反应,从而改善肠道免疫功能,缓解CFS症状,这可能是灸法治疗CFS的作用机制之一。

(二)调节微生物-脑-肠轴

CFS患者海马组织中的5-HT含量明显下降,可能与患者出现疲劳、焦虑等症状相关[6]。通过对小鼠模型进行实验研究,结果发现灸法通过影响5-HT受体RNA的表达,提高5-HT摄取,增加大脑中5-HT含量,缓解CFS患者的临床症状;另一方面可通过机体5-HT水平直接影响微生物-脑-肠轴,对中枢神经系统进行调控来改善CFS的症状[7]。这也可能是灸法治疗CFS的作用机制之一。

（三）调节免疫细胞失衡

研究发现，艾灸关元、气海、足三里等穴，可上调 T 淋巴细胞亚群水平、NK 细胞活性、血清中免疫球蛋白数量，降低促炎性细胞因子干扰素 -γ，因此，艾灸可通过提高 CFS 患者免疫力，从而达到治疗作用。

三、艾灸治疗慢性疲劳综合征的选穴特色及应用

（一）全身功能调补

任、督、冲脉同起之处位于腹部，谓之"一源三歧"。因此，艾灸腹部穴位可通调三经，使全身阴阳气血调和。由于腹部穴位皆分布于任脉周围，灸之可培元固本，以达调补结合之效。尤以神阙、气海、关元穴较为常用。神阙位于脐中，为任脉要穴，内系十二经脉、五脏六腑，外达四肢百骸，灸神阙可调节全身经脉和五脏六腑。针刺背俞穴联合艾灸神阙治疗脾肾两虚型慢性疲劳综合征，每次悬灸时间保持在 10～15 min，并以皮肤潮红为度，15 次为 1 个疗程，可改善患者阴阳失衡状态。气海为阳气汇聚之处，灸之可温养全身；关元为足三阴经任脉之会，灸之可温补元气。以针刺配合下丹田灸治疗阳虚型 CFS，用盒型灸架艾灸下腹部腧穴（神阙、气海、关元），15 次为 1 个疗程，可抗疲劳，改善患者睡眠及情绪，缓解头晕、头痛、畏寒等症状。

（二）脾胃功能调补

胃肠功能障碍是导致疲劳发病和进展的重要因素之一。腹部腧穴均位于胃肠道的体表投影范围内，灸之可达健脾和胃之功，且隔姜灸效果更佳，可调节肠道菌群结构，促进放线菌和瘤胃球菌表达，修复肠黏膜屏障。此外，足三里为胃经下合穴和常用补益穴，具有固本护元、补益气血作用，对脾胃功能的调整至关重要，可缓解患者疲劳状态。艾灸抗疲劳作用可能通过调补脾胃促进机体免疫系统功能修复而实现。

（三）振奋阳气

《素问•生气通天论》云："阳气者，若天与日，失其所则折寿而不彰。"阳气具有推动生命运行、温煦脏腑作用，阳气衰则生命失去动力来源。督脉"贯脊属肾"，为阳脉之海，总督一身之阳气。灸法本就有温阳活血之效，而艾灸督脉穴位在临床上称为"督灸""铺灸""长蛇灸"和"火龙灸"，其具有艾灸面积大、热力足、起效快等特点，可达培补命门之火、振奋元阳之功。配合药粉延胡索、附子、细辛、肉桂、丁香、冰片、麝香等施灸，或配合药酒附子、川乌、干姜、肉桂等进行扶阳灸，均可改善患者疲劳、乏力、气短、懒言等表现，疗效优于单纯针刺。百会亦属督脉，除具上述督脉穴位的治疗特征外，又因其位于头部，头为诸阳之会，故温阳之功更甚。且头穴醒脑开窍有助于改善精神状态，减轻失眠、注意力不集中、抑郁等症。采用雷火灸治疗，将自制艾条点燃后，间隔多层纱布，直接置于百会配四神聪处，使热力穿透纱布，直达头部，如此反复 15～20 次，以皮肤发红为度，患者诸症均减轻，尤其睡眠质量得到较大提高。

（四）调理脏腑

艾灸相关脏腑背俞穴可调理脏腑，使经气条达，气血运行正常，从而不复疲劳。背俞穴最早见于《灵枢•背腧》："愿闻五脏之腧出于背者……肺俞在三椎之傍……脾俞在十一椎之傍……气盛则泻之，虚则补之。"腹为阴，背为阳，背俞穴位于背部足太阳膀胱经第一侧线，与督脉联系密切，而督脉统摄一身之阳气，五脏的变化可以反映在背俞穴，故针刺五脏背俞穴能调动全身脏腑气机[8]。因此，艾灸肝俞、脾俞和肾俞应用广泛，此外也加用心俞、肺俞

等穴以养心安神、固护卫气。

四、结语

研究表明，慢性病的发生与消化系统有重大关联，并提出了发生规律的研究理论，即人体八大系统慢性病按照消化系统—免疫系统—呼吸系统—神经系统—循环系统—内分泌系统—泌尿生殖系统—骨骼系统的顺序发生。如果人体的八大系统已经病变到第五个系统还没有进行护理，八大系统将全面出现病变症状，所以提前护理十分重要。消化系统作为人体的第一系统，研究人员已形成"肠胃中心论"的理论思想，且其在慢性疲劳综合征的发病中亦十分重要。艾灸可通过振奋阳气、温通经络等方式缓解疲劳，对于慢性疲劳综合征的防治具有积极意义。

参考文献

[1] 覃书颖.基于文献分析法的针灸治疗慢性疲劳综合征临床疗效评价及其选穴规律研究[D].南宁：广西中医药大学，2022.

[2] 骆州晓，林玉芳，金肖青.慢性疲劳综合征发病机制及灸法治疗研究进展[J].新中医，2018，50（5）：196-199.

[3] 成泽东，陈以国，张涛.温和灸神阙穴对慢性疲劳大鼠肠道菌群的影响[J].上海针灸杂志，2013，32（1）：56-58.

[4] 林亚平，封迎帅，史冬梅，等.艾灸对Hp胃炎大鼠胃组织炎性细胞因子表达的影响[J].中国免疫学杂志，2013，29（9）：900-904.

[5] 杜燕，易受乡，林亚平，等.艾灸对急性胃黏膜损伤大鼠热休克蛋白与相关炎性细胞因子的影响[J].上海针灸杂志，2010，29（5）：269-272.

[6] Bassi N, Amital D, Amital H, et al. Chronic fatigue syndrome: characteristics and possible causes for its pathogenesis[J]. Israel Medical Association Journal, 2008, 10（1）: 79-82

[7] 毛翔，孙兴华，张蕴.艾灸对多因素致慢性疲劳大鼠海马5-HT1A受体mRNA表达干预的实验研究[J].针灸临床杂志，2013，29（7）：86-88

[8] 徐玉欣.背俞穴结合头部穴位推拿治疗慢性疲劳综合征[J].浙江中医药大学学报，2018，42（6）：491-493.

（整理者：北京中医药大学　温雅璐）

手诊的原理与临床应用要点

陈琼芝

（温州市厚朴健康管理有限公司　325405）

摘要： 手诊是在中医学理论的指导下，运用中医学诊断方法，通过观察手掌的手部色泽、脉络、肌肉、温度、手形、动态、指甲等，按照中医学脏腑、经络、气血理论得出相应的临床诊断，并参合其他诊法进行临床疾病诊断的一种中医辅助诊法。本文介绍了手诊的历史源流、原理及临床应用要点。

关键词： 手诊；理论基础；手部疗法；临床实践

手诊是在中医学理论的指导下，运用中医学诊断方法，通过观察手掌色泽、脉络、肌肉、温度、手形、动态、指甲等，按照中医学脏腑、经络、气血理论得出相应的临床诊断，并参合其他诊法进行临床疾病诊断的一种中医辅助诊法。手诊是一种独特诊病方法和辨证手段，属于中医诊断学的范畴。中医手诊简便易行，而且对于某些疾病的诊断有着特殊的辅助诊疗价值，可以作为中医诊断学的辅助诊疗手段，对于指导某些疾病的诊断与临床治疗有着特殊的意义。

一、手诊历史源流

（一）先秦时代是手诊的奠基阶段

《黄帝内经》奠定了中医学的基础，也确立了系统的中医诊断体系，为后世形成手诊的发展奠定了基础。手诊法理论主要源于望诊，脏腑、经络、气血的盛衰病变，都会在手部有所反映。如《灵枢·论疾诊尺》说"掌中热者，腹中热；掌中寒者，腹中寒"，可见，脏腑病变可反映于手，手部三阴三阳经连通手部与人体内外，如"手之三阴，从脏走手；手之三阳，从手走头"；察手掌之厚薄，可知脏气之盛衰，察其润燥，可知津液之盈亏，《素问·五脏生成篇》言"掌受血则能握，指受血则能摄"，说明手的某些功能反映机体的气血变化[1]。

（二）汉晋隋唐时代是手诊的发展阶段

东汉张仲景《伤寒杂病论》将四诊的理论运用到临床辨证中，其中很多条文涉及手足按诊，如"伤寒脉浮而缓，手足自温者，系在太阴""下利后脉绝，手足厥冷，晬时脉还，手足温者生，脉不还者死"，进一步发展了手诊寒温辨证疾病的范畴。名医华佗在《中藏经》设有"察声色形证决死法"专篇，提出了临证望诊的要点，并对手诊的预后做了论述，如"爪甲青黑者死"等。晋唐时期是大规模整理古典医籍的时代，很多医家结合自己的经验提出了不少独到见解，充实了中医手诊的内容。王叔和《脉经》将"察色"单独论述，其中有论述手部颜色决定预后顺逆。皇甫谧《针灸甲乙经》将"五色轮"置于首卷。唐代医家孙思邈《千金翼方》强调色脉并重。王超在《仙人水镜图诀》中首提望小儿食指络脉诊病法，为解决小儿问诊切诊困难的局面开辟了新的道路[1]。

（三）宋元明清时代是手诊的提高阶段

宋金元时代，受社会变革的影响，医学理论得到了丰富和发展。《河洛理数》中记述了手掌先后天八卦图及其运用。宋慈所著第一部法医学著作《洗冤集录》中记载了指纹诊法，其应用范围也随着法医学的进步而得到拓宽。金元四大家均对望诊多有补充发挥，极大丰富和发展了手诊法。朱震亨在《丹溪心法》中提出"欲知其内者，当以观乎外；诊于外者，斯以知其内。盖有诸内者，必形诸外。"提示可以通过外在表象测知内脏器官的病变情况，进一步阐述了手诊与脏腑的联系。

明清时代随着望诊理论体系的成熟，有关儿科手诊的文献资料也达到一个高峰。杨继洲《针灸大成》中小儿推拿部分附有阴阳两掌图。陈复正《幼幼集成》中将钱乙提出小儿虎口三关指纹辨证之法进一步发挥完善。清代诊断学得以发展，如明末清初的蒋示吉《望色启微》从望诊角度整理《黄帝内经》，对望诊理论进行分类，对手诊理论心得有一定发挥。其中，望色诊病发展的高峰标志是汪宏的《望诊遵经》，这是我国现存最早的望诊专著，该书收录了历代有关望诊的资料，根据"有诸内必形诸外"的理论，阐明了气色与病症的关系，通过气色的变化以诊断疾病的表里、虚实、寒热，以及病情预后等，其内容精炼，书中也对手诊做了系统论述。之后周学海《形色外诊简摩》对望诊又一次全面总结。这一时期，林之翰的四诊综合性专著《四诊抉微》在望诊部分详论神气、形色、颜面、五官、爪甲等多种形色变化，并附有小儿指纹特殊诊察方法。这些宝贵的文献都为手诊的研究提供了丰富的资料[1]。

（四）近现代是手诊的繁盛阶段

随着时代的进步，手诊法得到全新发展，尤其在近二三十年来，对手诊及其在临床诊断上的价值更引起中西医临床医师的关注，有关手诊的著作也日趋增多，其丰富内容，可供研究手诊参考。如1987年福建科技出版社出版了由林郎辉编著的《手纹与健康》，1992年华龄出版社出版了刘剑锋编写的《手诊》，1996年北京科学技术出版社出版了王大有编纂的《掌纹诊病实用图谱》，1997年新华出版社出版了由漆浩主编的《中华神奇手诊手疗》，1998年天津科学技术出版社出版了由杨旭等编著的《形色手诊》，1999年陕西人民出版社出版了由赵明理著写的《实用掌纹诊病技术》，2000年广西科学技术出版社出版了由王晨霞著写的《现代掌纹诊病图谱》，等等。另外，在对手诊的诊断客观化上也进行了系统研究，如对手的温度、干湿度及色泽等方面的正常与病理变化检查。随着现代科学仪器设备应用于手诊，临床也开展了多种方法对手诊的研究，现代科学技术的应用加快了整理和研究手诊，微观揭示了手像实质的临床意义，可以预料这将在手诊研究上提供更加可靠的客观数据[1]。

二、手诊原理

（一）脏腑理论

中医学认为人体是一个有机整体，人体内脏和肌表之间存在着密切联系，内脏的生理和病理变化可以在体表相应的部位上反映出来。《灵枢·本脏》指出"有诸内者，必形诸外""视其外应，而知其内"。手与脏腑的具体联系十分紧密，心为五脏六腑之大主，并且心主血脉，只有心血充足，经脉畅通，手部才能得以正常濡养。肝主筋，其华在爪。《素问·五脏生成》曰："肝之合，筋也。"筋的主要功能是联络骨节，主司运动，而爪为筋之余，所以肝的盛衰可影响到爪甲荣枯的变化。肺主宣发肃降，全身的精微物质靠肺的宣发输布周身，使手得以维持正常的功能活动。手之所以能摄，除了肝血的濡养，心气的推动，还要靠肺的输布才能完成。《素问·太阴阳明论》所言"脾主四肢""四肢皆禀气于胃"等，都说明脾与手部的关系。脾有运化水谷精微的功能，脾气健旺，化源充足，则肌肉丰满，四肢强劲，手灵活有力，反之，则肌肉消瘦，四肢倦怠无力，手软下垂不能握。《素问·六节脏象论》记载："肾者……其充在骨。"骨气充足，骨质坚硬，手足强劲，反之，肾气不充，骨质不坚，手摄无力。因此，身体的局部可以反映整体，手的气、色、形、态均可以反映五脏六腑的生理病理变化。

（二）经络理论

《灵枢·海论》云："夫十二经脉，内属于腑脏，外络于肢节。"手通过经络与人体的十二经脉、五脏六腑相连通，从而发挥重要作用。《灵枢·逆顺肥瘦》记载："手之三阴，从脏走手；手之三阳，从手走头。"正如《灵枢·经脉》所说："肺手太阴之脉，起于中焦……循臂内上骨下廉，入寸口，上鱼，循鱼际，出大指之端；其支者，从腕后直出次指内廉，出其端"；"心手少阴之脉……循臂内后廉，抵掌后锐骨之端，入掌内后廉，循小指之内出其端"；"心手厥阴心包络之脉……下臂行两筋之间，入掌中，循中指出其端；其支者，别掌中，循小指、次指出其端"；"大肠手阳明之脉起于大指、次指之端，循指上廉，出合谷两骨之间，上入两筋之间"；"小肠手太阳之脉，起于小指之端，循手外侧上腕"；"三焦手少阳之脉，起于小指、次指之端，上出两指之间，循手表腕"。通过以上经文的论述不难看出，通过手之六经，使得手与肺、心、心包络、大肠、小肠、三焦产生密切的联系。而手三阴在又在胸腹与足三阴经相联系，手三阳在头面交会于足三阳经，故手与十二经脉相通。脏腑气血可通过十二经脉外达于手，滋润濡养之并使其发挥"掌受血而能握，指受血而能摄"的功用。

（三）生物全息论

山东大学张颖清教授借用了物理学激光多余全息照相中全息的概念来描述生物界的相关全息性，发现第二掌骨侧的有序穴位群，其次序基本上与人体的脏腑次序相对应，于1986年正式提出"全息生物学"的概念。张教授在研究生物的整体与各个组成部分之间的相关性后，发现生物的各组成部分储存着机体的整体信息，他把这种现象称为生物的全息现象。生物全息律的提出，为整体与局部关系学说的发展提供了有力的支撑。人体每一个节肢都像整个人体的一个缩影，每一相对独立的部分都在不同程度上反映整体的变化信息。后来张颖清教授又提出了"全息胚学说"，这是一种关于生物个体的全新的整体观。全息生物医学的创立，使得中医学的许多内容在基础理论上发生了一次巨大飞跃，从而为手部诊断法、面部望诊区及耳穴的分布等许多独特的诊断方法建立了一个具有深远意义的理论框架。

手部与人体各部分关系对应关系：拇指反映呼吸系统的疾病；食指反映消化系统的疾病；拇指下方的大鱼际反映消化机能的盛衰；中指反映循环系统的疾病；无名指反映神经系统、泌尿系统的疾病；小指下方的小鱼际反映肾气的盛衰。根据生物全息理论部位对应的原理，手的大拇指对应足大拇趾，此为同名经相连。如相连反映手太阴肺经、肺脏腑的健康信息，也反映足太阴脾经、脾脏的健康信息，其余各指类推：食指反映大肠经；中指反映心包经-足肝经；无名指反映三焦经-足胆经；小指反映手少阴心经（心脏）、手太阳小肠经、小肠的健康信息，也反映足少阴肾经、肾脏、足太阳膀胱经、膀胱的健康信息。这样手部就反映了五脏六腑、十二经络的情况[2]。

三、手诊临床应用要点

（一）望法

手诊望法主要包括望手的色泽、脉络、手形、动态、指甲。

1. 颜色

《黄帝内经》提出了从黄、赤、青、黑、白几个方面对手部颜色进行观察，为手诊法建立了望色的理论框架，后世受其影响极大，其后医家多在此基础上运用发挥，对手诊观察颜色的方法也多基于《黄帝内经》。

2. 脉络

《黄帝内经》首提手鱼际络脉诊法；唐朝医家王超的《仙人水镜图诀》最早提出小儿食指脉络诊法，其中所创立的风、气、命三关一直沿用至今；宋代医家许叔微所著的《普济本事方》是我国现存记载食指络脉诊法最早的文献，书中认为察虎口脉纹应当色脉并参；清代儿科名家陈复正在总结前人论述的基础上，以"浮沉分表里，红紫辨寒热，淡滞定虚实，三关测轻重"来作为虎口指纹的纲领；诊断专著《四诊抉微》描述了内弯、外弯、鱼刺状、水字状、乙字状、曲虫状、流珠状几种脉络的形态，丰富了手诊在儿科中的应用。

3. 手形

《灵枢》对手掌形状从丰、瘦两个方面进行了记载；清初张石顽也论述了手指和手掌之肥瘦；清代汪宏在临证观察基础上，在《望诊遵经》中描述了手部不同形态，包括肿、枯、偏、堕、掌肿、背肿等。

4. 动态

张仲景在《伤寒杂病论》中记载了"撮空理线""手足躁扰""手足拘急""手足牵动"等手部动态，并阐述了与疾病的关系；隋代巢元方的《诸病源候论》中有关于"五指挛缩""五指弛纵"的记载；明代医家王肯堂在《证治准绳》中详述了"手颤""循衣摸床""两手撮空"等手部动态；另外清代医家汪宏在《望诊遵经》中将"撒手""握手"作为鉴别疾病的方法。

5. 爪甲

西晋王叔和在《脉经》中重视观察爪甲颜色变化；明代蒋示吉的《望色启微》从指甲的形质包括厚、薄、坚、濡、端直、粗恶、纹理有无等，多角度进行了探讨；清代汪宏在《望诊遵经》中侧重观察爪甲的荣枯和甲下肉色等。

（二）切法

手诊的切法包括切手部肌肉和寒热。

1. 肌肉

《黄帝内经》最先提出触双手肌肉厚薄判断脾气盛衰以诊病，后世诸医家秉承《黄帝内经》相关理论，在实践中有所发展，明清时代论述较多，尤其强调诊"大肉"，并设有专篇；清代周学海重视手部肌肉与疾病预后的关系，注重观察手掌鱼际肌肉丰厚与否来判断预后；《望诊遵经》在诊肥瘦的基础上，强调切其肌肉润燥以估疾病的轻重。

2. 寒热

先秦时代已经意识到按察四肢的寒温可测病症的寒热，为后世奠定了基础，之后医家在此基础上多有引用发挥。

手诊虽然简单方便，但临床中也应强调在适宜常温自然光线下，双手洗净或用酒精擦干净，被测者的手自然伸平，对手的形体色泽进行整体检查，进行整体与局部对比。手诊检查最理想时间是清晨睡醒后约5至10分钟，因为此时机体气血尚未被其他因素影响。如果达不到此条件可选择在较安静平稳状态诊察为好，手部刚进行完劳作或刚处于过热、过冷环境，如洗浴后不宜望手诊病。另外还应注意患者年龄、性别、职业、生活环境等对观察的影响。

参考文献

[1] 赵睿霆. "手诊法"在中医诊断学中的理论基础及临床应用研究 [D]. 成都：成都中医药大学，2012.

[2] 张颖清. 全息生物学研究 [M]. 济南：山东大学出版社，1985.

（整理者：北京中医药大学　王泽平）

全息电磁技术在医学中的应用及前景

胡 滨

[天恒量子（厦门）科技集团有限公司　361016]

摘要：近些年来，随科学创新技术的发展，生命科学、物理学和工程学的融合进一步推动医学的发展。生命体的全部信息，即各个器官和结构所辐射的生物电磁波的频率、波长、振幅、相位等全部信息称为"全息"。以能量为标记的机械生物力学对生命现象的影响及重要作用也受到各界的广泛关注，其中全息电磁疗是目前常见的一种非创伤性辅助治疗方法。人体电磁辐射是生命现象的本质属性，合理地、科学地利用外加电磁场和电磁波，对人体的健康和防治疾病都是有利的。

关键词：电磁疗法；生物电磁学；量子医学；全息技术

自从20世纪70年代初起，科学界对生物电磁学的研究由最初的防辐射研究逐步转变到电磁场和电磁波对生物体的机理研究。近年来随着科学技术的持续发展与提高，研究方向也以生物电磁学的应用为主导。生物电磁学重点研究电磁场效应的生物学原理及其综合应用，已经成为一门涵盖物理学、电磁学、医学、生物学、电子技术和信息图像处理技术等多方面知识的综合性学科[1]。目前有研究认为，疾病的发生与生物电磁场状态改变有关。物质由分子和原子构成，由于分子和原子处于不断运动的状态，所以其周围空间可以形成电磁场。当外界或内在的某种因素发生改变时，可能会影响人体内的生物电磁平衡，从而导致人体出现健康问题。全息电磁疗法可以通过调整人体内的生物电磁状态恢复原有平衡状态，以治疗相关疾病，有助于患者的康复。基于中医理论指导，针灸学在中医学国际化进程中进行了多方面、创新性的技术发展和工具改良，并不局限于传统意义上单纯的针刺和艾灸。现代针灸医疗器械充分利用现代高新科学技术，广泛结合现代物理学技术和计算机技术，创造出许多理疗仪器，丰富了中医学内容，同时促进了相关研究。

一、全息电磁疗法的概述

（一）电磁技术发展综述

电子技术是较早期被应用于针灸器具改良的一项科学技术。1825年，Sarlandiere医生首次试用电针治疗各种疼痛，而且取得良好的临床效果。1953年，我国西安的医生朱龙玉开始进行电针治疗，并进行了许多实验研究和临床观察，从此电针技术在我国开始普及，并相继出现了蜂鸣式电针仪、电子管电针仪、半导体电针仪等[2]。电针仪器最早应用于电刺激增强和维持针刺时的得气感，而随医学应用的发展和电针仪器的改进，电针仪逐步应用于临床治疗、针灸麻醉、模拟操作、课题研究等多方面。

红外线可产生强烈且明显的热效应，临床常用作灸疗工具。我国最初的红外线光照灸疗仪是江苏省江都无线电厂生产的红外线灸疗仪。80年代中期，我国研制出远红外灸疗器，采用了我国首创的、最先进的新型直热式远红外元件作为辐射源，明显提高了临床疗效[2]。随后还研发出了电热药灸仪，透过皮肤表面覆盖的艾绒，以红外灸疗仪照射穴位。现代的灸疗仪和仿艾灸疗仪器均解决了传统艾灸的烟熏、灼烫等弊端问题，使传统灸法在技术上有了创新性进步。

将弱于红外辐射的辐射微波与传统中医针灸技术相结合，成功研发出了一款新型微波针灸仪。因该仪器使用的电磁波在微波波段（300～300 GHz），故对皮肤和肌肉具有良好的穿透效果，穿透深度大。该仪器采用专门设计的微波穴位辐射器，通过对特定穴位进行聚能微波辐射，调和阴阳，疏通经络，从而达到治疗效果。临床研究表明，对关节炎、神经痛、扭伤、慢性面瘫、顽固性坐骨神经痛、肩周炎等疾病具有良好的疗效[3]。

最早使用磁疗的医生可能来自古代希腊、中国和日本，而关于磁疗最早的记载则源自William Gilbert于1600年所著的De Magnete。当时这种治疗形式已经被用于治疗普通英国民众以及英国女王的众多疾病[4]。现代磁疗的临床应用源于20世纪50年代的日本，日本医师应用磁性金珠、银珠贴敷法治疗疾病，并迅速传到欧洲各国。1982年，第一本关于磁疗的系统性书籍在保加利亚发表，书中记载了使用磁疗治疗2700例不同疾病的临床经验[2-3]。在20世纪80年代，我国侯升魁教授创制出了磁鍉针，进而又相继推出了电磁针等一系列磁疗器械。1978年我国开始将微波与针灸技术相结合，产生了微波针灸仪。在同一时期，美国食品药品监督管理局（Food and Drug Administration，FDA）批准将间断性磁疗（pulsed radiofrequency electromagnetic field）用于治疗表浅软组织的疼痛和水肿。磁疗现在已经被细分为多个门类的治疗形式，最常见的是低频脉冲电磁场/脉冲射频能量（low-frequency sine waves pulsed electromagnetic fields/pulsed radio frequency energy，PEMF/PRFE）。脉冲电磁场疗法目前已被证实可以调节局部的疼痛介质和炎症介质，改善局部血液循环，调节免疫和内分泌系统。目前使用脉冲电磁场疗法操作简单，是一种创新、无创、安全的理疗方法，具有广阔的临床使用前景。

波长为1～10 mm、频率约为30～300 GHZ与波长1～0.1 mm、频率约为300～3000 GHZ范围之间的电磁波称为共振微波，它位于微波与远红外波相交叠的波长范围，因而兼有两种波普的特点。共振微波处于微波波段的最高端，其振荡频率高达每秒350亿至460亿次，极高频共振波同生命细胞分子产生谐振作用，具有独特的物理特性，与生物体相互作用能产生特殊的生物学效应。全息调频光波可穿透性可达人体20～30 cm，渗透效果高于艾灸、红外线、烤电、热敷、火疗等外源热理疗。

（二）现代新型全息电磁理疗仪器举例

由天恒量子（厦门）科技集团有限公司研发的全息调频光波仪，运用全息调频技术原理，利用共振微波的波频作用，有助于调节细胞的代谢与功能，改善组织微循环、组织缺氧、增强细胞新陈代谢和白细胞的吞噬作用，从而达到改善血液循环增加血流量、促进毛细血管及淋巴管液体回流的作用，进而发挥消炎、止痛、化瘀消肿、驱寒除湿、排酸排毒、通经络活、促进伤口愈合之效，并可提高人体免疫力，具有较好的理疗效果。

另外，天恒量子（厦门）科技集团有限公司研发的全息能量通络灸也运用了全息调频技术原理，内置全息能量芯片、溯源防伪芯片和天然植物提取精华。采用优质环保硅胶制作，更贴合皮肤，表面有灰尘可用清水擦拭清洁，微生物指标检测示"大肠菌群、金黄色葡萄球菌、溶血性链球菌、绿脓杆菌均未检出"，皮肤刺激检测示"对新西兰兔一次完整皮肤刺激实验结果为无刺激性"，以上测试均符合相关标准。全息能量通络灸经过48小时的量子全息能量加载，可自动产生温热效果，可反复使用100～150次，每次使用15分钟以内，2～3次/日。全息能量通络灸对于肩周炎、富贵包、肾气不足导致的关节疼痛、风湿疼痛、腰肌劳损、手脚冰冷、胃痛腹胀、宫寒痛经等具有显著疗效。

二、全息电磁学对人体的影响及其应用

（一）电磁学在医学检验技术中的应用

在基于生物电磁学原理的医学检验技术中，核磁共振成像技术MRI（Nuclear Magnetic Resonance Imaging）是一种具有代表性的检查。核磁共振是基于人体中氢原子核产生的磁共振信号。核磁共振的基本原理是以特定频率的电磁波照射人体。人体细胞水分子中的氢原子核在接受电磁波刺激后，产生了不同程度与频率的共振，即为核磁共振。人体细胞可以通过与电磁波共振的方式吸收电磁波，然后再将其反射回来。通过这种方式反射的电磁信息，能够反映人体各层面的电磁波强度。通过软件将电磁波信号转换成图像后，就能够得到人体不同部位、不同层次的图像信息。由于信号强度与人体中氢核密度有关，而体内各种组织间含水比例不同，即含氢核数的多少不同，故核磁共振不但可以反映出组织器官的形态学信息，还可以提供所检查部位相关的病理信息和生理学信息。核磁共振成像所获得的图像非常清晰，且核磁共振成像技术可对人体各部位多角度、多平面成像，其分辨力高，能更客观、更具体地显示人体内解剖组织的相互对应关系，对病灶能更好地进行定位定性。对全身各系统疾病的诊断，特别是对早期肿瘤的诊断具有重要的价值[4]。

（二）全息电磁学的临床应用

近年来，有学者已针对患有骨关节疾病、免疫系统疾病、神经系统疾病等患者，采用全息电磁疗法进行干预，并对其临床疗效进行了较为深入的探讨。

大量科学研究表明，细胞外基质的形成受到电磁场的调节从而影响骨和软骨的形成和修复。在体外研究中，各种骨细胞和组织，如成骨细胞、软骨细胞和骨祖细胞，都暴露在电磁场中。通过观察和测量细胞增殖的细胞外基质合成和骨化程度，实验数据显示这些指标高于未暴露在磁场中的对照组。通过观察细胞外基质的合成基因，发现低频脉冲电磁场可以诱导这些基因进行自我增量调节。进一步研究表明，全息电磁场可以通过影响参与骨形成的重要信号传导蛋白（如生长因子）的合成而起作用。电磁场作用于细胞膜的具体机制尚不清楚，可能是通过细胞膜钙通道、蛋白激酶活性和C-AMP系统影响生长因子基因的合成。具体机制和作用有待进一步研究。通过以上研究可合理推断，全息电磁场在骨折、骨不愈合、截骨术、脊柱的前、后融合术、关节融合术和骨片或其他刺激骨生长物的移植中，对于骨的愈合有促进作用，且低频脉冲全息电磁场的刺激可提高骨科手术成功率[5-6]。

针对类风湿性关节炎（rheumatoid arthritis，RA）的临床研究表明全息电磁疗法可有效治疗RA。RA是一种以慢性破坏性多发性关节炎为主要特征的自身免疫性疾病，临床表现为患关节疼痛、肿胀和活动障碍。随病情的进展，关节可能出现僵硬和畸形等症状，最终导致不同程度的残疾。目前西药的应用可以缓解症状，延缓病情进展，但无法根治疾病，且有较大的毒副反应。有研究将75例炎症活动期的类风湿关节炎患者随机分为治疗组40例和对照组35例，治疗组采用电针配合电磁疗法治疗，对照组采用单纯电针治疗。疗效标准依据中国医药科技出版社出版的《中药新药临床研究指导原则》治疗类风湿关节炎的标准拟定，主要症状和体征为疼痛强度、晨僵时间、平均握力、关节压痛指数和肿胀指数，综合改善率是指上述5个指标改善的百分比，即[（治疗前值 - 治疗后值）/治疗前值×100%]。按疗效标准，治疗组

治愈率为65.0%，总有效率为87.5%，对照组分别为34.3%、74.3%。两组患者治愈率、总有效率比较差异均有统计学意义（$P<0.05$）。综上所述，电针联合电磁疗法是治疗类风湿关节炎的有效方法，在缓解关节压痛和肿胀方面优于单独电针治疗[7]。

针对周围性面瘫（急性期）患者的治疗，有研究者开展了相关临床研究。将139例急性期周围性面瘫患者根据治疗方法不同进行分组，针灸组是45例采用面部针灸及针灸治疗仪治疗的患者，电磁组是47例采用磁石配合针灸治疗仪治疗的患者，针磁组是47例采用面部针灸、磁石及针灸治疗仪治疗的患者。观察指标为各组治疗效果及临床治愈时间，治疗效果参照House-Brackmann面神经功能评分分级系统确定。经过治疗后，针磁组、电磁组治疗总有效率分别为97.87%、97.87%，均高于针灸组的82.22%，电磁组、针磁组治愈时间分别为（14.76±2.17）d、（14.04±2.05）d，均短于针灸组的（19.94±3.76）d，差异有统计学意义（$P<0.05$）。故得出结论，急性期周围性面瘫患者使用电磁疗法效果较好，治疗效果明显优于针灸治疗，利于缩短患者症状消失时间、促进患者转归[8]。

三、小结与展望

随着生物电磁学相关研究的日益发展，全息电磁学已成为医学检验和疾病治疗领域中的重要组成部分。目前为止，许多生物电磁学技术仍处于高速发展阶段，相信随着科学技术的发展，电磁学原理与产品在医学上的应用也将越来越广。全息电磁疗法操作简单，根据患者情况设置相应设备的参数即可，操作方法易掌握，更利于临床推广。与传统针刺相比，不会有针刺感疼痛，有效缓解了患者的疼痛恐惧感；与传统灸法相比，不会有艾叶燃烧烟熏、烫伤风险等问题，患者接受度更高，提高患者的依从性的同时提高临床疗效。但是电磁疗法也存在一些有待解决的问题。一方面，全息电磁治疗对磁场参数的要求极高，磁场参数包括磁场类型、场强大小、均匀性、方向性、作用时间等，机体因子包括机体的磁性、组成、种类、敏感性、血流速度、作用部位等，这些参数都是影响全息磁场生物学效应的主要因素[9]。另一方面，目前并无科学的电磁疗检验指标指导治疗，因而急需适用范围较广的检验标准。因此，今后必须在严格经过细胞培养、动物实验、临床前研究和临床实验研究的基础上，制定出相应的严密治疗方案。

▶ 参考文献

[1] 严登俊，李伟，王贵琴，等.生物电磁学研究进展[J].电气电子教学学报，2007，29（3）：11-16.

[2] 雏成林.紧紧把握中医学术思想积极探索现代针灸医疗器械开发与创新研制[J].中华中医药学刊，2007，25（2）：391-393.

[3] 张恩全.电磁学在医学中的应用[J].教育现代化，2017，4（5）：184-185.

[4] Markov MS. Expanding use of pulsed electromagnetic field therapies[J]. Electromagn Biol Med，2007，26（3）：257-274.

[5] 曾宪敏，徐健.电磁场医学效应的某些方面[J].中国康复，2010，25（4）：300-301.

[6] 马原军，于世宾.电磁脉冲在骨关节炎治疗中的作用机制研究进展[J].医学研究杂志，2021，50（5）：15-19，168.

[7] 何冠蘅，邬志雄，王倩，等.电针配合电磁疗法治疗类风湿关节炎疗效观察[J].上海针灸杂志，2014，33（3）：247-250.

[8] 周志强，陈静，于欣欣，等.电磁疗法在周围性面瘫（急性期）的疗效观察[J].医学理论与实践，2021，34（10）：1673-1675.

[9] 朱杰.磁场的生物学效应及其机理的研究[J].生物磁学，2005，5（1）：26-29.

（整理者：北京中医药大学　明　扬）

"三维一体"干预方式在调理体质中的应用探析

邹玉坤

（山东养莱健康科技有限公司　250117）

摘要：中医药通过体质调理以防病治病的理念及方法已发展成熟，近年来逐渐展现出各年龄层全覆盖、干预手段多元化与复合化等特点，综合运用汤剂、膏敷、非药物疗法的"三维一体"体质调理方式也应运而生。可期在中医"形神合一"与"整体观念"指导下，融合现代科学技术，通过"杂合以治"的方法达到防病治病的效果，从而为体质干预方案的优化提供创新思路与启发。

关键词：体质；汤剂；膏敷；非药物疗法；杂合以治

中医体质学认为，体质是人体生命过程中，在先天禀赋和后天获得的基础上所形成的形态结构、生理功能和心理状态方面综合的、相对稳定的固有特质，是人类在生长、发育过程中所形成的与自然、社会环境相适应的人体个性特征，主要表现为结构、功能、代谢及对外界刺激反应等方面的个体差异性、对某些病因和疾病的易感性，以及疾病传变转归中的某种倾向性，具有个体差异性、群类趋同性、相对稳定性和动态可变性等特点[1]。因此，后天干预对人体体质调理可起到重要作用，并能通过体质的调理，改善人体与自然、社会的适应性，发挥防治疾病的功效，充分展现中医学"形神合一"与"整体观念"的特色。

《素问·四气调神大论》云："圣人不治已病治未病。"现代研究表明，通过体质辨识能反映人们长期的生活状态，提高亚健康状态及潜在健康风险检出率，弥补常规体检的不足[2]，而中医则可通过辨体防病、辨体防变、辨体防复以达到"治未病"的效果[3]。近年来，以体质可分、体病相关、体质可调等理论为指导，辨体施治在慢病防控、公共卫生服务等方面的作用也得以充分发挥[4]。在"健康中国"的战略背景下，随着中医体质理论的不断完善、市场需求的日益增长、服务网络与标准的逐步形成，以及信息技术与政策的大力支持，中医体质在治未病产业方面迅速发展[5]。如何进一步优化体质干预方式，更好地发挥其对人类健康的促进作用，是中医药当今学科与产业面临的核心课题。

一、中医体质的类型及其干预方式

（一）中医体质的类型

2009年中华中医药学会颁布的《中医体质分类与判定》标准将中医体质分为9种基本类型，即平和质、阴虚质、阳虚质、气虚质、血瘀质、气郁质、痰湿质、湿热质、特禀质[6]。

平和质即健康体质是指阴阳气血调和，以体态适中、面色红润、精力充沛等为主要特征的体质状态。主要具备以下特征：体形匀称健壮，面色、肤色润泽，头发稠密有光泽，目光有神，鼻色明润，嗅觉通利，唇色红润，不易疲劳，精力充沛，耐受寒热，睡眠良好，胃纳佳，二便正常，舌色淡红，苔薄白，脉和缓有力，性格随和开朗，平素患病较少，对自然环境和社会环境适应能力强。其余体质则为偏颇体质，根据形体特征、常见表现、心理特征、适应能力以及舌苔舌象等分为八个类型。每一种偏颇体质都是由先天条件以及后天的环境、生活习惯、心理状态等诸多原因造成，均有其不良表现及相应的易患疾病。若不及时进行纠偏，则易使疾病渐生，影响人们的健康及生活。

自《中医体质分类与判定》标准颁布以来，中医体质学逐步形成核心论坛，成为中医学领域的研究热点，在临床与基础研究中被广泛应用[7]，其科学内涵也通过辨体调治及体质基础实验研究的强化得以阐释。同时，针对标准双重装填、判定时限过长、方法学存疑、适用范围局限、分类不统一、与邪伏体内混淆、命名不妥[8]、分类特征交叉重叠与界限不清、单一体质内部各因素之间关联性较差[9]等问题，以及由于体质复杂性而出现的兼夹体质等情况[10]，研究人员通过调研对其进行了修订、完善与简化[11-13]，提出了实用性与准确性更强的量表及标准。

（二）中医体质的干预方式

中医体质研究的干预对象主要包括某体质类型的一般人群、某疾病不同体质类型的人群、某疾病特定体质类型的人群。由于体质类型与遗传、膳食、生活起居、劳欲、精神状态、社会地位、疾病和药物等因素密切相关，故中医主要采用中药、针灸、中医适宜技术（包含食疗、按摩推拿、火罐、针灸、刮痧、穴位注射、穴位贴敷等）、情志和行为生活方式调节等方式对研究对象进行干预，并以中医体质量表积分、生命质量、定性指标、临床检测指标与定性指标结合等作为干预效果的评价方式[13]。

由于"治未病"包含"未病先防""既病防变""瘥后防复"等丰富内涵，目前国内也有百余家"治未病"试点单位开展以中医体质辨识为基础的"治未病"服务。有研究通过综合运用情志、饮食、起居、运动、穴位点按等干预方式，对不同体质的一般人群进行干预，发现通过综合调护可有效改善偏颇体质、疾病相关临床检测指标，增进体质平和状态，提高生命质量，提升健康水平，发挥"治未病"的效果[14]。近来还产生了以中医香疗调理体质以治未病的方法[15]、综合运用外治法干预湿热体质痤疮的研究[16]，干预对象更广泛包含了儿童、青少年、中年和老年人等群体，可见体质干预正逐渐表现出全覆盖、多元化、复合性的特点，多种措施的联合运用可作为体质干预的优化方案进一步探讨。

二、现代技术在中医汤剂、膏敷、非药物疗法中的应用

中药汤剂、膏敷疗法以及中医外治疗法，都是中医防病治病的重要方式，在长期实践中形成了完善的理论体系、标准的操作流程，安全性、有效性也得到了充分的验证。临床实践中，各自展现其优势，相互不可替代。现代科技带来的技术突破，更让传统的中医治病防病手段焕发出新的光彩。

（一）现代汤剂

1. 传统汤剂的优势与不足

汤剂（decoction）为药物剂型之一，又称煎剂、汤液，是指将药材饮片或粗粒加水煎煮或浸泡，去渣取汁服用的液体剂型。其优点在于吸收快，能迅速发挥药效，因此也是临床应用最广的剂型。

其不足则主要体现在：①某些药物有效成分不易煎出或容易挥发，且煎煮欠规范化；②量大而不便携带与服用；③不易长期保存；④部分药物对胃肠道有刺激作用，长期服用易出现不适；⑤口感往往欠佳，导致部分人群不易接受。

2. 现代技术在汤剂中的应用

药物提取技术的提升促进了传统汤剂的改良，主要根据有效成分的物理特性，对应选择

水提、醇提、油提的方式进行提取，其间温度被严格控制，从而确保带有挥发性的有效成分不流失，中药饮片的有效成分被最大限度地保留。浓缩分离除杂技术，则可减少汤剂服用量。现代高温水浴灭菌、食品级真空袋密封等技术，又可解决汤剂不易携带、不易保存的问题。

3. 现代营养学在汤剂中的应用

传统汤剂在中医辨证理论的指导下发挥其作用，现代营养学观念的引入，使传统汤剂的功能有了更大突破。在浓缩汤剂的基础上，添加人体所需的维生素、微量元素、氨基酸等物质，可在汤剂原作用基础上增加补充营养素的功能。

以益生元为代表，其具有改善肠道菌群的作用，是不被人体吸收的安全甜味剂，糖尿病患者也可以服用。故加入益生元，不仅可改善汤剂口感，更能起到改善肠道环境的作用。

（二）现代膏敷

1. 膏敷疗法的作用机理及优势

膏敷疗法的作用机制主要为体表药物吸收作用及通过对穴位经络刺激起到作用，具有使用方便、药效持久、疗效确切、毒性和不良反应小、价格便宜、使用广泛等优点，是治病、保健的常用方法。

2. 现代技术在膏敷中的应用

现代技术应用于膏敷成品的主要体现在三个方面，即现代浸膏提取技术（包含中药发酵技术、提取技术、除杂技术）、现代透皮技术、现代灭菌技术[17]。

（1）现代浸膏提取技术

现代浸膏提取相较于传统熬膏药有诸多改变，其目的主要有三点：第一，更好地发挥中药饮片的有效成分；第二，改变传统黑膏药中铅丹的使用，避免重金属超标的情况；第三，通过现代工厂化生产方式，确保每一批次质量稳定。

中药饮片有效成分的提取，根据成分的物理性状分别选择水提、醇提、油提等方式。此外，为制成更高纯度的浸膏，还需两种技术：①中药发酵，以保证有效成分更好析出；②成分除杂，水溶性成分通过醇沉除杂，醇溶性成分通过水沉除杂。为保障有效成分不被破坏，又需要使用瞬间干燥技术，将其制成浸膏粉，以此保证浸膏纯度，提升有效性。再通过现代塑型剂替代传统铅丹，保证浸膏的安全性。

（2）现代透皮技术

现代透皮技术是传统膏敷产品所不具备的特点。其与皮肤相容性高，有助于表皮的水合作用和角质软化，从而形成液压差，加速有效成分的渗入。

（3）现代灭菌技术

为了保障膏敷成品不出现变质情况，必须采取相应的灭菌措施。现代辐照杀菌技术，可在密封条件下进行，从而使膏敷成品处于无菌状态中，确保使用效果。

3. 现代膏敷的临床应用

研究表明，已有百余种中药被用于中药凝胶贴膏的研制，其中，中药挥发油兼具有治疗与促透剂的双重作用，愈发受到研发人员的重视。现代膏敷也已在外伤、骨科疾病、消化道疾病、肿瘤辅助治疗等方面展现其良好的应用效果与市场前景[18]。

（三）中医非药物疗法

1. 中医非药物疗法的作用机理

中医非药物疗法是以中医理论为指导，采用针灸、推拿、拔罐、导引、刮痧等非药物手段治疗疾病的方法，从"天人合一""整体观念""阴阳平衡""辨证施治"等理论出发，不依赖于药物作用而达到治病健身的目的，与药物疗法并列为中医学的两大治疗体系。

中医非药物治疗疾病和改善亚健康状态，主要以中医经络理论为指导。经络是人体运行气血、联络脏腑、沟通内外、调节阴阳的通道，是人体各种组织功能的调控系统，其生理功能称为"经气"。人体的五脏六腑、四肢百骸、五官九窍、皮肉筋骨等，通过经络沟通表里上下的功能相互联系、配合协调，从而使人体成为一个有机的统一的整体。气血津液也通过经络的输布作用，遍布全身，濡养脏腑器官，维持人体的正常生理功能。经络还具有感应刺激、传导信息的作用，建立人体与外界环境之间的联系，调节人体的功能状态，维持体内阴阳、气血、脏腑功能的协调与平衡。

2. 现代中医外治仪器的使用

随着时代的发展，中医外治的各种辅助仪器（如红光治疗仪等）不断出现，越来越多地为临床及日常保健所应用，一定程度上起到了治病防病的效果，是传统中医外治疗法的有益补充。

三、汤剂、膏敷、非药物疗法"三维一体"调理体质的应用前景

汤剂、膏敷以及非药物疗法的联合使用，在古籍文献中即有记载。例如，清代名医徐大椿在《医学源流论·汤药不足尽病论》中指出："病各有宜，缺一不可。盖服药之功，入肠胃而气四达，未尝不能行于脏腑经络。若邪在筋骨肌肉之中，则病属有形，药之气味，不能奏功也。故必用针灸等法……况即以服药论，止用汤剂，亦不能尽病……其余诸病，有宜丸、宜散、宜膏者，必医者预备，以待一时急用。"由此可知，古人已用针灸等方法改善汤剂"药之气味，不能奏功"的弊端，又用膏敷的方式改善汤剂不能持续给药的问题。因此，汤剂、膏敷、中医非药物疗法"三维一体"的结合方式，是中医智慧的结晶，更是中医从实践出发，积极发现问题、解决问题的充分体现。如今，使用现代汤剂、现代膏敷，可更方便服务于患者，将三种方式联合应用于体质调理中，可期达到更为理想的效果。

近十年来，基于辨体、辨病、辨证理论及其相结合的干预理念，综合运用多种干预方式调理体质的研究已见不少。例如，四君子汤联合穴位按摩治疗气虚体质的反复呼吸道感染患儿，可显著提高患儿血清IgG、IgA及微量元素Fe、Zn水平，提升复感儿的体液免疫功能及微量元素水平，改善体质[19]。茯苓四逆汤联合背俞雷火灸可有效改善阳虚质慢性非萎缩性胃炎患者体质以及胃黏膜组织病理情况，降低血清炎症因子水平[20]。三伏平喘贴联合三九止喘贴可有效控制气虚质、阳虚质支气管哮喘患儿的发病次数及时间，改善其IgG、IgA、IgM等免疫功能指标[21]。温补脾肾方贴敷神阙联合艾灸中脘可显著降低阳虚质结直肠息肉摘除术后患者的阳虚质评分，同时增加双歧杆菌、乳酸杆菌数量，减少大肠杆菌数量[22]。血府逐瘀汤加减联合针灸、穴位艾灸可改善血瘀质老年干部人群亚健康态睡眠质量及中医体质转化积分，减少入睡时间及睡眠障碍[23]。腹六针配合脐部艾箱灸可改善气虚、阳虚体质社区人群体质[24]。益气健运汤加减联合针灸可降低痰湿体质肥胖症患者体重、体重指数、腰围和痰湿体质量化积分[25]。上述研究皆证明了多种体质干预方式联合运用的有效性。

《素问·异法方宜论》云："圣人杂合以治，各得其所宜。故治所以异而病皆愈者，得病之情，知治之大体也。"张志聪注云："夫天有四时之气，地有五方之宜；民有居处衣食之殊，治有针灸药饵之异，故圣人或随天之气或合地之宜，或随人之病，或用针灸毒药，或以导引按摩，杂合以治，各得其宜。"又言："得病之情者，知病之因于天时，或因于地气，或因于人之嗜欲，得病之因情也。或因五方之民，而治以五方之法，或因人气之生长收藏，而宜于针砭、艾焫，或宜于毒药按跷，是治之大体，而又不必胶执于东方之治宜砭石，西方之治宜毒药也。"现代认为"杂合以治"即采用内治法、外治法、心理治疗等多种方法结合的干预手段[26]，临床证实其在改善气郁质、湿热质、阳虚质等人群体质方面起到了良好的效果[27-30]。因此，

"三维一体"调理体质的方式具有充足的古今理论与临床依据，值得在临床实践与产品研发中进一步推广。

参考文献

[1] 王琦.中医体质学[M].北京：人民卫生出版社,2005：2.

[2] 杨玲玲,薛杨,王燕萍,等.中医体质辨识在中医治未病健康管理中的应用[J].中华中医药杂志,2018,33（10）：4595-4598.

[3] 方旖旎,王琦,张国辉,等.中医体质学在"治未病"中的应用研究[J].中医杂志,2020,61（7）：581-585.

[4] 王琦.中医体质学在大健康问题中的应对与优势[J].北京中医药大学学报,2021,44（3）：197-202.

[5] 丁文珺,熊斌.中医体质治未病产业发展研究[J].时珍国医国药,2017,28（12）：3065-3068.

[6] 中华中医药学会.中医体质分类与判定（ZYYXH/T157-2009）[J].世界中西医结合杂志,2009,4（4）：303-304.

[7] 闵佳钰,孙淑娴,包蕾,等.《中医体质分类与判定》标准颁布后5年内中医体质学的文献计量学分析[J].中华中医药杂志,2016,31（2）：599-601.

[8] 江顺奎,李雷,刘明,等.《中医体质分类与判定》若干问题商榷[J].辽宁中医杂志,2013,40（2）：262-263.

[9] 郑曙琴,梁茂新.《中医体质分类和判定》标准质疑[J].世界科学技术-中医药现代化,2015,17（6）：1305-1309.

[10] 朱燕波.中医体质分类判定与兼夹体质的综合评价[J].中华中医药杂志,2012,27（1）：40-42.

[11] 朱丽冰,王济,李英帅,等.论《中医体质量表》的修订[J].安徽中医药大学学报,2016,35（4）：6-9.

[12] 刘四军,周成成,林秋姗,等.《中医体质分类与判定表》的简化研究[J].广州中医药大学学报,2021,38（8）：1734-1739.

[13] 邸洁,朱燕波.中医体质干预研究现状及展望[J].天津中医药,2014,31（5）：314-317.

[14] 邸洁.中医体质综合干预对体质及健康结局的效果评价[D].北京：北京中医药大学,2014.

[15] 宋鑫,张彦维,蒋力生.基于体质学说的中医香疗治未病思想探析[J].中华中医药杂志,2022,37（10）：6112-6114.

[16] ZHANG JF, ZHANG DW, WANG WW.TCM comprehensive external therapy for acne oriented by damp-heat constitution[J].World Journal of Acupuncture-Moxibustion,2017,27（3）：78-82.

[17] 李宁,蒋境兴,武英茹,等.中药凝胶贴膏剂制剂处方及成型工艺研究进展[J].辽宁中医药大学学报,2022,24（8）：134-138.

[18] 季文莹,马晶晶,李季文,等.中药凝胶贴膏研究进展[J].中国中医药信息杂志,2022,29（11）：152-156.

[19] 黄晓利,张燕君.四君子汤联合穴位按摩对脾气虚体质反复呼吸道感染患儿免疫功能的影响[J].四川中医,2013,31（2）：64-66.

[20] 蒋应玲,郭庆,胡健,等.基于体质学说观察茯苓四逆汤联合背俞雷火灸对阳虚质慢性非萎缩性胃炎临床疗效[J].时珍国医国药,2021,32（3）：677-679.

[21] 邓亚宁,杨红新,唐敏,等.三伏平喘贴联合三九止喘贴对不同体质小儿支气管哮喘的疗效观察[J].中国针灸,2017,37（4）：386-390.

[22] 李盈.温补脾肾方贴敷神阙加艾灸中脘干预阳虚质结直肠息肉摘除术后临床研究[J].新中医,2021,53（18）：179-183.

[23] 李忠琼,李明玥,王栩芮,等.血府逐瘀汤加减联合针灸对血瘀质老年干部人群亚健康态睡眠质量及中医体质转化积分的影响[J].四川中医,2020,38（12）：115-118.

[24] 蒋枫艳,杨水凤,何江啸,等.腹六针配合脐部艾箱灸对气虚、阳虚体质社区人群的干预作用[J].上海针灸杂志,2016,35（5）：545-548.

[25] 宋昊翀, 段好阳, 郭刚, 等. 益气健运汤加减结合针灸治疗痰湿体质肥胖症的临床观察[J]. 云南中医学院学报, 2016, 39 (5): 54-56, 61.

[26] 成映霞. 医经理论与临床[M]. 兰州: 甘肃科学技术出版社, 2013: 265.

[27] 侯献兵, 刘英莉, 王利春, 等. "杂合以治"法干预气郁体质的临床对照研究[J]. 中医药导报, 2013, 19 (4): 7-10.

[28] 侯献兵, 张金鑫, 刘英莉, 等. "杂合以治"法调治湿热体质痤疮36例[J]. 中医药导报, 2012, 18 (5): 99-100.

[29] 禹宏. "杂合以治"中医理论应用于阳虚体质月经不调女性临床治疗的效果考察[J]. 时珍国医国药, 2016, 27 (7): 1670-1672.

[30] 侯献兵, 刘英莉, 宋雅婷, 等. "杂合以治"在中医体质调治中的应用[J]. 中医杂志, 2013, 54 (17): 1514-1515.

（整理者：北京中医药大学　陈一凡）

黄氏瑶医油针疗法及其适宜病种探析

黄 荣

（广西瑶针中医药研究有限公司　545000）

摘要：黄氏瑶医油针疗法是以瑶医"盈亏平衡论""三元和谐论""气一万化论"等理论为指导，以传统油针疗法为基础，优化药油组成与操作手法，形成的一种行之有效的特色疗法。其具有调衡气血、通脉养体、散结消肿、解郁止痛等功效。在干预类风湿关节炎、周围性面瘫、膝骨关节炎等疾病患者的疗效性、安全性以及作用机制方面已开展较为深入的临床研究，未来可期以临床实践经验为依托，进一步探索更多适宜病种的作用机制，充分阐释其科学内涵并加以推广。

关键词：瑶医；油针疗法；类风湿关节炎；周围性面瘫；膝骨关节炎

瑶医药是瑶族人民长期与疾病斗争的智慧结晶，既有悠久的历史，又具鲜明的民族特色。瑶医治疗疾病用药简单、采集方便、药源丰富价廉，对一些常见病及疑难杂病的综合治疗，取效迅捷，在长期实践中积累了大量有效的经验和诊疗技法，并以"气一万化论""三元和谐论"等自然观为基础，总结出"八因致病论""盈亏失衡论"等病因学说，提出"祛因为要""风亏打盈"等治疗原则，又将药物分为"风药""打药""风打相兼药"等类别[1]。

瑶医油针是瑶医临床治疗技法的重要组成部分，是针药结合的典型代表，在瑶医"盈亏平衡论""三元和谐论""气一万化论"等理论指导下形成与发展。黄氏瑶医油针疗法则在传统的瑶医油针疗法的基础上又有所创新和发展，着重研究油针治疗疾病和预防疾病的作用原理及其规律，总结经络腧穴的特性及选穴、组方、优化各种油针手法的不同作用及特点，以及各类疾病的防治方法和经验总结，以求药针合一，直达病灶[2]。

一、黄氏瑶医油针技法

（一）黄氏瑶医油针的主要操作器具

1. 针具

鉴于油针刺法需要在针体烧至约120～140℃的状态下使用，故对油针针具的材质有着严格的要求，即针具材质在高温状态下，不仅要具备一定的强度和韧性，还需能保持针体挺直不变形，同时对人体无毒副作用。多次使用的油针应选择耐高温性能较好的材料，一次性使用的油针在使用后即废弃。目前临床上一般使用普通一次性针灸毫针作为针具。

需要指出的是：使用一次性不锈钢毫针作为油针针具时不可重复使用，以防止因针体弯曲而烫伤患者皮肤或者针体在反复"淬火"后变脆，造成断裂而遗留在皮下。目前在临床上所使用的毫针多以不锈钢制作而成，因其强度高、韧性好，又具有耐高温、防锈、不易被腐蚀等优点，且用其制出来的针体挺直、滑利，故为制作毫针最常用的材料。

2. 药油

根据瑶医药风打分类理论，风药具有清热解毒、祛风除湿、活血散瘀、补气补血、健脾胃、益肝肾等功效，打药具有散瘀消肿止痛等功效，风打相兼药则多味辛、苦，性温，既有行气止痛、祛风除湿、舒筋活络、健脾消气，又有散瘀消肿的功效[3]。黄氏瑶医油针疗法在临床经验积累中形成了如下药油组成：桂枝、沉香、木香、红花、当归、牛膝、川芎、植物油（香樟油）。

方中桂枝辛、甘、温，具有发汗解肌、温通经脉、助阳化气的功效；沉香辛、苦、温，具有降气温中、暖肾纳气的功效；木香辛、苦、温，具有行气止痛、健脾消食的功效；红花辛、温，具有活血通经、散瘀止痛的功效；当归甘、辛、温，具有补血活血、调经止痛、润肠通便的功效；牛膝苦、甘、酸、平，具有活血祛瘀、补肝肾、强筋骨、利水通淋、引火（血）下行的功效；川芎辛、温，具有活血行气、祛风止痛的功效。其中，当归、牛膝属于风药，红花属于打药，木香、川芎属于风打相兼药。

上述诸药，配合针刺使用，可增强温阳益气、散寒除湿、通经止痛、祛风止痒、生肌敛疮、祛腐排脓等功效。药油的制备，即将上述药物清洗干净并粉碎，使用挥发油提取仪进行水蒸气蒸馏，收集液用乙醚萃取3次，萃取完成后，使用低温法，将混合乙醚提取液中的乙醚去除，并用无水硫酸钠进行干燥，从而获得油状物，装瓶备用。

（二）黄氏瑶医油针的重点操作方法

1. 持针方法

一般以拇、食、中三指持针，如握笔姿势，应注意做到"手指实、手心虚、手背圆"，手腕灵活有力。其中，"手指实"即拇、食、中三指均着实地压在针柄上，以保证持针的稳固；"手心虚"即手掌心不需要握得太紧，适度并能灵活运针即可；"手背圆"即形容持针时，手掌背圆弧且上竖的样子。

2. 操作步骤

瑶医油针的操作步骤分为六步，即预热、蘸油、温针、进针、留针、出针。

第一是预热，即将毫针针体置于火苗上一过性来回加热3次，使针体微微发热至120～140℃，目的是使针体部充分蘸取药油。

第二是蘸油，即将加热好的毫针尖端约2厘米的部分蘸取适量药油，并使药油均匀地附着于针体上。

第三是温针，即一手持酒精灯，点火后靠近将要针刺部位，另一手持针，将蘸有药油部分的针体在外焰处自上而下进行加热，使针体微微温热至60～80℃左右为度，针热则效力强，祛邪较彻底，起效较迅速，针热也可以使油针在进针穿透皮肤时阻力小且疼痛少。

第四是进针，关键在于稳、准、快。针体微微温热后，迅速而准确地刺入阿是穴或障碍点，要求有一定的指力和腕力。进针的深度由针刺部位、病情性质、体质差异、季节等多方面因素决定。进针法则与一般针刺相同，可分为爪切进针法、舒张进针法、提捏进针法、夹持进针法等方法。

第五是留针，在进针操作全部完成后，将针体留置于穴位里一段时间。一般情况下，留针时间为15～30分钟，具体还需依据患者的年龄、病情的轻重等适当增加或减少。

第六是出针。瑶医油针的出针方式与传统中医针刺略有不同。瑶医油针在治疗盈证时，出针无须按压，目的是使油针在针刺部位引出之邪气随出针而消散，从而达到散邪的作用，相当于传统针刺中的"泻法"。治疗亏证时，出针需按压，目的是使油针在针刺部位中激发之精气聚于局部而不溃散，从而达到补虚的作用，相当于传统针刺中的"补法"。由于油针针孔是微创烫伤形成，故出针后，应用无菌干棉签按压片刻，不仅可以促进针孔的愈合，也能减轻患者的疼痛感。若针孔有渗出物或出血，需用无菌干棉球擦拭按压，以避免针孔感染[4]。

二、黄氏瑶医油针的主要功效

瑶医油针疗法通过针刺、火热灼烧和穴位刺激，使阴阳归于相对平衡，气血调整均衡，脏腑功能趋于调和，使不平衡状态调整为平衡状态，天、地、人三元和谐，从而达到防治疾病的目的。具体而言，瑶医油针主要有调衡气血、通脉养体、散结消肿、解郁止痛等功效。

（一）调衡气血，通脉养体

瑶医认为，百脉以通为用，以塞为痛，以阻为病。三元和谐，调节有度，人体之气就能与天地之气保持同步协调平衡；百脉阻塞或调节失度，则三元不能和谐而产生各种病痛。塞和阻来自瘀和滞，或由于气虚无力推动而致百脉不通，无以接续。瑶医油针疗法通过对穴位刺激，能祛除瘀血、消除瘀滞、疏通百脉，又能通过濡养补充不足，使百脉连接畅通，从而调理气血归于平衡，促进机体维持健康状态。临床实践中，针对妇女因血虚或兼瘀血所致月经不调（如月经提前、经血量多伴有血块、痛经）以及不孕症等疾病收效颇佳。

（二）散结消肿，解郁止痛

瑶医油针既可解郁，又能止痛。针对因郁所致的失眠、忧郁、焦虑、神经官能症、更年期综合征等，以及风毒、寒毒、湿毒等毒邪郁闭而引起的头痛、痹症、肢体麻木等，均展现出良好的疗效。对于头痛、牙痛、胃脘痛、腹痛、腰腿痛、坐骨神经痛、肌肉扭伤疼痛、类风湿性关节炎等痛症，也有较好的止痛效果。另外，瑶医油针还有散结消肿的功效，可用于痈、疔、疮、丹毒、瘿、瘤、肠痈以及跌打损伤等病症的治疗。

三、黄氏瑶医油针的临床应用

近年来，有学者已针对类风湿关节炎（rheumatoid arthritis，RA）、周围性面瘫、膝骨关节炎（knee osteoarthritis，KOA）等疾病患者，采用瑶医油针疗法进行干预，对其疗效及作用机制进行了较为深入的研究。

研究发现，针对 RA 患者，采用瑶药千斤拔油针治疗 3 周，相较于采用中药包烫熨及海桐皮汤外洗治疗，总有效率高，关节肿胀及压痛数目减少，晨僵时间及双手握力改善，白细胞介素（interleukin，IL）-1、IL-6 等因子的表达水平均较对照组降低，可见与传统中医外治法相比，瑶药千斤拔油针疗法可更有效地改善 RA 患者症状，减轻机体的炎症反应[5]。相较于氨甲蝶呤治疗 2 个月，采用瑶药千斤拔油针治疗的总有效率提高，关节压痛数、关节肿胀数、晨僵持续时间减少，关节疼痛视觉模拟评分（visual analogue scale/score，VAS）降低，血清红细胞沉降率（erythrocyte sedimentation rate，ESR）、C 反应蛋白（C-reactive protein，CRP）、类风湿因子（rheumatoid factor，RF）、IL-1、IL-6、肿瘤坏死因子（tumor necrosis factor，TNF）-α 及其代谢产物前列腺素（prostaglandin，PG）E2、白三烯（leukotriene，LT）B4 等因子的表达水平也降低，可有效减轻 RA 患者的关节滑膜炎症损伤[6-7]。相较于氨甲蝶呤及双氯芬酸钠双释放肠溶胶囊治疗 1 个月，采用瑶药千斤拔油针治疗的总有效率提高，VAS 评分明显降低，IL-1、IL-6 和 TNF-α 及 PGE2、LTB4 等炎症因子水平明显下调，可见其对 RA 患者的关节疼痛及炎症反应有显著的正向调控作用[8]。

针对周围性面瘫恢复期患者，根据瑶医"盈亏平衡"理论指导辨证选穴，选择患侧阿是穴、地仓、攒竹、颧髎、阳白、颊车、合谷及四白穴，使用瑶医油针疗法治疗，与普通针刺疗法治疗 1 个疗程相比，H-B（House-Brackmann）面神经功能分级评分显著下降，面瘫 Portmann 评分及 Sunnybrook 面神经评分显著上升，总有效率也高于对照组，说明"盈亏平衡"理论指导下的油针疗法治疗周围性面瘫疗效显著[9]。

此外，采用瑶医油针疗法治疗1个疗程，相较于普通针刺、火针疗法，H-B面神经功能分级评分下降更为显著，Portmann简易评分升高更为明显，面部残疾指数（Facial Disability Index，FDI）评分好转显著，其中躯体功能评分升高、社会功能评分降低均较其余两组更为明显，更进一步印证了瑶医油针疗法对周围性面瘫恢复期患者的临床及远期疗效[10]。

针对KOA患者，采用瑶医油针运动针刺疗法，取内膝眼、犊鼻、梁丘、鹤顶、阴陵泉、阳陵泉、悬钟针刺治疗，进针后引导患者依次进行踝关节屈伸锻炼下肢肌力、股四头肌静力性收缩练习，相较于普通针刺及平卧制动患者，总有效率显著提高，湿热痹阻证的中医症状积分、疼痛评分、关节液中的IL-1、IL-6、TNF-α含量均显著降低，说明瑶医油针运动针刺疗法配合功能锻炼，可有效减轻KOA患者疼痛，改善关节功能，降低关节液中炎症因子含量[11]。此外，选取患者犊鼻、内膝眼、血海、足三里、梁丘、阳陵泉、阿是穴等腧穴进行瑶医油针治疗，相比普通针刺，治疗1个疗程后，VAS量表评分、西安大略大学和麦克马斯特大学骨性关节炎指数评分（Western Ontario and McMaster Universities Osteoarthritis index，WOMAC）评分均显著降低，且WOMAC僵硬量表评分、日常活动量表评分均显著降低，说明瑶医油针疗法可有效缓解KOA患者膝关节疼痛、僵硬程度，改善关节功能[12]。

另外，黄氏瑶医油针疗法在长期临床实践中，还发现对瘰病（泡颈病、独哽瘰）、颈强痛（颈椎病）、肩关节周围炎、纤维瘤（肉瘤）、泵类（肺）病（包括咳嗽、哮喘、肺痨、泵逆/肺萎、泵痈/肺痈等）、醒类（心）病（包括眩晕、心悸、不寐、郁证、癫痫、老年痴呆症、中风后遗症等）、扭横类（脾胃肠）病、权类（肝胆）病、蒸类病（包括水肿/汪暗、关格/涕化毋通、淋证/化禅、癃闭/化塞、遗尿/化出、神经性尿频等）、记类病等各科疾病也能起到良好的疗效，其作用机制有待进一步科学研究加以充分阐释。

参考文献

[1] 宋宁. 瑶医学术特色探析[J]. 中国中医基础医学杂志, 2015, 21（5）: 542-543, 552.

[2] 李彤. 瑶医外治绝技：油针疗法[J]. 中医外治杂志, 1991（1）: 46.

[3] 覃迅云, 李彤. 中国瑶医学[M]. 北京：民族出版社, 2001.

[4] T/HSIPA-002-2021.黄氏瑶医油针操作规范[M]. 北京：中关村健康服务产业促进会, 2021.

[5] 王明杰, 仇星霖, 王悦良, 等. 瑶药千斤拔油针疗法与传统中医外治法治疗类风湿关节炎的临床效果比较[J]. 广西医学, 2019, 41（1）: 99-101, 107.

[6] 王明杰, 王悦良, 张运佳, 等. 瑶药千斤拔油针疗法对类风湿关节炎的疗效分析及细胞因子的影响[J]. 时珍国医国药, 2019, 30（9）: 2172-2175.

[7] 王明杰, 王悦良, 仇星霖, 等. 瑶医油针结合西药治疗类风湿关节炎疗效观察[J]. 现代中西医结合杂志, 2020, 29（19）: 2067-2070, 2075.

[8] 王明杰, 王悦良, 夏猛, 等. 千斤拔油针疗法对类风湿关节炎的正向调控作用研究[J]. 河北中医药学报, 2019, 34（5）: 41-44.

[9] 曾诗睿, 包富龙, 邓晶晶, 等. 结合瑶医"盈亏平衡"理论运用油针疗法治疗周围性面瘫恢复期的临床研究[J]. 针灸临床杂志, 2021, 37（12）: 26-30.

[10] 曾诗睿. 瑶医油针疗法治疗周围性面瘫恢复期的临床研究[D]. 南宁：广西中医药大学, 2021.

[11] 王明杰, 王悦良, 周学龙, 等. 瑶医油针运动针刺治疗湿热痹阻型膝关节炎的临床研究[J]. 中华中医药杂志, 2021, 36（8）: 5087-5091.

[12] 韦晓嵘. 瑶医油针治疗松节闷症（膝骨性关节炎）的临床研究[D]. 南宁：广西中医药大学, 2022.

（整理者：北京中医药大学　陈一凡）

"伏羲门一气周流"的中医学术理论基础及其慢性病标准化系统化治疗技术应用

符晓春　李爱云　钟银华　何文灿　颜跃辉　付爱兵

（湖南伏羲门中医药研究院有限公司　410006）

摘要： "伏羲门一气周流"慢性病标准化系统化治疗技术应用以中医元气理论和"元气导引"诸法为学术、方法基础。元气理论源远流长，最早见于《黄帝内经》，《难经》在丰富和发展《黄帝内经》有关精气、真气等概念论述的基础上，展开了有关"原气"的讨论，奠定了现代元气理论的发展基础。元气是与生俱来的生命物质，是构成人体的最原初物质，是人体生命的基础，人体元气的盛衰变化，与生、长、壮、老、已的生命自然发展规律密切相关。此外，元气还有维持人体的体温恒定，抵御外邪入侵、促进康复的作用。伏羲门一气周流外治技术以"伏羲门一气周流"与元气导引诸法为基础，采用元气导引八卦针、元气导引艾灸、元气导引点穴疗法，调节元气、舒畅经络、宣通气血，为慢性病的治疗提供思路与方法。

关键词： 元气理论；元气导引八卦针；元气导引艾灸；元气导引点穴；伏羲门一气周流

元气学说源远流长，春秋战国时期就已经形成了"气聚则为万物"的思想。中医学借鉴和吸纳了这种观点，认为人也是由气构成的，人的生命活动是气运动变化的结果。元气禀受于先天，其生成以肾中所藏的先天之精为基础。先天之精化生的元气生于命门，《难经·三十六难》说："命门者……原气之所系也。"肾中先天之精禀受于父母的生殖之精，胚胎时期即已存在，出生之后，必须得到脾胃化生的水谷之精的滋养补充，方能化生充足的元气。因此，元气充盛与否，不仅与来源于父母的先天之精有关，而且与脾胃运化功能、饮食营养及化生的后天之精是否充盛有关。随着社会物质生活水平的不断提高和生存压力的逐步增大，损伤元气的因素越来越多，来自生活、工作、环境、饮食等方面的致病因素在损伤元气的同时，常常引起变证蜂起，痼疾纷繁。对于目前的多发病、慢性病、疑难病，如疼痛、高血压、肿瘤、糖尿病、冠心病、代谢综合征等疾病的病因研究表明，人体自身机能的紊乱和免疫力的下降是重要因素。这与中医元气亏虚致病的理论不谋而合。加强中医元气理论的相关研究，不仅有利于丰富和完善中医理论体系，而且能够更加有效地指导临床治疗，能够更好地发挥中医药治疗的优势，为困扰当今医学界的诊疗难题寻找新的切入点和突破口。伏羲门一气周流外治技术以"伏羲门一气周流"与元气导引诸法为基础，采用元气导引八卦针、元气导引艾灸、元气导引点穴疗法，调节元气、舒畅经络、宣通气血，可为慢性病的治疗提供思路与方法。

一、"伏羲门一气周流"的中医学术理论基础

（一）元气理论的产生

中医元气论是以研究元气的概念、来源、

输布、生理功能、病理变化及其应用为主要内容的医学理论。在早期经典医籍中，《难经》在丰富和发展《黄帝内经》有关精气、真气等概念论述的基础上，展开了有关"原气"的讨论。后世有关命门、原气、元气、元精、元神、元阳、元阴、真气、真阴、真阳等相关内容的讨论，均根源于《黄帝内经》和《难经》。

1.《黄帝内经》真气论——中医元气论的起源

《黄帝内经》把先秦哲学的气论思想应用到中医学，把元气论作为哲学思想和方法论应用于人体生理、病理的论述之中，构建了具有东方特色、以"气"为核心的人体生命科学理论体系。《黄帝内经》全篇提到了1700多个"气"字，虽未直接论及"原气"或"元气"，但其把人体一身之气分为若干层次，其最高层次是真气[1]。《黄帝内经》所论之"真气"，与"元气"的概念等同，故可以认为《黄帝内经》对真气的有关论述实为中医元气论的起源。

2."元气 - 命门 - 三焦系统"——《难经》构建的元气论雏形

在中医学典籍中，《难经》首先提到"元气"一词，将"元气"这一哲学概念引入医学领域。除"元气"外，《难经》尚有"原气"。《难经》的八难、三十六难、三十八难、六十六难集中讨论了元气（原气）。《难经》的"原气"说，是对《黄帝内经》"真气"说的丰富与发展。真气与元气在人体"天真本原之气"及生命原动力意义上是相通的，后世又称之"真元之气"或"元真之气"，如《金匮要略》中强调："五脏元真通畅，人即安和。"《黄帝内经》对"真气"和《难经》对"原气"的论述，都强调元气由禀受于父母的先天之精所化，发源于肾或命门，是人体中存在的最根本的一种气，但必须得到后天水谷之精的资助才能壮大而发挥作用；元气沿三焦自下而上运行全身，推动和协调各脏腑经络的功能活动，为生命活动的原动力，并维系生命活动的健康。在《黄帝内经》有关真气论述的基础上，《难经》中有关"元气 - 命门 - 三焦"的论述形成了中医元气论的雏形[2]。

（二）元气的主要功能

1. 元气是本源之气

中医学强调元气是与生俱来的生命物质，构成人体的最原初物质，是人体生命的基础。元气先身而生，具有遗传特性，其来源于父母的先天之精气相合，在元气的鼓动下，新的生命活动逐步出现。在《灵枢·经脉》中对其具体过程论述为"人始生，先成精，精成而脑髓生，骨为干，脉为营，筋为刚，肉为墙，皮肤坚而毛发长，谷入于胃，脉道以通，血气乃行"。《灵枢·天年》也有相关论述："血气已和，营卫已通，五脏已成，神气舍心，魂魄毕具，乃成为人"，"人之始生……以母为基，以父为楯"。这种观点也形象而简明地说明了人的生命是以元气为基础而形成的，强调了元气与先天禀赋有关[3]。

2. 元气是激发之气

中医学认为人体元气的盛衰变化，与生、长、壮、老、已的生命自然发展规律密切相关。人从胎儿开始，元气以先天之精为基础，得到后天之精的补充而渐渐充盛，促进生长发育。从婴幼儿成长到青壮年，此时由于肾精充盈到一定的阶段，化生充足的元气，使机体发育，形体壮实，筋骨健强，同时产生了天癸，具备了生殖能力。进入中老年以后，由于生理性的自然消耗和病理性的异常损耗，元气逐渐显示出衰惫之态，形体也就相应出现衰老之象，而人的生殖机能也渐渐衰退直至丧失。待到人体的元气衰亡，生命也就终止[4]。

3. 元气是温煦之气

元气还有维持人体体温恒定的作用。"气主煦之，血主濡之"。元气是人体热量的来源，人体需要元气的温煦维持恒定的体温；脏腑、经络、形体官窍的生理功能活动，也需要在元气的温煦下才能正常进行。另外，"血得温则行，遇寒则凝"，人体的血和津液等液态物质，都需要在元气的温煦下，才能正常的循行运行。《素问·刺志论》明确指出："气实者，热也；气虚者，寒也。"元气充足，则机体的御寒能力强，气血运行流畅。反之若元气的温煦功能失常，一方面可能出现面色晦暗、畏寒喜热、体温低下、四肢厥冷，以及血液津液运行障碍等寒象，也就是清代张璐在《张氏医通》中所说的"气不足便是寒"；另一方面，还有可能由于元气郁滞不散，郁而化热，从而表现出局部或者全身发热、恶热喜冷等热象，这也是金元滋阴派朱丹溪有关"气有余便是火"的观点，也是脾胃派李东垣"甘温除热"的理论依据之一[5]。

4. 元气是防御之气

《黄帝内经》指出"邪之所凑，其气必虚"，"正气存内，邪不可干"，认为正气强盛，血气充盈，则人体内脏功能正常，外邪无从侵入，疾病也就无从发生。而病邪之所以能使人体发病，都是由于人身元气不足的缘故，若人体本身自卫的元气很充足，病邪就不足为患。所谓乘虚而入，无虚则病邪何从而入乎？是故元气充足，内腠闭拒，虽大风苛毒，弗之能害。《难经》也谈到"所谓生气之原……此五脏六腑之本、十二经脉之根，一名守邪之神"，明确指出元气是"守邪之神"，具有护卫人体肌表、防御和抵抗病邪能力的重要作用。明代医家萧京继承和发展了《黄帝内经》《难经》的发病学理论，从自己的临床体会出发，指出"每见虚而受补者十居八九，实而耐攻者十仅二三"，认为时人先天禀赋不足，真元易于受损、脱失，先天元气易于亏虚者占大多数。由肾中精气、脾胃运化而来的水谷精气所组成的元气，通过三焦，流行于全身，内至五脏六腑，外达肌肤腠理。脏腑经络元气充足而畅达无阻，则人体生命活动旺盛，机体的素质强健，人就安然平和，不为外邪所侵袭。一旦脏腑真气虚弱，营卫之气不利，邪气便能乘虚而入，危害人体，导致疾病的发生[6]。

5. 元气是康复之气

在疾病过程中，元气始终发挥着祛邪和促进康复的作用，是人体康复能力的物质基础。特别是在急慢性疾病的康复阶段，元气的盛衰是决定其预后吉凶的关键，直接影响疾病康复的进程。元气虚是慢性疾病缠绵难愈的重要原因，老年人容易出现多种慢性疾病并存，而且其病后的恢复相对更加困难就是元气亏虚的表现。因此，对于当前困扰医学界的多种慢性疾病和难治性疾病，如疼痛、肿瘤、糖尿病、高血压、冠心病、代谢综合征等就应该从固护元气出发，以减少疾病的发生为主要目的，否则就会陷入顾此失彼、变证百出的恶性循环[1]。

（三）"伏羲门一气周流"和"元气导引"诸法

"伏羲门一气周流"理论源自清代乾隆御医黄元御，其在《四圣心源》中提出的"一气周流"理论体系，简洁而完美地阐释了天人合一理念的精髓；"左升右降，中气斡旋，一气周流"的理论模型，从人体一气（元气）周流的全局出发，揭示了元气在人体内的运行方式，发现了元气充足、衰弱与人体各种疾病具体关系，使得临证辨象、辨证施治有了可靠的理论依据，并使得中医一贯倡导的"固本培元""治病治本""治未病"的临床干预有了坚实的理论基础。以此为准绳，则历代医家流派通过准确判断一气周流发生郁滞的环节，灵活采取包括中药和中医外治疗法等全局性的治疗方案，往往可以四两拨千斤，取立竿见影之效。

伏羲门元气导引八卦针以八卦揣穴为核心，依五行生克制化，开合之理调气，循一气周流之道，达生生之境，做到"上下相合，内外相合，阴阳相合，气血相合，神针相合，医患相合"，把医者的"精、气、神、意、法、针"同患者融为一体，以达到神与气合、气与针合的境界，收到效如桴鼓的效果。

伏羲门元气导引艾灸疗法是依据"大气一转，其气乃散，变动不居，周流六虚，其出入以为度，原始要终，外内使知惧"的一气周流理论，创新发展形成的一种内病外治的中医艾灸方法。伏羲门元气导引艾灸疗法，选用上乘艾绒和"一气周流中药汤方"中药材（破壁粉）复方配伍组成，针对不同病症，在人体特定的经络或穴位进行温灸干预，实现祛邪扶正、温经活血、移毒升清的治未病目的。

伏羲门元气导引点穴疗法，以一气周流理论和六经气化移毒为指导，从整体的角度、宏观的角度、全面的角度，利用人体全息系统的原理，辨证论治，选择某一特定穴位，采取上病下治、下病上治、左病右治、右病左治、以中旁取、以近调远、开穴封穴的取穴原则，通过元气导引操作方式进行点穴、开穴、封穴，将人体的内毒包括浊毒、热毒、火毒、风毒、湿毒、痰、瘀等伏邪，通过以脏返腑、以腑返表、六经移毒的方式转移出体外，恢复人体自身的一气周流，实现未病先防、既病防变、瘥后防复的中医外治"治未病"的目的。

二、"伏羲门一气周流"慢性病标准化系统化治疗技术应用

伏羲门一气周流外治技术以《易经》《黄帝内经》等经典为基础。《易经》提出：无极生太极，太极生两仪，两仪生四象，四象生八卦，八卦定乾坤。《素问·六节藏象论》曰："心者，生之本，神之变也，其华在面，其充在血脉，为阳中之太阳，通于夏气。"创新形成元气导引八卦针、艾灸、点穴疗法，广泛应用于慢性病的治疗中。

（一）伏羲门元气导引八卦针

《灵枢·九针十二原》曰："刺之而气不至，无问其数；刺之而气至，乃去之，勿复针……刺之要，气至而有效。""气至而有效"之气亦指谷气。得气是针刺后谷气或正气至病所，并与邪气斗争的状态。现今的针灸临床中大多强调针感，它包括两方面，其一为患者体会的酸、麻、胀、痛或重等感受，其二为施术者体会到针下沉紧、滞涩等感觉。因此人们往往将针感等同于"气至"，气至与否也就成为针灸医师判断针刺疗效好坏与疾病预后的重要依据[7]。

本节部分内容来自中关村健康服务产业促进会团体标准《伏羲门元气导引八卦针（T/HSIPA 012-2021）》[8]。

1. 定义

伏羲门元气导引八卦针是"伏羲门元气导引八卦针疗法"的简称，是以易经太极八卦理论为指导、结合中国传统中医理论基础，站在天人相应的角度，以经络调控系统为枢纽，结合全息理论，取掌中后天八卦为治疗部位，使用银针针刺相应穴位（卦位），治疗干预各种疾病的一种新型针法。

2. 施术前准备

（1）针具准备

选择1寸（0.25 mm×25 mm）或1.5寸（0.30 mm×40 mm）符合国家标准的合格毫针，建议使用一次性针具。

（2）针具检查

针具检查符合《GB/T 21709.20-2009 针灸技术操作规范》中4.1.3的规定。

（3）穴部位定位

元气导引八卦针施术部位应符合后天八卦在手掌部相应脏腑反射区的定位，穴位定位应符合《腧穴名称与定位（GB/T 12346-2006）》的规定。

（4）体位选择

受术者取平卧位、坐位，亦可站位。为避免受术者出现疲劳或晕针，建议采取卧位、坐位。

（5）环境要求

操作室光线充足、温度保持在25℃左右、空气流通（但要避免受术者直接吹风），避免噪音干扰，注意环境清洁卫生。

（6）消毒要求

针具器械消毒、接触物品消毒、术者手指的消毒、针刺部位消毒以及对治疗室及备品的要求均应符合《GB 15982-2012 医院卫生消毒标准》和《GB/T 21709.20-2009 针灸技术操作规范》的规定。

施术者消毒：施术者双手应先用肥皂水清洗干净，再用75%乙醇擦拭。

针刺部位消毒：应选用75%乙醇的棉球在施术部位由中心向外环行擦拭。强刺激部位宜用0.5%～1%碘附棉球消毒。

针具消毒：可选择压力蒸汽灭菌，压力蒸汽灭菌应符合 WS 310.2-2009 的规定。建议选择一次性无菌针具，需注意一次性无菌针具的保质期。

3. 操作步骤与要求

（1）持针法

两指持针法：用拇指、食指末节指腹捏住针柄，或用拇指末节指腹与食指桡侧指端捏住针柄。

三指持针法：用拇指、食指、中指末节指腹捏拿针柄，拇指在内，食指、中指在外，应三指协同。

持针体法：用拇指、食指两指捏一消毒干棉球，裹针体近针尖的末端部位，并用力捏住。

（2）进针法

爪切进针法：押手拇指或食指的指甲掐切腧穴皮肤，刺手持针，针尖紧靠押手指甲缘迅速刺入穴位。

舒张进针法：押手食指、中指或拇指、中指将所刺腧穴部位皮肤撑开绷紧，刺手持针刺入。用于皮肤较松弛或有皱纹处进针，如腹部穴位的进针。

提捏进针法：押手拇指、食指将欲刺腧穴两旁的皮肤轻轻提捏起，刺手持针从提捏的腧穴上端刺入。用于皮肉浅薄处进针，如面部穴位的进针。

捻转进针法：刺手持针，均匀捻转针柄，边捻转，边进针，捻转角度应小于90°。

（3）针刺得气

针刺得气的判断方法：针刺针下是否得气可以从两方面来判断，一是受术者对针刺的感觉和反应，另一是医者对针刺手指下的感觉。

催气法：针后气不至，可用手指于所针腧穴之经上循摄、爪切，以催其气至，也可用提插、捻转等手法催气。

守气法：进针得气后，为使针感能加强与持久，以押手拇指或食指压在所刺腧穴旁边，但不要压在经络上，并向针刺部位用力。

（4）基本行针手法

提插法：将针刺入腧穴一定深度后，将针从深层向上引退到浅层为上提，将针从浅层向下刺入至深层为下插。

捻转法：将针刺入腧穴后，用拇指与食、中指指腹持针柄或用拇指指腹与食指桡侧（食指尖向后）持针作左右交替捻转。

（5）透穴刺法

横透法：腧穴确定后，将针尖朝向欲透刺的另一个腧穴方向，针体与皮肤呈15°左右将针刺入第一个腧穴，使针下得气，然后将针向第二个腧穴刺入，直到抵达第二个腧穴。

斜透法：腧穴确定后，将针尖朝向欲透刺的另一个腧穴方向，针体与皮肤呈45°左右刺入第一个腧穴，使针下得气，然后将针刺向第二个腧穴，直到抵达第二个腧穴。

直透法：腧穴确定后，将针尖朝向欲透刺的另一个腧穴方向，针体与皮肤呈90°左右垂直刺入第一个腧穴，使针下得气，然后将针刺向第二个腧穴，直到抵达第二个腧穴。

（6）基本补泻手法

提插补泻法

补法：针下得气后，先浅后深，重插轻提，提插幅度小，频率慢，操作时间短，以下插用力为主者是为补法。

泻法：针下得气后，先深后浅，轻插重提，提插幅度大，频率快，操作时间长，以上提用力为主者是为泻法。

捻转补泻法

补法：针下得气后，捻转角度小，用力轻，频率慢，操作时间短，结合拇指向前、食指向后（右手持针，顺时针右转用力为主）为补法。

泻法：针下得气后，捻转角度大，用力重，频率快，操作时间长，结合拇指向后、食指向前（右手持针，逆时针左转用力为主）为补法。

呼吸补泻法

补法：随着受术者呼气时进针，吸气时退针为补法。

泻法：随着受术者吸气时进针，呼气时退针为泻法。

开阖补泻

补法：在出针时按压针孔的，不摇大针孔的，不让针孔出血为补法。

泻法：在出针时摇大针孔的，引血而出的为泻法。

（7）留针

将针刺入腧穴后，留置15～30分钟左右，施术者可根据病情来确定留针时间，在此期间可行针。

（8）出针

押手持消毒干棉球轻压针刺部位，刺手拇、食指持针柄，将针退出皮肤后，立即用棉球按压针孔，以防止出血。

（9）针刺异常情况及处理

针刺过程中出现异常情况，如晕针、滞针、弯针等，应按照中关村健康服务产业促进会团体标准《伏羲门元气导引八卦针（T/HSIPA 012-2021）》附录A针刺异常情况及处理进行处理。

4. 施术后处理

施术后受术者稍事休息，施术者清点出针针数，避免针具遗留。观察出针后受术者是否出现晕针、针孔局部出血或血肿等情况。如有针刺异常情况出现则应按照中关村健康服务产业促进会团体标准《伏羲门元气导引八卦针T/HSIPA 012-2021》附录A针刺异常情况及处理进行处理。待受术者生命体征平稳、情绪稳定后方可离开治疗室。

5. 注意事项

（1）废针处理参照中华人民共和国国务院令第380号《医疗废物管理条例》。

（2）施术过程中，如某些刺法需要触及针体时，应当用消毒棉球作间隔物，术者手指不宜直接接触针体。

（3）行针时，提插幅度和捻转角度的大小、频率的快慢、时间的长短等，应根据受术者的具体情况和术者所要达到的目的而灵活掌握。

（4）出针后急用干棉球按压，此时按压要适度着力，切勿揉按，以免出血。对于留针时间较长的，出针后亦应按压针孔。

注：施术过程中异常情况及处理，见中关村健康服务产业促进会团体标准《伏羲门元气导引八卦针（T/HSIPA 012-2021）》附录A。

6. 适宜病症及干预

根据元气导引八卦针的适用病症范围选择本方法，见中关村健康服务产业促进会团体标准《伏羲门元气导引八卦针（T/HSIPA 012-2021）》附录B。

（1）干预前

充分与受术者（尤其是初次接受针刺受术者）沟通，消除其不必要的思想顾虑，如焦虑、紧张情绪；全面了解受术者的病史及现况。准备好操作时所需物品、器材等；指导受术者采取合适体位。

（2）干预中

操作过程中，施术者需谨守神气，仔细体会针下感觉，全神贯注于针刺操作，严格按照操作规范进行操作；受术者需安静放松，意念集中，有不适感及时与施术者沟通。起针后施术者注意观察和询问受术者有无不适感，根据不适程度给予适当休息与调理。

（3）干预后操作结束后，受术者宜卧位或坐位安静休息5～10分钟，不宜马上进行剧烈运动，不宜暴饮暴食、饮酒及过分喜怒。

7. 施针禁忌

（1）受术者饭前饭后半小时内禁止施针。

（2）合并有严重传染性疾病受术者禁止针刺。

（3）有凝血机制障碍的受术者禁止针刺。

（4）合并有较严重的心、肝、肾等重要脏器疾病的受术者慎用。

（5）饥饿、饱食、醉酒、大怒、大惊、过度疲劳、精神紧张者，不宜立即进行施针；体质虚弱，气血亏损者，其针感不宜过重。

（6）畏惧针刺者做好解释、宽慰工作，若仍过分紧张者，可放弃针刺；对初次接受针刺干预者，手法要轻、刺激量要小。

（7）有电闪雷鸣等气象时不宜施针。

（二）伏羲门元气导引艾灸疗法

《针灸资生堂》云："灸忌松、柏、枳、橘、榆、枣、桑、竹八木，以艾承之得火为良。"艾叶性苦微温，《本草纲目》言艾叶可"走三阴，逐寒湿。"艾叶燃烧后热力充足，借助腧穴的作用，可使气至病所，透诸经，入脏腑，治百邪，如《神灸经论》所云："夫灸取于火，以火性热而至速，体柔而用刚，能消阴翳，走而不守，善入脏腑，取艾之辛香作炷，能通十二经，入三阴，理气血，以治百病效如反掌。"故艾灸疗法实以"灸"为方法，以"艾"为材料，以"穴"为基石，三者相合共同发挥作用。古代诸多医家即提及"陷下则灸之""大病虚脱，本是阴虚，用艾灸丹田者，所以补阳，阳生阴长故也""虚者灸之，使火气以助元阳也"。实证之病机可见于寒热的偏盛以及有形实邪的阻滞，而艾灸借助其温热刺激，使寒得热则消，血得热则行，内热随灸而泄，瘀滞得灸则化。如《神灸经纶》言："灸者，温暖经络，宣通气血，使逆者得顺，滞者得行。"《医学入门·灸法》云："实者灸之，使实邪随火气而发散也；寒者灸之，使其气之复温也；热者灸之，引郁热之气外发，火就燥之义也。"[9]

本节部分内容来自中关村健康服务产业促进会团体标准《伏羲门元气导引艾灸疗法（T/HSIPA 013-2021）》[10]。

1. 定义

伏羲门元气导引艾灸疗法是依据"大气一转，其气乃散，变动不居，周流六虚，其出入以为度，原始要终，外内使知惧"的一气周流理论，创新发展形成的一种内病外治的中医艾灸方法。伏羲门元气导引艾灸疗法，选用上乘艾绒和"一气周流中药汤方"中药材（破壁粉）复方配伍组成，针对不同病症，在人体特定的经络或穴位进行温灸干预，实现祛邪扶正、温经活血、移毒升清的治未病目的。

2. 施术前准备

（1）灸材选择

艾条灸应选择合适的清艾条或药艾条，检查艾条有无霉变、潮湿，包装有无破损。

艾炷灸应选择合适的清艾绒，检查艾绒有无霉变、潮湿。

间接灸应准备好所选用的药材，检查药材有无变质、发霉、潮湿，并适当处理成合适的大小、形状，具备一定的平整度。

温灸器灸应选择合适的温灸器，如灸架、灸筒、灸盒等。

准备好火柴或打火机、线香、纸捻等点火工具，治疗盘、弯盘、镊子、灭火管等辅助用具。

（2）穴位选择及定位

根据体质或不适症状选取适当的穴位或调理部位。

穴位的定位应符合 GB/T 12346-2006 的规定。

（3）体位选择

根据施灸部位选择合适的体位，可采取卧位或坐位，应以体位自然，肌肉放松，施灸部位明显暴露，艾炷放置平稳，燃烧时火力集中，热力易于深透肌肉为准。亦需便于术者正确取穴，方便操作，受术者能坚持施灸全过程。

（4）环境要求

环境应保持通风，避免艾烟过浓，可配合使用艾灸排烟装置。应注意环境清洁卫生，避免污染。环境温度适宜（约26℃），勿过热过寒。

（5）受术者准备

艾灸前受术者不可过饱或过饥，并要保持心情平静舒缓，可适当准备温开水，灸后适量应用以利于代谢物排出。

3. 操作步骤与要求

（1）艾条灸法

（a）悬起灸法

术者手持艾条，将艾条的一端点燃，直接悬于施灸部位之上，与之保持一定距离，使热力较为温和地作用于施灸部位。分为温和灸、回旋灸、雀啄灸。将艾条燃着端悬于施灸部位上距皮肤2～3厘米处，灸至受术者有温热舒适无灼痛的感觉，皮肤稍有红晕者为温和灸，一般每穴灸20～30分钟。将艾条燃着端悬于施灸部位上距皮肤2～3厘米处，左右往返移动或反复旋转进行艾灸，移动范围约3厘米，使皮肤有温热感而不至于灼痛者为回旋灸，一般每穴灸20～30分钟。将艾条燃着端悬于施灸部位上距皮肤2～3厘米处，对准穴位，上下移动，使之像鸟雀啄食样，一起一落，忽近忽远的施灸为雀啄灸，一般每穴灸5分钟。

（b）实按灸法

在施灸部位上铺设6～8层棉纸、纱布、绸布或棉布；术者以执笔状手持艾条，将艾条的一端点燃，艾条燃着端对准施灸部位直按其上，停2～4秒，使药气热力透达深部，或受术者感到按灸局部灼烫、疼痛即提起艾条，待灼烫感或疼痛减轻后再行按压。若操作中艾火熄灭，可取预先点燃的备用艾条迅速接替施灸，如此反复。每次每穴可按3～7次或见施灸部位皮肤红晕为度，每日或隔日1次。艾条的选用可参照中关村健康服务产业促进会团体标准《伏羲门元气导引艾灸疗法（T/HSIPA 013-2021）》附录A。

（2）艾炷灸法

（a）艾炷规格

小炷：重约0.5g，相当于中炷的1/2，炷底直径与炷高大致相等，常置于穴位或不适部位灼烧，以作直接灸用。

中炷：重约1g，炷高1厘米，炷底直径约1厘米，常作间接灸用。

大炷：重2g，相当于中炷的1倍，炷底直径与炷高大致相等，常作间接灸用。

（b）艾炷制作过程

手工制作法：小炷可先将艾绒搓成大小合适的艾团，夹在左手拇指、食指指腹之间，食指要在上，拇指要在下，再用右手拇、食指将艾团向内向左挤压，即可将圆形艾团压缩成上尖下平之三棱形艾炷，随做随用。中、大炷则须将艾绒置于平板上，用拇、食、中三指边捏边旋转，将艾绒捏成上尖下平的圆锥体。要求搓捏紧实，能放置平稳。艾炷大小可随需而定。

艾炷器（艾炷模具）制作法：艾炷器（艾炷模具）中铸有锥形空洞，洞下留一小孔，将艾绒放入艾炷器空洞中，另用金属制成下端适于压入洞孔的圆棒，直插孔内紧压成圆锥体，倒出即成艾炷。

（c）间接灸法

将选定备好的中药材置放灸处，再把艾炷放在药物上，自艾炷尖端点燃艾炷；灸至局部皮肤潮红或受术者稍感疼痛时，可将间隔药材稍许上提，使之离开皮肤片刻，旋即放下，再行灸治，反复进行。需刺激量轻者，在艾炷燃至2/3时即移去艾炷，或更换另一艾炷续灸，直至灸足应灸的壮数；需刺激量重者，在艾炷燃至2/3时术者可用手在施灸穴位的周围轻轻拍打或抓挠，以分散受术者注意力，减轻施灸时的痛苦，待艾炷燃毕，再更换另一艾炷续灸，直至灸足应灸的壮数，根据情况一般每穴可灸3～7壮。常用间接灸可参照中关村健康服务产业促进会团体标准《伏羲门元气导引艾灸疗法（T/HSIPA 013-2021）》附录B。

（3）温灸器灸法

（a）灸架灸法

将艾条点燃后插入灸架顶孔，对准穴位固

定好灸架；施术者或受术者可通过上下调节插入艾条的高度以调节艾灸温度，以受术者感到温热略烫可耐受为宜；灸毕移去灸架，取出艾条并熄灭。根据情况一般每穴可灸30分钟，1～2次/天。

（b）灸筒灸法

首先取出灸筒的内筒，装入艾绒后安上外筒，点燃内筒中央部的艾绒，放置室外，待灸筒外面热烫而艾烟较少时，盖上顶盖取回。施术者在施灸部位上隔8～10层棉布或纱布，将灸筒放置其上，以受术者感到舒适，热力足而不烫伤皮肤为宜；灸毕移去灸筒。取出灸艾并熄灭灰烬。根据情况一般每穴可灸10～30分钟，1～2次/天。

（c）灸盒灸法

将灸盒安放于施灸部位的中央，点燃艾条段或艾绒后，置放于灸盒内中下部的铁纱上，盖上盒盖。灸至受术者有温热舒适无灼痛的感觉、皮肤稍有红晕为度。如受术者感到灼烫，可略抬起灸盒，使之离开皮肤片刻，旋即放下，再行灸治，反复进行，直至灸足应灸量；灸毕移去灸盒，取出灸艾并熄灭灰烬。根据情况一般每穴可灸15～30分钟，1～2次/天。

注：灸架、灸筒、灸盒可参照中关村健康服务产业促进会团体标准《伏羲门元气导引艾灸疗法（T/HSIPA 013-2021）》附录C。

4. 施术后处理

施灸后，皮肤多有红晕灼热感，不需处理，可自行消失。

灸后如对表皮基底层以上的皮肤组织造成灼伤可发生水肿或水疱；如破坏皮肤基底层或真皮组织，可发生水肿、溃烂、体液渗出，形成局部无菌性化脓，甚至形成局部化脓性感染。具体处理方法参见GB/T 33415-2016的规定。

5. 注意事项

（1）艾灸火力应先小后大，灸量先少后多，程度先轻后重，以使受术者逐渐适应。艾灸部位如在头面胸部、四肢末端皮薄而多筋骨处，灸量宜小；在腰腹部、肩及两股等皮厚而肌肉丰满处，灸量可大。凡体质强壮者，可灸量大；体质虚弱、老年和小儿受术者，灸量宜小。伏羲门元气导引艾灸疗法治未病实践推荐方案可参照中关村健康服务产业促进会团体标准《伏羲门元气导引艾灸疗法（T/HSIPA 013-2021）》附录D、附录E。

（2）直接灸操作部位应注意预防感染。

（3）注意晕灸的发生。若发生晕灸后应立即停止艾灸，使受术者头低位平卧，注意保暖，轻者一般休息片刻，或饮温开水后即可恢复；重者可掐按人中、内关、足三里即可恢复；严重时按晕厥处理，对症采取急救措施。

（4）受术者在精神紧张、大汗后、劳累后或饥饿时，不适宜应用灸法。

（5）注意防止艾灰脱落或艾炷倾倒而烫伤皮肤或烧坏衣被。尤其幼儿受术者更应认真守护观察，以免发生烫伤。艾条灸毕后，应将剩下的艾条套入灭火管内或将燃头浸入水中，以彻底熄灭，防止再燃。如有绒灰脱落床上，应清扫干净，以免复燃烧坏被褥等物品。

6. 禁忌

（1）颜面、心前区、大血管部和关节、肌腱处、乳头、外生殖器官不宜直接灸。

（2）中暑、高血压危象、肺结核晚期大量咯血、高热、抽搐、恶病质等不宜使用灸法。

（3）妊娠期妇女腰骶部和少腹部禁灸。

（三）伏羲门元气导引点穴疗法

点穴疗法就是在人体的一定穴位或刺激线上，恰当地运用点、按、掐、拍、叩等手法，使"气和力"的作用沿着经络一内脏的相关路线，深透患者体内，以激发经气，使气至病产生感应，从而调整阴阳脏腑的功能和营卫气血的盛衰。经络是运行营卫气血的通路；当人体发生疾病时，邪正相搏，阴阳失调，经络之气亦随之逆乱，而营卫气血的运行被阻，则发生痿、痹等病。《点穴术·点穴与气血篇》指出：

"若能开其门户，使气血复其流行，则经脉既舒，其病自除……治法当从其穴之前导之，或在对位之穴启之，使所闭之穴感受震激，渐渐开放，则所阻滞之气血，亦得缓缓通过其穴。以复其流行矣。"这说明采用适当的方法和穴位可起到疏通经络、行气活血、调和营卫的作用，故病可获痊愈[11]。

本节部分内容来自中关村健康服务产业促进会团体标准《伏羲门元气导引点穴疗法（T/HSIPA 014-2021）》[12]。

1. 定义

伏羲门元气导引点穴疗法，以一气周流理论和六经气化移毒为指导，从整体的角度、宏观的角度、全面的角度，利用人体全息系统的原理，辨证论治，选择某一特定穴位，采取上病下治、下病上治、左病右治、右病左治、以中旁取、以近调远、开穴封穴的取穴原则，通过元气导引操作方式进行点穴、开穴、封穴，将人体的内毒包括浊毒、热毒、火毒、风毒、湿毒、痰、瘀等伏邪，通过以脏返腑、以腑返表、六经移毒的方式转移出体外，恢复人体自身的一气周流，实现未病先防、既病防变、瘥后防复的中医外治"治未病"的目的。

2. 施术前准备

（1）受术者

受术者在接受推拿前应注意清洁皮肤，若沐浴后，宜穿宽松的专用衣裤，同时还应排空二便，并保持身心安静。

（2）推拿室

基本要求：以单间为宜，既安静舒适，又以利于保护受术者隐私。除一张推拿床外，可放置治疗车，内置推拿所需相关材料，如介质、推拿巾等。

环境要求：推拿应用固定的场所、安静的环境。每个推拿室应保持良好的空气流通，光线充足柔和，无直接对风吹，室内温度适宜在22～26℃。

卫生要求：每位受术者应做到一巾一人，推拿巾、洞巾等需统一洗涤、消毒或使用一次性材料。

（3）施术者

施术者操作前应去除戒指、手链、手表等硬物，并清洁双手、修剪指甲。

（4）推拿介质

根据受术者及及其身体状态的需求，选用合适的推拿介质。可参照中关村健康服务产业促进会团体标准《伏羲门元气导引点穴疗法（T/HSIPA 014-2021）》附录A。

3. 操作步骤与要求

（1）经络点穴推拿操作顺序

先上后下、先内侧后外侧、先背侧后面侧。根据受术者需要，经络点穴推拿分全身保健推拿和局部保健推拿二种形式。

（2）操作体位

推拿体位有仰卧位、俯卧位、坐位，具体根据推拿部位、经络取穴、术者施术方便、受术者舒适等为主要依据进行选择。

全身保健：按俯卧位→仰卧位→坐位次序操作。

局部保健：仰卧位适用于头面部、胸腹部手法、下肢前侧手法操作，俯卧位适用于腰背部手法、臀部及下肢后侧手法操作，坐位适于颈肩上肢部位手法操作。

（3）操作方法

根据受术者的身体状况选择适当的推拿手法，可参照中关村健康服务产业促进会团体标准《伏羲门元气导引点穴疗法（T/HSIPA 014-2021）》附录B。

（4）操作套路

头颈项部操作套路：轻摩面部—轻揉面部——指禅推印堂——指禅偏锋开天门—分额阴阳—点按攒竹穴—点鱼腰穴—点丝竹空穴—鱼际揉太阳穴—推眼周，循经点穴从四白点至颊车—迎香点至地仓—同时点按人中，点按睛明穴—循经点穴从印堂点至百会—从攒竹点穴至通天—从鱼腰点穴至承灵—从丝竹空点穴至率骨—点按耳部诸穴，揉头部—点按头部穴位—中指点风府—点风池—点安眠穴—四指揉放松颈项—结束。

腰背部操作套路：揉肩背部至腰—点按膀胱经—点按腰部诸穴（肾俞、大肠俞、腰眼穴等）—拍腰背部结束。

上肢部操作套路：揉上肢部—点按上肢部诸穴（中府、云门、肩髃、曲池、合谷、内关、外关等）—循经点穴手太阴肺经、手厥阴心包经、手少阴心经—放松手法—结束。

臀部及下肢操作套路：分推下肢—揉臀部及下肢—点按下肢诸穴（环跳、委中、承山等）—循经点穴足少阳胆经、足太阳膀胱经、足少阴肾经—拍下肢—结束。

胸腹部操作套路：推任脉—膻中推至中极—指腹揉法—按揉腹部诸穴（天枢、气海、关元）—顺时针摩腹30次或腹部发热内透为度—结束。

（5）操作时间与刺激强度

操作时间：经络点穴推拿局部保健推拿15～20分钟，全身保健推拿约40分钟（其中坐体位操作10分钟，俯卧位操作15分钟，仰卧位操作15分钟）。隔日进行1次为宜，以10次为1个疗程。

刺激强度：以受术者有酸胀感、舒适感，同时又能耐受为度，操作过程中应时刻关注受术者表情变化等。

4. 注意事项与禁忌证

（1）推拿后受术者宜休息5分钟，可饮适量温开水。

（2）有出血倾向和血液病者（如血友病、过敏性紫癜）及急性关节扭伤肿胀的关节局部（36小时内），手法刺激可能导致局部组织内出血加重。

（3）患有严重的心脑血管疾病、肺肝肾等重大内科疾病发作期者。局部有严重皮肤损伤或是皮肤病患者，如烧伤、烫伤、各种溃疡性皮肤病、湿疹、疔疮及癣等。

（4）骨关节结核、骨髓炎、骨肿瘤、严重的骨质疏松症、骨折、脱位者。

（5）妇女妊娠期与月经期的腰骶部、臀部和腹部禁用点穴推拿操作，其他如合谷、肩井、天宗等穴手法重刺激有引起流产的可能。

（6）精神病患者不能与医生合作，不宜进行推拿。

（7）剧烈运动后、极度劳累、进餐饱食后、醉酒后及饥饿状态者、身体极度虚弱者，不宜立即接受推拿。

（8）各种法定传染病。

（9）各种恶性肿瘤发作期。

（10）依据不同的情况选择相应的推拿方案，可参照中关村健康服务产业促进会团体标准《伏羲门元气导引点穴疗法（T/HSIPA 014-2021）》附录C。

5. 意外情况及处理措施

经络点穴推拿是一种安全有效而副作用少的方法，但若手法应用不当，或用力过猛，或受术者自身体质问题，或精神过于紧张，也可能出现一些异常情况。受术者应避免在过饥、过饱、酒后、身体极度疲劳、虚弱等状态下接受推拿，施术者在操作时必须选择适当的体位、手法及操作时间，施术过程中应随时观察和询问受术者的反应，随时调整力度，老年人手法宜轻柔，术后应嘱其休息片刻后再回家，防止意外发生。若施术过程中出现不良反应后应立即停止施术。

（1）晕厥

受术者初次接受经络点穴推拿以至于精神紧张或体质特别虚弱或过度劳累、饥饿，或术者手法过重、穴位刺激过强，可出现类似针灸"晕针"情况，突然出现头晕、心慌、胸闷、脸色苍白，严重者四肢厥冷、出冷汗，甚至晕厥等现象。

出现晕厥，取头稍低位仰卧，轻者静卧片刻或服温开水或糖水后即可恢复，重者可配合掐人中、老龙、十宣或送上级医院就诊。

（2）皮下出血

由于推拿手法过重，或操作时间过长，或受术者患有血小板减少症，或老年性毛细血管脆性增加，在推拿部位局部出现皮下瘀斑。

出现皮肤局部青紫严重者，先冰敷后热敷，24小时后可用缓摩法消肿散瘀。如出现肌肉等软组织损伤则应进行医学处理。

（3）骨折

多因施术者手法过重或过于粗暴，受术者骨质疏松或局部因肿瘤转移造成骨质破坏等原因所致。

一旦发生骨与关节损伤等，应及早送往医院处理，不可随便搬动受伤者。

（4）皮肤破损

受术者在接受治疗的过程中，局部出现皮肤发红、疼痛、破裂等现象。

如出现皮肤破损局部可贴创可贴，也可涂上龙胆紫、红汞等以防感染。

（5）疲乏

是指受术者在手法治疗后产生的疲倦现象。

出现疲乏，休息片刻，多喝白开水，一般不需特别处理。

（四）治验病案举例

赵某某，男，3岁。

初诊2021年9月25日，主诉：双眼睑下垂和行动困难6个月。现病史：其母述说患儿自半年前开始出现眼睑下垂，眼球运动不灵活，每到下午易摔倒，而不能自己起立，头昂无力，同时进食易呛咳，不能咀嚼白菜、红萝卜等食物，只能吃质软或流质食物。在北京协和医院诊断为重症肌无力，因家属拒绝激素治疗，予以溴吡斯的明治疗1日3次，每次30mg，大约能维持2小时的功效。经人介绍前来治疗。

刻诊：面色㿠白，喜抱，不耐行走，双眼睑重度下垂，纳差，喜甜食，大便稀溏，遗尿，舌质淡白，苔薄白腻，舌柔软无力，中间裂纹，双脉细弱。

诊断：重症肌无力

辨证：脾肾虚损，气血两虚

补中益气汤加味

黄芪18g，党参10g，炒苍白术各6g，升麻6g，北柴胡6g，当归6g，五爪龙20g，菟丝子10g，建曲10g，鸡血藤20g，防风5g，蜈蚣1g，补骨脂10g，炙甘草3g

颗粒剂30剂

外疗：

八卦针：艮卦震卦乾卦公孙

每天1次，每次选三穴，10次，后期带八卦贴回家贴。

艮卦先泻后补艮属胃，治痿独取阳明之意，又胃以降为升，所以先泻后补。

震卦先少泻后补，震为风、为雷，属肝，任何慢性病内伤病均有伏邪，故先少泻，以透邪祛风，后补肝，振奋肝阳，达肝升肺降，一气周流，使气化周流，从而疾病恢复。

乾卦：以补为主，乾为阳，为首，属大肠，在此以补阳为主，阳足以升清阳，清阳升浊阳散，正气足，气化周流，肺主一身之气，肺气宣发肃降正常，全身肌力自然慢慢恢复。

公孙：太阴脾经的络穴，联通冲脉，是气血物质和脾土之间的关系，脾经和冲脉的气血相交之后形成的水湿风气，常在此驻留，针刺此穴可祛湿健脾，脾胃相表里，又可言治痿独取阳明之理。

八卦贴：黄精抑菌粉10贴

针刺后隔天1次

黄精抑菌粉的主要作用是健脾调胃，化痰祛湿。

二诊：2021年10月29日。双眼睑下垂已减轻，摔倒时可以自行爬起，进食较前增快，已可以吃白菜等食物，遗尿已控制，大便仍稀溏，近来心烦易怒，舌质淡白，苔薄白，双脉细滑，左关稍弦，双尺弱

升阳益胃汤加减

黄芪20g，太子参10g，炒苍白术各6g，法

半夏 5g，茯苓 10g，陈皮 6g，羌活 3g，独活 3g，防风 3g，柴胡 5g，白芍 6g，五爪龙 20g，鸡血藤 15g，建曲 10g，菟丝子 10g，鹿角霜 10g，炙甘草 3g

颗粒剂 30 剂

黄精抑菌粉 10 贴 3 天 1 次

三诊：2021 年 12 月 8 日。近日患儿怕冷发热，体温 38、39℃，咽痛，咳嗽，大便秘，扁桃体 2 度肿大充血，双肺呼吸音稍粗，行动自如，不易摔倒，进食正常，舌质尖红，苔薄白黄，双脉浮细弦滑数。

荆芥 6g，防风 6g，麻黄 5g，杏仁 10g，石膏 20g，牛蒡子 10g，北柴胡 15g，黄芩 10g，法半夏 9g，沙参 12g，桔梗 6g，僵蚕 6g，蝉蜕 6g，连翘 10g，金银花 10g，酒大黄 3g，甘草 3g

3 剂

四诊：2021 年 12 月 9 日。溴吡斯的明已慢慢停掉，发热咽痛已可，稍咳，自汗出，纳差，行走自如，舌质淡红，苔薄白，双脉细滑，双尺稍弱。

黄芪 20g，柴胡 6g，法半夏 6g，桂枝 6g，太子参 10g，山药 12g，炒白术 6g，川贝 3g，浙贝 6g，红景天 6g，石菖蒲 10g，天麻 6g，萆薢 10g，菟丝子 10g，炙龟甲 12g，谷精珠 6g，甘草 3g

颗粒剂 30 剂

黄精抑菌粉 10 贴 3 天 1 次

五诊：2022 年 1 月 20 日。可以奔跑自如，纳可，饮食正常，喜欢与孩子们追赶、打闹。舌质淡红，苔薄白，双脉细滑。

黄芪 20g，炒苍白术各 6g，太子参 10g，当归 6g，升麻 5g，柴胡 5g，陈皮 5g，五爪龙 15g，鸡血藤 20g，熟地黄 12g，山药 10g，山萸 8g，茯苓 8g，泽泻 6g，牡丹皮 6g，菟丝子 10g，炙甘草 3g

30 剂，随访无异常，后以六味地黄丸巩固。

按：传统中医认为重症肌无力应属中医学"虚损"范畴。虚损是对各种慢性疾病发展到形体与功能都受到严重损害阶段的概括。虚损不同于一般的虚证，它有虚弱与损坏的双重含义，虚弱着眼于功能，损坏着眼于形体。重症肌无力是自身免疫性疾病，临床上既有功能障碍也有器质性损害，具有病程长、易反复、难度大甚至危及生命等特点，用虚损病症名称才能说明该病本质。

"脾胃虚损"语出李杲《兰室秘藏·脾胃虚损论》，曰："脾胃既损，是真气元气败坏，促人之寿。"《灵枢·刺节真邪论》云："真气者，所受于天，与谷气并而充身也。"李杲又言："元气……非胃气不能滋之。"《诸病源候论》云："若气血虚，则肤腠受风，风客于肤睑之间。"

综上理论，整个治疗过程以调脾胃为主，后期用丸剂缓补肾精，以固本善后，而取效佳。

三、总结

元气理论源远流长，最早见于《内经》，《难经》在丰富和发展《内经》有关精气、真气等概念论述的基础上，展开了有关"原气"的讨论，奠定了现代元气理论的发展基础。元气是与生俱来的生命物质，构成人体的最原初物质，是人体生命的基础，人体元气的盛衰变化，与生、长、壮、老、已的生命自然发展规律密切相关。此外，元气还有维持人体的体温恒定、抵御外邪入侵、促进康复的作用。"伏羲门一气周流"慢性病标准化系统化治疗技术应用以中医元气理论和"元气导引"诸法为学术、方法基础的伏羲门一气周流外治技术，采用伏羲门元气导引八卦针、伏羲门元气导引艾灸、伏羲门元气导引点穴疗法，调节元气、舒畅经络、宣通气血，为慢性病的治疗提供思路与方法。

▶ 参考文献

[1] 肖京. 轩岐救正论 [M]. 北京：中医古籍出版社，1983.

[2] 钱会南.《难经》元气之论及其临床启示 [J].

中国中医基础医学杂志，2015，21（6）：629-630，636.

[3] 刘珍珠，刘修超，佟常青，等.元气、原气、真气、正气的内涵及相互关系探析[J].中医杂志，2022，63（5）：401-406.

[4] 李泽恩.元气名实及其临床意义[J].中华中医药杂志，2006，21（6）：379-380.

[5] 邢玉瑞.关于中医元气论研究的思考[J].陕西中医学院学报，2011，34（5）：1-2.

[6] 黄志杰.浅谈元气学说在中医学中的运用[J].湖北中医学院学报，2001（2）：5-6.

[7] 宋宜宁，张东，贾琳琳，等.论元气神机针刺法的理论依据与临床应用[J].中国中医基础医学杂志，2021，27（10）：1635-1637.

[8] T/HSIPA 012-2021.中关村健康服务产业促进会团体标准：伏羲门元气导引八卦针[Z].2021-12-15.

[9] 刘云，储浩然，胡进.艾灸疗法的机理研究探析[J].针灸临床杂志，2022，38（12）：10-14.

[10]T/HSIPA 013-2021.中关村健康服务产业促进会团体标准：伏羲门元气导引艾灸疗法[Z].2021-12-15.

[11] 贾立惠，贾兆祥.点穴疗法[J].中国民间疗法，1994（3）：32-36.

[12]T/HSIPA 014-2021.中关村健康服务产业促进会团体标准：伏羲门元气导点穴疗法[Z].2021-12-15.

（整理者：北京中医药大学　王泽平）

糖尿病、高血压中医特色疗法进展与"伏羲门一气周流"糖尿病、高血压标准化系统化防治技术应用

符晓春　李爱云　蔡松青　樊昌宙

（湖南伏羲门中医药研究院有限公司　410006）

摘要： 近年来，糖尿病与高血压发病率显著上升。糖尿病属于中医"消渴病"范畴，多由元气虚则潜纳无力，元气上浮、外散所致。元气虚弱可导致产生虚火、虚热的现象。高血压病多为下元不足，升清降浊之能失职，致使清阳不升，浊阴盘踞于上，元气虚弱不能固敛，虚火上逆，属上实下虚。随着社会物质生活水平的不断提高和生存压力的逐步增大，损伤元气的因素越来越多，元气亏虚而生虚火的人群数量愈发加增加。"伏羲门一气周流"糖尿病、高血压标准化系统化防治技术以"伏羲门一气周流"理论与元气导引诸法为基础，通过元气导引八卦针、元气导引艾灸、元气导引点穴治疗方式，运用温、补、敛、降等治法，调节人体的元气，改善虚火所引起的糖尿病、高血压病症，对于指导临床、养生有重要意义。

关键词： 糖尿病；高血压；伏羲门一气周流；系统化治疗

糖尿病，多由元气虚则潜纳无力，元气上浮、外散所致。高血压病多为下元不足，升清降浊之能失职，致使清阳不升，浊阴盘踞于上，元气虚弱不能固敛，虚火上逆，属上实下虚。中医认为元气是以先天精气为基础，赖后天精气充养，而根源于肾的气，是人体生命的根本和原始动力。元气充盛与否，不仅与先天之精有关，而且与脾胃运化功能、饮食营养及化生的后天之精是否充盛有关。元气既包含在胚胎时期禀受于父母的肾气，即"先天之气"，还包括后天通过脾胃所化后天之精藏纳于肾化生之气，因此元气既包括有先天的成分，还包括有后天的成分，是人体最重要、最根本之气。王冰在《素问·宣明五气论》中注："肾受五脏六腑之精，元气之本，生成之根"。中医之"虚火"最早由朱丹溪提出，认为"虚火可补，实火可泻"，后世对虚火理论的阐述和发挥非常丰富。这里提出"元气虚火"是指因元气亏虚而产生的一种虚火、发热等现象，即从元气而论虚火，简称为"元气虚火"。中医学中的气一元论，认为元气犹如太极原图，太极生两仪，元气化阴阳，人身之元气内含元阴元阳。"伏羲门一气周流"糖尿病、高血压标准化系统化防治技术以"伏羲门一气周流"理论与元气导引诸法为基础，通过元气导引八卦针、元气导引艾灸、元气导引点穴治疗方式，运用温、补、敛、降等治法，调节人体的元气，改善虚火所引起的糖尿病、高血压病症，对于指导临床、养生有重要意义。

一、糖尿病、高血压中医特色疗法进展

（一）糖尿病、高血压治疗的中医理论基础

糖尿病属于中医"消渴病"范畴。《黄帝内经》中有我国中医药史上关于糖尿病的最早记载。《素问》中称糖尿病为"消"，在提及消渴

病病名的同时，还对其致病机制、常规治疗以及饮食禁忌与食疗提出了大量具有宝贵价值的详细论述。东汉张仲景也在其著作《金匮要略》中提出了消渴（即糖尿病）的3种基本分类，包括上消者渴而多饮，中消者消谷善饥，下消者则为口渴、小便如膏，基本证型为阴虚热盛证、气阴两虚证、阴阳两虚证。但这种认识并不全面，只是对疾病某一阶段的认识，而疾病的发展是个动态变化的过程。随着当代中医临床对糖尿病致病及治疗研究的不断深入，越来越多的现代中医学者开始将自己的临床实践经历与传统的中医辨证观点相结合，并以此为基础，相继提出了脾胃亏虚、精气不足、肝肾郁结等新的中医糖尿病致病理论。本文从元气理论认识，提出消渴多是由于元气虚则潜纳无力，元气上浮、外散所致；治疗应培元固本为主，对于热象较重者可兼清热泻火以治标。对此在《李可临证要旨2》中有这样一段描述："糖尿病是由于元气虚弱，肺胃降气不利则元气游于上，出现中上二焦之虚火假热，热象背后却是元气上浮而不归宅"[1]。为糖尿病的中医治疗和预防指出了新的方向[2]。

高血压病属于中医"眩晕""头痛"等范畴，现在多认为其病机为肝肾阴虚、肝阳上亢、化风动风，治疗当滋阴潜阳，镇肝熄风。人身五脏之五行犹如一轮盘，肾元之气为原始动力，推动轮盘运转，开启体内升降气化之能；中气如轮之中轴，轮盘带动中轴，此所谓先天化后天，中轴亦可带动轮盘，此所谓后天化先天、灌四旁。从元气虚火而论，其病机多为下元不足，升清降浊之能失职，致使清阳不升，浊阴盘踞于上，元气虚弱不能固敛，虚火上逆，属上实下虚。在上为痰湿瘀邪，在下为元气不足，当培补元气以治本，祛湿化瘀降浊以治标，元气充则升降调，元气足则虚火敛。

（二）中药疗法

中药之所以能纠偏，在于四气五味、温热寒凉的不同。随着糖尿病患病率升高及患病年龄趋于年轻化，中药治疗糖尿病的研究越来越多。郭晨阳等[3]通过数据挖掘分析探讨糖尿病用药配伍规律，在2015版《中华人民共和国药典》和中药部颁标准中查找糖尿病防治的相关中药及中成药，结果发现出现频率最多的为黄芪、五味子、天花粉、麦冬、茯苓、地黄、山药、人参、葛根、黄连、知母、熟地黄、枸杞子、泽泻、山茱萸、黄精、甘草、牡丹皮、红参、丹参。金祖汉等[4]发现在治疗糖尿病的过程中，使用频率较高的黄连、五味子、葛根、黄芪在降血糖方面效果较好。此外有徐锦龙等[5]对降血糖的黄精中药制剂进行研究分析，发现黄精中药制剂治疗2型糖尿病不劣于单纯西药治疗，同时指出黄精中药制剂以人参、黄芪配伍最多。邹泰基等[6]研究中药降糖机制发现黄芪、穿山龙、桑叶、人参、水蛭、五味子、绞股蓝、黄精、三七、山药在治疗糖尿病当中有一定的疗效。

高血压是最常见的心脑血管系统疾病，其发病率和死亡率居各类疾病之首。随着我国人口老龄化的发展，高血压患病人数已达2.2亿，其严重并发症心、脑、肾的损害，已严重威胁了我国人民群众的生命健康，可见，积极预防和治疗高血压已迫在眉睫。根据收集到的治疗高血压的中药复方分析，各种典型症状临床治疗中的用药特点为：（1）治疗肝火亢盛型常用中药：赭石、石决明、钩藤、天麻、夏枯草、牛膝、女贞子、枸杞子、牡蛎、龙骨、珍珠母、菊花等。（2）治疗阴虚阳亢型常用中药：酸枣仁、夜交藤、白芍等。（3）治疗肝郁型常用中药：菊花、夏枯草、薄荷、石决明等。（4）治疗瘀血阻滞型常用中药：丹参、川芎、桃仁、红花、山楂、三七等。（5）治疗阴虚阳亢型常用中药：酸枣仁、夜交藤、白芍等。（6）治疗肝郁型常用中药：菊花、夏枯草、薄荷、石决明等。（7）治疗瘀血阻滞型常用中药：丹参、川芎、桃仁、红花、山楂、三七等。（8）治疗食毒蕴积型常用中药：山楂、神曲、莱菔子等。
（9）治疗水饮停滞型常用中药：茯苓、白术、泽泻、巴戟天等。

（三）针刺疗法

针灸治疗糖尿病最早见于《备急千金要方》《针灸甲乙经》《医学纲目》《神应经》《普济方》《针灸大成》等医典籍的记载。古医籍记载的关于针灸治疗消渴病的条文达225条之多，涉及的主要经络与穴位主要有脾经、膀胱经、胃经、肾经以及足三里、肺俞、肾俞等穴位[7]。近年国内外有关针灸治疗糖尿病的报道日渐增多。王文远等[8]采用平衡针针刺降糖穴治疗糖尿病合并高血压患者，治疗3周，患者的血糖、血脂、血压较治疗前均有改善。王翠娟等[9]针刺配合电刺激治疗糖尿病合并尿潴留，患者排尿情况明显改善，排尿症状评分（USS）明显下降。郑真真等[10]通过对长期经药物及胰岛素治疗后血糖仍控制不佳的患者进行分组观察，且选取的观察对象无重大基础疾病，同时也排除了对血糖的影响因素。除治疗组联合针刺耳部迷走神经干预外，治疗组和对照组都用相同的药物处理，经过多次测量血糖，发现治疗组（刺激耳部迷走神经）降糖速度较对照组快。高静等[11]研究发现针刺三阴交、足三里、肾俞配合艾灸在治疗糖尿病上有一定的疗效。施丽俊等[12]对针灸治疗2型糖尿病进行研究，发现针刺疗法可降低空腹血糖、低糖化血红蛋白相关血糖控制指标，且明确指出针刺养老穴有明显的降糖效果。

陈明真[13]通过临床试验发现，针灸联合中药熏洗能有效调控血清中一氧化氮水平，进而发挥治疗效果，延缓血管壁炎症的发生，具有防止高血压发病的作用。针灸通过刺激皮肤感受器，调整神经系统及组织细胞的生化代谢[14]。此外，赵琦等[15]通过活血散风针法，配合以百会、四神聪深刺、长留针，在降低血压的同时，对于改善患者睡眠亦有明显帮助。

《易经》提出：无极生太极，太极生两仪，两仪生四象，四象生八卦，八卦定乾坤。《黄帝内经》曰："心者，生之本，神之变也，其华在面。"又曰："经脉者，所以能决死生、处百病、调虚实，不可不通。"八卦针在传统针刺的基础上结合自然规律，含阴阳五行之法，合宇宙人体全息理论，取八卦象数之理，圆通机巧，以一统之。

（四）艾灸疗法

灸法是我国传统医学的外治法之一，具有温散寒邪、温通经络、活血逐瘀、回阳固脱、消瘀散结以及防病保健的功效。宋代窦材在《扁鹊心书·住世之法》中就有"保命之法，灼艾第一，丹药第二，附子第三"之说，《医学入门》也说："凡一年四季各要熏一次，之气坚固，百病不生""凡病药之不及，针之不到，必须灸之"。可见，灸法在古代的医疗保健中曾发挥着重要作用。现代实验研究也表明灸法可调整脏腑功能，促进人体新陈代谢，提高机体的免疫功能，从而防病治病[16]。艾灸疗法在糖尿病的临床应用多以防治糖尿病相关并发症为主。李春芳[17]认为针对糖尿病足创面应用艾灸治疗，能够有效减少创面分泌物渗出，改善患肢血运，加速创面愈合。费爱华[18]用补肾活血灸法针对早期糖尿病患者进行治疗，将60例早期糖尿病肾病（DN）患者随机分为两组，对照组予西药常规治疗，治疗组在对照组基础上加用清艾条行温和灸法，灸肾俞、膈俞，每穴每次15min。两组临床疗效比较，治疗组总有效率90.00%，对照组60.00%（$P<0.05$）。结果表明，对于DN的治疗，加用艾条温和灸法治疗更加显效。唐菊玲等[19]用隔姜灸的方法治疗糖尿病胃轻瘫（DPN），并与胰岛素或口服降糖药物治疗做对照，结果治疗组总有效率明显高于对照组（$P<0.05$），两组治疗前后症状积分比较治疗组明显低于对照组（$P<0.05$），表明对DPN的治疗，运用艾灸疗法，根据个体差异，采用

辨证取穴的方法效果更佳。

张欣等[20]基于中医学"九为至阳数"的理论基础，温灸百会27壮，神阙、足三里21壮，治疗10天后患者血压恢复正常值。三才灸法是以百会、神阙、涌泉三穴对应天、地、人三部，研究发现对三穴施以温和灸对痰湿壅盛型高血压有较好疗效，在改善血压的同时也可改善患者阴虚质[21]。有医者基于灸法引热外出的特点，选取气海穴温和灸治疗肝阳上亢型高血压病，1周后患者血压降低，诸症减轻[22]。还有医者基于子午流注理论择时温灸，在肾经气血最强时对太溪、涌泉进行温和灸，治疗结束后发现其疗效及生活质量显著高于西药组[23]。

（五）点穴疗法

点穴作为一种典型的按摩手法，是指根据经络脏腑的生理病理变化在人体相关穴位上产生一定的反应的原理，是用拳、指、肘等骨梢之强固点来按压人体上的某些穴位，从而达到按摩的效果。刘刚等[24]纳入160例2型糖尿病患者，对照组采用常规降糖治疗，治疗组在此基础上加用中医辨证点穴方法治疗，治疗2周后发现治疗组总有效率优于对照组（$P<0.05$），在血糖控制、症状改善上均优于对照组（$P<0.05$），稳态评估模型（HOMA）指数、胰岛第1时相功能明显高于对照组（$P<0.01$或<0.05）。于兆华等[25]通过临床观察发现推拿捏脊疗法能有效松解僵硬组织，减少脊神经根的刺激，从而增强改善胰腺功能，降低2型糖尿病患者血糖水平。陈志兰[26]发现点穴按摩联合针灸康复干预可以有效改善高血压脑出血患者术后的神经功能，提高其生活质量，值得广泛推广和应用。

二、"伏羲门一气周流"糖尿病、高血压标准化系统化防治技术应用

元气虚火的病机为元气虚衰固守无力，不能收敛、潜纳、内藏而外散、外浮。元气为阴阳相抱，浑然一体，阴阳以气血为物质基础，故其治法不可脱离阴阳气血论治。张景岳《新方八略引》曰："善补阳者，必于阴中求阳，则阳得阴助而生化无穷；善补阴者，必于阳中求阴，则阴得阳升而泉源不竭"。对元气虚而导致的虚火治疗，要从大处着眼，细处着手，治法多以温、补、敛、降[27]。伏羲门一气周流法结合古代医家理论综合临床实践，传承并创新"一气周流，六经移毒"中医学术思想，为糖尿病及高血压的治疗提供新思路。

（一）伏羲门自主研创技术

针对糖尿病、高血压标准化、系统化防治，伏羲门研究院自主研发或研创了一整套技术和验方：伏羲门一气周流降灵丹（固灵丹），一气周流高温药浴，伏羲门元气导引点穴术，伏羲门元气导引艾灸术、正骨术、刮痧术、针灸术及定制个性化健康管理等。

1. 伏羲门元气导引点穴疗法

运用点穴手法，启动患者局部和全身的气机，从而达到调整机体功能、疏通经络、活血化瘀、平衡阴阳、补虚泻实、散邪解积的目的。

2. 一气周流高温药浴

高温药浴根据伏羲门一气周流的理论原则，选配适当的道地药材，通过水的温热效应及药物作用，调节全身微循环，促进新陈代谢，增强机体免疫力，调和气血、疏通经络、祛邪和中、平衡阴阳，达到防治疾病的目的。

3. 伏羲门元气导引艾灸

伏羲门元气导引古艾灸传承千年，道法自然，揣穴定位，气至病所，补泻兼具，持续作用，效果卓越；临证施灸时，法无定法，揣穴、手法皆由心而发，又都在中医整体观及诊疗一体的规矩之中，自然而然，结合伏羲门独有的元气导引之术治病效果能达到天人相合、人神合一的一气周流境界。

4. 伏羲门元气导引八卦针

该针具是参先天八卦之理、观后天八卦之

用所创，含阴阳五行之法，合宇宙人体全息理论，取八卦象数之理，圆通机巧，以一统之。伏羲门八卦针具有取穴简便、安全快捷、疗效持久、运用广泛的优势。伏羲门元气导引八卦针以八卦揣穴为核心，依五行生克制化，开合之理调气，循一气周流之道，达生生之境，做到"上下相合，内外相合，阴阳相合，气血相合，神针相合，医患相合"，把医者的"精、气、神、意、法、针"同患者融为一体，以达到神与气合、气与针合的境界，效如桴鼓。

5. 伏羲门元气导引刮痧疗法

此疗法是以伏羲门特有的元气导引为基础的中医特色非药物外治技术，融合了"有诸内必形于外"的藏象学说，"视其外应，以知其内脏，则知所病"的经络学说，"邪客于皮则腠理开，开则邪入客于络脉，络脉满则注于经脉，经脉满则入舍于腑脏"的皮部理论以及生物全息理论的诊疗法则，气之所至则病之所消，可泻可补，法由心生，能够启动全身一气周流，达到祛除邪气、疏通经络、行气活血、排毒解肌、增强机体免疫力、调整脏腑及经络功能的目的。

（二）伏羲门一气周流降灵丹（固灵丹）

药物组成：黄芪、柴胡、枳实、白芍、炙甘草、防风、陈皮、法半夏、茯苓、浙贝母、川贝母、丝瓜络、钩藤、石决明、龙骨、牡蛎、全蝎、寒水石、生地黄、熟地黄、龟甲、鬼箭羽、天花粉、地骨皮、桑白皮、三七、红景天、萆薢、杜仲、肉苁蓉、菟丝子等。

治则：疏风解表，化痰通络，活血化瘀，平肝潜阳，滋阴解毒，固精补肾。

方解：方用黄芪防风四逆散疏风解表，以陈皮、法半夏、茯苓、浙贝母、川贝母、丝瓜络之品化痰通络，三七、红景天养血活血化瘀，勾藤、石决明、龙骨、牡蛎、全蝎平肝潜阳，寒水石、生地黄、熟地黄、龟甲、鬼箭羽、天花粉、地骨皮、桑白皮滋阴清热解毒，萆薢、杜仲、肉苁蓉、菟丝子来固精补肾。全方表里同解，寒热同调，痰瘀同治，攻补兼施，共奏一气周流之功。

（三）其他产品

应用的其他产品如元气导引艾条、元气导引八卦贴、元气导引伏羲门足浴/沐浴方、元气导引量子拍及元气导引三元固本，具体见另文（"伏羲门一气周流"疼痛类疾病标准化系统化治疗技术应用）。

（四）适应证与禁忌证

适应证：适用无严重并发症的高血压、糖尿病患者。

禁忌证：有严重并发症的高血压、糖尿病患者禁用。

➢ 参考文献

[1] 孙其新. 李可临证要旨2[M]. 北京：人民军医出版社，2011.

[2] 田开芹，邓小敏，汪楠，等. 中医药治疗糖尿病的研究进展[J]. 实用中医内科杂志，2022，36（12）：70-72.

[3] 郭晨阳，白明，苗明三. 基于《中国药典》和《中药部颁标准》的中药治疗糖尿病用药规律分析[J]. 时珍国医国药，2020，31（4）：1007-1009.

[4] 金祖汉，王香英，毛培江，等. 治疗糖尿病高频中药的降血糖作用研究[J]. 中国现代应用药学，2009，26（4）：267-270.

[5] 徐锦龙，陈武，段宝忠. 黄精中药制剂治疗Ⅱ型糖尿病的Meta分析[J]. 中华中医药学刊，2017，35（7）：1698-1701.

[6] 邹泰基，彭涛. 单味中药有效成分治疗糖尿病研究进展[J]. 湖北民族大学学报（医学版），2021，38（1）：85-78.

[7] 徐彩凤. 中医药治疗糖尿病的研究进展[J]. 继续医学教育，2022，36（9）：161-164.

[8] 王文远, 马忠立, 毛效军, 等. 平衡针治疗2型糖尿病血糖血压血脂及作用机理[J]. 医疗卫生装备, 2017, 38 (10): 65-68.

[9] 王翠娟, 卢智, 孙立盼, 等. 针刺配合电刺激治疗糖尿病合并尿潴留的临床观察[J]. 广州中医药大学学报, 2022, 39 (2): 334-338.

[10] 郑真真, 夏玉卿, 朱兵, 等. 针刺耳迷走神经点降低高血糖即时效应的临床观察[J]. 中国针灸, 2008, 28 (9): 702.

[11] 高静, 赵春丽. 关于中医药治疗糖尿病的临床研究进展[J]. 临床医药文献电子杂志, 2019, 6 (93): 74-75, 86.

[12] 施丽俊, 裴建. 针灸治疗2型糖尿病研究进展[J]. 中国老年学杂志, 2018, 38 (7): 1784-1785.

[13] 陈明真. 针灸联合中药熏洗治疗中风恢复期肩手综合征及对CGRP、NO、BK、ET-1的影响[J]. 现代医学与健康研究电子杂志, 2021, 5 (4): 117-119.

[14] 王洋, 张丽丽, 胡汉通, 等. 针刺治疗原发性高血压机制的国际研究进展[J]. 针灸临床杂志, 2021, 37 (2): 97-101.

[15] 赵琦, 华萍, 范晶, 等. 百会, 四神聪深刺长留针法对调控血压及睡眠时间的增效作用的临床观察[J]. 天津中医药, 2021, 38 (1): 6.

[16] 许焕芳, 赵百孝. 艾灸疗法作用机理浅述[J]. 上海针灸杂志, 2012, 31 (1): 6-9.

[17] 李春芳. 艾灸疗法护理干预在糖尿病足方面的应用[J]. 医学食疗与健康, 2020, 18 (11): 155-157.

[18] 费爱华. 补肾活血灸法对早期糖尿病肾病疗效和NO影响[J]. 上海针灸杂志, 2012, 31 (12): 891-892.

[19] 唐菊玲, 鲁慧霞, 詹秋芳. 隔姜灸治疗糖尿病胃轻瘫36例[J]. 中国中医药科技, 2011, 18 (1): 79-80.

[20] 张欣, 彭伟. 灸法治疗痰湿瘀阻型高血压病47例[J]. 中国针灸, 2009, 29 (12): 966.

[21] 姜海霞, 王英灿, 商庆新. 三才灸法改善痰湿质高血压前期临床研究[J]. 山东中医药大学学报, 2018, 42 (1): 61-63.

[22] 王彩悦, 李岩, 苑婷. 贺普仁教授温灸气海穴治疗高血压病举隅[J]. 针灸临床杂志, 2011, 27 (10): 57-58.

[23] 刘丽娟, 孙青, 汪可. 子午流注择时温灸法治疗原发性高血压的临床疗效[J]. 内蒙古中医药, 2021, 40 (4): 99-100.

[24] 刘刚, 王小强, 邵桂军, 等. 中医辨证点穴法对2型糖尿病患者血糖和胰岛功能作用的临床研究[J]. 天津中医药, 2014, 31 (4): 210-214.

[25] 于兆华, 于尉杰, 李铁山, 等. 推拿按脊治疗2型糖尿病近期疗效分析[J]. 中国临床康复, 2006, 10 (39): 30-32.

[26] 陈志兰. 点穴按摩联合针灸康复治疗高血压脑出血临床观察[J]. 中国中医药现代远程教育, 2022, 20 (13): 105-107.

[27] 张介宾. 景岳全书[M]. 北京: 人民卫生出版社, 2007.

（整理者：北京中医药大学　王泽平）

"伏羲门一气周流"疼痛类疾病标准化系统化治疗技术应用

符晓春 李爱云 刘根宇 李丽淑 赖明信 周勇

（湖南伏羲门中医药研究院有限公司 410006）

摘要：慢性疼痛是全球性的公共卫生问题，是造成人体不适的常见病症，基本病机为"不通则痛"和"不荣则痛"。元气是宇宙万物生成之本原，天地之间无非一气而已。人生于天地间，亦以此一气而成。《四圣心源》中也揭示了一气周流是人体元气运行方式，元气是人体一气周流的"发动机"，保障着人体生理机能的正常运转，一气周流是天地万物共有规律。人亦在宇宙一气周流的作用之下，呈阴阳对立，阴平阳秘，五行制化，升降浮沉的气化运动状态。若人体元气受损，会导致一系列疾病的发生。"伏羲门一气周流"疼痛类疾病标准化系统化治疗技术以中医元气理论为核心，结合现代医学研究，形成伏羲门元气导引整脊术、伏羲门元气导引艾灸、伏羲门元气导引八卦针及伏羲门元气导引刮痧疗法等相关自主研创外疗技术与产品，而且每个病种都配有一个伏羲门独特的一气周流经验方，联合应用于临床，可启动全身一气周流，达到祛除邪气、疏通经络、行气活血，通脉止痛的作用，可广泛应用于慢性疼痛的治疗中。

关键词：疼痛；伏羲门一气周流；系统化治疗；外治法；技术应用

慢性疼痛是全球性的公共卫生问题，其定义为疼痛时间持续或复发超过3个月的疼痛。据流行病学研究表明，慢性疼痛在全球成年人口中的患病率为19%至38%，其患病率会随着年龄的增长而急剧增加，75岁以上的老年人中有超过62%的人会受其影响。造成慢性疼痛的原因有很多，如炎症、神经损伤、肿瘤、感染、自身免疫性疾病以及血管和代谢紊乱等，其疼痛会在组织愈合后依旧持续。阿片类药物一直是慢性疼痛治疗的主要药物选择，但其远期疗效欠佳，因过量而产生的高不良反应和死亡率也是亟须解决的重大问题。中医将疼痛的病机总结为"不通则痛"与"不荣则痛"，治疗以达到"通"和"荣"为旨归[1]。中医外治法包括针刺、艾灸、点穴疗法等，对慢性疼痛具有较好的疗效，且操作简便、不良反应小，具有良好的应用前景。"伏羲门一气周流"疼痛类疾病标准化系统化治疗技术以中医元气理论为核心，结合现代医学研究，形成伏羲门元气导引整脊术、伏羲门元气导引艾灸、伏羲门元气导引八卦针及伏羲门元气导引刮痧疗法等相关自主研创技术与产品，可启动全身一气周流，达到祛除邪气、疏通经络、行气活血、通脉止痛的作用，可广泛应用于慢性疼痛的治疗中。

一、慢性疼痛中医外治法进展

（一）慢性疼痛治疗的中医理论

祖国医学认为，人体经脉气血流畅，则周身相安。若病邪相加，气行不畅，血运不调，气血阻滞不通，则出现疼痛，因以实邪阻滞而痛，故辨为实痛。燥邪侵入人体，则伤津，使脉道失润而不滑利致气机阻滞，不通则痛。情志的异常变化，尤其是大怒不节则可直接引起人体气机升降失常而致气血运行障碍而痛。饮食不节，食积内停阻于中焦，影响脾胃气机升降，致气机阻滞而痛。饮食不洁，湿热毒邪阻滞，则气血不和而痛。因此，金代医家李东垣在《医学发明》中明确提出"痛则不通"的病理学说。故实痛的基本病机在于各种病因致人体的气血运行障碍阻滞不通。其次，人体气血阴阳充足，滋润温养脏腑经脉，则能维持脏腑经脉的正常生理功能。若气血阴阳不足，则不能发挥其应有的功能，而致虚痛产生。如气虚血脉不能充养于上则致头痛头晕；气虚下陷，则诸脏腑失其升举之力，而见腹部坠痛。如《金匮翼》"肝虚者，肝阴虚也……阴虚血燥，则经脉失养而痛"。若阳虚，则脏腑经脉失于温养而痛，如心阳虚，无力温运血脉而致胸痹痛；脾阳虚，中焦运化无力而致脘腹痛；肾阳虚，无力温腰暖膝而致腰膝酸软冷痛。故虚痛产生的病机在于人体脏腑经脉失于温养濡润所致，即所谓"不荣则痛"[2]。

（二）针刺疗法

研究表明，针刺可通过刺激人体中枢神经系统释放相关的神经介质，这些神经介质不仅有镇痛作用，也有对抗疼痛的作用，影响疼痛信号的传递和感受，这些作用是通过人体的脊髓、丘脑等组织调控产生的。大量研究表明，针灸可通过影响丝裂原活化蛋白激酶（MAPKs）信号通路的信号传导发挥针灸的镇痛机制，针灸能够激活该信号通路相关的酶，调节相关的生物作用过程，进而产生镇痛效果。此外，中医针灸能够改变人体粗纤维和细纤维对疼痛感觉的传导以达到镇痛的作用。在一项辣椒素处理坐骨神经对大鼠痛阈和电针镇痛效应影响的研究中发现，针刺是通过人体的C纤维信息传导产生作用，该纤维不仅参与了针刺镇痛信息的传入，同时也参与了抑制疼痛信息的传入。同时，针刺可抑制创伤痛诱发的脊髓FOS蛋白表达，从而产生镇痛作用。另外，针刺影响人体中脑的多巴胺（DA）能通路起到镇痛作用。有研究表明，针刺可诱发神经中枢阿片受体的分泌，发挥镇痛作用，进一步通过针刺镇痛频率特异性研究发现，不同强度的针刺可刺激大脑产生不同量的脑啡肽（Enk）、内啡肽（End）和内吗啡肽（EM）释放，从而产生镇痛作用。此外，针刺可以改善局部的血液循环，加强组织的血液灌注，改善组织的营养等发挥镇痛机制。在一项针刺镇痛研究中发现，针刺镇痛的机理可以通过诱导疼痛炎症局部的β内啡肽（β-EP）和亮脑啡肽（LEK）两种体液的分泌而发挥作用[3]。

沈王明[4]在针灸治疗急痛证验案中，选用次髎、三阴交、十七椎三穴，运用平补平泻的手法，结合提插泻法针刺气海、关元、血海三穴，气海、关元穴施温针灸治疗急性痛经，针后痛感明显减轻，并且无复发；取患侧颊车、双侧合谷、双侧内庭，以提插捻转泻法、强刺激手法治疗急性牙痛同样效果明显，针后痛感基本消失；对急性腰痛，取人中穴、双侧后溪穴、阿是穴及其对应夹脊穴，其中阿是穴行温针灸法，留针20min～30min，每5min行针1次，拔针后腰痛症状立减，说明针灸疗法不仅对急症有着立竿见影的效果，并且治疗时间短，值得在临床上广泛应用。刘臣[5]在一项纳入50例患者的研究中发现，运用全息针灸五输穴结合全息疗法治疗急性胃炎、急性胆绞痛、急性肾绞痛、急性胆囊炎等各类急痛证有效率较高，说明针灸对急性痛证不仅疗效显著，而且有着极强的镇痛效果。解乐业[6]在研究中发现，针灸疗法对急性胸痛、腹痛、头痛及扭伤同样具有良好的镇痛效果，并且能在短期疗程中取得痊愈的治疗效果。丁育林[7]认为，选用天宗穴、肩贞穴、臑俞、后溪行温针针刺，加以重灸三壮，针后疼痛大减，5个疗程即可治愈，对于急性胸部挫伤，逆经取穴，针刺内关一穴即可达到镇痛的效果。

伏羲门元气导引八卦针是以易经太极八卦

理论为指导、结合中国传统中医理论基础，站在天人相应的角度，以经络调控系统为枢纽，结合全息理论，取掌中后天八卦为治疗部位，使用银针针刺相应穴位，治疗干预各种疾病的一种新型针法，在传统针刺疗法的基础上更讲究天人相应，达到人与自然统一的状态[8]。

（三）艾灸疗法

艾灸作用于人体的穴位，通过温热刺激，促进人体血液循环和淋巴循环，提高皮肤组织的代谢能力，促使炎性物质、组织粘连、渗出物、血肿等尽快消除。通过免疫学原理制备溃疡性结肠炎（UC）大鼠模型，实验发现艾灸天枢、气海穴可使白细胞介素1β（IL-1β）、白细胞介素6（IL-6）、肿瘤坏死因子α（TNF-α）及其mRNA含量降低，加快中性粒细胞凋亡，减轻结肠组织过度的炎性反应，减弱由此造成的组织损伤。艾灸局部的温热刺激间接作用于大脑皮层，使其抑制性物质的含量增加，兴奋性物质相对减少，神经系统的兴奋性减弱，以此起到镇静、止痛的作用，相比其他内脏痛疗法艾灸副作用相对较少。艾灸刺激可以提高内脏痛大鼠相应脊髓节段的内源性阿片肽（强啡肽、内吗啡肽、脑啡肽等）含量。温热刺激还能促进药物的吸收，使艾绒本身的药效、艾条中其他添加药材及间隔物的药效充分发挥出来。此外，艾灸还具有近红外辐射的效果。研究显示，艾灸和650nm激光预处理均可减轻内脏牵拉痛，其作用机制可能与减低乙酰胆碱酯酶活性、P物质的含量，提高亮氨酸-脑啡肽的活性，下调cFos蛋白和胶原纤维酸性蛋白的表达有关[9]。

孙国耀[10]将60例符合纳入标准的患者随机均分为两组，治疗组采用艾灸盒温灸下腹部，对照组采用单纯的口服止痛药治疗，结果治疗组总有效率为93.3%，对照组总有效率为76.6%，治疗组优于对照组（P<0.05）。井鑫鑫等[11]将100例痛经患者随机分为试验组和对照组，对照组借助西药治疗，试验组在此基础上加艾灸治疗，观察两组的治疗效果，结果试验组和对照组有效率分别为96.0%和84.0%，两组统计学分析有显著性差异（P<0.05）。袁庆东等[12]将148例KOA患者随机分为治疗组和对照组，每组74例，治疗组采用雷火灸条按照热敏灸方法治疗，对照组采用双氯芬酸钠肠溶片口服治疗，结果治疗组临床效果明显优于对照组。雷火灸中多种中药在燃烧时产生的药化因子通过热辐射产生热量渗透到组织细胞、体内循环，促进组织细胞的物质交换，从而发挥药物的效能，并且结合热敏灸的敏化效应达到治疗KOA的效果。

（四）点穴疗法

点穴疗法为推拿疗法的分支，其治疗疼痛类疾病的现代医学研究相对针刺、艾灸疗法较少，但点穴疗法以手代"针"，具有操作简单、安全性高等特点，是未来研究的重要方向。王锋等[13]将80例原发性冻结肩疼痛期患者随机分为治疗组和对照组各40例，对照组予常规推拿，治疗组予点按颈肩穴。结果发现治疗组临床疗效显效8例，有效24例，无效8例，总有效率为80%；对照组显效9例，有效23例，无效8例，总有效率为80%，两组比较差异无统计学意义（P>0.05）。证实点按颈肩穴可明显改善原发性冻结肩疼痛期患者关节疼痛及关节功能，而其潜在机制可能由于颈肩穴位于颈部胸锁乳突肌后侧、肩角提肌下、中斜角肌处，为颈丛锁骨上神经的穿出点。该处神经丰富，重刺激点按可抑制局部外周痛觉感受器，从而使其反应性降低，使痛觉感受器上所形成的阴阳离子键结构趋于不稳定，使其爆发的神经冲动数减少、强度减弱，促使痛刺激的强度时间曲线向上移位，大幅度提高痛阈，从而减轻或消除疼痛[14]。

二、"伏羲门-气周流"疼痛类疾病标准化系统化治疗技术应用

"伏羲门-气周流"疼痛类疾病标准化系统化治疗技术以先天八卦为体，后天八卦为用，

根据五行生克制化，五脏六腑升降原理，取各家医学之长，综合临床实践，传承并创新"一气周流，六经移毒"中医学术思想。在疼痛的治疗中，运用内服和外治相结合的独特治疗方法，形成了一套包含40种疼痛类疾病的标准化、系统化治疗技术。

（一）伏羲门自主研创技术

1. 伏羲门元气导引整脊术

源于天人合一的思想，以中医的整体观为理论，创造的一套调整、调节全身骨骼、肌肉、筋膜、经络和脏腑的手法。手法轻柔、安全。《黄帝内经》云："骨正筋柔，气血自流"。

核心优势：通过正骨复位，以元气、肌肉、韧带、筋膜来带动骨骼，调节恢复筋骨经络正常的解剖位置，促进阴阳气血的平衡。能以最简便、最快捷、最有效的手法来达到治疗全身各处疾病的目的。

2. 伏羲门元气导引艾灸

伏羲门元气导引古艾灸传承千年，道法自然、揣穴定位、气至病所、补泻兼具、持续作用、效果卓越；临证施灸时，法无定法，揣穴、手法皆由心而发，又都在中医整体观及诊疗一体的规矩之中，自然而然，结合伏羲门独有的元气导引之术治病效果，能达到天人相合、人神合一的一气周流境界。

核心优势：元气导引，一气周流，理归大道，诊疗一体，灸法奇效，补泻兼顾，热量强大，安全舒适。

3. 伏羲门元气导引八卦针

参先天八卦之理、观后天八卦之用所创，含阴阳五行之法，合宇宙人体全息理论，取八卦象数之理，圆通机巧，以一统之。伏羲门八卦针具有取穴简便、安全快捷、疗效持久、运用广泛的优势。

核心优势：伏羲门元气导引八卦针以八卦揣穴为核心，依五行生克制化，开合之理调气，循一气周流之道，达生生之境，做到"上下相合，内外相合，阴阳相合，气血相合，神针相合，医患相合"，把医者的"精、气、神、意、法、针"同患者融为一体，以达到神与气合、气与针合的境界，效如桴鼓。

4. 伏羲门元气导引刮痧疗法

是以伏羲门特有的元气导引为基础的中医特色非药物外治技术，融合了"有诸内必形于外"的藏象学说、"视其外应，以知其内脏，则知所病"的经络学说、"邪客于皮则腠理开，开则邪客于络脉，络脉满则注入经脉，经脉满则入合与脏腑"的皮部理论以及生物全息理论的诊疗法则。

核心优势：气之所至则病之所消，可泻可补，法由心生，能够启动全身一气周流，达到祛除邪气、疏通经络、行气活血、排毒解肌、增强机体免疫力、调整脏腑及经络功能。

（二）伏羲门自主研创产品

1. 元气导引艾条

伏羲门特色艾条艾炷古称太乙神针，相较于普通艾条，伏羲门特色艾条/艾炷是根据"一气周流，六经移毒"为学术指导思想，精选上乘的5年陈艾并搭配伏羲门"一气周流方"的传承经验方中药粉，精制而成。具有温通经络、散寒祛湿、移毒升清、表里同解、寒热同调、阴阳平调的功效。

2. 元气导引八卦贴

八卦贴是以易经的先天八卦为理、后天八卦为用，把传承上千年的中医绝技加以创新研究，选用道地中药材精研而成的简易、便捷、高效的冷敷贴产品和透皮剂。将八卦贴敷贴于特定的穴位，启动人体的一气周流，从而发挥脏腑气化功能，达到行气血、和阴阳、移毒气的作用，最终实现病灶转移和移毒外出的一种全新的绿色疗法，可以广泛应用于各类常见疾病的疗程管理。

3. 元气导引伏羲门足浴/沐浴方

伏羲门足浴/沐浴方精选多种道地中草药研

磨而成,在泡脚/泡澡时使用,让中草药的养分通过毛细血管和经络传遍全身,促进血液循环,疏通经络,实现散寒祛湿、活血止痛、益气养血、培元固本的功效。适用于体弱多病、失眠多梦、宫寒痛经、手脚冰凉、疲惫乏力、便秘腹泻、身材肥胖等人群。

4. 元气导引三元固本

三元固本(医用冷敷贴)是以"一气周流,六经移毒"为核心的学术指导思想,采用多种疗效确切的名贵中草药,精心研发而成,针对各种肩颈腰腿疼痛、强直性关节炎、类风湿性关节炎、宫寒痛经等各类疾患痛症都有祛寒除湿、温经通络、理气止痛、培元固本之显著功效。三元固本由伏羲门导引贴、谷之精华、半枝莲抑菌粉和AB液四个产品组成,谷之精华药包可重复加热使用二十次。

(三)血管神经性头痛的标准化系统化治疗方案

(1)元气导引八卦针:巽-艮-离+(-代表泻法,+代表补法,下同)。

(2)元气导引生物电疗仪:腹部八卦:巽-艮-离+,另加:万能穴、阳陵泉。

(3)元气导引刮痧:头顶八卦,颈五线。

(4)元气导引艾灸:肺-大肠-肾+。

(5)元气导引拔罐:肩颈部两侧、大椎、膀胱经。

(6)元气导引三元固本:按三元固本操作流程热敷后颈椎部。

(7)元气导引八卦贴:用半枝莲抑菌粉贴大椎、神阙、关元及阿是穴。

(8)泡足、泡澡粉:适用于各个年龄阶段的常见病,多发病。

(9)一气周流经验方:

白芷1包,川芎2～3包,当归1包,白附子1包,法半夏1包,天麻1包

全蝎1包,黄芪1包,柴胡1包,佛手1包,乌药1包,甘草1包

防风1包,薏苡仁1包,仙茅1包,淫羊藿1包

服用方法:每天一次开水冲泡后服;疗程:1～3月。

(四)适应证与禁忌证

适应证:伏羲门一气周流疼痛类疾病标准化、系统化治疗技术适应大多数疼痛类疾病。

禁忌证:外科急腹症类疼痛、严重的器质性病变类疼痛如骨结核等。

(五)应用案例简介

案例一:

张某,女,55岁。主诉:颈椎疼痛半年,加重3天。现病史:颈椎局部酸胀疼痛,转侧不利,稍有感冒鼻塞,大便偏稀,一天1～3次,绝经2年。舌象:舌质暗淡苔薄白;脉象:双脉沉细,右寸偏浮,右关双尺沉细。

八卦针处方:兑-坎+乾+离+,疗程:10次,2～3天一次。

艾灸处方:伏羲门大艾条,疗程:10次,2～3天一次。大椎、天柱、风池、风府,平补平泻;神阙、气海、关元,补法。

中药处方:荆芥、防风、黄芪、桂枝、白芍、炙甘草、生姜、大枣、葛根、羌活、姜黄、威灵仙、木瓜、伸筋草、蜈蚣,30剂。

回访:1个月后回访,颈椎疼痛消失。

按语:患者55岁,肝肾亏虚之时,经络气机易受阻,素有颈椎疾患,局部经络不通,复受寒凉饮食损伤中土脾胃阳气,久则波及肾阳,则双尺沉细。脾为阴脏,以阳气为用,化生营血,脾虚则营阴亏虚,所以右关脉沉细,右寸偏浮为肺表有寒邪闭阻。治疗以开肺表温肾阳健脾胃。八卦针方解:兑-:开肺表,祛风散寒;坎+:补肾水、温肾阳,寓肾阳来温煦脾阳;乾+:用补法,寓补一身之督阳,乾卦温阳祛寒除湿之力宏;离+:补心阳,犹太阳一出,阴霾全消。

案例二：

欧阳某，女，54岁。主诉：右肩疼痛2月。现病史：右肩夜间疼痛较甚，活动后减轻，伴右小腿外侧疼痛，咳嗽、少量白黏液痰，头重、乏力，冬天怕冷严重，有糖尿病病史。舌象：舌质暗淡，苔白腻，有齿痕；脉象：双脉滑略弦，双关偏浮略紧，双尺沉。

八卦针处方：巽－坤＋乾＋，疗程：10次，2～3天一次。

刮痧处方：局部为主，颈5线。

艾灸处方：伏羲门大艾条，局部，大椎、风池、风府，补法。

中药处方：太子参、白术、苍术、茯苓、法半夏、陈皮、炙甘草、葛根、姜黄、威灵仙、土茯苓、萆薢、菟丝子、蜈蚣、荆芥、紫苏叶、防风、黄芪、柴胡、佛手，30剂。

回访：1个月后回访，右肩疼痛消失，右下肢疼痛消失。

按语：六腑以通为用，下焦肾阴阳双虚，肾阳不能温煦脾阳，致中焦脾胃气机阻滞，不能运化水湿、寒湿之邪，所以右侧肢体疼痛。咳嗽少量白黏液痰，也是中焦脾胃气机阻滞，不能运化水湿，阻碍肺气之宣发肃降。头重乏力乃湿阻中焦清阳不升，浊阴不降。《黄帝内经》云："因于湿，首如裹。"巽卦疏风散寒、通利关节之功，取风能胜湿之意。坤卦为脾土，主四肢肌肉，用补法，脾土健运，则湿邪可散，中焦阻滞得通。乾卦温阳祛寒除湿之力宏，主一身之督阳，用补法寓补一身之督阳，犹太阳一出，阴霾全消。

案例三：

杨某某，男，33岁。主诉：腰骶部疼痛3年余。现病史：腰骶部疼痛3年余。曾多次采用中、西药物治疗，疗效不佳，仍复发发作，偶尔伴下肢麻木，局部怕冷，口干口苦，平时过多冷饮，失眠多梦，易疲劳，性功能减退，夜尿一次，大便黏。舌象：舌淡，苔薄白水滑，舌底静脉迂曲；脉象：双脉弦滑略缓，双寸偏沉，右关浮滑，左关弦，左尺沉滑。

八卦针处方：巽卦－艮卦－乾卦＋，疗程：7次，每天一次。

八卦贴：半枝莲抑菌粉，贴八髎，隔日一次。

中药处方：荆芥、防风、柴胡、黄芩、法半夏、青皮、陈皮、甘草、苍术、厚朴、独活、葛根、丹参、骨碎补、蜈蚣、菟丝子、杜仲、威灵仙、萆薢、鸡血藤、丝瓜络、刺五加、桂枝，30剂。

二诊：腰已经不痛，睡眠好转口已经不干不苦，性功能稍有改善。双脉弦滑略缓，双寸偏沉，左关偏沉，左尺沉滑；舌淡，苔薄，舌底静脉迂曲。

刮痧处方：八髎培元刮痧法，每周一次。

刮痧处方：局部为主，颈5线。

八卦贴：半枝莲抑菌粉，八髎，肾俞交替贴，隔日一次。

中药处方：黄芪、防风、柴胡、川芎、香附、乌药、沉香、炙甘草、葛根、丹参、骨碎补、蜈蚣、水蛭、鸡血藤、丝瓜络、刺五加、杜仲、菟丝子、萆薢、桂枝，30剂。

三诊：所有症状恢复正常，唯有性功能没有完全恢复。双脉弦滑，双关右尺偏沉，左尺沉滑；舌淡，苔薄白，舌底静脉迂曲。

八卦贴：半枝莲抑菌粉，肾俞，三日一次。

中药处方：人参、白术、茯苓、炙甘草、柴胡、白芍、枳实、山药、蒲公英、桂枝、仙茅、淫羊藿、薏苡仁、蜈蚣、菟丝子、海马，30剂。

随访：性功能恢复正常，原方继续服半个月，巩固疗效。后随访半年未见复发。

按语：本病患者因过食生冷，损伤脾胃，中焦枢机不利，水湿运化不利，经络不通，导致腰痛、性功能受损。首诊以荆防柴平汤加腰椎方加鸡血藤方金刚丸加减，升阳解表，除湿通络，使水湿祛，中焦枢机功能得到恢复，所以效如桴鼓。二诊，按伏羲门疗程管理，按疾病风、痰、瘀、毒、虚的病理链条，以活血通络为主。三诊、四诊，标实已除，针对本病患者肝、脾、肾不足，以健脾疏肝散加二仙金刚丸固本善后，使标实得去，本虚得补，患者机体气化得到恢复，故获得良好持久的疗效。

四、总结

元气是产生和构成宇宙万物的原初物质，而慢性疼痛是造成人体不适的常见病症，基本病机在于各种病因致人体的气血运行障碍阻滞不通而产生疼痛，即"不通则痛"，以及人体脏腑经脉失于温养濡润所致，即所谓"不荣则痛"。究其本质，均与"元气"的过盛与不足有关。在疼痛类疾病的治疗中，从一气周流气机来讲，寒者热之、热者寒之，虚者补之、实者泻之，虚则补其母、实则泻其子；根据阴阳五行，相生相克，表里关系，从脏腑、三焦、六经气化来系统治疗，以风、痰、瘀、毒、虚为辨证依据，进行疗程管理。

"伏羲门一气周流"疼痛类疾病标准化系统化治疗技术以元气理论为核心，结合现代医学研究，形成伏羲门元气导引整脊术、伏羲门元气导引艾灸、伏羲门元气导引八卦针及伏羲门元气导引刮痧疗法等相关自主研创技术与产品，运用内服和外治相结合的方法，可启动全身一气周流，达到祛除邪气、疏通经络、行气活血、通脉止痛的作用，可广泛应用于慢性疼痛的治疗中。运用于临床，时间短、见效快。

参考文献

[1] 袁丽霞，孙悦，丁成华，等.基于中医温经通络理论探讨远红外线治疗慢性疼痛的生物学效应 [J].世界科学技术－中医药现代化，2022，24（1）：283-288.

[2] 宋惠婷，苏帆.关于中医对疼痛的理解与治疗 [J].世界最新医学信息文摘，2018，18（18）：178-179.

[3] 黄强.中医针灸治疗痛症的研究进展 [J].大众科技，2021，23（4）：105-710.

[4] 沈王明.针灸治疗急痛症验案三则 [J].浙江中医杂志，2015，50（3）：207.

[5] 刘臣，徐然.针灸五输穴结合全息疗法治疗急痛证 50 例 [J].辽宁中医杂志，1998，25（9）：44.

[6] 解乐业.曲衍海针灸调气治疗急痛证经验举要 [J].中医杂志，1996，37（4）：214-215.

[7] 丁育林，张剑秋.急痛针灸治验六则 [J].中医杂志，1988，（6）：21-22.

[8] 宋宜宁，张东，贾琳琳，等.论元气神机针刺法的理论依据与临床应用 [J].中国中医基础医学杂志，2021，27（10）：1635-1637.

[9] 李艳丽，王迎斌，武芳，等.艾灸治疗内脏痛的研究进展 [J].西部中医药，2021，34（2）：150-154.

[10] 孙国耀.艾灸盒温灸治疗原发性痛经的临床疗效 [J].内蒙古中医药，2012，31（20）：25-26.

[11] 井鑫鑫，刘佳，尹航.艾灸治疗原发性痛经的效果和护理措施 [J].生物技术世界，2015，（9）：138.

[12] 袁庆东，郭欣，韩亚岑，等.雷火－热敏灸治疗膝骨关节炎疗效观察 [J].上海针灸杂志，2015，34（7）：665-668.

[13] 王锋，韩清，高鹏飞.点按颈肩穴治疗原发性冻结肩疼痛期 40 例临床观察 [J].中医杂志，2018，59（8）：677-679.

[14] 王勇，郑岚，曹遵雄.推拿镇痛机制的探讨 [J].山东中医杂志，2001，20（11）：678-680.

（整理者：北京中医药大学　王泽平）

中医穴位贴敷疗法与伏羲门元气导引八卦贴应用

符晓春　李爱云　王　毅　杨　华　刘国飞　肖巍林

（湖南伏羲门中医药研究院有限公司　410006）

摘要： 穴位贴敷是以中医经络学为理论依据，用来治疗疾病的一种中医外治疗法，具有悠久的历史。伏羲门元气导引八卦贴是以中医传统穴位贴敷理论及技术为基础，以"一气周流、六经移毒"为原理，创新研发的一款新型实用性慢病管理外用贴剂，是传统中医药智慧传承创新成果，兼具简、便、廉等优势，适用于痛症及呼吸、消化、泌尿、心脑血管等多种系统的疾病，具有广泛的应用前景。

关键词： 穴位贴敷；伏羲门元气导引八卦贴；一气周流；临床应用

穴位贴敷是以中医的经络学为理论依据，把药物研成细末，用水、姜汁、醋、黄酒、蜂蜜等调和，再直接贴敷于穴位，用来治疗疾病的一种中医外治疗法。它是中医治疗学的重要组成部分，是我国劳动人民在长期与疾病做斗争中总结出来的一套独特的、行之有效的治疗方法。中医贴敷历史悠久，最早记载于《五十二病方》，从古到今都受到临床医生的重视。中医贴敷技术操作简便，能较好地解决部分基层临床常见疾病问题，适合在基层推广应用[1]。

中医的理论核心强调天人合一，而天地之间无非一气而已。清代乾隆御医黄元御在《四圣心源》中提出的"一气周流"理论体系，简洁而完美地阐释了天人合一理念的精髓，建立了"左升右降，中气斡旋，一气周流"的理论模型，从人体一气（元气）周流的全局出发，揭示了元气在人体内的运行方式，发现了元气充足、衰弱与人体各种疾病的具体关系，使得临证辨象、辨证施治有了可靠的理论依据，并使得中医一贯倡导的"固本培元""治病治本""治未病"的临床干预有了坚实的理论基础。以此为准绳，历代医家流派通过准确判断一气周流发生郁滞的环节，灵活采取包括中药和中医外治疗法等在内的全局性的治疗方案，往往可以四两拨千斤，取立竿见影之效[2]。伏羲门元气导引八卦贴是以中医传统穴位贴敷理论及技术为基础，以"一气周流、六经移毒"为原理，创新研发的一款新型实用性慢病管理外用贴剂，是传统中医药智慧传承创新成果。

一、中医穴位贴敷疗法

（一）理论基础

穴位贴敷是在中医基础理论的指导下，根据经络学说和中药本身的药效，来激发人体经气、调整阴阳，从而抵御外邪，达到防治疾病为目的的一种疗法。有研究发现，穴位贴敷具有作用直接、吸收快、不良反应小、简便安全、易于操作、经济实用的特点。研究表明经络和穴位不同于血管和血液，它可以使药物直接到达相关脏腑发挥作用，而不是像血管和血液将药物广泛分布到全身，避免了"首过效应"或"胃肠灭活"。各种病邪侵犯人体，脏腑功能受损，导致经络涩滞，郁而不通，气血运行不畅，引起各种疾病，此时可能在经络循行部位尤其在其所属腧穴部位出现麻木、疼痛、红肿、结节或特定敏感区及与经络相关脏腑的疾病等异常情况。用中药贴敷相关穴位，激发经气，既有穴位刺激作用又通过经络传导，使药物充分发挥其功效。改善经络气血的运行，纠正脏腑的阴阳失衡，对五脏六腑的生理功能和病理状态具有良好的调整作用，从而达到抗御病邪、保卫机体的作用。现代研究表明，穴位贴敷的作用机制主要集中在免疫和内分泌功能的调节方面，其机制与降低炎症反应、减少白细胞介素-8（IL-8）生成、降低血沉和C反应蛋白水平、减少肿瘤坏死因子的生成、调控细胞因子释放、提高机体免疫力、增加促肾上腺素皮质激素（ACTH）和血清总皮质醇（CORT）含量等有关[3]。

（二）穴位贴敷疗法在慢性痛症中的应用

穴位贴敷治疗颈椎病有帮助。关福强等[4]比较34例给予传统常规治疗和34例在常规治疗基础上实施穴位贴敷治疗的颈椎病患者的临床疗效。结果治疗后，常规治疗配合穴位贴敷组的疼痛视觉模拟评分法（VAS）评分改善情况显著优于传统常规治疗组；两组总有效率分别是73.53%和94.12%。刘梅英等[5]将200例腰椎间盘突出症患者随机分试验组和对照组各100例，对照组采用常规西药治疗，静脉注射20%甘露醇3天后，再静脉注射香丹注射液10天；观察组采用益肾通络方穴位贴敷治疗，结果是两组均有效，但观察组有效率高于对照组。

（三）穴位贴敷疗法在呼吸系统疾病中的应用

叶玲[6]用白芥子丸穴位贴敷治疗上气道咳嗽综合征（UACS）患者，临床研究中发现白芥子丸穴位贴敷配合西医常规治疗上气道咳嗽综合征疗效优于单纯西医治疗，且穴位贴敷疗法能显著改善哮喘患者的小气道功能，从而减少哮喘的发作。意外的是白芥子虽然辛温，但白芥子丸穴位贴敷对寒证及热证上气道咳嗽综合征患者均有效。刘成勇等[7]用白芥子贴敷肺俞、心俞、膈俞等穴位，发现肺功能包括最大呼气中期流量（MMEF）、低肺容积流速的下降（FEF25%、FEF50%、FEF75%）均有明显的改善。

（四）穴位贴敷疗法在消化系统疾病中的应用

周丽等[8]对64例肠易激泄泻型患者进行研究，结果显示穴位贴敷治疗和匹维溴铵片口服治疗都能改善肠易激泄泻型患者的临床症状，但两组治疗后症状评分组间对比显示穴位贴敷组的疗效明显比匹维溴铵片口服治疗好。田菲等[9]的研究显示中医护理联合止泻方、穴位贴敷干预小儿腹泻总有效率高于单纯中医护理对照组；试验组腹泻停止时间、精神萎靡状态消失时间、食欲恢复正常时间、护理后试验组免疫功能的检测指标优于对照组；试验组不良反应发生率也比对照组低。

（五）穴位贴敷疗法在泌尿系统疾病中的应用

王丽珍等[10]的研究说明中药穴位贴敷治疗女性压力性尿失禁的临床疗效显著，能够明显缓解尿失禁患者的临床症状，减少尿失禁量。周萍等[11]运用中药穴位贴敷治疗慢性前列腺炎湿热瘀阻证能够显著改善患者下尿路刺激症状，局部的疼痛和不适，从而提高患者生活质量。

（六）穴位贴敷疗法在心脑血管系统疾病中的应用

穴位贴敷疗法对冠心病护理效果明显。蒙雅群[12]对84例胸闷胸痛患者进行临床研究，观察组患者在服用血府逐瘀汤的基础上加用穴位贴敷，得出结果是观察组患者的胸痛减轻率是 90.76%，明显优于单纯服用血府逐瘀汤对照组的 71.43%；观察组患者的疼痛持续时间比对照组短，疼痛评分比对照组低；观察组患者的胸痹心痛病发作次数减少率是 95.24%，高于对照组的 80.95%。穴位贴敷疗法对心力衰竭疾病有帮助。赵立君等[13]在西医常规治疗的基础上采用强心贴穴位贴敷治疗慢性心力衰竭，结果显示临床疗效明显优于单纯西医常规治疗，能提高患者心功能，减少患者口服药物的种类和数量，大大改善患者生活质量。

（七）穴位贴敷疗法在急症方面的应用

穴位贴敷不仅在慢性疾病方面有巨大的用处，在急症方面也多有贡献。穴位贴敷能帮助治疗踝关节急性软组织损伤。黄辉文等[14]的研究显示双柏膏联合穴位贴敷治疗踝关节急性软组织损伤效果比单用双柏膏贴敷效果更显著，临床症状得到明显缓解，治疗后疼痛情况有明显的改善。穴位贴敷对肺系疾病急性发作的帮助也多有报道，如对急性上呼吸道感染后咳嗽、慢性支气管炎急性发作、慢性阻塞性肺疾病急性发作和支气管哮喘急性发作等[15]。陈永炎等[16]的研究显示在常规药物治疗的基础上加用患侧穴位贴敷药物治疗相比常规药物治疗，总有效率分别是 93.42% 和 81.58%，说明在常规药物治疗的基础上加用患侧穴位贴敷药物治疗比常规药物治疗效果更好。穴位贴敷能协助治疗急性胆囊炎。严容等[17]在西医常规治疗的基础上在胆囊区给予中药穴位贴敷，结果显示总有效率、缓解疼痛率和缩短住院时间等方面都优于单纯西医常规治疗。

二、伏羲门元气导引八卦贴应用

本节部分内容来自中关村健康服务产业促进会团体标准《伏羲门元气导引八卦贴（T/HSIPA 015-2021）》[18]。

（一）定义

元气导引"八卦贴"运用先天八卦之理、后天八卦之用，结合阴阳、五行、一气周流之中医思想，创新研发的一款新型实用性慢病管理外用贴剂，是传统中医药智慧传承创新成果。包括常见病复合方（药剂）和八卦冷敷贴组合，具有便捷使用、对症组合、效果显著等优点，尤其对一些呼吸类疾病、胃肠类疾病、女性常见疾病、常见皮肤疾病、常见疼痛疾病等慢病有显著的改善效果。

（二）学术理论依据

伏羲门元气导引八卦贴借助于八卦贴，以易经、导引、中医理论为指导，经络学说为依据，经穴为特定信息口，移毒外出，达邪去正安，原理为"一气周流、六经移毒"。《易经》曰："无极生太极，太极生两仪，两仪生四象，四象生八卦，八卦定乾坤。"《黄帝内经》曰："心者，生之本，神之变也，其华在面。"又曰："经脉者，所以能决死生、处百病、调虚实，不可不通。"这与黄元御在《四圣心源》中提出的"天人合一，一气周流"理念相符。即：一气周流是宇宙的自然现象、运动规律，宇宙中万事万物都在宇宙螺旋力的作用之下相应相合，则生生不息。

（三）制备方法

（1）制备过程应在清洁、常温的环境中进行，或在专用制剂室完成；制备药剂的中药材应注重质量。

（2）将药物研末成细粉（建议 80 目以上），密封储存备用。

（3）将药粉与助透剂或赋形剂（水、姜汁、醋、黄酒、药液等）充分混合。当使用姜汁作为助透剂时，姜汁与水的调配比例：成人为 1:1，儿童为 1:2。将混合好的药剂放在纱布上或胶贴上备用。

（4）贴敷药剂宜在药物使用的当日制备，如需要提前制备，制备好的药剂需密封放冰箱冷藏储存，储存时间一般不超过3天，使用时应提前取出并放置常温备用。药剂宜尽快使用，若其外观或气味发生改变应弃用。

（四）操作方法

1. 贴敷穴部位的选择

穴位的名称与定位应按GB/T12346-2006《腧穴名称与定位》之规定。穴位的选择应考虑便于留置，以躯干部的穴位为宜。

2. 贴敷方法

体位的选择：以患者舒适，医者便于操作为原则。

局部皮肤准备：选定贴敷部位后，先用温水将局部皮肤清洁，再用75%的酒精进行局部消毒，若患者对酒精过敏，可用生理盐水擦拭。

药物固定：可用医用胶布固定，也可用国家批准上市的药贴进行固定。若对胶布、药贴过敏，可以改用绷带或防过敏胶布。

3. 贴敷时间

贴敷时间建议一般4～6小时，可以依据疾病特征、药物特点、患者年龄和体质、季节、贴敷部位进行调整。首次贴敷时间不宜超过建议时间。若在贴敷过程中出现皮肤红肿、疼痛、瘙痒、水疱等反应时，应立即摘去药贴，停止贴敷；还应考虑患者皮肤的耐受度，尤其是老年人和儿童，贴敷时间可适当缩短，建议不超过4小时，儿童首次贴敷时间不宜超过1小时。

贴敷疗程：若贴敷3～5次后病症仍不缓解，应及时就医考虑是否采用其他治疗方法。

（五）适应证

伏羲门元气导引八卦贴具有使用便捷、效果显著等优点，尤其对一些呼吸类疾病、胃肠类疾病、女性常见疾病、常见皮肤疾病、常见疼痛疾病等慢病有显著的改善效果。在基层临床应用中认可度高，已经广泛应用于内、外、妇、儿等各科疾病及亚健康人群的日常调养。

（六）禁忌

（1）除治疗皮肤病外，皮肤有破溃或病变者禁止贴敷。

（2）对药物及贴敷材料严重过敏者禁止贴敷。

（七）注意事项

（1）贴敷前，应与患者充分沟通贴敷治疗的相关事项，重点对贴敷禁忌、注意事项、异常反应进行宣教，征得患者同意。

（2）应嘱咐患者贴敷期间要清淡饮食，少食生冷、辛辣刺激、海鲜等物；忌烟酒。

（3）贴敷期间注意局部防水。

（4）贴敷期间避免剧烈运动；贴敷期间避免贴敷部位过度活动；夜间不建议选择受压部位进行贴敷。

（5）肿瘤、糖尿病患者慎用。

（6）月经期妇女慎用。

（7）冬季，注意贴敷部位的保暖，或增加热熨。

（8）夏季，贴敷时间不宜过长，以免引起局部皮肤异常反应；避免贴敷部位直吹风扇或空调及在阳光下暴晒。

（9）药贴不易摘取时，可用温毛巾覆盖胶布处几秒钟或在胶布处涂抹甘油、植物油等油性物质，避免大力撕扯造成皮肤损害；若皮肤上有药物残留，可以使用柔软的毛巾或纱布或棉球蘸取温水擦拭，不宜用肥皂等刺激性强的物品清洗。

（10）儿童贴敷期间，应加强监护，避免其吞食贴敷药物。应提醒家长，在儿童贴敷期间注意观察其皮肤及全身反应，一旦出现异常立即停止贴敷并进行处理。

（八）异常反应及处理措施

（1）局部皮肤异常反应：贴敷期间，局部

皮肤出现发红、瘙痒、丘疹等反应时，应立即摘去药贴。若属于轻度反应，可在皮肤局部使用炉甘石洗剂等处理；若反应较重，要及时就医。贴敷期间，局部皮肤出现水疱时，若水疱较小如粟粒状，无须特殊处理；若水疱较大，专业医务人员可以先用消毒针在水疱基底部刺破，排出液体，保持局部干燥清洁；若合并感染要及时就诊。

（2）全身皮肤过敏反应：贴敷期间，全身皮肤大面积出现过敏时，如全身过敏性皮炎、荨麻疹、过敏性紫癜等，应立即停止贴敷，及时就医，进行专科急救处理。

（3）过敏性休克：贴敷期间，出现口唇、舌、手足发麻，皮疹，喉部发痒，胸闷，头晕，恶心，意识淡漠或烦躁等症状时，立即停止贴敷，紧急就医。

（九）治未病干预贴敷药物及穴位选择推荐方案[18]

A.1 紫苏叶抑菌粉

干预目的：疏风解表、宣肺止咳、清热化痰。

贴敷穴位：大椎、肺俞、神阙。

治未病范围：四季感冒不适症状。

注：流感，可酌加羌活、苍术、板蓝根；暑热，可酌加香薷；暑湿，可酌加藿香；秋燥，可酌加玄参、麦冬；风热，可酌加薄荷、桑叶；风温，可酌加车前子。

A.2 淡豆豉抑菌粉

干预目的：疏风解表、清热解毒、退热降温。

贴敷穴位：大椎、肺俞、神阙。

治未病范围：四季发热、感冒不适症状。

A.3 白薇抑菌粉

干预目的：疏风解表、清温解毒、退热降温。

贴敷穴位：大椎、肺俞、神阙。

治未病范围：流感和病毒性感冒发热（温病）不适。

A.4 知母抑菌粉（一气周流人参白虎汤加减方）

干预目的：疏风解表、清温退热。

贴敷穴位：大椎、神阙。

治未病范围：流感和病毒性感冒高热（阳明气分高热）不适。

A.5 前胡抑菌粉

干预目的：疏风解表、宣肺止咳、清肺化痰。

贴敷穴位：肺俞、膻中、大椎、天突。

治未病范围：四季感冒咳嗽、急性支气管炎不适症状。

A.6 葶苈子抑菌粉（一气周流小青龙汤方）

干预目的：疏风解表、宣肺化饮止咳。

贴敷穴位：肺俞、膻中。

治未病范围：外寒内饮型四季感冒咳嗽（支气管炎、心肌炎、胸膜炎咳嗽）不适。

A.7 白果抑菌粉（一气周流白果定喘汤方）

干预目的：疏风解表、清热化痰、止咳定喘。

贴敷穴位：肺俞、膻中。

治未病范围：外寒内热型四季感冒咳嗽（支气管炎、心肌炎、胸膜炎咳嗽）不适。

A.8 大血藤抑菌粉（一气周流藿朴夏苓汤方）

干预目的：疏风清热、健脾止泻。

贴敷穴位：中脘、神阙。

治未病范围：腹泻腹痛急性胃肠炎不适。

注：可酌加葛根、泽泻、丁香、吴茱萸。

A.9 天葵子抑菌粉（一气周流五味消毒饮方）

干预目的：疏风清热、解毒消肿止痛。

贴敷穴位：麦氏点、地机、大肠俞。

治未病范围：急性阑尾炎、胰腺炎、乳腺炎、蜂窝组织炎不适症状。

注：可酌加防风、萆薢。

A.10 僵蚕抑菌粉

干预目的：疏风清热、利湿解毒。

贴敷穴位：阳陵泉下三寸（腮腺穴）、阿是穴。

治未病范围：急性腮腺炎、水痘、手足口病、麻疹。

注：发热时可与白薇抑菌粉同用。

A.11 莱菔子抑菌粉（一气周流三子养亲汤方）

干预目的：疏风宣肺、化痰止咳平喘。

贴敷穴位：膻中、肺俞、丰隆。

治未病范围：痰多咳嗽慢性支气管炎、肺气肿、支气管哮喘不适。

注：可酌加白果、红景天、黄芪。

A.12 玄参抑菌粉（一气周流玄麦甘桔汤方）

干预目的：疏风宣肺、养阴止咳。

贴敷穴位：肺俞、膻中、天突。

治未病范围：干咳少痰慢性咽喉炎、支气管炎咳嗽不适。

注：可酌加牛蒡子、酒大黄、山慈菇、山药。

A.13 车前子抑菌粉（一气周流五味消毒饮方）

干预目的：疏风清热、解毒消肿止痛。

贴敷穴位：八髎、神阙、关元、命门。

治未病范围：功血和月经不调之月经延长、月经量多、带下增多。

A.14 小茴香抑菌粉

干预目的：清热利湿、理气解毒。

贴敷穴位：关元、命门。

治未病范围：治未病范围慢性盆腔炎、盆腔积液、阴道炎、宫颈炎、宫颈糜烂、尿道炎、肾炎、肾盂肾炎、前列腺炎。

注：可酌加败酱草、桉树叶、浙贝母、三七。

A.15 薏米抑菌粉

干预目的：疏风清热、凉血解毒。

贴敷穴位：大椎、八髎。

治未病范围：青春痘、痤疮、酒糟鼻、脂溢性皮炎、神经性皮炎及各类皮炎。

注：可酌加土茯苓、全蝎。

A.16 赤芍抑菌粉

干预目的：疏风止痒、清热凉血、利湿解毒。

贴敷穴位：大椎、关元、八髎、膻中、神阙、涌泉。

治未病范围：荨麻疹。

A.17 白鲜皮抑菌粉

干预目的：解表升阳、清热凉血、利湿解毒。

贴敷穴位：阳陵泉、肝俞。

治未病范围：HPV感染、宫颈糜烂、疱疹带状疱疹。

注：可酌加重楼、桉树叶、白及、红景天。

A.18 桑叶抑菌粉

干预目的：解表升阳、清热凉血、利湿解毒。

贴敷穴位：神阙、蠡沟。

治未病范围：湿疹。

注：可酌加蒺藜、浙贝母、红景天。

A.19 蝉蜕抑菌粉（一气周流过敏煎方）

干预目的：祛风升阳、通窍解毒。

贴敷穴位：大椎、双肺俞。

治未病范围：慢性过敏性鼻炎。

注：可酌加山慈菇、红景天、僵蚕。

A.20 牛膝抑菌粉

干预目的：疏肝理气、清热解毒、引火归原。

贴敷穴位：局部阿是穴、神阙、中脘、涌泉。

治未病范围：慢性胆囊炎、口腔溃疡、牙龈炎、牙痛、扁平苔藓、膀胱白斑等不适。

A.21 牛蒡子抑菌粉

干预目的：疏风宣肺、理气调肝、活血化痰、解毒消肿。

贴敷穴位：大椎、神阙、涌泉。

治未病范围：肿瘤康复、乙肝（转氨酶高）、宫颈癌前病变及原位癌。

A.22 天冬抑菌粉（生脉饮合小承气汤加减）

干预目的：益气养阴、理气通便、活血化瘀。

贴敷穴位：中脘、神阙、关元、天枢。

治未病范围：肥胖、习惯性便秘及各类便秘。

A.23 黄精抑菌粉（五味异功散加减）

干预目的：益气养阴、行气解毒、活血止痛、化痰散结。

贴敷穴位：中脘、神阙、关元、阿是穴。

治未病范围：肠系膜淋巴结肿大、各类胃炎、胃溃疡、肠炎、肠息肉、痔疮等不适。

A.24 白芥子抑菌粉（五味异功散加减）

干预目的：益气养阴、行气活血、通络止痛。

贴敷穴位：中脘、神阙、关元、阿是穴。

治未病范围：月经不调、月经量少、月经后期、多囊卵巢、痛经等不适。

A.25 黄芩抑菌粉（半夏泻心汤加减）

干预目的：清热泻火、宁心安神、化痰活血。

贴敷穴位：中脘、神阙、涌泉。

治未病范围：神经衰弱、抑郁症等各类顽固性失眠。

A.26 黄柏抑菌粉（参术二仙二至丸加减）

干预目的：补脾益肾、阴阳双调、化痰活血。

贴敷穴位：神阙、关元、八髎。

治未病范围：不孕不育、更年期综合征、抗衰老、慢性疲劳、阳痿、早泄、性冷淡。

A.27 山茱萸抑菌粉（黄芪防风四逆散）

干预目的：益气养阴、清热化痰、活血。

贴敷穴位：大椎、中脘、神阙、关元、经渠。

治未病范围：近视、弱视、远视、白内障等不适。

A.28 郁金抑菌液

干预目的：益气养阴、清热化痰、活血。

贴敷穴位：中脘、神阙、关元。

治未病范围：糖尿病、干燥综合征、干眼症、口唇炎。

A.29 荆芥抑菌粉

干预目的：祛风化痰、益气活血、理气通络、平肝潜阳。

贴敷穴位：大椎、中脘、神阙、关元。

治未病范围：高血压、脑梗死、脑萎缩、动脉斑块、冠心病、静脉曲张。

A.30 半枝莲抑菌粉

干预目的：祛风通络、活血止痛、强筋壮骨。

贴敷穴位：大椎、神阙、关元、阿是穴。

治未病范围：腰椎间盘突出症、骨质增生、滑膜炎、风湿性关节炎、类风湿、强直性脊椎炎、闭合性损伤。

（十）应用案例简介

陈某某，女，51岁。主诉：胃脘隐痛数年。现病史：打嗝，怕冷，面部长斑，颈肩疼痛，口干，眠差，月经3月未至，易汗出。医院检查：非萎缩性胃炎，胃体息肉2.5 mm×3.5 mm，食管下段隆起。舌脉：双脉弦滑，双寸紧，右尺左关偏沉，左尺沉滑；舌质暗淡，苔白腻有津，有裂纹，舌底静脉迂曲。中医诊断：胃痛（肝气犯胃）。治则：疏肝和胃，理气止痛。

处方一：炙黄芪，柴胡，醋香附，川芎，乌药，炙甘草，防风，浙贝母，三七，蜂房，山慈菇，猫爪草，灵芝孢子粉，炒鸡内金，威灵仙，萆薢，菟丝子，30剂。

处方二：元气导引八卦贴，牛蒡子抑菌粉，15贴，贴中脘，隔天一次，每次贴12～24小时。

二诊：胃脘隐痛好转，鼻塞，打喷嚏，流鼻涕，咳嗽，复查显示胃息肉消除。双脉弦滑浊，双寸略紧，右尺左关沉，舌质暗淡，苔白腻有津，有裂纹，舌底静脉迂曲。

处方一：炙黄芪，北柴胡，佛手，乌药，

炙甘草，防风，辛夷，白芷，炒莱菔子，炒紫苏子，炒芥子，炒葶苈子，浙贝母，红景天，山慈菇，灵芝孢子粉，萆薢，杜仲，菟丝子，30剂。

处方二：元气导引八卦贴，牛蒡子抑菌粉15贴，贴中脘，隔天一次，每次贴12～24小时。

按语：女性患者，年龄51岁，正好更年期，出现胃脘隐痛、呃逆、怕冷、易出汗为胃气上逆，阳虚生寒，气虚自汗之象；女子七七，天癸竭，五脏俱衰；女子以肝为先天，肝血不足，肝主疏泄，主升发，疏泄不畅而气机逆乱，木郁土壅导致胃气上逆故而胃痛呃逆，气滞痰阻中焦久而成瘤，肝血不能濡养脏腑，阳气温煦无权故而怕冷，阳不固表故汗多。处方用通气散疏肝理气，乌药、炙甘草、防风顺气温通之意；配消瘤方化痰通络、软坚散结，加鸡内金、威灵仙增强消积化瘤之力；金刚丸下利固藏。二诊因有外感伴随在原治疗基础上增加靶向药物辛夷、白芷宣通肺气，四子运脾化痰。配合外用元气导引八卦贴牛蒡子抑菌粉贴中脘穴，增强理气活血、清热消积、和胃移毒之功效。整个治疗方案疏肝理气、顺气化痰、降逆和胃、消痰化积、脾肾同调、驱邪不伤正；五脏固护，一气周流，移毒体外，实现邪去正安。

三、总结

元气是人体脏腑机能的综合体现，是生命的根本。人体的元气充沛，则表现为各脏腑、经络、形体官窍的功能正常，正气旺盛而不易为外邪侵犯；若先天禀赋不足，或久病损耗，或后天失调，导致元气的化生不足、耗损太过或运行失常，各种病变应运而生。穴位贴敷是以经络理论为基础的一种中医外治法，疗效好，且无疼痛不适感，患者更易接受。穴位贴敷发挥穴位刺激和中药吸收的协同效应，起到温经散寒、活血化瘀、理气止痛的作用，在临床取得了良好效果。该疗法不仅能有效改善疾病，减少西医药物带来的副作用，并且方法简单易操作，适合推广。

伏羲门元气导引八卦贴是在人体元气理论指导下，传承中医经典穴位贴敷的基础上，创新研发的一款新型实用性慢病管理外用贴剂。具有便捷使用、对症组合、效果显著等优点，尤其对一些呼吸类疾病、胃肠类疾病、女性常见疾病、常见皮肤疾病、常见疼痛疾病等慢病有显著的改善效果。

参考文献

[1] 张璐姣，刘航莉，刘娟，等.中药穴位贴敷治疗原发性痛经的临床应用进展[J].临床医药文献电子杂志，2020，7（30）：196-197.

[2] 刘珍珠，刘修超，佟常青，等.元气、原气、真气、正气的内涵及相互关系探析[J].中医杂志，2022，63（5）：401-406.

[3] 施绍龙，曹金霞，戴鹏举，等.穴位贴敷干预阳虚质的研究进展[J].光明中医，2018，33（5）：5.

[4] 关福强，籍东胜，杨雪莉，等.穴位贴敷治疗神经根型颈椎病的疗效观察[J].临床医药文献电子杂志，2016，3（27）：5356-5357.

[5] 刘梅英，李志明，刘慧琴，等.益肾通络方穴位贴敷治疗腰椎间盘突出症100例[J].中国中医药现代远程教育，2016，14（16）：111-113.

[6] 叶玲.白芥子丸穴位贴敷治疗对上气道咳嗽综合征咳嗽积分的影响[J].临床合理用药杂志，2018，11（35）：56-58.

[7] 刘成勇，吴文忠，房繄恭，等.白芥子涂方穴位贴敷防治支气管哮喘的临床研究[J].南京中医药大学学报，2018，34（6）：565-568.

[8] 周丽，刘晓君，毛玮，等.穴位贴敷治疗腹泻型肠易激综合征32例临床观察[J].湖北中医杂志，2017，39（5）：28-29.

[9] 田菲，陈颖颖.中医护理联合止泻方、穴位贴敷干预小儿腹泻的效果及安全性分析[J].智慧健康，2018，4（36）：93-94.

[10] 王丽珍，王江，张鹏，等.固泉贴治疗女性

压力性尿失禁[J].辽宁中医杂志,2013,40(11):2280-2283.

[11] 周萍,王琰,王燕,等.中药穴位贴敷治疗慢性前列腺炎湿热瘀阻证40例临床研究[J].江苏中医药,2016,48(9):58-60.

[12] 蒙雅群.中药穴位贴敷对胸痹心痛病(心血瘀阻)症状缓解的效果探析[J].临床医学研究与实践,2017,2(34):105-106.

[13] 赵立君,李凤娥.强心贴穴位贴敷治疗慢性心力衰竭40例临床观察[J].河北中医,2014,36(10):1517-1518.

[14] 黄辉文,戚子荣,丘青中.双柏膏与穴位贴敷治疗踝关节急性软组织损伤的疗效观察[J].临床医学,2018,38(1):119-121.

[15] 付孝君.中药浴足联合穴位贴敷治疗老年支气管哮喘急性发作期临床观察及护理体会[J].四川中医,2018,36(4):218-120.

[16] 陈永炎,刘国力,黄启莲,等.患侧穴位贴敷药物治疗急性期脑梗死肢体偏瘫76例疗效观察[J].中国实用医药,2016,11(21):22-23.

[17] 严容,张美云,窦英磊.中药穴位贴敷胆囊区治疗急性胆囊炎30例[J].江西中医药,2015,46(6):43-44.

[18] T/HSIPA 015-2021.中关村健康服务产业促进会团体标准:伏羲门元气导引八卦贴[Z].2021-12-15.

(整理者:北京中医药大学 王泽平)

初探"归元气机"推拿手法的思想及其应用价值

黄二锦

（广东善根源健康产业发展有限公司　523000）

摘要：归元气机法是以中医学"气机升降"学说为理论基础，基于脏腑经络理论，运用"慢压快抬"的特色推拿手法配合其他常规中医推拿手法进行健康管理，达到调理脏腑气血阴阳平衡、防治疾病的一种中医脏腑推拿技术，对脑卒中后便秘、尿潴留、肠易激综合征等多种慢病防治具有积极意义。

关键词：归元气机法；脏腑复位；中医慢病防治

随着医疗卫生水平以及全民健康、疾病防治意识的提高，"慢病"成为影响居民生命及生活质量主要的卫生健康问题之一。推拿古称按摩、按跷、按蹻、乔摩、案杌、抑搔、折枝、眦搣、扶形、摩挲等，是中国传统医学的重要组成部分和特色疗法之一，具有悠久的历史与卓越的临床疗效[1]。作为中医推拿疗法中的重要流派之一，由贺平研创、黄二锦传承的归元气机法自1986年开始研究，经过大量应用、反复验证持续探索和整理，已形成了成熟独特的体系，并于2022年4月发布《归元气机法（脏腑推拿）操作规范》团体标准。

归元气机法亦称作归元气机脏腑推拿，是一种根据脏腑经络理论，运用"慢压快抬"的特色推拿手法配合其他常规中医推拿手法进行健康管理，达到调理脏腑气血阴阳平衡、防治疾病的一种中医脏腑推拿技术，其以医患一对一的徒手治疗模式为主，适用于多种慢病防治，临床疗效显著。笔者在此基础上归纳总结，初步探析"归元气机法"的思想与应用价值，现阐释如下。

一、"归元气机"思想探析

（一）气机升降是"归元气机"的理论基础

中医学认为气是构成宇宙世界的物质基础，而气的升降出入运动（即气化的过程）是自然界事物之间或自身内部相互作用和转化的客观规律[2]。气机升降学说是中医阴阳学说在气机的动态消长转化过程中的具体运用。《素问·六微旨大论》记载："升已而降，降者谓天；降已而升，升者谓地。天气下降，气流于地；地气上升，气腾于天。"气之上升至极使之转化为下降，气之下降至极转化为上升。正是由于气机升降出入的有序运动，万事万物才得以化生，故《素问·六微旨大论》曰："气之升降，天地之更用也……高下相召，升降相因，而变作矣。"阴阳之气的升降出入是人体生命活动的重要体现形式，《素问·阴阳应象大论》云："清阳出上窍，浊阴出下窍；清阳发腠理，浊阴走五脏；清阳实四肢，浊阴归六腑。"此外，气机运行也是人体脏腑功能和生命活动的基本形式，其随脏腑功能不同而异，根据"五脏者，藏精气而不泻也"的生理特点，体现了五脏以"入"为主的内守基本特征；根据"六腑者，传化物而不藏"的生理特点，体现了六腑以"出"为主的降泻基本特征，而要保证五脏六腑的"满而不能实、实而不能满"的特点，则需要气机升降出入运动的协调平衡[3]。因此，气机升降是"归元气机"的理论基础。

（二）气机异常则百病皆生

人体疾病的发生是由于六淫、七情、饮食以及"生病起于过用"等因素导致机体气机升降失常而致。《素问·举痛论》指出："百病生于气也"，提出气的升降失常在疾病发生的基本作用。张景岳云："气之在人，和则为正气，不和则为邪气，凡表里虚实，逆顺缓急，无不因气而致，故百病皆生于气。"无论内伤七情或外感六淫，均可致气机失调逆而为害，郁闭滞塞，出入不利，久而累血，影响脏腑表里、上下、内外，而生诸变，正如《素问·六微旨大论》云："出入废则神机化灭，升降息则气立孤危。"因此"归元"即指通过推拿手法使脏腑回归原本的位置而发挥正常的气机升降，促进机体恢复平衡。

二、"归元气机"手法阐释

归元气机法是一种推拿手法，作用于人体躯干部位（以腹部为主）的经络穴位或特定部位，治疗因脏腑功能失调导致的内科、妇科以及儿科等多种病症，是对古中医创新而形成的中医外治法。该法是在继承传统中医脏腑推拿疗法的基础上，总结出"慢压快抬"调节脏腑升降功能的特色手法，对于气机异常（如气逆、气虚、气陷、气脱、气滞、气绝等）造成脏腑受压损伤引起的疾病具有"简、便、验、效"的特点，是一项效果明确、经济实用的中医特色治未病方法和技术。

归元气机法具体包括双手叠指推法、立掌跪指顶法、单肘探幽压法3种手法，并结合推拿的其他常用手法，其中双手叠指推法又称"凤凰展翅"，主要用双手张开左手拇指压在右手拇指上叠加向下施力作用于患部；立掌跪指顶法又称"指点乾坤"，主要用左手或右手，手掌伸直，食指、中指、无名指与小指屈曲，形成跪指，各指第二指节形成一个平面作用于施术部位，近端指与掌指关节成一平面；单肘探幽压法又称"神龙摆尾"，主要以左肘或右肘肘尖为施力点作用于施术部位，向外侧用力。施术时根据施术部位与受力不同可分别选用手法。

施术部位主要以腹部12个部位为主，包括部位一：腹部腹直肌与右肋下缘交点为中心的共6厘米左右长的带状区域（神融气泰）；部位二：胸部正中胸骨下端肋角下3到6厘米左右长的带状区域（如日中天）；部位三：腹部腹直肌与左肋下缘交点为中心的共6厘米左右长的带状区域（运化归仓）；部位四：腹部右下方以腹股沟中点为中心沿髋骨边缘长约6厘米左右的带状区域（百川归海）；部位五：腹部下方前正中线与耻骨联合交点为中心点左右长为6厘米带状区域（水火既济）；部位六：腹部左下方以腹股沟中点为中心沿髋骨边缘长约6厘米左右的带状区域（四通八达）；部位七：腹部左侧平脐水平线上距脐6寸左右位置（金风送爽）；部位八：腹部右侧平脐水平线上距脐6寸左右位置（春意盎然）；部位九：腹部位于脐左斜下45°2寸区域（面若桃花）；部位十：腹部左侧平脐2寸区域（金玉满堂）；部位十一：腹部位于脐右斜上45°2寸区域（神清气爽）；部位十二：腹部右侧平脐2寸区域（五谷丰登）。按照部位八→部位一→部位七→部位三→部位六→部位四→部位五→部位二→部位九→部位十→部位十一→部位十二的顺序依次施术。

三、"归元气机"手法应用

国医大师熊继柏认为慢病具有以下三大特点：一是持久缠绵，反复无常；二是虚实相兼，寒热相混；三是主症顽固，变症复杂。因此慢病的治疗周期长，同时需要结合患者情况、疾病阶段进行辨证论治，治疗过程中方案多变，这是中医药在治疗慢病中的优势[4]。临床中归元气机法可用于部分慢病健康干预，主要通过手法操作打开气机枢纽，恢复脏腑功能，使人体达到阴平阳秘的和谐状态，操作手法可配合常规中医脏腑、经络、穴位推拿手法，部位选择以腹部为主，并根据具体慢病情况，有针对性地选择头面部、颈肩部、腰背部及四肢的相关腧穴部位进行操作，其可参与到慢病"防、治、康、养"的各个阶段中，其中又在"防""康""养"三个阶段中具有独特优势。下面介绍归元气机法在三种常见慢病的应用。

（一）脑卒中后便秘

便秘是脑卒中后的常见并发症，其发生率可达30%～60%。脑卒中患者一旦发生便秘，可导致血压及颅内压升高，增加复发风险，甚至危及生命。目前西医治疗以促进肠道蠕动、恢复有效通便为主，虽可取得即时疗效，但长期应用易有依赖性，甚至诱发癌变等不良反应[5]。中医学认为卒中和便秘可相互影响。卒中多因正气不足、肾阴亏损、阴阳离决、阳化风动、气血冲逆、蒙闭清窍而致，以肝肾阴虚、气血衰少为根本。便秘则以素体阳盛、胃肠积热、气血阴津亏虚为根本。卒中与便秘二者有其内在联系，互相影响。卒中后气血更虚，阴亏于下，促使便秘发生，便秘则大肠传导失司，气机不畅，血行不利，气血不能濡养肢体经脉，从而加重脑卒中病情[6]。

归元气机法因简便无副作用、疗效确切的优势，得到了患者的认可。推荐手法包括按法、推法、振法和摩法，具体操作方法为仰卧位，双腿屈曲，操作者两手叠加放于受术者腹部，以肚脐为中心，先按顺时针方向自右沿结肠解剖位置向左环形按摩3分钟，再以一指禅手推法和指振法按压中脘、天枢、大横、中极、关元等穴，每穴按压约15～20秒，力度要渗透、无压痛，以受术者耐受为度。再重复上述按摩及按压穴位方法，每次操作3遍；操作完后，在腹部压痛点及肚脐处用擦热的双手外敷5次，每次约1分钟。干预周期为每日治疗1次，10天为1个干预周期，休息2天后继续下一个周期。

（二）尿潴留

尿潴留属中医学"癃闭"范畴，以膀胱充盈、小腹胀痛、不能自行排尿为主要表现。目前西医主要通过抗炎药物及手术方式治疗，但该治疗方式具有一定的副作用[7]。近年来更多的学者倾向于临床副作用小、更易于令患者接受的物理疗法。中医学认为小便的形成与排泄主要依靠肺之通调、脾之传输、肝之疏泄、肾与膀胱之气化功能[8]。若脏腑功能失职，尿液的生成与排泄障碍，则形成癃闭。其基本病机是肾与膀胱气化功能失调。外感或内生湿热之邪侵犯膀胱，阻滞气机，导致膀胱气化不利；热毒邪犯肺，肺燥津伤，通调失职，上源枯竭，则尿液生成不足；若饮食不节，损伤脾胃，气虚下陷，清阳不升，浊阴不降，致膀胱气化无力；若肝郁气滞，疏泄失职，致膀胱气化不利；若积块、砂石、瘀血、败精阻塞尿道，则膀胱气化受阻；若劳倦太过，或久病体虚、年老体弱，致脾肾阳气虚衰，膀胱气化无力；或因消渴、热病日久，致肾阴耗竭，尿液生成无源，均可发生癃闭。

归元气机法作为推拿学的重要组成部分，疗效肯定、操作简便、安全可靠，易被患者接受，其在治疗尿潴留方面取得了一定成果。推荐手法包括摩法和按法，主要操作方法为平卧位，双下肢伸直，放松腹部，施术者站在受术者的右侧，五指并拢放在腹部，用掌力向下腹壁方向按摩，时间3～5分钟，揉按时动作轻，力度逐渐增加，以受术者能耐受为度，用力应均匀并由轻到重逐渐加压，切忌手法过重或用力过猛以损伤膀胱。

（三）肠易激综合征

肠易激综合征是一种以长期或反复发作的腹痛、腹胀，伴排便习惯和大便性状异常为特征性症状的肠功能障碍性综合征，因其具有高度特异性，不同患者的临床表现不尽相同。西方国家流行病学调查显示：人群发病率可高达15%。中医学中本病当属"泄泻""腹痛""便秘"的范畴，其发病多与情志失常，感受外邪，饮食所伤有关，基本病机多为饮食不节、胃肠虚弱、脾失健运、肠失传输，以致腹泻频作、腹胀肠鸣；或情志失调，精神紧张，则肝气郁结，横逆犯脾，则水谷停滞，清浊不分，导致腹泻或腹泻便秘交替，或腹痛腹胀，常以精神情绪波动而诱发或加重[9]。

归元气机法作为中医优势技术，对于肠易激综合征的治疗也具有显著疗效，具体手法包括一指禅推法、按法、揉法、摩法、搓法、擦法等，操作方法为使受术者仰卧位，施术者用一指禅推法由中脘穴开始缓慢向下移至气海、关元穴，往返操作5~6遍；用按揉法在气海、关元穴操作，每穴约1分钟；用掌摩法逆时针摩腹，重点在胃脘部，腹部操作时，则按顺时针方向进行，时间约为4分钟；受术者俯卧位，施术者用搓法沿脊柱两旁从脾俞到大肠俞操作，每穴约1分钟；按揉脾俞、胃俞、大肠俞、长强穴，每穴约1~2分钟；再在背部用擦法操作，以透热为度。治疗本病时，可适当延长或加重手法刺激。

此外，归元气机法还可应用于痛经、腹部术后肠梗阻、术后肠粘连、腹胀、手术后胃肠功能紊乱、化疗后便秘、腹部术后便秘和骨科术后便秘等多种慢病的防治，具有广阔的发展空间。

四、结语

归元气机法是在继承《黄帝内经》《伤寒论》和《四圣心源》中经典学术思想的基础上，围绕手法复位恢复脏腑功能所进一步衍生出来的整体调控的特色手法，手法操作过程注重畅通脏腑气机，且手法操作有序，使疗效更有保证，具体手法的选择以及操作时间根据患者体质、病证性质可不断调整，使临床操作更具多样化，治疗思路不被僵化，对于中医多种慢病的防治具有积极意义。

参考文献

[1] 李华东.古代推拿文献研究[D].济南：山东中医药大学，2006.

[2] 刘瑞，鲍艳举，花宝金.《黄帝内经》中气机升降理论思想的探讨[J].世界中医药，2014，9（3）：299-301.

[3] 谭方，李晓君，周蕾.脏腑气机升降出入理论探微[J].北京中医药大学学报：中医临床版，2009，16（1）：29-31.

[4] 刘扬，何清湖，刘朝圣，等.国医大师熊继柏论中医治疗慢性病要有守有方[J].中华中医药杂志，2018，33（12）：5429-5431.

[5] 佟昊琛，姜建振，任奎羽，等.基于选穴规律探究针灸推拿治疗脑卒中后便秘的研究进展[J].按摩与康复医学，2021，12（7）：73-74+78.

[6] 高少鸽，赵杨.卒中后便秘研究进展[J].辽宁中医药大学学报，2016，18（5）：142-145.

[7] 李正飞.腹部推拿治疗尿潴留的作用机制研究[J].中医外治杂志，2017，26（5）：47-49.

[8] 粟李琴，韦丹.中医治疗尿潴留的临床研究进展[J].湖南中医杂志，2022，38（8）：201-205.

[9] 孙定炯，孟凡征，李西忠，等.中医药治疗肠易激综合征临床研究进展[J].实用中医内科杂志，2010，24（10）：5-7.

（整理者：北京中医药大学　温雅璐）

中药罐疗在防治疾病中的应用探析

管惠民　管乃萱　管浩然　宋利芬　于　晴　张淑凤

（北京旭日荣盛生物科技有限公司　101400）

摘要：拔罐疗法是以罐为工具，利用加热、抽吸等方式，造成罐内负压，使罐吸附于腧穴或体表一定部位，使局部皮肤充血甚至瘀血，以调整机体功能，达到防治疾病目的的方法。团队所采用的特色中药罐疗则是在拔罐疗法施治过程中配以特制中药药液涂于体表，借助罐疗产生的负压作用，将药物透过皮下而发挥调治机体的作用，具备简、便、验、廉等特点，既有治未病之功，又可用于各类急慢性病的治疗，适用人群广泛，未来可期在技术传承的基础上，通过更加丰富的临床与实验研究，结合新型科技手段，联合其他防治疾病措施，实现技术创新，并更好地推广应用。

关键词：中药罐疗；防治疾病；操作方法；应用前景

《灵枢·经脉》云："经脉者，所以能决生死，处百病，调虚实，不可不通。"由此可知，疏通经脉在防治疾病中发挥着至关重要的作用。拔罐法作为一种历史悠久的中医外治法，具有开泄腠理、祛风散寒、通经活络、行气活血、祛瘀生新、消肿止痛等作用。现代教材认为，拔罐产生的真空负压有较强的吸拔之力，其作用在经络穴位上，能使体内的病理产物通过皮肤毛孔而排出体外，从而使经络气血得以疏通，脏腑功能得以调整，达到防治疾病的目的[1]。

拔罐疗法，古代因使用罐具之不同，而又有"角法""煮拔筒法""煮竹筒法""煮罐法""火罐气"等不同称谓。1973年湖南长沙马王堆汉墓出土的帛书《五十二病方》中即记载了以"角"治病的操作；"以小角角之，如熟二斗米顷，而张角，系以小绳，剖以刀，其中有如兔，若有坚血如末而出者，即已"，一般认为此处"小角"指牛、羊、鹿等动物头上之角，即春秋战国时期角法的操作工具[2]。时代发展至今，用于临床治疗及日常养生保健的罐疗法则主要演变为火罐、水罐和抽气罐三大种类。知其源流，方能更好地应用。因此，下文首先简要回顾罐疗历史沿革，而后介绍特色药物与罐疗结合的具体操作，最后再探析其在防治疾病方面的应用及发展前景。

一、中药罐疗的历史源流

有关拔罐疗法的古文献记载非唯见于我国，阿育吠陀典籍《妙闻集》中也有以角、蛭、葫芦吸血以治疗体液疾患的描述；古希腊医神阿斯克勒庇俄斯神庙的壁雕中亦可见用于从人体内抽血的医用吸杯，研究认为古希腊人使用杯吸法的时间应不晚于公元前8世纪；日本医家丹波康赖于公元984年撰成的《医心方》援引我国医籍《葛氏方》中"角嗽去恶血"，则被认为是角法在日本的最早记录。

在我国，自先秦时期的《五十二病方》以后，魏晋南北朝时期的医籍《肘后备急方》《姚氏方》《补缺肘后百一方》中也均有关于"角法"的记载，隋唐时期的《外台秘要》中更留下了新型拔罐工具产生的记录："患瘫𤹅等病必瘦，脊骨自出，以壮丈夫屈手头指及中指，夹患人脊骨，从大椎向下尽骨极楷，复向上，来去十二三回，然以中指于两畔处极弹之，若是此病，应弹处起作头，多可三十余头，即以墨点上记之，取三指大青竹筒长寸半，一头留节，无节头削令薄似剑，煮此筒子数沸，及热出筒笼墨点处，按之良久，以刀弹破所角处，又煮筒子重角之，当出黄白赤水，次有脓出，亦有虫出者，数数如此角之，令恶物出尽，乃即除，当目明身轻也。"可见此时医家已综合运用捏脊、刺络、煮拔筒法等手段排除体内毒物。而唐代的医学分科中"医科"下所分五科之中也包含"角法"，说明其被纳入正规的医学教育体系中。

宋金元时期"药筒法"成形并不断发展，罐疗的适应证也拓展至内科领域，如《苏沈良方》中即载有以药筒治疗咳嗽的方法："治久冷痰咳嗽及瘀嗽，服药无效者。雄黄（通明不夹石者）一两、雌黄（不夹石者）半两，二味同研极细，蜡三两。上先熔蜡，令冷，下药末，搅匀，候凝刮下。用纸三五段，每段阔五寸，长一尺，熔涂其一面令厚。以竹箭卷成筒子，令有药在里，干令相著，乃拔去箭。临卧，熨斗内盛火，燃筒子一头令有烟，乃就筒子长引气，吸取烟，陈米饮送下。又吸，每三吸为一节，当大咳，咯出冷涎，即以衣覆卧，良久汗出。若病三五年者，二三节即瘥。十年以上，瘦甚，咳声不绝，常有冷痰，服药寒温补泻俱无效者，日一为之，不过五七日，良愈。"医家先将竹罐在药物中煮过备用，再将此罐置于沸水中煮，乘热拔在身上，以发挥吸拔和药物外治的双重作用。元代《瑞竹堂经验方》中则有"吸筒，以慈竹为之，削去青。五倍子多用、白矾少用些子，又药和筒煮了收起，用时，在沸汤煮令热，以节箍筒，乘热安于患处"的记载，将生肌敛疮之品煎汤煮筒，有助于脓毒排出后伤口的恢复。

至明清时期，明代《外科正宗》《外科启玄》《奇效良方》等医籍中进一步扩大了拔罐疗法的适用范围，煮罐所使用的处方也愈发多样，如《外科正宗》载有"煮拔筒方"："煮拔筒方羌紫苏，生甘蕲艾石菖蒲，须葱白芷兼独活，筒拔疮脓寿命符"，《外科启玄》则常用"白及、白蔹、艾叶、牙茶、甘草、苍术、厚朴、草乌、白蒺藜、乌桕皮，各等分咀片。用水三五碗。同竹筒子一齐煮十数沸。则取竹筒子用，如痈疽大，脓多，亦多煮竹筒子，亦不必拘数，此活法也。"《奇效良方》则记述了以之救溺之法："治溺水死，以酒坛纸钱一把，烧放坛中，急以坛口覆溺水人脐上，冷则再烧纸钱于坛内，覆脐去水即活。"清代医家更将罐疗的作用部位进行细化，如《理瀹骈文》所记载的"脐疗法"等。《医宗金鉴》还总结了"药筒拔法歌"："痈疽阴证半月间，不发不溃硬而坚，重如负石毒脓郁，致生烦躁拔为先，铍针放孔品字样，脓鲜为顺紫黑难。"《本草纲目拾遗》又正式提出了"火罐"之名："火罐，江右及闽中皆有之，系窑户烧售，小如人大指，腹大两头微狭，使促口以受火气，凡患一切风寒，皆用此罐"，后又对火罐法的操作、适应证及优势等进行了系统论述。近现代随着科学技术的发展，各类罐具及罐疗的操作方法（包含排气法、吸拔法等）日益丰富，适用范围也不断拓宽，在海内外受到了广泛关注[3]。本团队也基于医术传承与现代实践，研发出独具特色的中药罐疗法。

二、特色中药罐疗的操作

（一）特色中药罐疗的材料准备

1. 罐具

采用市面上资源丰富的普通玻璃火罐作为施治工具。

2. 特色中药

本团队研究人员根据现代人的体质特点，在家传药方（包含大戟、天竺黄、琥珀、雄黄、炙甘草、苍术、全蝎、石斛、天麻、当归、川芎、羌活、荆芥、防风、麻黄、细辛、川乌、草乌、何首乌等药物）的基础上进行加减，研发出罐疗专用的"循经调理液"和"循经保护液"，施术时将药物涂于体表，通过火罐的负压作用，将药物导入皮下，推动循环。"循经调理液"和"循经保护液"主要可发挥祛风除湿、行气活血、散寒通络等作用，促进人体对药物的吸收和代谢，一方面减轻了药物口服所带来的肠胃负担，另一方面药物可直达病灶，缩短起效时间。

（二）特色中药罐疗的操作方法

1. 物品准备

罐疗床及床上用品、95%乙醇、点火棒、1～5号玻璃火罐若干。

2. 操作过程

分为背面施术和正面施术两部分。先背面施术，后正面施术。操作过程中需暴露肢体表面。

（1）背面施术：被施术者取俯卧位，将"循经调理液"均匀涂于体表，根据不同位置、不同面积，取不同型号的火罐施术。先于后颈部置火罐3个，正后方置火罐1个，左右两侧置火罐各1个。再沿督脉大椎穴至长强穴将火罐排作1列。背部左右两侧（膀胱经1线和2线循行部位）各将火罐排作1列。双侧肩周至臀部各将火罐排作1列。大腿、小腿两侧至足部，自承扶、委中、承山至足跟、足掌，循直线将火罐排作1列。大、小腿外侧至踝骨沿胆经将火罐排作1列。最后于上臂外侧将火罐排作2列，前臂至手背将火罐排作1列，第1遍施术结束。留罐5分钟后取罐，再涂"循经调理液"，主要将火罐置于第1遍施术时留下的空隙处，留罐5分钟后取罐，涂"循经保护液"，背面施术过程结束。

（2）正面施术：被施术者取仰卧位，将"循经调理液"均匀涂于体表，第1个火罐置于神阙处，而后由颈部沿任脉至中极穴下将火罐排作1列。再于任脉左右等距将火罐排作1列，由肩周至髋关节、腹股沟分别等距均匀排列火罐。下肢部位先将火罐置于膝关节，而后循大腿正中线置1列火罐，内外侧再置1列火罐，小腿内外侧各置1列火罐，解溪穴置1个火罐，足背上、趾跟部各置1列火罐，第1遍施术结束。留罐5分钟后，取罐，再涂"循经调理液"，主要将火罐置于第1遍施术时留下的空隙处，留罐5分钟后取罐，涂"循经保护液"，正面施术过程结束。至此，特色中药罐疗的操作全部完成。

（三）特色中药罐疗的注意事项

（1）拔罐时，选择肌肉相对丰满的部位。若骨骼凹凸不平，毛发较多处，则罐体容易脱落。

（2）拔罐手法需熟练，动作应轻、快、稳、准。

（3）用于燃火的乙醇棉球，不可吸含过量乙醇，以免拔罐时乙醇滴落到患者皮肤上形成烫伤。

（4）留罐过程中如出现拔罐局部疼痛，可减压放气或立即起罐。起罐时不可硬拉或旋转罐具，以免引起疼痛，甚至损伤皮肤。

三、中药罐疗的临床应用与发展前景

基于中药罐疗悠久的临床应用历史，有学者系统总结了我国古代医籍中应用拔罐疗法治疗的优势病种，发现其主要可用于治疗痈疽、发背、乳痈、诸疮肿毒、脑疽、黄疸、产前风、头风、背心生疽等疾病，主要涉及外、妇、内等临床各科[4]。新中国成立以来，药罐疗法在改善带状疱疹及后神经痛、痤疮、荨麻疹、湿疹、神经性皮炎、黄褐斑等皮肤病，肩周炎、颈椎病、腰椎间盘突出症、第三腰椎横突综合征、坐骨神经痛、痛风性关节炎、乳腺炎等骨外科疾病，以及感冒、咳嗽等内科疾病的临床表现上也展现出了良好的作用效果。近年来，中药拔罐疗法在骨关节病、痛症、糖尿病胃轻瘫、冠心病、乳腺增生以及皮肤病等内、外、妇、儿各科疾病的治疗上又得到了更多的应用，并通过结合辨证施用温中散寒、祛风通络、活血祛瘀、祛寒除湿、益气行血等药物取得了更佳疗效[5-6]。与此同时，研究人员对其作用机制及标准化、规范化措施也展开了更为深入的探索。

有研究表明，拔罐疗法主要是通过负压吸引、提升痛阈、增加皮肤血流量及增强机体免疫力等方式发挥作用[7]。有学者进一步指出，拔罐起始动力学机制可能是通过"升高局部温度→扩张血管→提高血流量→增加组织氧供及加快新陈代谢"的途径进行，且其可能与局部神经、免疫调节有关。研究发现，动物耐缺氧效应平台上，拔罐穴区局部P物质、组胺、五羟色胺明显增加。而运用拔罐法退热的机制则可能与提高抗炎因子水平，抑制中枢iNOS、COX-2蛋白表达水平，并降低IL-1β、GM-CSF、IL-6、TNF-α等炎性细胞因子表达水平，促进局部免疫细胞和免疫因子的释放，激发穴位局部免疫调节，从而通过局部相关细胞、因子的调节，激活机体内神经-内分泌-免疫网络，产生整体调节效应[8-9]。

另一方面，学者关于药罐罐具、药量、药物剂型等方面也进行了研究，发现使用中药免煎颗粒冲化的特色水药罐与传统剂型制作的水药罐在治疗疗效上并无差别[10]；特色水药罐法较之于传统玻璃罐，采用真空抽气罐在临床使用上操作更为便捷、患者更加舒适[11]；特色水药罐热敷作用的发挥与室温、药量相关，室温在10～14℃时，药罐内药物应大于55 mL；室温15～19℃时，药物应大于45 mL，室温20～24℃时，药罐内药物应大于25 mL；室温25℃以上时，则仅需药物20 mL即可[12]。2018年，中华中医药学会为推动拔罐技术的规范化，更颁布了《中医治未病技术操作规范·拔罐》技术标准[13]，为拔罐的临床操作与科学研究提供了统一的技术标准，也成为药罐疗法持续发展的重要助力。

目前，药罐疗法还常与穴位贴敷、刺络法、中西药内服等其他手段相结合以加强防治疾病的效果[14-17]。因此，中药拔罐作为一项防治疾病、养生保健的有效技术，未来通过新型罐器的研发、技术操作规范国际标准的制定、相关教材与专著的编写以及学术组织的交流等措施[18]，相信将不断获得优化，造福于更多民众。

参考文献

[1] 梁繁荣，王华. 针灸学[M]. 4版. 北京：中国中医药出版社，2016：155.

[2] 陈泽林. 中国罐疗法溯源：《五十二病方》角法研究[J]. 天津中医药，2013，30（2）：87-89.

[3] 吕双双. 拔罐疗法的历史源流探究[D]. 哈尔滨：黑龙江中医药大学，2015.

[4] 孟祥燕. 拔罐疗法治疗优势病症的文献研究[D]. 济南：山东中医药大学，2011.

[5] 张耀巍，杨皓月，许海霞，等. 中药拔罐的临床应用概况[J]. 湖南中医杂志，2017，33（1）：184-187.

[6] 彭晶晶，董婧，靳杨，等. 储药罐改善稳定型心绞痛（气虚血瘀型）患者胸闷胸痛症状效果观察[J]. 北京中医药，2021，40（4）：360-364.

[7] Zeng K, Wang JW. Clinical application and research progress of cupping therapy[J]. Journal of Acupuncture and Tuina Science, 2016, 14（4）：300-304.

[8] 洪寿海，吴菲，卢轩，等. 拔罐疗法作用机制探讨[J]. 中国针灸，2011，31（10）：932-934.

[9] Guo Y, Chen B, Wang DQ, et al. Cupping regulates local immunomodulation to activate neural-endocrine-immune worknet[J]. Complement Ther Clin Pract, 2017, 28：1-3.

[10] 牛燕霞，李建萍，张慧，等. 不同剂型特色水药罐治疗椎间盘源性腰痛疗效观察[J]. 上海针灸杂志，2015，34（9）：78-80.

[11] 李建萍，张慧，杨建梅，等. 特色水药罐罐具变革临床应用观察[J]. 中国针灸，2015，35（8）：

819-822.

[12] 蔡俊，李建萍，张慧，等.特色水药罐热敷药量的观察[J].上海针灸杂志，2015，34（6）：579-581.

[13] T/CACM1078-2008.中医治未病技术操作规范·拔罐[R].北京：中华中医药学会，2018.

[14] 易春芬，李姣，王爱华，等.药罐联合穴位贴敷治疗膝骨性关节炎临床观察[J].湖北中医药大学学报，2021，23（6）：89-91.

[15] 何梦华，金远林，刘贱女.祛瘀生新刺络药罐法治疗膝骨性关节炎患者的临床观察[J].世界中西医结合杂志，2021，16（8）：1495-1499.

[16] 江舟，韩旭翠，翟亮，等.刺络药罐法结合八珍汤治疗气血亏虚型无先兆偏头痛的临床研究[J].针灸临床杂志，2019，35（4）：21-25.

[17] 王国蜜，鲍身涛，徐国梅，等.脐药罐联合氯雷他定治疗风寒束表型慢性荨麻疹临床观察[J].北京中医药，2019，38（9）：934-936.

[18] 陈勇，陈波，陈泽林，等.拔罐疗法的临床及其生物学机制研究[J].世界中医药，2020，15（11）：1643-1650.

（整理者：北京中医药大学　陈一凡）

"食养论"初探

刘爱苹

（湖南省营养师工作学会　410029）

摘要：传统中医膳食以食物的性味为基础，讲究五谷、五畜、五果、五菜合理搭配，三因制宜，以平为期，注重食物整体性味对于人体的作用。现代营养学侧重于食材成分的分析，体现了数据化、精细化的食养思路。食药物质为基础的食养药膳遵循传统中医膳食的基本理论和原则，讲究配伍和三因制宜，再与现代营养学有机结合，促进中西食养的融合创新，有很大的研发与推广应用空间。

关键词：中医膳食；营养学；食药物质；药膳

"食养"一词最早出现于《素问·五常政大论》曰："大毒治病，十去其六，常毒治病，十去其七，小毒治病，十去其八，无毒治病，十去其九。谷肉果菜，食养尽之，无使过之，伤其正也。"相较于药物的偏性，食物更加平和，更利于调养。《素问·六节藏象论》言："天食人以五气，地食人以五味"，"五味入口，藏于肠胃，味有所藏，以养五气，气合而生，津液相成，神乃自生。"千百年来，食养一直是中医养生的重要基石，对中国人民的饮食习惯产生了深远的影响。然而随着现代科学的发展，以生物化学、生理学为基础发展起来的现代营养学逐渐在人们心中生根发芽，逐渐处于主导地位，人民饮食观念逐渐西化。现代营养学固然有其优势之处，但西式饮食并不适合东方人全盘套用。"食养论"是基于传统中医膳食及现代营养学而提出，将中西理论融合发展的食养新研究。在中西食养交汇过程中，那些"按照传统既是食品又是中药材的物质"，也即食药物质，以及以食药物质和食物为原料制作而成的食养药膳，既可遵循中医药理论指导日常膳食，又可融合现代营养学进行创新。

一、传统中医膳食

传统中医膳食结构主要起源于《黄帝内经》，《素问·脏气法时论》言："五谷为养，五果为助，五畜为益，五菜为充，气味和而服之，以补精益气"[1]，充分肯定了谷、肉、果、菜对于人体的重要作用，认为人要适当摄入此四类食物才能保持健康。

中医认为人是一个有机整体，自然界的许多信息进入人体后，均会对人体产生某些作用，而食物对于人体的作用来自食物的"性味"。五味指酸、苦、甘、辛、咸，分别有自己的作用趋势，即辛散，酸收，甘缓，苦坚，咸软。食物气味的厚薄又关乎食物的阴阳升降，《素问·阴阳应象大论》言："味厚者为阴，薄为阴之阳；气厚者为阳，薄为阳之阴。味厚则泄，薄则通；气薄则发泄，厚则发热。"五谷、五果、五畜、五菜分别对应了五味中的一种，如《灵枢·五味》记载五果："枣甘，李酸，栗咸，杏苦，桃辛。"[2] 与中医用药一样，传统中医膳食以平为期，认为正常人体合理的摄入五味，达到平衡，就不容易产生疾病。当人体已经生病，就应食用与病势相反的食物，即"寒者热之，热者寒之，虚则补之，实则泻之"，通过食物的性味，将患者身体调回"平"的状态[3]。

传统中医膳食观在寻求膳食的阴阳协调、性味和谐的同时，还特别注意三因制宜，讲究因时、因地、因人施膳[4]。在时间上，《周礼·天官》言："凡和，春多酸，夏多苦，秋多辛，冬多咸，调以滑甘。"春天阳气生发，万物生长，适合多食用绿色清淡的蔬菜，如春笋、荸荠等；夏天炎热而湿润，适合食用清凉甘淡的蔬果食材，如西瓜、西红柿等；秋天肃杀而干燥，适合食用养阴生津之品，如秋梨、莲藕等；冬天严寒而宜补，适合食用羊肉、生姜等温补食品。在地域上，南北饮食差异也十分明显[5]。南方沿海城市由于渔业发达，多食用水产品，气候湿热而适合茶叶生长，故茶文化较为兴盛。水产品多性味咸寒，茶叶则具有很好的清热解毒、消肿止痛、消暑醒神作用[6]，十分适合炎热而潮湿的东南沿海人民食用。北方由于气候寒冷，加之地理位置远离海岸，故多以肉食乳食面食为主[7]。而北方的严寒正需要多食用偏于温补的肉类，以达到强腠理而御寒邪的作用。因人施膳则要考量病人平素的体质，纠偏施膳。

二、现代营养学

现代营养学不同于传统中医膳食，并不重视食物性味对于人体的作用，而侧重于食材成分的细化分析。按照西医生理学与生物化学，将每种食物所含有的化学物质解析透彻，以此分析每种营养物对于人体的营养价值。西医认为人体主要由水、糖类、蛋白质、脂质以及无机盐构成，这些营养物质在人体中进行繁杂的化学反应，来达到生存、代谢的目的，食物所补充的是这些营养物质。

营养学基于生理学与生物化学，通过分析人体中各种必需化合物的含量，判断人体缺少某些营养素或有某些营养素过量，是一种机械化、数据化的研究方法。人体中的营养素根据在人体中的含量被分为宏量营养素与微量营养素，现代营养学研究常以宏量营养素与微量营养素划分进行。宏量营养素包括水、碳水化合物、蛋白质、脂肪以及钙、磷、硫、钾、钠、氯、镁元素组成的化合物或离子，微量营养素包括维生素及铁、铜、锌、锰、铬、钴、钒、锡、镍、钼、碘、氟、硒、硅元素组成的化合物或离子。营养学研究分为系统研究与单体研究，即分析某类营养素总体与人体生长代谢的相关性研究及单个营养素对于人体的作用研究。如宏量营养素组成与人体寿命关系的研究发现，摄入蛋白质与碳水化合物的比例对长寿起重要作用[8]；硒元素通过肠道微生物调控健康的研究显示，硒元素可以通过增强直肠内的发酵作用、影响肠道菌群的组成和胃肠道的定植起到对于肠道微生物的选择作用[9]。

另外，自20世纪90年代，代谢组学研究开始兴起。代谢组学其利用波谱或光谱学方法对生物体液及组织中的代谢产物进行检测，通过多元统计分析和模式识别方法了解由外源性物质的作用而引起的内源性代谢产物的变化，来分析各种物质的代谢途径[10]。代谢组学可以帮助分析食物的生物活性，以指导在慢性病、流行病等疾病的治疗过程中使用膳食干预[11]。目前，代谢组学已广泛应用于遗传学、疾病预测、药物设计等领域，血液代谢组学、尿液代谢组学等研究均取得了一定进展。代谢组学的研究也为动物营养学开辟了新的思路[12]。

三、食药物质与食养药膳

"食药物质"是"按照传统既是食品又是中药材的物质"的简称。按照传统，确实存在较多的"以食为药"及"以药入食"的实际情况。一些药品本身就是食物，如莲子、山药、生姜、大枣；而一些食品却有某些治疗功能，如山楂、大蒜。许多品种在许多情况下，往往可以具有"双重属性"[13]。国家卫健委在2002至2019年间，通过卫法监发〔2002〕51号《关于进一步规范保健食品原料管理的通知》、国卫办食品函〔2014〕975号《按照传统既是食品又是中药材的物质目录管理办法》（征求意见稿）等文件，陆续公布了百余种按照传统既是食品又是中药材的物质。

传统的中医药膳是在中医药学、烹饪学和营养学理论指导下，严格按药膳配方，将中药（或某些具有药用价值的食物）与食材相配伍，采用我国独特的饮食烹调技术或现代食品生产技术制作而成的，具有一定色、香、味、形、效，达到养生保健、辅助防治疾病、延年益寿目的的美味食品。可以说，"中国药膳助力美好生活"[13]。

广义的"药膳"可以包括食养药膳、食疗药膳和宴席药膳等，适合于广大百姓日常养生保健的是食养药膳（或称养生膳、养生药膳）。食养药膳制作原料为普通食材，或"食药物质"，或普通食材加食药物质。食养药膳不得使用食药物质之外的中药。以食养药膳理念、配方研制、生产的大健康产品，即食养药膳类健康产品，也就是百姓通常所说的药食同源产品[13]。这类大健康产品的研发，常有机结合现代营养学知识，配方中也可配合允许加入普通食品的功能性因子，从而更好地调养机体、维护健康。食药物质与食养药膳在传统中医膳食与现代营养学有机结合的融合创新之中大有可为。

以"食药物质"为基础的食养药膳类健康产品具有安全性较强的特性，性味平和适口，可以较长期安全服食，适于缓缓调养，又具备中药的补益、调理、扶正祛邪等功效。同时，药膳配方遵循传统中医膳食的基本理论和原则，遵照配伍和三因制宜[14]增强效力；产生食药协同作用；控制多功用单味食药物质的发挥方向；通过随证配伍，扩大调养范围，适应复杂状况及增强安全性。调理机体，养护正气，起到未病防病、已病防变、病去防复、促进康复的作用。

也有研究者着眼于使用现代方法进行药膳配方的合理性研究及改良[15]。据严济自创烧伤药膳方[16]研究显示，药膳科研改善烧伤大鼠体内的T淋巴细胞亚群分布，提高NK细胞活性，促进血浆抗体IgA、IgM等恢复，从而调节免疫系统，达到促进烧伤恢复的目的。陆美芹、朱伟等[17]研究表明，药膳食疗法联合营养教育能有效改善放化疗鼻咽癌病人营养状况，并能明显降低鼻咽癌病人并发症发生率。总体来说，传统药膳保健的现代科学机制研究及食养药膳与现代营养学有机结合的融合创新性研究，正在逐步进行。

四、总结与讨论

在改革开放之后，中西经济、文化交流日趋频繁，中国居民的饮食消费结构受到西方饮食的影响，对中国饮食文化产生了多方影响[18]。但是基于传统中医膳食、现代营养学以及食药物质、食养药膳的研究，现代食养可以将中西膳食观充分结合，在重视四气五味平衡的同时，满足人体营养素的补充。传统中医膳食与现代营养学思维在很多地方都可以相互补充，如庄静等[19]关于糖尿病的研究表明，减少高糖指数食物的摄取，促进摄入谷物和蔬菜，确保摄入高质量的蛋白质可以帮助患者控制血糖；而孙莹等[20]对于《外台秘要》中消渴病的研究则显示，利用中医理论根据患者实际情况辨证施膳，同样可以帮助患者稳定病情。

据不完全统计，至2009年底，中药及相关多个产业的市场规模总计达到7000亿元，其中中药食品1500亿元，仅次于中药工业产值（2000亿元）。中共中央、国务院2016年10月发布《"健康中国2030"规划纲要》以来，中央政策对于食养药膳类健康产品产业发展十分重视，倡导规范应用食药物质，推进食养药膳类健康产品高质量发展。因此，无论从研究状况和国家对健康事业的重视来看，以食药物质为基础的食养药膳以及与现代营养学有机结合的中西食养融合创新应用都有很大的研发与推广应用空间。

参考文献

[1] 路新国.《黄帝内经》与中国传统饮食营养学[J].南京中医药大学学报（社会科学版），2001（04）：174-178.

[2] 张昌颖，李玉瑞.黄帝内经所载的祖国古代完全膳食[J].营养学报，1956（01）：1-5.

[3] 于秀梅，李梅.掌握食物性味，做好临床指导[J].中医药学报，1997（02）：9.

[4] 鞠兴荣.论中医膳食平衡思想[J].江苏中医，2000（12）：1-4.

[5] 李修建.从饮食看南北审美文化的差异与交融[J].长安学术，2017（02）：25-31.

[6] 奚茜.茶性、茶效与茶用的文献研究[D].北京中医药大学，2017.

[7] 张中旺.中国北方饮食文化及分区研究[J].安阳师范学院学报，2002（02）：83-85.

[8] 王斯凡，魏芬芬，吴紫云.食物宏量营养素组成调控哺乳动物寿命的研究进展[J].科学通报，2023，68（04）：356-367.

[9] 任广旭，王立平，王泽.硒通过肠道微生物调控健康的研究进展[J].农业与技术，2018，38（23）：8-10.

[10] 安代志，郭长江.代谢组学与营养学研究[J].生理科学进展，2007（03）：277-279.

[11] 吴瑞，张立实，陈锦瑶，等.代谢组学技术在营养学的应用[J].营养学报，2021，43（06）：609-614.

[12] 安润新，李益娟，梁静.代谢组学技术在动物营养研究中的应用进展[J].饲料研究，2022，45（23）：149-153.

[13] 张文高，张萌.合理规范应用食药物质，推进食养膳食类健康产品高质量发展[C].中国药膳研究会.2021中国药膳学术研讨会论文集.2021：6.

[14] 韩辉，杨彬彬.中医药膳食疗的"三因制宜"理论思想应用浅析[C].中国药膳研究会.2021中国药膳学术研讨会论文集.2021：3.

[15] 荆志伟.药膳研究与发展述评[C].中国药膳研究会.2021中国药膳学术研讨会论文集.2021：5.

[16] 严济.药膳饮食对严重烫伤大鼠免疫功能紊乱调理的实验研究[D].南昌大学，2006.

[17] 陆美芹，朱伟，羌曹霞，等.药膳食疗法联合营养教育对鼻咽癌放化疗病人营养状况的影响[J].全科护理，2022，20（25）：3517-3520.

[18] 张景怡.基于跨文化交际分析中西方饮食文化的差异与交融——评《西方饮食文化（第二版）》[J].食品安全质量检测学报，2022，13（09）：3052.

[19] 庄静，牛爱锦，赵芳，等.全程健康教育联合膳食管理对2型糖尿病患者自我管理行为及糖脂代谢的影响[J].护理实践与研究，2023，20（02）：163-167.

[20] 孙莹，曹瑛.论《外台秘要》消渴病用药特点及饮食调养[J].中医文献杂志，2020，38（02）：31-34.

（整理者：北京中医药大学　彭馨瑶）
（指导老师：国医大师李佃贵、山东省中医药大学教授张文高）

浅析眩晕及治疗经验

于思远

(大庆轩睿堂中医科学研究院　163711)

眩晕，指头昏、眼花、视物旋转。眩，眼目昏花；晕，头脑旋转，二者往往同时出现，合称眩晕。古籍中对眩晕有多种称谓，头晕而致眼花者称"巅眩"，眼花而致目眩者称"目眩"，头晕重而眼前发黑者称"眩冒"。眩晕与西医学诊断的梅尼埃病、高血压、低血压、颈椎病、椎基底动脉供血不足、神经衰弱、脑动脉硬化和贫血等有关。

一、病因病机

能够引起眩晕的原因很多，其病因病机概括起来有因情志失调，郁而化火，或素体阳盛所致的肝阳上扰；因饮食不节所致的痰浊上蒙；因久病体弱，或脾胃虚弱，或大失血后所致的气血不足；因年老体衰，或禀赋不足，或劳累过度所致的肾精不足等几个方面。现分述如下。

(1) 肝阳上扰：由于长期忧郁恼怒，肝气不畅，气郁化火，肝阳上亢，扰于头目，引发眩晕。也有因素体阳盛，水不涵木，肝失所养，致使肝阳上亢而发生眩晕。

(2) 痰浊上蒙：平素嗜食肥甘厚味、辛辣刺激之品损伤脾胃，以致脾失健运，内生痰湿，痰浊中阻，上蒙清窍，引起眩晕。

(3) 气血两虚：脾胃为后天之本，气血生化之源。若久病体虚，脾胃虚弱，或失血之后，耗伤气血，或饮食不节，忧思劳倦，均可导致气血两虚，不能上荣头目，故发生眩晕。

(4) 肾精不足：肾为先天之本，主藏精生髓，髓上通于脑，因年老体衰或先天不足、纵欲过度、劳倦太过，致使肾精亏损，又或因为精关不固，遗精滑泄日久，致使肾精不足，均可导致髓海空虚，发生眩晕。

眩晕的基本病机无外乎虚实两端，以虚证为多。病变脏腑在清窍，与肝、脾、肾三脏的功能失调密切相关。

二、诊断

(1) 头晕目眩，视物旋转，轻者闭目即止，重者如坐车、船，甚则仆倒。

(2) 严重者可伴有头痛，项强，恶心呕吐，眼球震颤，耳鸣耳聋，汗出，面色苍白等。

(3) 慢性起病。逐渐加重，或急性发病，或反复发作。

(4) 多有情志不遂、饮食不节、跌仆损伤等病史。

(5) 相关检查。可行血常规、测血压，以及心电图、超声心动、肾功能、颈椎X线、经颅多普勒检查，还可行眼科及五官科检查。必要时做CT、MRI检查有助于明确诊断。

(6) 应注意除外严重血液病、肿瘤等。

三、鉴别诊断

(1) 厥证：厥证是以突然昏倒、不省人事，或伴有四肢逆冷为主要表现的一种病证，发病后一般在短时间内苏醒。而眩晕则是晕甚而昏仆，但无昏迷、不省人事、四肢逆冷的表现。

(2) 中风：中风是以猝然昏仆，不省人事，半身不遂，口舌歪斜，言语不利为主要临床症状的病证。而眩晕则为目眩，严重者可昏仆，但无半身不遂、口舌歪斜、言语不利等症状。

四、治疗

1. 辨证论治

（1）肝阳上扰证

症状：眩晕耳鸣，头胀痛，易怒，面色潮红，口苦便秘，失眠多梦。舌红，苔黄，脉弦数。

治则：平肝潜阳。

主病经络：足厥阴肝经。

刃针处方：见表1。

表1 肝阳上扰证的刃针处方

本经	表里经	临床效穴	皮部选线	肌肉选点	药物治疗	备注
肝经	胆经	百会、合谷、阳陵泉	肝经线胆经线	胸锁乳突肌咬肌	镇肝熄风汤	均泻法

方药：镇肝熄风汤（《医学衷中参西录》）加减。

代赭石30g（先煎），钩藤12g，生石决明30g（先煎），生牡蛎30g（先煎），生白芍15g，天冬12g，川牛膝12g，龙骨30g（先煎）。

（2）痰浊上蒙证

症状：眩晕头重，视物旋转，胸闷作恶，呕吐痰涎。苔白腻，脉弦滑。

治则：祛痰化浊。

主病经络：足太阴脾经。

刃针处方：见表2。

表2 痰浊上蒙证的刃针处方

本经	表里经	临床效穴	皮部选线	肌肉选点	药物治疗	备注
脾经	胃经	百会、内关、丰隆	脾经线胃经线	胸锁乳突肌咬肌	半夏白术天麻汤	均泻法

方药：半夏白术天麻汤（《医学心悟》）加减。

半夏12g，白术9g，天麻9g，陈皮6g，茯苓15g，砂仁3g（研，后下），白豆蔻3g（研，后下），姜竹茹6g。

（3）气血亏虚证

症状：头昏目眩，神疲乏力，心悸少寐，面色白。舌淡，苔薄白，脉弱。

治则：补气养血。

主病经络：手少阴心经。

刃针处方：见表3。

表3 气血亏虚证的刃针处方

本经	表里经	临床效穴	皮部选线	肌肉选点	药物治疗	备注
心经	小肠经	百会、气海、三阴交、足三里	心经线小肠经线	胸锁乳突肌咬肌	归脾汤	均补法

方药：归脾汤（《济生方》）加减。

党参15g，黄芪15g，当归9g，白术9g，茯苓15g，酸枣仁12g，木香6g，龙眼肉9g，大枣5枚。

（4）肾精不足证

症状：眩晕久发不愈，视力下降，少寐健忘，腰膝疲软，耳鸣。舌红，苔薄，脉细。

治则：滋养肝肾。

主病经络：足少阴肾经。

刃针处方：见表4。

表4 肾精不足证的刃针处方

本经	表里经	临床效穴	皮部选线	肌肉选点	药物治疗	备注
肾经	膀胱经	百会、气海、三阴交、太溪	肾经线膀胱经线	胸锁乳突肌咬肌	杞菊地黄丸	均补法

方药：杞菊地黄丸（《医级》）加减。

枸杞子12g，菊花6g，生地黄12g，熟地黄12g，山药15g，山茱萸6g，牡丹皮9g，茯苓15g，泽泻12g，白蒺藜12g，沙苑子12g。

2. 经验效穴见表5。

表5　眩晕的经验效穴表

穴名	定位	针法	备注
风池	两个颞骨乳突之间连线分4等份，靠外侧1/4交界处，离后正中线2.25寸	1.与局部骨面垂直进针 2.达到骨膜 3.在骨膜上轻轻点刺3下（中国针法称之为"短刺"） 4.一手指自始至终都要按压在穴位上	有平肝息风、祛风明目、通利孔窍之效，适用于肝阳上扰型眩晕
风市	大腿外侧部的中线上，当腘横纹上7寸，或直立垂手时，中指尖处	达肌层，小幅度提插，泻法	胆经穴，有祛风化湿、通经活络之效，适用于各型眩晕

3. 中成药

（1）养血清脑丸：每次6g，每日3次。

（2）参王浆养血口服液：每次1支，每日2次。

（3）半夏天麻丸：每次6g，每日3次。

（4）天麻钩藤颗粒：每次6g，每日3次。

放血疗法及其临床应用探析

黄子芳

（深圳市聚德堂健康管理发展有限公司　518003）

摘要： 放血疗法是一种历史悠久、广为使用的中医特色疗法，从出土帛书到近现代医籍，从古代王公贵族到平民百姓，皆有运用放血疗法的记载。在中西医结合的理论背景下，现代研究亦证实其可通过脑保护、改善血液循环、调整神经－免疫－内分泌系统等机理对临床各科疾病起到良好的治疗效果。在充分掌握其操作方法的基础上，其应用于更多具体病证的疗效机制可期进一步阐明。

关键词： 放血疗法；历史源流；操作方法；临床研究；作用机制

放血疗法（blood letting therapy）是一种独特的中医治疗方法，指用针具或刀具刺破或划破人体特定腧穴或一定部位，放出少量血液，以治疗病证的方法。在历代古籍中又有"启脉""刺血络""刺络脉""出血""刺出血""刺血""刺血疗法""放血""放血法"等别称[1]。因其简、便、验、廉的特点，在我国民间也广为应用。例如，江浙一带俗称"刺鬼箭"之法，即是在膝部扭伤时，先用手拍打膝后弯处至静脉鼓胀，用针刺入后立刻拔出，待瘀血排出后，少顷自行止血，反复三至五次后，症状即可得到缓解[2]。以下介绍放血疗法的理论基础与发展源流、操作方法与临床应用，以飨读者。

一、放血疗法的源流与理论基础

目前关于放血疗法最早的文字记载见于长沙马王堆汉墓出土的帛书《五十二病方》中，其在《脉法篇》中指出："用砭启脉必如式，痈肿有脓。"至《黄帝内经》时代，放血疗法得到较为系统的展示，书中详细记述了此疗法的名称、原则、针具、适应证、取穴部位、操作方法及禁忌证等。关于其名称，《素问·四时刺逆从论》有"刺络脉"的记载："帝曰：逆四时而生乱气奈何？岐伯曰：春刺络脉，血气外溢，令人少气。"《灵枢·血络论》又称其为"刺血络"，"黄帝曰：刺血络而仆者，何也？血出而射者，何也？血出黑而浊者，何也？"《灵枢·九针论》中记载了放血所需针具："四曰锋针……长一寸六分，主痈热出血。"《灵枢·官针》和《素问·缪刺论》中又记载了"络刺""赞刺""豹文刺""巨刺法"四种放血刺法，其谓："络刺者，刺小络之血脉也""赞刺者，直入直出，数发针而浅之出血，是谓治痈肿也""豹文刺者，左右前后针之，中脉为故，以取经络之血者，此心之应也""巨刺之，必中其经，非络脉也"。关于其适应证，《灵枢·热病》有云："癫，取之阴跷及三毛上及血络出血。"同时，书中还探讨了刺血治病的机理，如"菀陈则除之"的刺血原则，以实热为主的适应证，以循经取穴、表里取穴、局部取穴等为重点的取穴方法等。

《黄帝内经》以降，历代医家不断求索，总结了针刺放血的诸多方法。据《史记·扁鹊仓公列传》记载，扁鹊与弟子过虢国，治疗虢太子尸厥症时，令其弟子子阳"砥针砺石"，在太子头顶百会穴外刺出血，太子即醒。汉代名医华佗曾用针刺出血，治愈了曹操的"头风眩"。《新唐书·则天武皇后传》记载唐代侍医张文仲、秦鸣鹤，用针刺百会及脑户出血，治愈了唐高宗李治的风眩、目不能视症。宋代及以前也有不少关于放血疗法治病的记载。例如，唐代孙思邈《备急千金要方》就沿用"出血"一词，在卷第三十中言："凡喉痹，胁中暴逆，先取冲脉，后取三里、云门各泻之。又刺小指端，出血立已""咳喘，曲泽出血立已。"王焘《外台秘要》中也有"刺郄中出血""刺血出"的记载，见于《外台秘要·五脏及胃疟方》："凡疟先发食顷乃可以疗之，过之则失时，足太阳之疟，令人腰痛头重寒从背起，先寒后热，熇熇然热止汗出，难已，刺郄中出血。"《外台秘要·代指方》："小便和盐作泥厚裹之，数易瘥，镵针刺血出最妙。"宋代官修方书《太平圣惠方》卷九十九云："手太阴脉之所出为井也。针入一分。主不能食，腹中气满，吃食无味。留三呼，泻五吸。宜针不宜灸。以三棱针刺之，令血出，胜气针。所以胜气针者，此脉胀腮之候，腮中有气。人不能食，故刺出血。以宣诸脏腠也，慎冷热食。"《圣济总录·砭石》也有"以至疗肿、痈疡、丹毒、瘰疬、代指、瘺病、气痛、流肿之类，皆须出血者，急以石砭之。大抵砭石之用，其法必泻"的记载，可见此时用三棱针、砭石等"刺出血""令血出"。

至金元时期，放血疗法渐趋成熟。金元四大家之一的刘完素就十分重视放血以泻热逐邪。他在《药略》中说："大烦热，昼夜不息，刺十指间出血，谓之八关大刺"。由此可看出这是一种出血泻热以治疗实热证的方法。又如他治疮疡以"砭射之""石而泄之"；治太阳中风刺至阴出血，热无度不可止，于陷谷放血；治腰痛不可忍，刺委中、昆仑放血；百节疼痛，刺绝骨出血；治金丝疮（即红丝疗），"于疮头截经而刺之，以出血"等。张从正也进一步发展此法，取得了较大的成就。针对不少疑难病症，张氏采用刺血疗法取得良效，其云："出血之与发汗，名虽异而实同"，认为放血除热，攻邪最捷，形成了自己独特的泻络"三多"风格，即运用鋩针多、放血部位多、出血量多。张氏娴于刺络放血，胆大却不孟浪，在论述时提出明确的禁忌证，如"醒目不能夜视及内障，暴怒大忧之所致也，皆肝主目，血少，禁出血"。除此之外，张氏还指出在出血后应禁忌兔、鸡、猪、狗、酒、醋、湿面、动风生冷等物及劳力等事。

明清时期，医家更善于运用放血疗法。例如，明代《外科正宗·治病则例歌》中就提到运用刺血疗法治疗疔疮："结毒与顽疮，紫金膏可设；风疮彻骨痒，雄黄散效绝。疔疮先刺血，内毒宜汗泄；禁灸不禁针，怕绵不怕铁。又有失荣肿，坚硬如岩凸；强阴失道罪，形状要分别。"《外科正宗·疔疮论》中进一步论述治疗"起于手掌节间，初起形似小疮，渐发红丝上攻手膊，令人多作寒热，甚则恶心呕吐""迟者红丝至心"的"红丝疔"，可"用针于红丝尽处挑断出血，寻至初起疮上挑破，俱用蟾酥条插入，膏盖，内服汗药散之"，并指出"凡治此症，贵在乎早"。近代《医学衷中参西录》"温疹兼喉痧"一节认为此险症"非刺患处出血不可"，"遂用圭式小刀，于喉左右红肿之处，各刺一长口放出紫血若干，遽觉呼吸顺利"。又在"温病兼喉痧痰喘"一节中提到，"病现喘逆及咽喉肿疼，其肿痛偏左者，正当肝火上升之路……宜兼用针刺放血以救目前之急"。

现代中医施行放血疗法，主要从《素问·缪刺论》"邪客于皮毛，入舍于经络，而生奇病也"的观点出发，认为外邪犯人的途径是先伤皮毛，次之络脉，再传经脉，最后侵入脏腑。络脉浮行于体表，邪伤尚浅，刺络放血就能及早祛邪于外，使邪有出路，不至于内传。刺血疗法的中医学依据主要是"病在血络"，西医学理论则表明，刺血对血管功能的影响是客观存在的。刺血有扩张脑血管，增加脑血管流量，改善血管弹性，改善微血管的血色、流态、淤点、流速的作用，从而改善组织缺氧状态。同时，刺血疗法对胃肠运动和消化液的分泌也有明显的调节作用。例如，挑刺四缝穴后，可使胃蛋白酶的活动性增高，原胃酸较高者稍下降，较低者上升，同时还可使肠内淀粉酶、胰脂肪酶和胰蛋白酶的含量增高。刺血疗法对呼吸、泌尿、内分泌等方面的功能也可发挥正向调节作用。此外，刺血疗法还有良好的退热作用，用刺血疗法治疗急性扁桃体发炎及小儿发热患者，放血后一般6～12小时体温降至正常，说明其对体温调节中枢有明显的影响[3]。

二、放血疗法的操作方法

操作方法是决定疗效的关键，放血疗法的操作主要有以下步骤和要求。

（一）针刺前准备

1. 消毒方法

针具使用前可放入75%的乙醇中浸泡30分钟左右，也可高压消毒，施术部位和操作者的手指应先用2%碘酒棉球消毒，再用75%乙醇棉球脱碘。现代多采用一次性针具、手套，节省消毒工具的时间，也可有效保护患者和减少医生的感染风险。

2. 体位选择

治疗体位选择以施术者能够正确取穴、操作方便、病人舒适为原则，常用体位有卧位、坐位、立位等。

（二）针刺操作

进针是针刺放血的重要步骤，也是取得疗效的关键。进针包括针刺手法、出血量、治疗频率等方面。根据不同的适应证，选择针刺部位或穴位，并依据病情选择合理的针法。出血量的多少主要根据患者体质强弱、病情轻重和应刺部位不同而适度，古籍记载亦不尽相同，或出血如大豆，或微出血，或出血盈斗。一般年轻力壮、气血旺盛者出血量较多，年老体弱、小儿、妇女则出血量应较少。部位不同，出血量也不同。如头面、趾部出血量宜少，四肢部出血量可略多。

（三）治疗频率及时间

治疗时间也应根据患者体质强弱、病情轻重而定。对慢性疾病如风湿性关节炎、慢性腰腿痛、脑血管意外后遗症等，可间隔1～2周刺血治疗1次，若效果不明显，可根据病人情况适当增加；急性病如神志昏迷、精神分裂、躁狂不宁、急性腹痛等，可连续刺血治疗1～2次，待病情好转后，逐渐延长治疗间隔时间。

（四）注意事项

1. 适应证

凡各种实证、热证、痛证等均可应用刺血疗法进行医治。如咽喉肿痛、牙龈肿痛等局部肿痛，头痛、腰痛、痛经等痛证，肢端麻木、风疹块、痤疮、发热、疱疹等病症都可以用刺血疗法。

2. 禁忌证

临床应用刺血疗法有宜忌，必须根据患者的病情、体质，以及刺血部位和某些特殊情况，灵活掌握，以防发生意外。刺血禁忌包括：有凝血功能障碍者，有自发出血倾向者，体弱、贫血及低血压者，孕妇，产后惯性流产者，外伤大出血及血管瘤患者，严重心、肝、肾功能损害者，过饱和饥饿者。

应用刺血疗法应充分考虑患者体质强弱、气血盛衰及疾病虚实属性、轻重缓急等。操作时应避开动脉血管、高度曲张的静脉，以控制出血量。针刺放血后短时间内一般不宜外敷草药，避免感染，急性期忌用热水汤洗或肥皂等刺激物。

三、放血疗法的临床应用与研究进展

早在20世纪90年代初期就有学者对新中国成立后的放血疗法发展情况进行总结[4]，发现其在治疗哮喘、高血压、血管性头痛、三叉神经痛、风湿性关节炎、感冒、胆囊炎等内科疾病，疖肿、急性淋巴管炎、毒蛇咬伤等外科疾病，腰肌扭伤、落枕等骨伤科疾病，乳腺炎、百日咳、夜啼等妇儿科疾病，湿疹、皮炎、皮肤瘙痒症、荨麻疹、牛皮癣、带状疱疹等皮肤科疾病以及结膜炎、睑腺炎、翼状胬肉、咽炎、牙痛等五官科疾病方面，均取得了良好的疗效。

20世纪初期，研究人员付诸努力以阐释放血疗法的现代科学内涵。在临床研究方面不断完善的同时，实验研究方面也取得了长足的发展。放血疗法对脑损伤的保护作用通过调节脑组织一氧化氮（NO）、一氧化氮合酶（NOS）、丙二醛（MDA）、超氧化物歧化酶（SOD）等物质活性以及脑内应激热休克蛋白70（HSP70）、原癌基因c-fos蛋白、兴奋性氨基酸（EAA）等物质表达水平得以验证；对血液循环的影响主要通过血液成分、血管功能、血液流变性等方面的测定而得到证实；对神经-免疫-内分泌系统的影响则通过检测神经递质受体及其分泌物、免疫细胞等水平变化而阐明[5]。

近十年来，关于放血疗法治疗各类疾病的研究趋于细化。例如，刺络放血疗法可通过单独应用、配合体针、加灸法、配合中医、配合西药、配合红外线治疗等方式有效治疗带状疱疹[6]。通过单纯刺络放血疗法，或配合拔罐、针刺、火针、中药等方法，也可对痤疮起到良好的干预效果[7]。有学者从治法联合的多样性、放血量的控制、刺血手法的选取、实验研究等方面总结了刺络放血疗法治疗痛风性关节炎的研究进展，提出其具有起效快、疗效好、不良反应少、复发率低等特点，但其作用机制仍有待挖掘[8]。Meta分析又进一步表明，放血疗法在总有效率、降低尿酸、疼痛视觉模拟评分、超敏C反应蛋白等方面优于常规西药治疗[9]。放血疗法干预高血压，则可通过影响激素、神经与脑细胞以及血管生物学机制等而发挥作用。学者对放血时的出血量、干预时效性和血压降幅以及对不同分期高血压患者的改善程度也多有探究[10]。此外，放血疗法在脊髓空洞症、股外侧皮神经炎、末梢神经炎、腰椎间盘突出症、糖尿病周围神经病、脑卒中等疾病所导致的感觉障碍方面也可发挥佳效[11]。运用放血疗法治疗小儿肺系疾病、脾胃疾病、肾系疾病、头面部疾病等多种疾病也产生了丰硕的研究成果[12]。因此，放血疗法在科学合理使用的情况下，其临床有效性、安全性已初步得到证实，关于其治疗各种疾病的作用机理则仍有待未来更深入的探索。

参考文献

[1] 张华敏，郭凤鹏，崔利宏.中医名词考证与规范（第二卷）：诊断、治法[M].上海：上海科学技术出版社，2021：427-428.

[2] 周晓菲，王致谱.民俗文化与中医学[M].北京：中国中医药出版社，2017：90.

[3] 王峥，马雯.中国刺血疗法大全[M].合肥：安徽科学技术出版社，2017.

[4] 秦广.刺血疗法现代临床进展[J].中国针灸，1990（5）：44-47.

[5] 王超，高靓，郭义.近10年中国中医刺络放血疗法研究进展[J].中国中医急症，2010，19（7）：1197-1199.

[6] 吴静，方伟，彭力.中医刺络放血治疗带状疱疹的临床进展[J].中国康复，2011，26（3）：232-233.

[7] 吴英楠，白美娇，刘白雪，等.刺络放血治疗痤疮的临床研究进展[J].现代中西医结合杂志，2017，26（3）：336-338.

[8] 张雪，徐天舒.刺络放血治疗痛风性关节炎的研究进展[J].针灸临床杂志，2014，30（12）：

68-71.

[9] 刘维，赵文甲，吴沅皞.刺络放血治疗痛风性关节炎疗效及安全性 Meta 分析 [J].辽宁中医药大学学报，2017，19（12）：5-9.

[10] 李家琳，熊丽莎.刺血疗法治疗高血压病的研究进展 [J].针灸临床杂志，2014，30（5）：83-85.

[11] 宋晶，王东岩，何雷，等.放血疗法治疗感觉障碍的研究进展 [J].针灸临床杂志，2017，33（11）：81-83.

[12] 杨周剑，石李，顾静雯，等.放血疗法在儿科疾病中的应用进展 [J].云南中医学院学报，2016，39（3）：99-102.

（整理者：北京中医药大学　陈一凡）

浅析神针火治疗风湿骨病的作用机理及应用探析

刘洪德

（北京洪德堂中医研究院　102202）

摘要：神针火起源于明代，是中医传统灸法的一种，其通过针刺手法，使火气直达病所，达到祛寒除湿、调和气血、消瘀散结的作用，适用于因风寒湿引起的膝关节骨性关节炎、类风湿性关节炎等风湿骨病。随着神针火的日趋完善，不但在施灸方法、治疗程度、适应证型等方面有了系统总结，在操作流程上也更加优化。后续将以临床诊治经验为基础，丰富理论体系，拓展临床适应病种。

关键词：神针火；实按灸法；风湿骨病；膝关节骨性关节炎；类风湿性关节炎

《素问·痹论篇》记载："所谓痹者，各以其时，重感于风寒湿之气也。""痹"是机体受风、寒、湿等邪气，使经络壅闭，气血不通，而导致肢体筋骨、关节、肌肉产生酸、痛、重、麻等不适感，甚则导致关节不利、肿大变形。明清时期，由于全球气温普遍下降，传承几千年的传统灸法至此也出现新的演变，实按灸法因而产生。明代的神针火便是实按灸法的形式之一，通过灸材，浸麻油点燃后，吹灭趁热垫棉纸熨灸在穴位或病变部位，古时常用此法治疗风寒湿痹。本文通过分析风湿骨病的病理机制，浅谈神针火在风湿骨病中的应用。

一、神针火的产生与变革

《灵枢·寿夭刚柔篇》云："刺寒痹内热奈何……用之生桑炭炙巾，以熨寒痹所刺之处，令热入至于病所，寒复炙巾以熨之。"此为《黄帝内经》中对熨法的论述，从文中记载，古时用蜀椒、干姜、桂芯之辛热类药物经酒浸后置入布袋，熨于患处，并用炭火烤热的生桑木刺于患处。此操作与神针火法有很大程度的相似之处，也为后世实按灸法提供启发[1]。

早期灸疗以直接灸为主，西晋皇甫谧在《针灸甲乙经》中指出："欲令灸发者，灸屦鞴熨之，三日即发。"在隋唐时期，化脓灸的应用广泛，认为灸疮的数量与治疗效果密切相关，并可由灸疮来推断病史。由于化脓灸给患者带来一定的痛苦及畏惧心理，到了宋代，民众普遍抗拒此种灸疗方法，故到了后期，灸法渐渐产生变革[2]。

到了明代，由于气候的变迁，实按灸得以迅速发展。李时珍在《本草纲目》中指出："神针火者，五月五日取东引桃枝，削为木针，如鸡子大，长五六寸，干之，用时以绵纸三五层衬于患处，将针蘸麻油点着，吹灭，乘热针之。""神针火"一词由此而出。明清时期，在神针火的基础上演变出许多不同的治疗形式，如明代的雷火神针、清代的太乙神针等。近现代也将此传承进行创新，将桃木改用辟邪、镇静安神且燃烧产热更强的降龙木，通过加大局部的刺激量，提高临床疗效。

二、风湿骨病病机分析

《素问·痹论篇》云："风寒湿三气杂至，合而为痹也。"外邪侵袭人体，使肌腠郁闭，气血及经络运行受滞，则易使局部出现疼痛、麻木、屈伸不利等。在六淫邪气中，寒湿之邪为阴邪，寒性凝滞，湿性重浊，两者相合，使气血、津液运行受阻，则营卫不畅，三焦水液不通，而风为百病之长，易与他邪合而为病，故此三类邪气杂至而使气血运行受阻时而可见。《金匮要略》中提道："风湿相搏，身体疼烦，不能转侧""风湿相搏，骨节疼烦，掣痛不得屈伸""湿伤于下""湿流关节"等，皆充分阐释痹证的成因，是因为营卫之气与风湿之邪相合而成，而"湿"是痹病的重要致病因素。

《素问·痹论篇》指出："痹在于骨则重，在于脉则血凝而不流，在于筋则屈不伸，在于肉则不仁。"临床实践中，筋骨常同病。筋属肝，肾主骨，肾充则髓实，少阳通则枢利，肝肾相协，则筋骨舒畅；肝肾不足，精血乏源，则卷肉缩筋，痹证乃生。该篇还提到"荣卫之行涩，经络时疏，故不通，皮肤不营，故为不仁。"可知痹证的内因，当责之于机体的正气亏虚，虚则瘀，瘀则停，停则不通，不通则痛。《金匮要略·中风历节病脉证并治第五》提到痹证由肝肾不足、胃有蕴热、阴血不足，复受风湿之邪，或气虚湿盛所致，阐明在外邪的干扰下，"本虚"也是重要致病条件。

三、神针火的机理分析

（一）中医机理分析

1. 温经散寒，扶正祛邪

《素问·调经论篇》云："血气者，喜温而恶寒，寒则泣而不能流，温则消而去之。"血得温则行，得寒则凝，灸法能加速气血的流通，使血中之凝滞得以化解。《金匮要略·脏腑经络先后病脉证第一》曰："腠者，是三焦通会元真之处，为气血所注，理者，是皮肤脏腑之纹理也。"腠理是气血密布之处，太阳之气流通于三焦，向肌腠体表输布。灸法通过熏灼对应经络腧穴、病变部位，借其温热之性，使皮肤腠理得开，太阳之气得以灌充皮肤，机体才能够抵御外邪。《本草纲目》中提到神针火："主治心腹冷痛，风寒湿痹，附骨阴疽，凡在筋骨隐痛者，针之，火气直达病所，甚效。"由于神针火的操作特点，热力能渗入较深的部位，使深部的气血能够流通顺畅，筋肉间隙中的寒湿得以温化，对于沉寒痼冷或风寒湿邪流注于筋骨所造成的局部疼痛能够有效地缓解。

2. 调和气血，消瘀散结

《景岳全书》中言及："凡大结大滞者最不易散，必欲散之，非藉火力不能速也，所以极宜用灸。"痹即为结滞的表现之一，故选用灸法治之最宜。《灵枢·刺节真邪篇》曰："脉中之血，凝而留止，弗之火调，弗能取之。"气为血之帅，血随气行，气得温则行，气行则血行，故用灸法温通之力，可使气机通调，营卫和畅，脉中之瘀结自散。

3. 辟邪驱瘟，镇静安神

桃枝在古时认为有辟邪驱瘟的作用。《本草纲目》中称桃枝、桃橛、桃符有辟疫之功。《礼记》云："王吊则巫祝以桃茢前引，以辟不祥。茢者，桃枝作帚也。"《博物志》云："桃根为印，可以召鬼。"《甄异志》云："鬼但畏东南枝尔。据此诸说，则本草桃之枝、叶、根、核、桃枭、桃橛，皆辟鬼祟产忤，盖有由来矣。"故古时神针火便以桃枝作为灸材，除了温通气血经络，还寓有辟鬼伏邪之意，使治疗形体的同时，也避免神志的干扰，达到镇静宁心安神之功。现代应用上，改用具有镇静安神、清热解毒、止痛的降龙木，加强神针火的临床治疗效果。

（二）西医机理分析

1. 调节免疫防御功能

研究显示，灸所刺激的热能可激发局部肌肉合成热休克蛋白（hsp），细胞的应激能力提高，激活细胞免疫应答反应[3]；灸法对T淋巴细胞、白细胞、NK细胞、巨噬细胞等免疫细胞，及白细胞介素（IL）、肿瘤坏死因子（TNF）、干扰素（IFN）等免疫因子，也有不同程度的调节作用。如吴娟等[4]通过免疫性慢性肝损伤小鼠模型,发现化脓灸不但能够提高脾脏淋巴细胞 IL-2 的转化率,也能够增强腹腔巨噬细胞的吞噬功能。在研究观察中[5],经灸疗后的小鼠,其巨噬细胞（MΦ）和自然杀伤细胞（NK细胞）的活性皆有显著提高。

2. 激发镇痛抗炎机制

在艾灸对实验性类风湿性关节炎家兔 IL-10、IL-17、OPN 的影响实验中[6],灸疗温热效应可抑制 IL-1β、IL-6、肿瘤坏死因子-α 等炎症因子的表达,抑制褪黑激素（MT）等促炎激素,并促进抗炎因子 IL-4 的分泌,进而控制机体炎症反应；灸疗产生的温热刺激,可激活穴位的 TRPV1。TRPV1 是产生疼痛的关键分子,但是其亦具有镇痛效应。TRPV1 的释放,促使感觉神经释放生长激素抑制素,抑制外周痛觉感受器,降低周围神经兴奋性,激活脑内阿片肽,并调节疼痛神经传导通路,而达到镇痛效果[7]。唐照亮等[8]在艾灸抗炎的机制研究中得出,灸疗通过抑制异常激活的巨噬细胞分泌 IL-1,减少 TNF、IL-1 等炎性因子,保护免疫器官,纠正自由基代谢紊乱,继而发挥机体抗炎作用。

3. 改善血液循环系统

唐照亮[9]经研究发现灸疗能降低血黏度（ηb）、红细胞聚积指数（RE）与红细胞比容（Ht）等,证实灸疗能有效改善血液流变性,同时也发现灸疗能促进内皮素（ET）的产生,并降低体内一氧化氮含量（NO）,进而调节血管的收缩与舒张,降低血管紧张度,达到扩张血管的效果。

4. 修复机体滑膜组织

细胞因子信号转导通路与滑膜细胞的增生密切相关,研究显示,灸后的大鼠滑膜组织 NF-κB 表达下调。杨馨等[10]研究发现,经艾灸后的家兔 IL-22 基因上调,可介导免疫应答,下调的基因有 C 反应蛋白、STAT 蛋白诱导基因、STAT3、STAT5 等信号转导子和转录激活子,能避免促炎因子持续作用于 JAK-STAT 信号通路,防止细胞内蛋白激酶异常激活及滑膜细胞增生。

四、神针火的临床操作

（一）操作方法

选择患者适宜、术者便于操作的体位,在施灸穴位或部位上铺设 6～8 层棉纸。术者手持神针,蘸麻油点燃后吹灭,趁热对准施灸穴位或部位直按其上,停留 1～2s,使热力渗透到深部。

（二）灸量选择

神针火灸量一般以按压穴位或部位熨灸的次数计算,次数多则量大,次数少则量小。施灸部位在颜面、五官、大血管部位及关节活动部位,灸量宜小；在腰腹部、肩背部、臀部等皮厚且肌肉丰满处,灸量可大。病情深重、顽固,如沉寒痼冷、阳气欲脱者,灸量宜大；若属于外感、痈疽痹痛,则应掌握适度,以灸量小为宜。

（三）灸后表现

施灸后皮肤可有红晕灼热感,无须特殊处理,可自行消失。灸后如对表皮基底层以上的皮肤组织造成灼伤可发生水肿或水疱。如水疱直径在 1cm 左右,一般不需特殊处理,待其自行吸收即可；如水疱较大,可用消毒针刺破水疱并剪除疱皮,使渗出液排除,暴露被破坏的基底层,局部消毒并涂擦具有消炎作用的药膏以防止感染,创面的无菌脓液不需特殊处理,5～8 天创面多可结痂并自行脱落,愈合后且一般无瘢痕。灸后有时会破坏皮肤基底层或真皮组织,发生水肿、溃烂、体液渗出,甚至形成无菌性化脓。轻者仅破坏皮肤基底层,受损伤的皮肤 7～20 天结痂并自动脱落,留有永久性浅在瘢痕；重者真皮组织被破坏,创面在

20～50天结厚痂自行脱落，愈后留有永久性瘢痕，即为灸疮。

（四）注意事项

在灸疮化脓期间，不宜从事体力劳动，忌口生冷、肥腻、辛辣及腥发食物，避免熬夜，注意休息及创面卫生，避免感染。若发生感染，局部对症处理即可。

五、神针火的应用举隅

（一）类风湿性关节炎

类风湿性关节炎属于中医学"尪痹"范畴，临床以温经散寒、通络止痛为主要治疗原则。何悦硕等[11]治疗60例类风湿性关节炎患者，选取大椎、至阳、命门、腰阳关、夹脊、阿是穴等穴位，总有效率达96.7%。张跃山[12]治疗40例类风湿性关节炎患者，选取背俞穴为主要治疗穴位，取大椎、膏肓、肾俞、足三里为第一组穴位，大杼、脾俞、腰阳关为第二组穴位，临床有效率达87.5%。陈开慧等[13]治疗类风湿性关节炎选用双侧肾俞穴、足三里和阿是穴，从足三里调理中焦气血、健脾祛湿，并用肾俞穴补益肾气、固先天之本，使先后天气血同调。

（二）膝关节骨性关节炎

膝关节骨性关节炎，属于中医"骨痹""历节病""鹤膝风""膝通"范畴，《金匮要略》中的"筋伤""骨痿"也归属于此。临床症见膝关节屈伸不利、重着疼痛、肿胀，甚则变形。治法以祛寒湿、调脾胃、补肝肾为主，并结合局部治疗。

从临床治疗中，除取犊鼻、鹤顶、内膝眼、外膝眼、阳陵泉等穴，加强局部膝关节气血的流通，也常从足三里、阴陵泉、阳陵泉等穴论治。足三里为足阳明胃经的合穴及胃腑的下合穴，是足阳明经气汇聚之处，可补益脾胃，调理中焦气血，培补后天之本；阴陵泉是脾经合穴，也是全身治湿要穴；阳陵泉是胆经合穴、八会穴之筋会，针灸阳陵泉对于膝关节肿痛有良好的治疗效果。段权等[14]在治疗膝关节骨性关节炎的热敏规律研究中发现，足三里、阳陵泉、三阴交、犊鼻、膝阳关、血海、阴陵泉、膝关、内膝眼、鹤顶对热效应最为敏感，穴位多分布于膝周，涉及肝、胆、脾、胃经。颜娟等[15]治疗膝关节骨性关节炎，选取膝眼、阳陵泉、足三里、犊鼻、血海、鹤顶、梁丘等穴。柏文婕等[16]治疗膝关节骨性关节炎，选取患肢内、外膝眼、阳陵泉、足三里、鹤顶、中脘、下脘、关元，并对肝肾亏虚者加太冲穴，气滞血瘀者加气海、血海穴，痰湿阻滞者加阴陵泉、丰隆穴。

六、结语

《素问·玉机真藏篇》云："风者百病之长也，今风寒客于人，使人毫毛毕直，皮肤闭而为热，当是之时，可汗而发也；或痹不仁肿痛，当是之时，可汤熨及火灸刺而去之。"神针火作为中医传统实按灸的一种技法，至今仍有很好的临床应用价值，尤其在风湿骨病的应用上更为广泛。神针火相对于悬灸，既可以与皮肤有效接触，加强施灸强度，又能避免化脓灸产生的巨大刺激，对于经络之气的激发、寒湿的祛除以及气血的温通，都有很好的作用，也为灸法的改革带来新的方式。

▶ 参考文献

[1] 郭秋蕾，刘清国，贾文睿，等.《黄帝内经》熨法探析[J].中华中医药杂志，2017，32（9）：3905-3909.

[2] 于赓哲.唐宋民间医疗活动中灸疗法的浮沉：一项技术抉择的时代背景分析[J].清华大学学报（哲学社会科学版），2006，26（1）：62-73.

[3] 项燕，李瑞.灸法作用机制研究[C]//2011中国针灸学会年会论文集（摘要）.2011：2607-2617.

[4] 吴娟，胥志斌，陈丽.化脓灸对免疫性慢

性肝损伤小鼠的抗自由基损伤作用[J].河南中医,2008,28(2):26-27

[5] 张新庚.针灸抗衰老的研究进展[J].辽宁中医杂志,1989(10):41-44.

[6] 钟玉梅,陈洋,罗小超,等.艾灸治疗类风湿关节炎机制研究进展[J].中国中医药信息杂志,2021,28(3):133-137.

[7] 李佰承,吕君玲,尹海燕,等.TRPV1的生物学特性与艾灸镇痛研究结合的思路分析[J].陕西中医,2015,36(5):580-583.

[8] 唐照亮,宋小鸽,章复清,等.艾灸抗炎免疫作用机制的实验研究[J].安徽中医学院学报,2003,22(2):31-35.

[9] 唐照亮.艾灸对血瘀证活血化瘀作用的研讨[J].安徽中医学院学报,2007,26(1):21-24.

[10] 杨馨,李继书,杨慎峭,等.艾灸对实验性类风湿性关节炎家兔滑膜细胞JAK-STAT信号通路影响的研究[J].针刺研究,2007,32(2):75-82.

[11] 何悦硕,梁维超.麦粒灸治疗类风湿关节炎疗效观察[J].上海针灸杂志,2010,29(7):449-450.

[12] 张跃山.以背俞穴为主用化脓灸治疗类风湿性关节炎40例临床观察[J].工企医刊,2004,17(2):60.

[13] 陈开慧,李仁保,李凯,等.艾灸治疗类风湿关节炎的临床效果及其对血IL-6、CRP水平的研究[J].中药药理与临床,2015,31(1):303-304.

[14] 段权,袁锋,梁美爱,等.热敏灸治疗膝关节骨性关节炎120例腧穴热敏化规律临床观察[J].新中医,2014,46(7):171-173.

[15] 颜娟,易海连.麦粒灸治疗膝骨性关节炎80例临床观察[J].云南中医中药杂志,2011,32(7):56-57.

[16] 柏文婕,邹卓诚.艾灸温通疗法治疗膝关节骨性关节炎的疗效观察[J].时珍国医国药,2015,26(2):397-400.

(整理者:北京中医药大学 刘庭妤)

中药液透皮调理与铜磁脉冲诊疗在慢性病中的应用

庞 勇

（中国健康集团股份有限公司　999077）

一、中药液透皮调理的目的、意义

随着社会科技的不断发展，物质的不断丰富，人民生活的水平不断提高，我国的"三高"人群以及各种慢性病人群数量在不断增加，为了应对这种全民健康的危机，中药液透皮调理三高及慢性病技术应运而生。在解决这些问题时，人们会发现，在身体调理中西医的方法只能对已经发生到严重程度的疾病才能起效果，而中医能真正在疾病未发生或还未发生到最严重的时候，就能获得非常好的治疗效果。而我们的"三高及慢病"中药液透皮调理技术是中药液精华提取物，利用韩国超临界CO_2萃取技术，萃取来自全国各地30到60多种的名贵中草药以及纯粮食酒泡制的动物药酒，针对"三高"及慢病的问题进行了专门的研发，同时获得了在整个中医外治理疗上新的技术——中药液透皮给药。"三高及慢病"中药液透皮给药疗法的前身，就是中药塌渍疗法。中药塌渍疗法主要采用中药外敷原理，将中药配方药材敷于患处，通过磁波热辐射及药理效应作用，药气通过毛孔渗入进入毛细血管，直接针对患处。而"三高及慢病"中药液透皮给药疗法，不仅在药材的选取上下足了功夫，同时利用超临界CO_2萃取技术保证了中药分子的高浓度、高生物活性以及高渗透性，通过涂抹于患处，在短短2到3分钟的时间沉入到人体内部，通过穴位、经络、脏腑三位一体靶向调理，真正快速安全有效地解决患者的问题。

在临床实践中，以中医原创思维为指导，根据病、证、症的不同特点，将"三高及慢病"中药液透皮调理技术疗法融入临床疾病早期的调理，能够更好地发挥中医治未病辨证论治整体治疗的优势。

二、中药液配伍原则

在中药液成分方面，"三高及慢病"中药液透皮调理技术中药液的成分来自全国各地30到60多种名贵中草药以及纯粮食酒泡制的动物药酒，而我们是根据清宫秘方来抓取药物配制而成，在配制原则中遵循中医古方君臣佐使的配伍原则。

《素问·至真要大论》："主病之谓君，佐君之谓臣，应臣之谓使。""君一臣二，制之小也。君二臣三佐五，制之中也。君一臣三佐九，制之大也。"组成方剂的药物可按其在方剂中所起的作用分为君药、臣药、佐药、使药，称之为君、臣、佐、使。君指方剂中针对主证起主要治疗作用的药物。臣指辅助君药治疗主证，或主要治疗兼证的药物。佐指配合君臣药治疗兼证，或抑制君臣药的毒性，或起反佐作用的药物。使指引导诸药直达病变部位，或调和诸药的药物。以治疗高血压问题为例，对于肝阳上亢型，我们采用平肝潜阳的治疗准则，选用天麻、钩藤、石决明、黄芩、珍珠母等中草药进行调理。

三、中医透皮给药疗法的优势及原理

1. 作用机理

"三高及慢病"中药液透皮调理技术，又称

经皮给药系统,具有相对一般内服药物的天然优势。它通过皮肤贴片施效,可使药物不经过肝脏的"首过效应"和胃肠道的破坏,不受胃肠道酶、消化液等诸多因素的影响,可提高生物利用度,提供较长的作用时间,并降低药物毒性和副作用,具有提高疗效、使用方便、操作简单、减少给药次数等优点。奏效迅捷,无论局部给药,还是腧穴给药,都是直接作用于病灶,发挥穴位刺激和中药疗效的双重作用调整机体。

2. 优势

因为能直达病所,定位用药,透皮给药疗法起效比较迅速,适应证广,使用安全。亚健康人群,尤其是疾病患者,或脏器功能有不同程度的损害,或兼杂多种疾病,服药种类较多,胃肠道、肝肾损害难以避免。中药透皮疗法则不然,毒副作用小,对胃肠无刺激,可缩小患者个体间及个体内各次用药间的差异,维持较稳定的血药浓度,使用更为安全。防治结合、保健强身中药外用不但能治疗各种病,还能预防疾病的发生,有保健康复的作用。简便廉效,易于推广。外用中药无须煎熬加工,便于携带,利于储存,且据证而施,用法灵活,方便无痛,符合现代社会的要求,易于推广。

四、铜磁脉冲诊疗推广的目的、意义

痹证是指人体机表、经络因感受风、寒、湿、热等引起的以肢体关节及肌肉酸痛、麻木、重着、屈伸不利,甚或关节肿大灼热等为主症的一类病证,对患者的生活质量造成了严重威胁。痹证患者的常见表现是关节疼痛、脊柱疼痛、腰腿疼痛,通过中医内治和外治可以减轻患者的症状。可大部分治疗的效果并不理想或者效果显现慢,在此期间患者生活质量很受影响。铜磁脉冲诊疗技术是在中医基础上结合现代电磁原理,通过中医的背诊,使用仪器3到8秒的检测,可以检测出西医检测不出的人体的病症要处,如寒湿瘀阻,气滞血瘀。检测出问题之后,通过仪器输出1.5V的低频脉冲加上壶中注入的热水转换成磁场,集合中医的八大疗法(针灸、推拿、拔罐、刮痧、熏蒸、热敷、砭术、艾灸)改善人体因经络、体液和气血长期不通造成的吸收、循环和代谢等问题;能够在短时间内做到快速温经散寒、祛风除湿以及脉冲快速止痛镇痛的效果。

痹证主要病机是气血痹阻不通、筋脉关节失于濡养所致。本病与外感风寒湿热之邪和人体正气不足有关。风寒湿等邪气,在人体卫气虚弱时容易侵入人体而致病。汗出当风、坐卧湿地、涉水冒雨等,均可使风寒湿等邪气侵入机体经络,留于关节,导致经脉气血闭阻不通,不通则痛,正如《素问·痹论》所说:"风寒湿三气杂至,合而为痹。"根据感受邪气的相对轻重,常分为行痹(风痹)、痛痹(寒痹)、着痹(湿痹)。若素体阳盛或阴虚火旺,复感风寒湿邪,邪从热化或感受热邪,流注关节,则为热痹。总之,风寒湿热之邪侵入机体,痹阻关节肌肉筋络,导致气血闭阻不通,筋脉关节失于濡养产生本病。以风湿痹证为例,低频脉冲治疗在近些年运用广泛,主要的作用就是能兴奋神经肌肉组织,促进局部血液循环和镇痛,现在经常会使用这种疗法来改善风湿疾病。当然,每一位患者的病情不同,所以对于特殊的患者,建议可以考虑一下加入其他的治疗方法。低频脉冲电疗法可以促进血液循环,这是它的作用之一。同时铜磁脉冲诊疗技术不仅仅是有1.5V的低频脉冲,还利用70到90℃的热疗和水疗同时水与脉冲结合生成安全磁场,对于患者排寒邪、湿邪、风邪以及消炎镇痛和扩张被压迫的血管都有非常大的帮助。

五、铜磁脉冲诊疗技术的原理

1. 材质铜的作用

为什么选用铜作为导体连接脉冲呢?

(1)因为铜离子可以抑制细菌和真菌的生长,所以不少防菌农药中都含有铜元素。铜制剂最早作为杀菌剂使用，至今已经有超过200年的历史。在日本东京市立卫生研究所里面，曾经做过这样一个实验，将伤寒杆菌放在两个培养皿中，一边放有铜制的日本硬币，一边放有其他材质的日元硬币。在经过一段时间的培养之后，在显微镜下观察会发现在铜材质硬币上的伤寒杆菌已经完全被杀灭了，而在另一个培养皿中，其他金属镍铬硬币上的伤寒杆菌不仅没有得到抑制，反而大量的繁殖，这就是最简单的铜材质本身的消炎杀菌的作用。

（2）铜元素对人体的作用主要包括以下几种：促进血红蛋白的生成，维持人体正常血液浓度，适当的铜元素可以有效促进幼红细胞等其他红细胞的生成，帮助人体的红细胞数量处于正常范围之内，同时可保持人体的血液浓度处于正常范围之内，预防缺铁性贫血等其他贫血性疾病的发生。铜元素可以促进人体骨质发育，铜元素属于微量元素，在人体处于婴幼儿时期，铜元素可以适当促进人体的骨骼发育，促进人体神经系统以及脑部发育，维持婴幼儿的正常生长发育，避免因为营养或者微量元素缺乏而导致婴幼儿出现佝偻病等其他疾病。铜元素对人体的内脏发育也有一定程度的促进作用。因此，做铜磁脉冲诊疗技术对于身体有缺铁性贫血和缺少铜元素的患者能起到辅助治疗的效果。

2. 低频脉冲治疗（输出1.5伏低频脉冲）

低频脉冲电流在医学领域的应用已有100多年的历史。但最早用"电"来治病要追溯到公元前420年的古希腊医生希波克拉底和公元前46年的古罗马医生，他们分别将一种放电的鱼给病人食用或放在病人患处来治疗头痛和痛风。低频脉冲电流的生理和治疗作用主要有：

（1）兴奋神经肌肉组织：可以使得萎缩的肌肉重新被激活起来。如果有经常运动，那么肌肉肯定有损伤，就会有瘀堵；或者是经常不运动，有肌肉僵硬的情况，低频脉冲就可以通过肌肉神经的兴奋疏通瘀堵，使乳酸堆积的地方被冲开，恢复到正常的情况，不会有瘀堵压迫导致痉挛情况。

（2）促进局部血液循环：这也是低频脉冲电流的主要生理和治疗作用之一。

（3）镇痛：镇痛是铜磁脉冲诊疗技术的作用特色之一，它能通过低频脉冲快速镇痛，原来发作时剧烈疼痛的骨关节问题，当天就能缓解甚至立刻止痛。低频脉冲电治疗的主要适应证是针对急性疼痛，比如腰部扭伤、关节韧带损伤、关节置换术后、慢性疼痛、颈肩痛、腰腿痛、肩周痛以及关节挛缩等，还可以治疗周围神经损伤、脑卒中后遗症及失用性肌萎缩。

3. 热疗的效果（70℃~90℃）

（1）促进骨关节部位炎症的消散：热疗可使局部血管扩张，血流速度加快，利于组织中毒素的排出；同时促进血液循环，增加血流量，加快新陈代谢，有助于坏死组织的清除及组织修复，使炎症消除。

（2）缓解疼痛。

（3）减轻深部组织充血：热疗可使局部血管扩张，体表血流增加，因而相对减轻深部组织的充血。

（4）散寒除湿，温经止痛：铜磁脉冲诊疗技术通过使用70到90℃的热水（绝对安全）快速滑行点打按揉使得侵入皮肤、肌肉、骨骼的风寒湿邪都被快速排出，气血迅速激活，全身毛孔打开，使得调理效果更好。同时可使局部血管扩张，促进血液循环，使病人感到温暖舒适。

4. 磁疗

通过铜磁脉冲诊疗技术输出1.5伏的低频脉冲，与铜磁仪中加入的热水，会与受试者进行接触生成生物磁场。这个磁场不仅强度安全，适合患者自我的身体调理，同时对于扩张血管和细胞膜通透性的恢复都有着非常巨大的作用。而在研究过程中我们发现，通过磁场的作用，结合中医的背诊，可以在患者的身体上根据患者不同部位不同症状的不同反应（酸、麻、胀、痛、压重）判断患者风寒湿导致的关节问题情况进而可以进行针对性的调理。

5. 水疗（去油保湿，加快代谢）

水疗可加快新陈代谢，使气血马上运行起来，让更多的风邪、寒邪和湿邪快速排出体外。通过不透皮的方式就能够做到体外排毒，同时，对于一些皮肤比较干燥的人来讲，水疗可以取到保湿的效果，而对皮肤比较油腻的或者湿气比较重的，则可以获得保持皮肤湿润的效果。

6. 药疗（中药的结合）

铜磁脉冲诊疗技术在发展的同时，我们发现可以将它与中药结合起来，通过铜磁脉冲诊疗技术检测出患者关节的问题，再进行疏通，之后将对应症状的中药液敷在患者的身体上，能达到更好更快的效果。

六、技术总结

铜磁脉冲诊疗技术通过低频脉冲结合热疗、水疗、磁疗和药疗的作用，通过物理方法刺激中医的穴位来达到中医八大疗法的作用（针灸、推拿、拔罐、刮痧、熏蒸、热敷、砭术、艾灸），属于中医现代化的理疗仪器，集患者自我检测与快速调理为一体，不仅对痹证有效同时在内、外、妇、儿等科室中均有应用。

本草雾化纳米香囊及其应用探讨

吉 军[1] 许 扬[2] 金湘范[3]

（1.中国中医科学院 100007）
（2.中国医学科学院药用植物研究所 100000）
（3.深圳本草雾华医药科技有限公司 518110）

摘要： 中药香囊源自中医"衣冠疗法"，属于中医外治法的范畴。本草雾化纳米香囊源承古法，守正创新，采用独家研制的本草甄露VNP+精萃技术，复原甄法工艺，具有芳香避瘟、黏膜免疫的作用。本文论述了纳米香囊的背景渊源、技术特点以及应用等方面，为本草雾化纳米香囊的推广应用提供参考。

关键词： 香囊；衣冠疗法；临床应用

中药香囊的历史源远流长，《山海经》曰："佩之可以已疠"；《本草经疏》言："芳香之气，能避一切恶邪"。中药香囊源自中医"衣冠疗法"，其利用芳香药物走经通络的作用，通过口鼻吸入和皮肤、经络穴位吸收，疏通脏腑经络体系，对人体进行整体调节，从而发挥避秽浊、防御疾病的功效[1]。现将从以下几个方面进行阐述。

一、香囊的背景渊源

《素问·经脉别论》中记载"外治不由脏腑，却直达脏腑，尤贵能识脏腑。"西汉时期，西汉墓出土的竹简中，有四枚提到"薰囊"这一名称。竹简二六九记："白绡信期绣薰囊一素缘。"汉魏时期，古乐府《孔雀东南飞》中写到"红罗复斗帐，四角垂香囊。"香囊不仅佩戴在身边，古人也将香囊挂在床帐里，用作起居熏香。到了宋代，香文化也发展到一个鼎盛阶段，这一时期的香已遍及社会生活的方方面面，宫廷宴会、婚礼庆典、茶坊酒肆等各类场所都要用香。香囊源自中医"衣冠疗法"。所谓衣冠疗法，就是利用穿着的衣帽、鞋袜或饰物将药物佩带在身上，通过呼吸道或皮肤吸收而发挥其防病治病作用，是中医外治领域一种古老的治疗方法[2]。衣冠疗法的优势在于可防止药物的有效成分被消化道的各种酶分解破坏，从而更有利于发挥治疗作用。不仅如此，这种方法还避免了药物对消化道的刺激，不影响脾胃的功能[3]。中药香囊是以中医整体观念为理论依据，在"治未病"方面发挥极大优势。

二、本草雾化纳米香囊技术特点

本草雾化纳米香囊采用真空负压小分子全效甄露析取技术，以精细化、自动化、高效化为其设计宗旨，传承中医精髓。本产品采用全球领先的本草甄法VNP+精炼萃取技术，复原几近失传的甄法工艺，在不破坏草本精华的前提下，从药食同源道地原料提取原液衍生出不同的产品类型。本草甄露集气、味、香于一体，携带本草全谱物质、信息和能量，保留其原有的活性。超微小分子团（平均50Hz）结构，具有极强的渗透力、扩散力、溶解力、代谢力。

（一）技术原理

在陶皿核心内胆放置植物，在多层陶皿外围中加减放置木炭、草灰，加减数量形成温度变化，在内胆形成负压，使植物中的组织细胞液沿其内在循环网状结构滴滴渗出。VNP+技术无蒸汽外源水，全态提取，激发分子能量，自内而外精炼析出，可有效解决本草纯化与提取方法的异质性和复杂性。

（二）技术特点

1. 非人工外界作用的真空负压态，引导跨学界课题

有关学者认为该真空负压方式不是传统人工的降压或者是抽空气的方式，而是利用分子内能的释放形成真空态，是一种跨学界的课题。利用这种真空提取方式是目前物理学很难解释清楚的物理现象，作为最大限度地提高各种药材中的药理成分"植物菁华"功能性的新的技术，势必受业界广泛的关注。

2. 负压降低沸点，低温汽化不破坏化学组成

负压态降低了细胞组织液的沸点，在不破坏化学组成形态下使组织液不断被汽化从而被析出。

3. 按植物组分分组多态复合全效析取草本原露

该技术的核心是将植物成分进行分组，将物理化学特性相近的组分采用相适宜的提取方法进行分组提取，达到高效提取的目的。创新工艺析取的原露NMR值仅50Hz，制造出世界上最小的小分子团液态（常规纯净饮用水NMR值在80Hz-120 Hz）形式——微小分子团水，这种微小分子团直径约有0.5纳米，饮用后，可以不用通过消化系统而直接通过血管壁细胞膜进入血液，穿透到达病原体，可迅速补充人体营养和能量，显著增强体力，迅速增强人体新陈代谢水平。与此前发现的小分子水不同，此种微小分子团呈六边形结构特点，化学特性极其持续稳定，抗氧化性极强，在加热状态下仍然呈现微小分子团状态，常温下保质期更长达10年。

4. 全成分提取，营养更均衡

创新工艺的全成分提取，遵从自然规律，不破坏植物中天然营养配比，全成分析取出来让人们享用，更符合中医道法自然的基本原则。

5. 过程零添加、提取液无残留

在48小时的析取过程中，没有任何物质（包含水、化学溶剂）的添加；提取液中分离并去除了农残、重金属等有害物质；最终残留物仅为草本纤维，可直接作有机肥、燃料或培养基。

（三）技术创新点

产品技术创新之处在于揭示了本草甄露的物理形态特征、主要化学成分变化规律与品质风味形成机理，探明了本草甄露主要功能成分组成；发明了本草甄露调控精炼及品质快速醇化等加工新技术；发明了本草甄露高效安全提取技术，研制了植物、矿物、动物、真菌系列提取新工艺，研发了方便型、功能型、时尚型中医药大健康新产品。

三、本草雾化纳米香囊的作用

有研究表明，中药中的挥发性成分具有抗菌、抗炎、平缓呼吸道平滑肌的作用。古代中药香囊一般用于驱蚊、提神、辟邪等。中药香囊中的挥发性成分具有一定的防病治病的作用[4]。本草雾化纳米香囊可有效芳香避瘟、黏膜免疫。芳香分子可以抢占病毒进入细胞膜的通道；芳香分子可以黏附在病毒上，使其无法进入细胞；雾化液中的酚类、醛类、氧化物分子，可以让病毒的蛋白质膜壳变性、破坏；芳香分子可以增加中性粒细胞的数量并延长其工作时间；芳香分子可以抑制让人窒息而死的肺部黏液。

四、常见纳米香囊的使用

香囊所用载体为纳米香囊超声雾化器，其主要功能为利用电子高频谐振，将液体分子结构打散成超微纳米颗粒。纳米香囊超声雾化器的雾化量为 0.004 mL/s、雾化时间为每次 10 秒、雾化颗粒度为 20μm、电池容量为 150mAh。使用方法为揭开封口，棉芯插到底，倾斜旋转装载雾化弹，双击开启雾化。用量为每次 10s，连续 90 次，一天 12 次，一液仓可用 7 天左右。目前已推出多种香薰配方，选用经典名方，纯物理工法，天然本草药植甄萃[5]。

（一）千金藤露香芬液

主要由千金藤、苍术、藿香、石菖蒲、佩兰、洋甘菊、艾叶、金银花组成。其中千金藤以祛风除湿、清热解毒为功；苍术善燥湿健脾、祛风散寒；藿香以芳香化浊、发表解暑为用；石菖蒲功为开窍化湿、醒神益智；佩兰芳香化湿、发表解暑之力强；洋甘菊长于消炎止痛、镇静安眠；艾叶可温经止血、散寒止痛；金银花效以清热解毒、消炎退肿为用。诸药共奏清热解毒止痛、祛风散寒除湿之功。

千金藤素是一种双苄基异喹啉类生物碱，具有消炎、抑菌、调节免疫功能等作用[6]。有研究发现千金藤素可作为治疗新冠病毒感染的潜在药物，并提示千金藤素可以同时抑制冠状病毒的入胞和入胞后过程[7]。清华大学和北京协和医学院的研究团队经研究发现千金藤素能在较低浓度下发挥抗新冠病毒作用，具有良好的有效性和安全性，同时其还能发挥抗炎作用，减轻病毒感染引起的肺损伤。千金藤素在新冠病毒突变株感染的细胞和新冠病毒感染的 h ACE2 小鼠上均表现出很强的抑制作用，提示千金藤素具有潜在的控制新冠病毒感染的临床价值[8]。

（二）松果菊露香芬液

主要由松果菊、百里香、佛手、香茅草、肉桂、松针、天竺葵、罗勒、鼠尾草、薄荷组成。其中松果菊善于消肿化瘀、清热解毒；百里香功长于祛风解表、行气止痛；佛手效为疏肝理气、燥湿化痰；香茅草祛风通络、温中止痛之力强；肉桂效以补火助阳、散寒止痛为用；松针可祛风活血、解毒止痒；天竺葵功为祛风除湿、祛湿止痒；罗勒功效为疏风解表、解毒化湿；鼠尾草功效为清热利湿、解毒消肿；薄荷以疏散风热、清利头目为主要功效。诸药合用，清热解毒消肿、祛风解表通络、疏肝理气止痛之效强。

肖培根院士提出松果菊是当今世界公认的抗病毒草药。松果菊中所含的烷基酰胺类、链烯酮、菊苣酸能够增强粒细胞的吞噬作用，其可通过下调细胞间黏附分子-1（ICAM-1）、纤连蛋白和血小板活化因子受体（PAFr）的表达，降低病毒的黏附力，达到抗病毒的作用；同时可提高 IL-2、IL-6、TNF-α 含量，促进免疫细胞增殖。

（三）五指毛桃露香芬液

主要由黄芪、白术、防风、辛夷、乌龙茶梗、松针、五指毛桃、香薷、甘牛至组成，其中黄芪功为补气升阳、固表止汗；白术可健脾益气、燥湿利水；防风以祛风解表、胜湿止痛为用；辛夷善发散风寒、通利鼻窍；乌龙茶梗可抗敏延衰、防病解毒；松针以祛风活血、解毒止痒为功；五指毛桃的功效为健脾补肺、行气利湿；香薷长于发汗解表、化湿和中；甘牛至可理气解表、清暑利湿。诸药合用，共奏健脾益气升阳、祛风胜湿止痛之效。

五指毛桃露以玉屏风散为主方，玉屏风散来源于《丹溪心法》，是"扶正固本"、提高机体免疫的经典名方。上述诸药合用，使气旺表实，外邪难以侵入体内，因而有益气固表、扶正祛邪之功。中医的"扶正"理论与现代医学的提高机体免疫功能有着相似之处，这对人体预防与治疗感染性疾病有着非常重要的意义。

现代药理学研究表明，玉屏风散具有调节机体免疫功能的作用，对机体非特异性免疫、体液和细胞免疫都具一定的有促进作用[9]。

（三）辛夷鹅不食草露香芬液

主要由辛夷、鹅不食草、苍耳子、川芎、藿香、荆芥、白兰花组成。其中辛夷可散风寒、宣通鼻窍，辛温发散，芳香通窍，其性上达，外能祛除风寒邪气，内能升达肺胃清气，善通鼻窍，为治鼻渊、鼻衄、鼻塞流涕之要药。鹅不食草能发散风寒、通鼻窍、止咳、解毒，可用于风寒感冒、鼻塞不通、寒痰咳喘、疮痈肿毒。苍耳子功效为散风寒、通鼻窍、祛风湿、止痛，可用于风寒感冒、头痛鼻塞、鼻渊、鼻塞流涕；本品温和疏达，味辛散风，苦燥湿浊，善通鼻窍以除鼻塞、止前额及鼻内胀痛，可内服亦宜外用，为治鼻渊之良药。藿香可芳香化湿、和中止呕、发表解暑，气味芳香，为芳香化湿浊要药。荆芥长于发表散风，且微温不烈，药性和缓，对于外感表证，无论风寒、风热或寒热不明显者，均可广泛应用。川芎辛香行散，温通血脉，既能活血祛瘀，又能行气通滞，为"血中气药"，功擅止痛，为治气滞血瘀诸痛证之要药，又长于祛风止痛，为治头痛之要药。白兰花止咳、化痰可用于治疗慢性支气管炎。诸药配合，协同作用，互为辅助，共奏宣通鼻窍、燥湿化浊、活血行气等功效。

其中辛夷、鹅不食草、苍耳子是仝小林院士"仝氏通窍鼻炎汤"的组成药物，是仝院士临床上治疗鼻炎时，根据多年临床实践经验，结合现代医学研究成果，精选的三味药物。仝小林院士在中西医学认识鼻炎的理论基础之上，结合现代医学药理研究成果，运用其提出的"态靶因果"辨治处方策略，善用态靶同调的药物——辛夷、鹅不食草、苍耳子治疗鼻炎，临床屡获良效[10]。

五、结语与展望

中药香囊源于"衣冠疗法"，具有悠久的历史，是中医外治领域一种古老的治疗方法，几千年来被用来预防时疫。早在《黄帝内经》中就蕴含治未病思想，而中药香囊是基于中医学整体观念和"治未病"理念而发挥防疫作用。现代人们越来越认同"治未病""防患于然"等预防观念，佩戴中药香囊成为了有效预防疾病的重要手段之一。从现实意义来看，中药香囊不仅制作简便、成本低廉、便于携带，而且有确切疗效。但目前对于其机制的研究较为局限，未有更深入研究，有待于进一步完善，从而便于更广泛的推广和应用。本草雾化纳米香囊源承古法，守正创新，对提高人们的身心健康和多维度改变日常生活品质有着重大的作用。本草甄露技术将有效解决传统中医药产业化难点，实现中医药产品标准化、规模化、洁净化，为中医药产业链提供了底层API技术平台。本草甄露扩大了中医药的应用领域，有助于引发中医药在大健康领域产品创新，通过新技术、新配方、新产品嵌入到传统企业与品牌中打通一条互相依存、互惠互利之路。

参考文献

[1] 张晋, 宋昌梅, 昊春阳, 等. 中药香囊辟瘟囊预防新型冠状病毒肺炎应用探讨 [J]. 北京中医药, 2020, 39（2）: 131-133.

[2] 于婕, 张晓东, 鲍凤和. 衣冠疗法中药香囊的临床应用及机制研究进展 [J]. 光明中医, 2022, 37（20）: 3827-3829.

[3] 邓来送, 邓莉. 论衣冠疗法 [J]. 中医外治杂志, 1995（6）: 6.

[4] 吕鹏, 白明学, 金云隆, 等. 中药香囊挥发油对呼吸道常见致病菌的抑菌作用分析 [J]. 临床研究, 2021, 29（12）: 101-104.

[5] 许扬, 林余霖, 金湘范. 新型冠状病毒肺炎中药防治手册 [M]. 香港: 香港商报出版社, 2022:

217.

[6] 崔俊屹. 千金藤素的药理作用概述 [J]. 中草药, 1995 (9): 502, 505.

[7] 范华昊, 刘珂, 洪碧霞, 等. 千金藤素抗新冠病毒研究进展 [J]. 南方医科大学学报, 2022, 42 (6): 955-957.

[8] Zhang SJ, Huang WZ, Ren LL, et al. Comparison of viral RNA-host protein interactomes across pathogenic RNA viruses informs rapid antiviral drug discovery for SARS-Co V-2[J]. Cell Res, 2022, 32 (1): 9-23.

[9] 吴嫣然, 齐海军, 姜淑君, 等. 玉屏风散预防新型冠状病毒肺炎的可行性 [J]. 中国老年学杂志, 2020, 40 (8): 1769-1772.

[10] 张莉莉, 金籽杉, 于同月, 等. 辛夷、鹅不食草、苍耳子治疗鼻炎: 仝小林三味小方撷萃 [J]. 吉林中医药, 2020, 40 (12): 3.

天然中药治疗艾滋病（AIDS）的研究

李国庆

（遵义市红花岗区药帝艾滋病中医药研究所 563000）

一、本项目研究的重大意义

一九八一年六月五日美国疾病控制中心（CDC）首先揭示了由人类免疫缺陷病毒（HIV）引起的获得性免疫缺陷综合征（AIDS，艾滋病），英文全称 acquired immunodeficiency syndrome。从报道至今40余年，在人类历史上仅仅是短短的一瞬间。但在报道之前这种病原体已在人类中流行了数十年之久。HIV-AIDS 在人类的流行史，人类对其的斗争史，人类对其的研究史，使我们清醒地认识到 AIDS 的流行规模之大、罹患人数之高、造成人类生命与社会经济损失之大均已超过了历史上任何一种传染病。AIDS 对我国来说完全是种传入性疾病，从1985年发现首例外籍 AIDS 和4例 HIV 感染者，经过近40年的辗转传播，已波及全国各个地区。疫情在不断发展，不认识这种流行的严重性、紧迫性、长期性，将会出现"AIDS 战胜人类"的悲惨局面。我国中医药有着5000年的悠久历史，已为人类疾病预防治疗作出了巨大的贡献。要战胜 AIDS，还要在传统的天然药物中寻找能治疗 HIV-AIDS 的药物。中医理论的特点在于整体观念和辨证论治，必须从复杂多变的病理过程中把握病变本质，采用辨病与辨证论治相结合的法则，标本兼治，最终达到根治 HIV-AIDS 的目的。为了人类的健康，战胜 HIV-AIDS，发扬祖国中医学的博大精深，为祖国的繁荣昌盛，让祖国的中医药走向世界，本课题的研究具有重大意义。

二、对 HIV-AIDS 的认识

本病为继发性免疫缺陷病的一个特殊类型，由一种人类逆转录病毒即人类免疫缺陷病毒感染引起，其特征为反复发生或持续存在的机会性病原微生物感染，以及肿瘤发病率的上升。本病的根源为机体免疫功能并主要是细胞免疫功能障碍及其继发损害。本病的病原是法国病毒学家于1983～1984年间发现的并名之为淋巴结病联合病毒（lymphadenopathy associated virus，LAV），美国研究者则称之为人类T淋巴结细胞病毒Ⅲ型（human T-lymphotropic virus type Ⅲ，HTLV Ⅲ），一般采用"HIV"一词。数年后人们又发现了另一种人类逆转录病毒，并称之为"HIV-2"，可引起与 HIV（HIV-1）所引起相似的免疫缺陷。HIV 感染的靶细胞主要是T辅助即T诱导淋巴结细胞。这种细胞的T表面抗原含有 HIV 受体的主要成分，故易受 HIV 的感染，但其他细胞如巨噬细胞、树突细胞、网状细胞、内皮细胞和胶质细胞等也含有结构上相似的表面抗原作为病毒的受体。HIV 逆转录病毒具有细胞损伤效应，可以直接破坏 T4 淋巴细胞。但存活的 T 辅助细胞及其他被感染的细胞则可将感染的病毒整合到染色体中，使其不持续表达，以致病毒持续保存。

三、HIV 的发病机理

HIV 病毒感染可分为急性病毒感染和慢性病毒感染性疾病两大类。前者可致感染者发生急性疾病，这多是由于病毒复制，杀伤细胞所致，随着机体免疫反应的产生，病毒即被清除，因而病程多为自限性。后者是由少量病毒传入的慢性持续性感染，机体少量、多次、持续接触病毒，如单纯性疱疹（HSV）病毒、EBV和乙肝病毒、肿瘤自身免疫性疾病等。而HIV感染和上述两类病毒感染均不相同。其潜伏期约数年，远远长于急性病毒感染性疾病，而发病率又高于慢性病毒性感染，感染后数月至数年约有半数的感染者发病。HIV直接或间接损伤CD4细胞；HIV和宿主细胞间相互作用，造成宿主细胞遭受破坏，使机体免疫功能低下。CD4细胞在体内减少，是由于HIV的致病作用，已证实CD4细胞表面的CD4分子是HIV外壳糖蛋白的gP20高度亲和力的细胞受体，两者结合使CD4细胞发生内噬作用，HIV去除外壳进入CD4细胞。病毒的核心蛋白及RNA则进入宿主细胞质并为复制作准备。复制开始时HIV的两条RNA链在病毒逆转录酶的作用下，转录为DNA，然后从此DNA为模板在DNA聚合酶的作用下复制DNA。此双股DNA都存留在胞浆内进行低水平复制，部分作为病毒通过病毒整合酶与宿主细胞核的染色质相整合。被整合入宿主细胞中的病毒基因通过处于静止状态不复制。经过2～10年的潜伏性感染阶段，当受到某种因素刺激时，前病毒被激活，通过转录翻译成新的病毒的核酸（RNA）和蛋白，然后装配成新的病毒，以芽生形式释放，再感染其他的细胞，如此周而复始。HIV有直接损伤CD4细胞的作用，通过高水平的复制，导致CD4细胞溶解和破裂，在复制后以芽生方式释放时，使细胞通过透性改变导致细胞死亡。HIV能抑制细胞膜磷脂合成，使膜的通透性增加，细胞受到破坏。HIV感染骨髓干细胞，使CD4细胞产生减少。间接损伤导致HIV游离的gP120可以与未感染的CD4细胞结合，作为抗gP120抗体介导的抗体依赖性细胞毒作用的抗原，使CD4细胞成为靶细胞，而受到杀伤细胞的攻击。

T辅助细胞（Th）的CD4受体被gP120封闭，影响了免疫功能，HIVgP120蛋白可刺激机体产生抗CD4结合部位的独特抗体，此抗体是抗CD4受体的自身抗体，从而阻断和损伤CD4细胞的正常免疫功能。受HIV感染的细胞因受人白细胞抗原HLA-1类抗原影响而改变，被免疫系统清除。受HIV感染的细胞对其他病原体易感性增强，造成双重感染而遭破坏，进一步加速CD4细胞的损伤范围和损伤的速度，使CD4细胞耗竭。HIV除了主要的感染含CD4受体的（Th）细胞外，还可侵犯带少量CD4受体蛋白或无此受体蛋白的细胞，这类细胞有巨噬细胞、B细胞、朗格汉斯细胞、肠上皮细胞、脑内星形细胞、神经胶质细胞及毛细血管内皮细胞等。感染了巨噬细胞，通过巨噬细胞的游走功能，将病原体携带到抗体的各种组织，造成多种脏器损伤，如感染肠上皮细胞可出现持续性顽固性腹泻，感染脑内呈星形细胞、神经胶质细胞可出现脑病、痴呆等中枢神经系统症状，由于机体免及功能系统功能的缺陷又导致多种机会性感染发生。

四、免疫细胞损伤的机理

HIV进入人体后，对免疫细胞有亲嗜性。CD4是HIV的主要靶细胞，CD4细胞在机体的细胞免疫和体液免疫中均起重要作用。首先HIV与靶细胞特异结合后，藉胞饮或膜融表面的CD4受体蛋白结合。病毒核心进入细胞并在酶的作用下脱去蛋白壳，逆转录酶以病毒RNA为模板合成DNA，经聚合酶作用合成双链DNA，cDNA经环化后整合到细胞染色体上，病毒核酸随细胞的分裂而传至于代细胞，十分稳定可长期潜伏，患者可长期带毒生存。HIV的DNA大部分仍存留在胞浆中而未整合，此时HIV并不复制，在某些因素的作用下，在体内受体外有丝分裂原、抗原或同种异体基因的刺激，在体内受cMA、HBV及HSV的感染和来自精液、血液或异体移植的刺激，病毒基因组被激活，转录为 RNA，部分作为新病毒的基因组，部分作为翻译病毒蛋白所需要的 mRNA，转译出病毒的结构蛋白及各种毒粒酶，经装配形成 RNA 核心颗粒，从细胞膜上芽生时获得所需包膜而形成熟的病毒，这种病毒可再感染新的细胞，如此循环形成 IIIV 的复制。这种感染细胞极易造成细胞破坏死亡，使 CD4 细胞数目减少，另外也可以通过 HIV 颗粒表面的蛋白脱落，而与正常细胞膜上的 CD4 受体结合，使那些正常细胞被免疫系统误认为病毒感染的细胞而遭杀伤。带有病毒包膜蛋白还可以与其他的细胞融合形成多核巨细胞而丧失功能，导致 CD4 细胞的减少。正常机体 CD4 细胞和 CD8 细胞相互制约，调节免疫系统功能平衡，当 CD4 细胞减少时，CD4/CD8 比例倒置，CD 8 细胞在数量上、功能上占有相对优势状态，增加了免疫抑制作用，而导致免疫系统功能失调。同时，CD4 细胞被抗原激活后，产生各种细胞因子介导的细胞免疫反应，产生 1L-2 的水平降低，还可释放一种可溶性抑制因子，抑制抗体产生，抑制 T 细胞增殖和自然杀伤细胞的活性。其他多种细胞因子 1L-4、1L-10、1L-12 的水平下降，以及 Y-干扰素、肿瘤坏死因子的产生，引起机体免疫功能障碍，免疫调节网络失调，导致免疫缺陷而致并发病进而导致死亡。

五、艾滋病（ADIS）的发病过程

HIV 感染人体后，有潜伏时间长短不一，有的感染两周内出现症状，有的数月或数年，这与病毒株的毒性和宿主免疫系统功能状态有密切的关系。在同一患者的不同病程阶段分离的病毒株毒性不同，后期分离的 HIV 在体外复制快，致病性强，侵犯宿主细胞的范围广。而这两株病毒的核苷酸序列有 98% 的相同，说明少量基因在变化就可能引起毒性变化。对 HIV 感染潜伏期长的另一种解释是 HIV 侵犯淋巴细胞后是否将病毒 DNA 整合入细胞 DNA，以及病毒进行复制与否也决定于宿主细胞的活性。

如淋巴细胞处于静止期，病毒只进行部分逆转录，这种部分逆转、转录状态并不稳定。若细胞持续处于静止期，病毒遗传物质会自行分解。由于正常的情况下 99% 的循环 T 细胞处于分裂静止期，HIV 只能在感染 T 细胞中很少一部分进行复制，由复制产生的病毒绝大部分自行分解，进入急性感染期，主要表现为病毒血症，在抗体出现前，病毒抗原检测为其突出指标，时期一般三个月左右。少数病例有比较长的间隔时间，随后血清中可检到抗体，先是 P42 抗体，后是 P41 抗体，随之 gP64、gP31 抗体也陆续出现，抗体和 HIV-DNA 可以同时出现，HIV-DNA 水平的升降持续 4～12 周。病毒的毒力强弱和复制快慢有高度的相关性，HIV 有不同表型，快-高病型为病毒在人外周血单核细胞（PBmc）内复制快毒力强的表型，也称引发合胞体的病毒表型。与 T 细胞呈高度亲和性，主要见于 HIV-1 患者，在血清阳性无症状中少见。另一种病毒表型是慢-低病毒，或称为非合胞体引发表型。与 T 细胞亲和性低，在 PBmc 中复制慢，不易生成产病毒系，在无症淡血清阳性者多见，HIV-2 型感染者占主要地位。随疾病发展，病毒发展变异，表型可以从慢-低表型发展成快-高表型。一般在早期感染者多分离出慢-低表型，而在急性感染期多分离出快-高表型；无症状病人的病毒分离物，体外行为类似慢-低病毒，而 AIDS 的病毒分离物类似快-高病毒。因此，病毒的表型不同和疾病感染的严重程度有关。同时也发现病毒表型不同和 CD4 细胞数目有关，快-高病毒力强，复制迅速，而 CD4 细胞损伤大，数量减少严重，到了无症状期，HIV-1PA 水平均处于降低的水平，常发现慢-低病毒表型。此期主要依据为感染者血清抗体阳性，可检出多种抗体作为依据。成人这种无症状期大约 10 年左右，婴儿则短些。进入 AIDS 的前期，则开始出现免疫缺陷，这时感的 CD4 细胞以 25%～40% 的速率下降，一旦进入 AIDS 期，生存期一至二年和或经过一些相关的治疗生存期得到延长。有人称 AIDS 是需长期治疗的慢性疾病。当发展到 AIDS 时期，病毒再次出现易于检测，此期绝大多数感染者表现出持久性的病毒血症，细胞外基因 PNA 和细胞 mpA 的水平增高，常常检测到快-高病毒表型，CD4 细胞减少而 P24 及 P58 抗体滴度下降，最终消失。但其他抗体仍持续存在很长的时间。随着疾病的进一步发展，最终免疫功能低下，并发各种机会性感染和恶性肿瘤而危及生命。

六、中医药对艾滋病 AIDS 的治疗作用

AIDS 是由人体免疫缺陷 HIV 病毒引起的全身性传染性疾病，而导致发生机会性感染，临床症状复杂，应用中医药辨证施治，可以发挥中医药的特长。灭杀病毒、重建免疫功能是治疗艾滋病的一个重要环节。艾滋病临床表现多为正气亏虚、免疫功能严重缺陷，故应施以标本兼治，以治本为主，扶助正气，重建免疫功能，通过治本而达到治标的目的，最终达到根治本病的目的。中医药要攻克艾滋病（AIDS），必须考虑病毒灭活和机体的免疫重建功能，用复方中药作用重建人体免疫细胞促进 CD4 淋巴细胞增殖，使机体免疫力不断提高，由机体正常细胞阻断破坏 HIV 宿主细胞的复制，再以灭活药物的作用达到消灭 HIV 病毒，使机体免疫功能不受损害，达到自然战胜艾滋病病毒的目的，这是治艾滋病的关键。治疗 HIV 靠单一药物是不能发挥强有力作用和效果的，所以，在研究中我们充分认识到，复方用药是治疗艾滋病的最佳方案，对艾滋病病毒要有一个整体观，即既要灭活 HIV 病毒在体内的复制，阻断其对宿主细胞的破坏，终止免疫功能的 CD4 淋巴细胞的进一步衰竭，又恢重建免疫功能，增强 CD4 自动攻击 HIV 的能力、迅速改善各种症状。复方药物进入机体后不是孤立地发挥各自的作用，而是发挥共同的作战优势，更加提高了疗效。中药的复方功能增强各药的相应配伍，减轻了药物的单一副作用，通过各种炮制和萃取方法和合理的改变，不会增加其毒性作用，反而将不良反应减轻到最低限度，提高了治疗艾滋病药物的疗效。

七、克艾康治疗 AIDS 的机理

"克艾康"由复方中药组成，不含任何化学药品和有毒药品。HIV-AIDS 是机体免疫缺陷综合征，HIV 逆转录在体内不断复制，造成 CD4 淋巴细胞计数持续下降。艾滋病病毒根据中医辨证施治"标""本"兼治的原则，用一种药物的特殊功能，产生重建免疫功能作用，并杀灭 HIV 宿主细胞病毒，这是研究治疗艾滋病（AIDS）的最重要的一个关键。

我们在研究的复方中药克艾康，其发挥治疗作用的基本原理是：清热祛湿杀毒，重建免疫功能，再配补益正气药物、抗各种并发症的药物，共同发挥协同治疗的优势。"克艾康"复方用药虽多，但多而不"乱"，各药相互配伍，进入机体后，迅速改善症状；各种药物在机体内不是孤立地发挥各自的作用，而是发挥共同的优势集中作战，更加提高了各药的配合利用力，提高了疗效。克艾康复方中各种药物通过相应的炮制和萃取，不会增加其毒性作用，而将不良的反应减少到最低限度，这是克艾康复方中药治疗艾滋病的优点。

八、总结

为了攻克艾滋病病毒复方中药治疗这一全球性医药难题，战胜艾滋病，应发扬祖国传统的中医药特色，让世界了解中医药，让中医药走向世界，让传统中医药走向国际市场，让中医药在治疗消灭艾滋病的战役中发挥重大作用。

中医药对肿瘤调治的探讨

邱先信

（北京正中堂医学研究院有限公司　100000）

摘要：恶性肿瘤已成为危害人类健康的主要慢性疑难疾病，对国民身心健康构成巨大威胁。中医药对肿瘤的治疗积累了丰富的临证经验，发挥着重要作用。"正虚"是肿瘤发病的根本原因，"痰、瘀、毒"是肿瘤发生发展中的重要病理因素。中医药调治肿瘤的临证思路包括顾扶正气，成败关键；身心同治，重在心脾；晚期肿瘤，以静制动；长期调理，排毒为先；利尿通便，邪有出路；滋阴固元，引火下行；虫类搜络，攻毒祛邪。

关键词：中医药；肿瘤；调治思路

据估计，全世界每年新发癌症1810万例，死亡960万例，发病率和死亡率正迅速增长，已成为危害人类健康的主要慢性疑难疾病[1]。2006年世界卫生组织（WHO）公布了一个重要共识，即将昔日称为"绝症"的恶性肿瘤定位为是"可控、可治甚至可以治愈的慢性病"。可以肯定的是，中医药对肿瘤的治疗积累了丰富的临证经验，无论是在协同增效、降低西药毒性，还是在提高患者生存质量以及中晚期肿瘤患者"人瘤共存"等方面均发挥了至关重要的作用[2]。

一、中医药防治肿瘤的概况

早在战国时期，《周礼·天官》已有"肿疡"归为专科疡医治疗的记载。《黄帝内经》中"肠覃""石瘕""积聚"等实指肿瘤。时至宋代，《卫济宝书》最早使用"癌"之病名，《仁斋直指方论》对癌的特征做了较为详细的描述，而后诸家著作中，逐渐出现如"乳岩""翻花疮""失荣"等有关肿瘤的描述。肿瘤发生病因不外乎外感邪气、饮食劳倦、情志失调等，病性归纳起来为正虚邪实，即气滞、血瘀、癌毒、痰凝、湿阻等致脏腑功能失调，气血阴阳亏虚。在肿瘤治疗上，历代医家始终贯穿着"调整阴阳""扶正祛邪""内外合治"等中医治疗大法，留下了一大批应用至今的有效方药/方剂，如小金丹、西黄丸、大黄䗪虫丸、六神丸、片仔癀、消瘰丸、桂枝茯苓丸、海藻玉壶丸、当归龙荟丸等，在肿瘤治疗中发挥活血化瘀、清热解毒、软坚散结等作用[3]。

正气是对人体功能状态的概括，中医学中表现为气血阴阳的盛衰以及五脏功能的强弱。而在现代医学方面，可以用一般状态评分、免疫功能指标及各系统功能状态作为评定参数。邪气在传统医学的主要表现为痰、瘀、毒，而在现代医学则多通过肿瘤大小、范围、病理分级、肿瘤发展速度、肿瘤标志物异常程度来体现。"正虚"是肿瘤发病的根本原因，"痰、瘀、毒"在肿瘤发生发展中常合并出现。肿瘤即正气不足，导致痰浊、瘀血、瘤毒等邪气胶结于体内形成的肿块。其中瘤毒是肿瘤形成的主要致病因素，同时瘤毒阻碍机体气血运行，从而生成痰瘀等病理产物。肿瘤有良性、恶性之分，其中良性肿瘤之瘤毒邪轻，机体体内正气可以与之相抗衡,故肿瘤相对稳定。而恶性肿瘤之邪气盛,正气不足以抵抗痰瘀毒邪,故肿瘤不断增殖发展。因此肿瘤发生发展与消退是正邪交争的结果。从中医药调治肿瘤角度来说,首先要辨明虚、痰、瘀、毒,进行审证求因辨证论治。其次要找寻对虚、痰、瘀、毒量化的方法,在此基础上系统总结古今文献,从而梳理完善理论体系和临证思路,探索有效方药,提高疗效,并阐释现代机理。

二、中医调治肿瘤临证思路

(一)顾扶正气,成败关键

"正虚"是导致肿瘤发生和进展的关键病机,扶正培本为治疗肿瘤的关键治则。肾为先天之本,脾胃为后天之本,若脾胃虚弱,运化功能失职,水谷精微无力运化,则后天难以养先天,从而导致正气亏虚。因此扶正培本,重视脾胃功能,保护肾元之气,促使气化正常,固摄有权,从而防止痰瘀内生,可阻碍肿瘤增长。目前临床中对于肿瘤的治疗多以维持患者生命为目的,而现代有创疗法(手术、放疗、化疗、射频、靶向)严重损伤正气,因此中医药在治疗肿瘤时更要注重固护正气。若在肿瘤晚期阶段,可于顾扶正气的基础上,酌配化痰散结、活血化瘀、解毒攻毒等药物逐邪外出。朴炳奎教授根据非小细胞肺癌正虚特征,创立益气养阴大法治疗肿瘤,具有良好的疗效。孙桂芝教授根据胃癌各阶段病机特点,研制了扶正抗癌口服液、养胃抗瘤冲剂,临床中疗效显著[4]。总之,中医中药治疗肿瘤以扶助正气为主,这样就可改善食欲、增强体质、提高免疫力和抗癌能力,这是肿瘤中医药治疗成败的关键。

(二)身心同治,重在心脾

《素问·阴阳应象大论》云:"人有五脏化五气,以生喜怒思忧恐。"情志不及与太过既是五脏失和的表现,又可"反伤五脏",加剧阴阳失衡,百病丛生,迁延不愈。古代医家和现代学者均对恶性肿瘤与情志、心理障碍的关系做过探讨,均发现情志因素与肿瘤的发生发展、疗效及预后密切相关[5]。肿瘤属于身心疾病,患者不仅要在机体上承受疾病本身的折磨,在心理上也具有一定的压力,因此身心两方面对肿瘤的进展都具有重要影响。我们在临床上如果只重视肿瘤因素、治疗因素(毒副作用),而忽视患者心理因素,则抗肿瘤治疗的疗效往往效果不佳。因此,在合理应用中西医结合治疗方案的同时,我们一定要重视患者的心理活动,帮助患者疏导负面情绪,建立信心。有研究表明,对肿瘤患者开展心理干预能改善肿瘤患者的免疫状况,如应用疏肝健脾法可调畅恶性肿瘤患者情志、改善生活质量[6]。

若患者存在情绪问题,最主要表现为睡眠障碍。临床观察发现约有80%以上的癌症病人睡眠质量差,经手术治疗后的患者一旦出现原因不明的睡眠障碍,常预示肿瘤的复发或转移。因此睡眠对肿瘤患者来说具有十分重要的意义。在心理疏导的同时可适当配合疏肝、养心、清心的中药,可促进抗肿瘤整体疗效提高。除此之外,脾胃为气血生化之源,若脾胃受损,则气血生化乏源,气血亏虚,正气不足,无力抵御毒邪。因此,除身心同治外,也要重视健脾和胃,脾气健运,运化有权,水谷精微化为气血输布周身,肝气得疏,疏泄正常,气机调畅,则有利于缓解情绪。

(三)晚期肿瘤,以静制动

肿瘤晚期患者一般肿瘤的体积及扩散范围均较大,对于这个时期的患者,尤其是高龄患者,一旦发现肿瘤复发或转移,不宜立即采取大规模损伤性治疗,应该视肿瘤的发展趋势而制定治疗方案。高龄病人一般体质较弱,如果肿瘤发展相对缓慢,未引起相关症状者,可以暂时不采取有创治疗,而以中药治疗为主。若肿瘤发展迅速，转移病灶较多，则应以对症治疗为主，必要时可选择微创手术以减少转移病灶，如射频、氩氦刀、超声聚焦等，或口服某些毒性较小的靶向药物，从最大程度上固护机体正气。如对于晚期复发或转移性肺腺癌患者，靶向药物易瑞沙常规用于肺癌的治疗量为500mg，qd。但易瑞沙具有腹泻、皮疹等较为明显的副作用，严重影响患者的生活质量。因此，我们团队尝试间断使用易瑞沙同时结合中药的方法进行治疗。当患者病情稳定（肿瘤明显缩小，肿瘤标志物如CEA由异常转变为正常）时停止应用易瑞沙，单独应用中药治疗，而当肿瘤出现发展趋势时加用易瑞沙。经临床观察发现，该治疗方法不仅有效减轻药物对患者的副作用，减少医疗费用，同时显著延长耐药出现的时间，从而大幅提高病人的生活质量及生存时间。

（四）长期调理，排毒为先

相关动物实验证实，常用治疗肿瘤的扶正药物如黄芪、党参、女贞子、枸杞子、补骨脂等在体外有促肿瘤生长的作用。肿瘤细胞具有无限增殖的特点，而正常细胞在恢复到一定程度时自动停止增殖，因此，在正气损伤不著时，长期、大量应用某些扶正药物可能不仅不会起正向治疗作用，反而有可能促进肿瘤生长。由于瘤毒是肿瘤发病的根源，一般在完成肿瘤西医治疗且机体恢复元气后，可进行以排毒、抑毒、抗毒为主的巩固维持治疗，并适当辅以扶正。

（五）利尿通便，邪有出路

痰瘀毒阻是肿瘤发病的重要病机，若抗击癌邪，必须给邪以出路。癌症病人多为高龄，并且长期应用吗啡类止痛剂，会出现便秘等症状。浊气不降，上逆胃脘，碍及脾胃，导致恶心、呕吐、纳呆，直接损伤脾胃，影响气血生化，使正气亏损。故若二便不通，邪无出路会直接影响治疗效果，故临证必问二便情况。若患者出现腹水、胸腔积液或大便不通的情况，常应用利尿通便的药物如车前草、猪苓、茯苓、桂枝、冬瓜皮、生大黄、火麻仁、全瓜蒌等力求扶正攻邪，使邪有出处。

（六）滋阴固元，引火下行

乳腺癌患者，多见"上盛下虚"的征象，临床表现为阵发燥热、急躁易怒、面红耳赤、夜寐不安、腰膝冷痛、下肢水肿等。中医辨证为肝郁化火、肾阴亏虚，肝郁为标、肾亏为本。大剂量应用疏肝理气药物虽可短暂改善症状，但从远期治疗效果来看并不理想。因此，对于此类患者应以滋肾补阴为根本，辅以疏肝理气的药物。临床常应用麦冬、炒枣仁、茯苓、肉桂、五味子、熟地黄（60～90g）等药物并合用逍遥散进行治疗。

肿瘤脑转移常引起与中风相似的病症。一般认为中风的病机是肝火夹痰浊上冲巅顶，以固元、降火、祛痰为治疗大法。肿瘤脑转移引起内风的中医病机与传统看法则有所不同，其主要的病机为肝风、肝火夹痰浊、邪毒上冲巅顶。因此，治疗肿瘤脑转移引起的内风，除应用固元、降火、祛痰等传统的方法之外，还要联合攻毒、解毒的治法，同时引火下行才能取得较好的临床疗效。临床常用石菖蒲、郁金、肉桂、降香、大剂量熟地黄、五味子、龟甲、蜈蚣、全蝎、茯苓、钩藤、木鳖子、龙葵、桑叶、全瓜蒌等药物。

（七）虫类搜络，攻毒祛邪

肿瘤为气滞痰凝血瘀而成，《灵枢·百病始生》指出："凝血蕴里而不散……着而不去而积皆成矣。"王清任指出："结块者，必有形之血也。血受寒则凝结成块，血受热则煎熬成块。"因此临床中治疗肿瘤多用行气活血化痰之品，如川芎、郁金、姜黄、香附、莪术、当归、全瓜蒌、鱼腥草、海藻、浙贝、夏枯草、僵蚕、生牡蛎。但肿瘤为慢性疾病，病程较长，久病入络，久病在血，故恶性肿瘤多邪毒深入在里，单用行气活血恐难以奏效，可在一派行气活血药物中加入虫类药物，如蜈蚣、全蝎、土鳖虫、蜂房、水蛭、地龙等，使药物直达病所。

许多晚期患者经过多个疗程的放疗化疗后，仍有残存瘤细胞且毒性强大，出现对化学药物耐受的情况。若此时患者正气尚充且内毒强劲，则欲折邪势，必用重剂。从中医角度分析，放疗耗气伤阴，属于热毒之邪；化疗损脾、伤肾，属于寒邪；靶向治疗引起腹泻、皮疹，属于寒毒格阳之证。因此，对于经过多疗程化疗或放疗的病人，应根据毒邪的性质采取对应的中医治疗方法。临床中常用海藻合甘草"相反"配伍以增加化痰之功，大剂量木鳖子10～15g用以攻毒，大剂量龙葵、白英、草河车、白花蛇舌草清解热毒，大剂附子温肾补阳。在一派攻毒药物的基础上应配以健脾补肾的药物以防止损伤正气。

三、小结

中医药在肿瘤治疗方面彰显出独特的价值，通过传承创新将进一步发扬优势。肿瘤病情的复杂性，决定了肿瘤治疗方法的多样性。多种治疗方法的有机结合是肿瘤的综合治疗模式。中医治疗肿瘤的一般模式有两种：其一，辨证论治，这是中医学的精华，充分体现医学的个体化治疗思路，通过总结归纳患者的四诊资料，辨为某种证候，施以相应的中药；其二，辨病治疗，根据某种肿瘤大多数患者的证候特点，相对固定一种或几种处方。目前针对中医常见肿瘤的"诊疗方案及临床路径"多采用该法。"正虚"是肿瘤发病的根本原因，"痰、瘀、毒"是肿瘤发生发展中的重要病理因素。本文归纳的"顾扶正气，成败关键"等7条中医药调治肿瘤的临证思路可供同道参考。我们要抓紧新时代下中医药发展的宝贵机遇，传承精华、守正创新，不断促进中医肿瘤学的全面发展，进而彰显中医学在恶性肿瘤治疗中的巨大价值。

参考文献

[1] B Bray F, Ferlay J, Soerjomataram I, et al. Global cancer statistics 2018：GLOBOCAN estimates of incidence and mortality worldwide for 36 cancers in 185 countries. CA Cancer J Clin, 2018, 68（6）：394-424.

[2] 田劭丹，陈信义. 中医药治疗恶性肿瘤特色与优势 [J]. 现代中医临床，2019, 26（2）：8-17.

[3] 姜菊玲，刘瑞，郑红刚，等. 基于中医药现代化抗肿瘤中药新药研发策略探讨和思考 [J]. 中华中医药杂志，2021, 36（1）：50-55.

[4] 李杰. 五期演变：中医药防治恶性肿瘤理论体系构建及创新 [J]. 北京中医药大学学报，2022, 45（3）：223-230.

[5] 黄菁，卢静，沈红梅. 中医在恶性肿瘤全程管理中的运用 [J]. 医学与哲学，2019, 40（12）：69-73.

[6] 杨栋，张培彤. 情志因素对肿瘤发病及治疗的影响 [J]. 辽宁中医杂志，2014, 41（6）：1131-1133.

（整理者：北京中医药大学　王梓凝）

"通"是解决浊毒致病的重要手段

刘凤山　朱柳芳

（深圳市金博智科技有限公司　102599）
指导老师：李佃贵国医大师

摘要：随着生态环境和生活方式的改变，现代人越来越容易出现疑难杂症、慢性及重大疾病，而"浊毒"的累积是导致这些疾病的重要因素。"浊毒"既是病理产物又是致病因素，能直接影响人体的脏腑经络及气血阴阳的平衡。在"浊毒理论"中，借助各种方法，针对病机治疗，使经脉、脏腑畅通，邪去正安，气血通和，便能恢复机体平衡。

关键词：浊毒；通法；瘀阻；痰湿

浊毒是对脏腑经络及气血阴阳造成严重损害的致病因素，又是代谢产物蕴积体内而化生的病理产物，瘀阻为浊毒最常见的病理表现。对于痰瘀浊毒，"通"法的运用非常重要。《说文解字》曰："通，达也。"许多古代经典医籍都强调"通"法是化浊解毒不可或缺的重要手段。本文将从浊毒的成因、致病特点、临床表现及浊毒与脏腑的关系，探讨"通"法的重要性。

一、浊毒理论的形成与发展

狭义的浊邪是机体代谢失常所形成的病理产物，湿聚成浊，湿为浊之源，浊为湿之甚；广义的浊指体内一切秽浊当除之物，如气浊、血浊、痰浊等。《说文解字》云："毒，厚也，害人之艸，往往而生。"毒的古字从艸，本意为毒草，后世"毒"字引申为"非我而害我者"；厚指多、重、峻烈之意，害人之草其生繁多，其害尤厚。在历代医家的论述中，毒可以是病因、病机，或是致病强而猛的病邪。机体感六淫之邪不散，或痰、瘀、水、血、气久郁不解，皆可化浊，浊聚成毒，留居体内，便可化生多病[1]。

1. 理论萌芽期

浊毒理论的概念，出自《黄帝内经》对清浊的认识[2]。《灵枢·邪气脏腑病形》云："浊气出于胃，走唇舌而为味。"浊气指胃中消化的水谷，相对于五脏精气而言，《素问·经脉别论篇》云："食气入胃，浊气归心，淫精于脉。"由胃消化的水谷精微，经脾升清降浊，清者上归于肺，属于"浊"的水谷精微则注于血脉之中，成为营气的主要来源。《素问·阴阳应象大论》谓："清阳出上窍，浊阴出下窍；清阳发腠理，浊阴走五脏；清阳实四肢，浊阴归六腑。"表示清浊是机体升降出入的动力之一。《素问·宝命全形论》曰："人以天地之气生，四时之法成。"人的清浊转化正常，便可配合天地之阳升阴降之规律，达到应四时而与天地通的状态。

2. 临床奠基期

汉唐时期，多部医书对浊毒有相关论述。《金匮要略·黄疸病脉证并治》提到"谷气不消，胃中苦浊"，浊为湿热，浊气下流，形成谷疸；晋代皇甫谧《针灸甲乙经》首次提到白浊，以针刺行间为治法；隋代巢元方《诸病源候论》中提到"风毒""寒毒""热毒""疫毒""湿毒""水毒""毒气"等40种毒邪，可致热病、温病、时气病等多种病证，提示六淫过盛或病理产物蕴积日久皆可生毒，也为中医"毒"之学说的发展起到承前启后的作用[3]。

3. 认识拓展期

宋元明清时期，对于浊毒的病因病机有更深的认识。《黄帝素问宣明论方》中言："湿病本不自生，因于火热怫郁，水液不能宣通，即停滞而生水湿也。"提出湿浊内生之因为火热内郁；元代朱丹溪《丹溪心法·六郁》中载："血受湿热，久必凝浊。"指出湿热成浊的病理转机，书中还提道："肠胃为市，以其无物不有，而谷为最多……故五味入口，即入于胃，留毒不散，积聚既久，致伤冲和，诸病生焉。"指出饮食偏嗜，中土不运，饮食糟粕与痰互结则成毒；清代吴鞠通在《温病条辨》中明确指出："温毒者，秽浊也。温毒者，诸温夹毒，秽浊太甚也。"指出"湿久浊凝"的病机，并提出"芳香所以败毒而化浊"的治疗原则。

二、从浊毒的成因看"通"的重要性

1. 外感淫疠

外界浊邪侵入体内大致三条途径。一是通过呼吸由口鼻进入，如《医原·湿气论》云："湿之化气，多从上受，邪自口鼻吸入。"口鼻通乎天气，疫疠浊毒由口鼻侵入上焦，进而传变至中下焦。吴贞《伤寒指掌》中指出："六气之外，另有一种疠气。乃天地秽恶之气，都从口鼻吸入。"也提示疫疠秽浊之气由口鼻而入。二是通过肌肉皮肤进入，先客于肌表，次阻经络关节，最终深入脏腑，如《证治准绳》言："湿气积久，留滞关节"，及《素问·调经论篇》所云："风雨之伤人也，先客于皮肤。"寒湿久聚肌表关节，影响经络运行，使营血涩滞，湿浊久留则为痛。三是湿邪中伤脾胃，如《六因条辨·卷下》曰："夫湿乃重浊之邪，其伤人也最广……殆伤则伤其表，表者，乃阳明之表，肌肉也；中则中其内，内者，乃太阴之内，脾阴也，湿土也。故伤则肢节必痛，中则脘腹必闷。"脾主肌肉，喜燥而恶湿，若外伤于湿，内受湿袭，湿淫于内，中土升降失调，湿浊乃生。清代喻嘉言曾言："上焦如雾，升而逐之，兼以解毒；中焦如沤，疏而逐之，兼以解毒；下焦如渎，决而逐之，兼以解毒"，表示疏通三焦气机、通腑泻浊解毒为祛除浊毒的重要治法[4]。

2. 饮食失节

过食肥甘厚味，脾胃运化功能失常，则湿聚食积，化为痰饮，蕴郁日久，化为浊毒之邪。如《张氏医通·诸血门》云："人饮食起居，一失其节，皆能使血凝滞不行也。"血瘀久则成毒，百病乃变化而生，这也是现代社会三高症、心脑血管疾病、糖尿病、肥胖病等发病率大大增高的主要原因。

饮食失节而成积食，积食日久而成湿，湿聚而成痰，久之则为浊毒，导致各种各样的现代饮食病。解决此类问题，若仅用化痰化浊解毒之法往往难以见效。明代王应震云："见痰休治痰，见血休治血，无汗不发汗，有热莫攻热。"邪气在表在里，或在腑在脏，当治所生之本原，六腑通则邪去，正气亦能保之，符合《黄帝内经》"六腑以通为用"之则。临床上当采取综合手段疏通障碍，恢复气血正常循环，尔后诸病不治自愈。

3. 情志不畅

《证治准绳·杂病·喘》曰："七情内伤，郁而生痰。"《医述·杂证汇参·血证》曰："或因忧思过度，而致营血瘀滞不行；或因怒伤血逆，上不得越，下不归经，而留积于胸膈之间者，此皆瘀血之因也。"喜、怒、忧、思、悲、恐惊为人之七情，若情绪变化过于突然、强烈、持久，使脏腑功能紊乱，升降出入失常，影响气机的通调条达，则津液水湿不化，痰浊瘀血内停，浊毒由此而生。浊毒在体内蕴积日久，可对人体脏腑经络造成严重损害，百病由此变化而生，即"郁生浊毒"。

《素问·举痛论篇》中也提出："喜则气缓，

悲则气消，恐则气乱，思则气结"，七情不调，可致气的输布失常，气血不通，进而产生浊毒致病，临床除用清浊排毒之法，更需调和七情。心神通畅则心定，心定则气和，气和则血顺，血顺则精足而神旺，精足神旺者，则正气足病自除。治病当以摄心为主，心通则身安，形神兼具，形神和谐，必得享天年。

4. 运动缺乏

《素问·宣明五气篇》曰："久视伤血，久卧伤气，久坐伤肉。"多食少动，导致气机阻滞，津液布散失常，难免滋生浊毒之邪。颜元之《颜习斋言行录》曰："习行、礼、乐、射、御之学，健人筋骨，和人气血，调人情绪，长人仁义……为其动生阴阳，下积痰郁气，安内抒外也。"形不动则精不流，精不流则气郁，积痰郁气则生浊毒，亦用通泄之法除之[5]。

5. 虚损劳倦

"邪之所凑，其气必虚"，虚易招邪留邪，邪碍气机，化生浊毒。《素问·调经论篇》曰："有所劳倦，形气衰少，谷气不盛，上焦不行，下脘不通。胃气热，热气熏胸中，故内热。"虚则中焦运化无力，脾之清阳不升，则上焦不行，下脘不通，导致浊毒内生。故在补虚的同时，需保证三焦、胃脘运行通畅，如清代叶桂所言"六腑以通为补"。气血得通，机体正气亦能通达无碍。

6. 他邪转化

浊毒兼具浊与毒的特性，可以由他邪转化，且为诸邪致病之甚者，如过食或过饮，日久则生湿聚痰，湿、痰皆具浊性，蕴积日久则生毒；汗液、二便不畅，浊阴或水湿出路受阻，内困日久成浊毒；血行失运生瘀，血瘀则气滞，气血瘀滞则脉络阻塞、脏腑功用失常，浊毒由瘀血内生。

任何他邪所化生的浊毒，皆有淤积、瘀滞之象，导致脉络、气血阻塞，脏腑功能失常。临床应用浊毒理论时，他邪所转化之浊毒往往较为严重，如《素问·热论篇》所云："五脏已伤，六腑不通，荣卫不行，如是之后，三日乃死。"浊毒为病，应及早疏通六腑、经脉淤滞，通法为治病之良策。

三、从浊毒致病特点看"通"的必要性

1. 浊毒黏滞，病程缠绵

浊性黏滞，蕴蒸不化，胶着难解，结滞脉络则易阻塞气机，缠绵耗气；毒邪性烈善变，易化热耗伤阴精，壅腐气血。浊毒日久不解，深伏于内，耗竭脏腑经络气血，则会呈现虚实夹杂之证。浊毒易与痰、瘀互结，导致多种变证，故浊毒致病缠绵难愈，变化多端。

浊毒为病，徒化浊则毒热愈盛，徒解毒则浊邪胶固不解，因此浊毒证的治疗不可偏治，要两者兼顾，分离浊毒，孤立邪势，分消走泄，正中要害[6]。邪盛易致虚，虚实同治，才是解决浊毒疑难杂症的有效手段。

2. 致病广泛，传变迅速

浊毒致病广泛，表现为两种。①病位广泛，指浊毒之邪可随气之升降无处不到，内达脏腑经络，外达四肢肌腠，游溢全身；②影响广泛，指浊毒为病，既可损气耗血、生风动血，又可损阴伤阳。浊毒之邪多侵及脏腑，尤其易犯脾胃，导致疾病迅速恶化。

3. 滞脾碍胃，阻滞气机

脾主运化，胃主纳谷，脾升则健，胃降则和，所以中焦气和，脾胃升降皆得适度。心肺在上，行营卫而光泽在外；肝肾在下，养筋骨而强壮于内；脾胃在中，传化精微以溉四旁，气机升降正常，是为无病。浊为阴邪，其性黏滞，最易困阻脾之清阳，脾阳不振，则三焦水停，水停成湿，湿久成浊，影响一身气机升降。

《素问·玉机真脏论篇》："帝曰：夫子言脾为孤脏，中央土以灌四旁，其太过与不及，其病皆如何？岐伯曰：太过则令人四肢不举；其不及则令人九窍不通，名曰重强。"无论是四肢不举，还是九窍不通，都可由浊毒所致。《兰室

秘藏》云："分消中满者，泄之于内，调脾胃有病，当令上下分消其气。"体现疏通气机、畅达三焦是治疗浊毒病的重要方法。

4. 常相兼夹，耗气伤阴

浊毒以气血为载体，无所不及。浊毒困扰清阳，阻滞气机，导致津液停聚加重湿、痰之浊；浊毒胶结，阻碍气血运行，更可加重气血瘀滞；浊毒伤人正气，毒热蕴结，可耗血动血、败坏脏腑。四者相兼，元气日衰，病归难治。各种因素化生的浊毒再结合新的痰湿、瘀血等，产生更加严重的阻碍，非疏通难除其害。

5. 阴阳相并，浊毒害清

浊为阴邪，易阻气机，损伤阳气，湿浊阴邪郁久化热生毒，湿热结聚甚者即为浊毒，故浊毒为阴邪、阳邪相并，阴阳难离，故驱散消解更加困难。浊毒蒙蔽神明、心窍、头部孔窍，出现头昏目眩，神昏谵语，甚或失聪，即《温热论》之"浊毒害清"。临床上慢性肾衰竭尿毒症脑病、肝衰竭肝性脑病都具有浊毒胶塞黏滞、蒙蔽清窍、神明失守之浊毒害清的特点。

《灵枢·终始》曰："阴盛而阳虚，先补其阳，后泄其阴而和之；阴虚而阳盛者，先补其阴，后泻其阳而和之。"浊毒为阴阳难分之邪，当阴阳同调，临床用通泄之法，结合补养之方，使邪祛而达到阴阳平衡。

6. 易积成形，蕴久生变

浊毒之邪重浊、黏滞、胶结、臭秽，留滞于人体，可导致细胞、组织的浊变，腐蚀血肉，损伤脏腑，产生结构上的改变。如肥大、增生、萎缩、恶疮、癌肿，以及炎症、变性、凋亡、坏死乃至功能衰竭等，皆可谓"不通"之疾，即浊毒内蕴，日久生变。

《素问·通评虚实论》云："隔塞闭绝，上下不通，则暴忧之病也。"六腑闭塞，则五脏不平，三焦不通，恰如张子和所言"人身气血贵通而不贵塞"，应以通泄之法清除障碍，气血方可畅通。

浊有浊质，毒有毒性，浊毒既可阻滞气机脉络，又可败伤血分，使营卫气血皆受其害。毒借浊质，浊挟毒性，多直伤脏腑经络，导致各种疑难杂病、慢性病、多发病等。《素问·至真要大论篇》提出治病总则为"疏其血气，令其条达，而致和平"，根据病机，各司其属，使气血疏通而条达，则能达到平和状态。

四、从浊毒对脏腑的影响看"通"法治疗

1. 脾胃与浊毒

脾主运化、主升清，胃主受纳、腐熟水谷，主通降，以降为和。脾运化失职，清气不升，可影响胃的受纳与和降。反之，如饮食失节，食滞胃脘，胃失和降，亦可影响脾的升清与运化，脾失健运，水谷精微输布异常，湿聚成浊，郁而成毒，浊毒乃由内而生。

2. 肝胆与浊毒

肝主疏泄，胆主决断。五脏六腑的功能多依赖肝之疏泄。肝失疏泄，肝气郁结，三焦气机不畅，则横逆乘脾。脾失健运，肝失疏泄，气机不畅，水液代谢功能失常，则湿邪内蓄，积湿成浊，导致血行受阻，气滞血瘀，甚则气血逆乱，进而浊毒内生。

3. 膀胱与浊毒

肾者主水，肾司二便，专主开阖，膀胱主储存和排泄尿液。肾与膀胱功能失常，则二便不利，浊物内蕴，为化生浊毒之源，故水液代谢异常是浊毒内生的主要病机。另"脾阳根于肾阳"，若肾阳不足，可致脾阳亏虚，运化失职，导致浊毒内蕴。

4. 肺大肠与浊毒

肺主宣发肃降，通调水道。肺的宣发功能正常，胸中宗气便能司呼吸、行气血；肺居上焦，气机以降为顺，顺则呼吸均匀平稳，不咳不喘。肺失宣降，则肺气上逆，壅滞郁闭，浊毒内生。通调水道指肺气有调节和维持水液代谢平衡的功能，此功能有赖于肺气的宣发肃降。大肠为传导之官，传导失职，则浊物排出不畅，郁而生毒。

5. 心小肠与浊毒

心主血脉，血液与津液同源互化，津液又是汗液化生之源，若心失所主，血脉代谢紊乱，汗液的生成与排泄出现障碍，则使浊毒内生。小肠主泌别清浊，小肠功能正常则清浊分明，各归其道，若泌别不清，则浊郁毒生。

6. 浊毒的脏腑论治

《素问·五脏别论篇》云："夫胃大肠小肠三焦膀胱，此五者，天气之所生也，其气象天，故泻而不藏，此受五脏浊气，名曰传化之府，此不能久留，输泻者也。"六腑以通为用，以降为顺，腑气通则脏气安。欲使浊毒出，可用导引、吐纳、针灸、膏摩之法，使九窍通畅，五脏安和，体内真气运行通畅。陈修园曾引高士宗言："通之三法，各有不同，调气以和血，调血以和气，通也；下逆者使之上行，中结者使之旁达，亦通也；虚者助之使通，无非通之之法，若必以下为通，妄矣！"提出疏通、通泄之剂，非仅指泄下或排泄之法，而是以清除浊毒之邪为目的，使用多种手段综合治之。

五、结语

人体所患许多疾病，无非痰、湿、水饮、瘀血、外邪或各种因素化生的浊毒造成堵塞，进而引起气血壅塞或紊乱。堵则通之，乱则顺之，此为法要。寒邪阻滞，温热除寒以使通；热邪偏盛，清热以使通；湿邪留注，除湿以使通；瘀血阻滞，活血化瘀以使通；气郁蕴遏，理气解郁以使通；津液枯涸或停滞，生津或通利以使通；浊毒阻滞气机或败气坏血而为患，化浊解毒、清浊排毒以使通。综上所述，浊毒治疗必以"通"为总原则。

➢ 参考文献

[1] 裴林，李佃贵，曹东义，等.浊毒浅识[J].河北中医，2010，32（1）：24-25.

[2] 曹东义，李佃贵，裴林，等.浊毒理论借鉴了《内经》的清浊概念[J].河北中医，2010，32（3）：338-341.

[3] 朱爱松，郑洪新《诸病源候论》中有关"毒"的病因研究[J].中华中医药杂志，2012，27（6）：1501-1502.

[4] 丁千，刘小发，刘志亮，等.基于国医大师李佃贵"浊毒理论"论治新型冠状病毒肺炎[J].河北中医，2022，44（1）：5-9.

[5] 葛诗嫣.从"动"的养生观到"动"的人生观：兼论《吕氏春秋》的"气郁"与"达郁"[J].宜宾学院学报，2020，20（2）：55-63.

[6] 娄莹莹，李燕，王思月，等.基于分消走泄法探讨治疗浊毒证[J].中国中西医结合消化杂志，2022，30（9）：665-667.

（整理者：北京中医药大学　刘庭妤）

用哲科思维从人类的进化认识中医

马文晓

（河南绿莹艾草制药有限公司　473000）

我们共同认知的几个观点：

（1）人类和动植物都是由数亿年前同期的原生细胞进化而来的，空气、水、阳光是人类进化的三要素，也是健康成长的三要素。

（2）人类是从饥饿、半饥饿状态下完成进化的，饥饿和半饥饿是人类健康生命的正常态。

（3）客观物质世界的本源是能量。能量的汇聚形成物质，能量的加码形成信息。

（4）同频才能共振，客观世界的一切事物的吸纳、融合、分级、分化……的本质密码是频率。

（5）哲学是世界观和方法论的学说。哲学告诉我们，解决任何问题是找准和应用对立统一的另一方面，是解决这一问题最直接、最有效的方法。

（6）阴阳理论是物理学能量、信息对立统一的两个方面，即同频共振的正弦波和负弦波，是科学理论。

（7）地球的动植物，随着太阳运转，因能量分配的不同而出现同一物种不同的性味、能量、信息差异。

（8）只有与人类进化一致的动植物，能量、信息与人类才能同频共振，否则都是对人体的干扰和损伤。

（9）我们的祖先早有结论：人为谓"伪"。

一、人体病变的规律是从透支阳能量开始的，中西医结合的内在逻辑是在人体病程各阶段的接力治疗

《扁鹊见齐桓公》这篇文章告诉我们，人体病变是从阳能量不断的透支出现劳、疾、病、症、亡的过程，并且告诉我们因病选医的方法。病在表皮，休息、喝开水就可以；病在肌理，用推拿、按摩、针灸和膏药的方法；病在脏腑，要用汤药的方法；病入膏肓中医已无法治疗，要动手术，调整组织结构，挽救生命，西医治疗完成后，还要继续用中医的方法康复并除病根，达到能量阴阳的平衡。

补充能量、调节能量的阴阳平衡是治病之要，而人体物质成分的变化是在病入膏肓阶段；人体伤了元气才出现物质成分的变化（阳不固守），因为客观世界的本源是能量。

中西医结合的内在逻辑是中西医在人体病程不同阶段的接力治疗，即病在能量信息阶段，中医治疗；病在物质成分和组织结构功能上，用西医治疗。

二、中医是物理学中能量、信息和哲学对立统一规律，在医学上哲科思维的具体体现

1. 中医理论的科学性

医圣张仲景著《伤寒杂病论》，核心意思是人伤于寒湿就会生杂病，论是指顺序。我们也不难理解，万病之源是"寒湿"。"寒湿"在客观物质世界中是什么？追问这一问题，我们要上升到哲学的高度找答案。客观物质世界的三分法是：物质、能量、信息。那么"寒湿"是什么呢？答案是寒湿是能量。那么解决寒湿最直接、最有效的方法是找准寒湿对立统一的另

第一部分 慢病干预技术篇

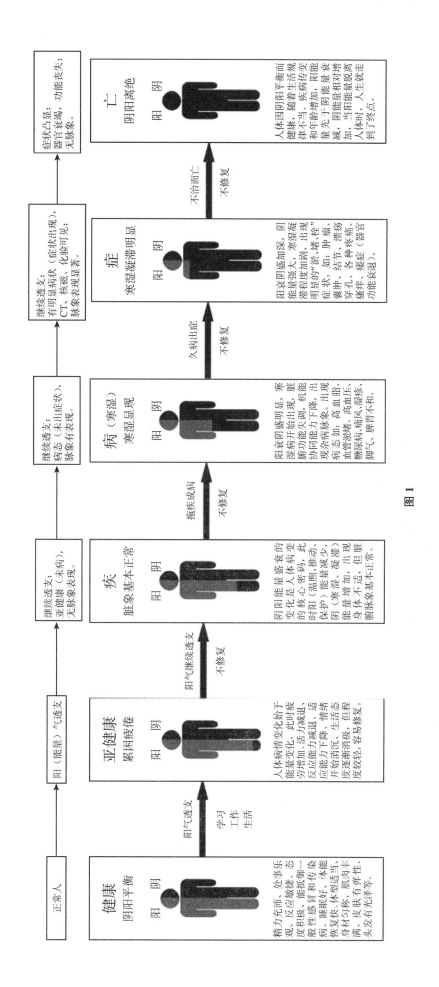

图 1

一方面,那么"寒湿"对立的另一个方面是什么?是温热。

温热、寒湿是能量对立统一的两个方面,所以用温热解决寒湿是最直接、最有效的方法。而温热之中,最好的方法是艾灸,因为它的能量与人体频率相匹配,实现细胞的同频共振。它的穿透力强、最直接,更有异性相吸,有逐寒湿、寻找病灶的功能,所以,古之圣贤讲:"医之药术,莫过艾灸!"对于脏腑之病用温热的汤药和艾灸并用,临床效果更加快捷。因为能量是守恒的,有多少阴能量,就要有多少的阳能量兑冲。因此,加速阴阳能量的兑冲是治病之要。所以,要用哲科思维理解中医药,中医药是哲学的,又是科学的。

2. 中药的科学性

中医利用自然界动、植物及矿物能量的阴阳性味偏性,来调节人体能量阴阳性的平衡,这是融合自然界同频共振才能吸纳融合的基本原理,所以没有副作用。中药经过炮制(除电、天然气、液化气这些阴能量外)、九蒸九晒、顺应自然融合之力,所以效果更好。

那些不研究电的阴阳性,天然气、液化气的阴阳性,没有哲科思维,盲目的科学方法,都是错误的。我们的祖先早就告诉我们:人为谓"伪"。

一切在人类进化中没有的新东西、人体不能识别、不是同频的东西,对人体都是有害的。

三、中医发展的关键在中药,中药、西药现代化的瓶颈是保性提取技术的应用与推广

中药讲药性。当下用所谓"科学"的中药材提取和炮制方法,但是加工后中药材的性味是否发生改变或消失?科学家不知道(科学不讲阴阳)。现代的提取只讲化学成分,又不知物质成分的阴阳性,如红小豆和绿豆的差异,而中医讲的性味是能量、信息。如何把物质、能量、信息三者融合一体,实现保性提取,才能真正达到提取精华,提高临床疗效。

四、当今国人体质由阳盛阴衰转变为阴盛阳衰,与人体健康相关的运动学、营养学、养生学、治疗学都需与时俱进

当下国人体质已发生改变,治疗也进入减阴扶阳的时代。

时代要求运动学、营养学、养生学、治疗学要跟上时代的步伐,与时俱进。然而,当下的国人仍然用阳盛阴衰时代的思维思考当今的问题,出现了营养的副作用时代,养生专家早死、运动员比赛死亡、医院里人满为患,治不好、治不了、越治病越多、越治病越杂……的现象。

如何解决:必须由滋阴转为扶阳,由输入阴能量、阴物质,变成输入阳能量、阳性物质。

五、艾灸为什么能治百病?

艾草燃烧以其阴、阳、老、少属性,可释放出阴能量、阳能量和阴阳平衡的中性能量,其次是在施灸的过程中,艾灸能瞬间(10~20毫秒)实现艾灸辐射的红外短波与人体所灸穴位频率的相匹配,达到同频共振的效果。这是艾灸的神奇,科学无法解释的现象,也是科技无法达到的效果。此外,艾灸具有逐寒湿、直接寻找病灶的功能。万病之源在寒湿,艾灸能直接寻找寒湿,阴阳同频共振,兑冲寒湿,祛除寒湿,因此,艾灸能治百病。

金津、玉液穴点刺排瘀疗法治疗顽固性头痛案

杨振峰

(魏县杨氏心脑血管医学研究院　056800)

患者王某，女，56岁，2022年3月12日初诊。

主诉：左侧头部反复胀痛2年余，再发加重1周。2年前，患者做家务时不慎跌倒，左侧顶颞部碰撞至门框后出现疼痛，头部未见明显出血，局部皮肤稍红肿，当时行颅脑CT未见明显出血，遂于药店购买消肿止痛酊涂抹局部，疼痛逐渐缓解后未进一步系统诊治。平素性情急躁，忧思过重，其后每因怒气、睡眠障碍、过劳后而诱发左侧疼痛发作，未予以重视，疼痛发作难以忍受时自行服用布洛芬片，曾间断至社区门诊行拔罐、针灸等相关中医治疗，疼痛稍好转。近1周来因家中出现变故，头痛发作频繁，作止无常，以左颞部疼痛为著。剧痛剧烈时服用布洛芬等止痛片疼痛缓解不明显，头痛可持续数小时至数天。为进一步诊治遂就诊于我院门诊。刻下症见：左侧颞部疼痛剧烈，呈持续性搏动性胀痛，伴目眩，无恶心、呕吐、耳鸣等，纳差，二便尚可。辅助检查：脑电图、头颅CT、血常规、凝血功能均未见明显异常。查体：神经系统检查未见异常征象。左侧颞部浅静脉怒张，舌质淡暗、有瘀斑，苔薄白，脉细涩。舌底络脉络紫暗、迂曲。中医诊断：顽固性头痛，证型诊断：气滞血瘀证。治疗方法：金津、玉液点刺排瘀疗法。具体操作方法：先给患者服用特膳中药等渗肽，40分钟后嘱患者取舒适坐位，张口伸舌，暴露舌下系带两侧静脉，用消毒纱布将舌体固定，拉出口腔并使其上翘，定位舌下心之开窍处金津、玉液穴，消毒后持专用器具点刺排出瘀血30~100 mL，嘱患者用生理盐水漱口直到口腔无血漱出。治疗结束后患者诉疼痛症状明显缓解，舌下络脉颜色较前变浅，嘱患者保持心情舒畅，三个月后患者继续巩固治疗1次后疼痛症状消失，舌下络脉颜色较前明显改善，后随访未见复发头痛。

按语：传统医学将头痛分为外感和内伤两大类，外感头痛多伴随有恶寒发热、鼻塞流涕等表证，病程较短；内伤头痛病程较长，临床较为常见。治疗上应首辨虚实，虚者病机为气血亏虚，不能上荣头目，不荣则痛，多表现为隐痛、空痛；实证多为痰湿、瘀血、火热之邪阻塞头部脉络，不通则痛，多表现为胀痛、跳痛、刺痛[1]。本医案中的顽固性头痛以实证为主，临床上很多顽固性头痛多由慢性头痛进展而来，常表现为头部疼痛剧烈，且病情反复多次发作，经对症治疗后症状未能彻底缓解，严重影响患者的睡眠及日常工作[2]。目前临床关于顽固性头痛的病因及发病机理尚无确切结论，西医认为顽固性头痛发病与内分泌失调及电解质代谢紊乱相关[3]。部分外伤性疼痛患者首先是血管受损，内皮细胞损伤暴露于血液及组织液中，机体启动内皮细胞受损机制，5-羟色胺、缓激肽、白细胞介素等细胞因子刺激机体而引起一系列生化反应的无菌性炎症，其中白细胞介素、缓激肽被释放进入血液及组织液刺激神经是引起疼痛的主要原因。清代王清任云："久病必有瘀，怪病必有瘀"。头痛发病日久，瘀血阻络是一个重要证型，活血化瘀为治疗大法。

传统中医理论认为经络通畅、气血调和则病自愈，顽固性头痛的发病与血瘀阻窍相关，治疗应以通窍止痛、活血化瘀为基本原则[4]。

西医认为舌下排瘀疗法的作用机制在于通过刺破相应穴位、病灶点或浅表小静脉等，排出机体内的淤血，达到改善患者血液循环、调和气血、提升免疫能力的功效[5-6]。相关研究发现，舌下排瘀可引起血管平滑肌相关信号传导，对细胞内外及血管局部产生良性调解反应，同时可改善患者血液流变学指标，使血流阻力减小，并降低血黏度，从而增加脑组织的血流[7]。祖国医学认为舌下排瘀疗法为一种传统的中医外治方法，通过使用专用针具将相应的腧穴、病灶点等刺破，放出少量的血液达到治病目的的一种治疗方法，其历史源远流长。《黄帝内经》指出"凡治病必先去其血""血实宜决之""病在脉，调之血，病在血，调之络"，可见中医放血疗法的重要性。放血疗法的作用机制主要为调整阴阳、疏通经络、调和气血，具有祛邪解表、泻热开窍、祛瘀通络、排脓消肿等作用，从而达到调理脏腑气血功能的功效[8]。其主治范围为"病在血络"的各类疾病，多用于实证、热证，但局部有气血瘀阻征象的虚证也可用之[9]。所治病证从《黄帝内经》记载10余种，至《放血疗法》记录已达103种[10]。无论是由于发生机体病变，还是因情志作用所致，都可导致机体的经络受阻，脉道不畅[11]。一般临床常用的放血部位是微循环较丰富的位置或静脉较浅表的位置如肘窝、腋窝、舌下静脉等。刺络放血法临床上多应用三棱针、采血针、梅花针等针具在某些穴位或体表小静脉放出少量血液以达到止痛、泄热、消肿等作用[12]。放血疗法所使用的三棱针来自《灵枢·九针十二原》中记载的"九针"，其中"锋针"就是专门用来刺脓放血以治疗脓肿、热病等疾病的，后世发展为三棱针。《灵枢·官针》谈到锋针的操作方法："络刺者，刺小络之血脉者"，"赞刺者，直入直出，数发针而浅之出血"，"豹纹刺者，左右前后针之，中脉为故，以取经络之血者"。这3种操作方法在后世经过不断发展，分别称为刺络法、点刺法、散刺法[13]。大量临床研究数据指出刺络放血疗法为迅速缓解患者瘀血性疼痛的一种好疗法，大部分实性头痛均可采用放血疗法，文献研究多选穴印堂、太阳、百会、风池、足窍阴、少冲，临床也取得一定疗效，其即刻效应较明显但其远期疗效欠佳[14]。

本病案中出现的顽固性头痛考虑其2年前有跌倒史，当时未予重视，局部经脉受损，血溢脉外阻碍局部气机的循行，加之长期精神压力紧张，肝气郁结，故辨证为气滞血瘀证。久病头痛多从瘀论治，长期大量临床观察发现顽固性头痛患者舌下络脉即金津、玉液穴处常见有瘀阻之象，本病案选择舌下心之开窍处奇穴金津、玉液穴点刺排瘀，是基于中医脏腑经络理论，方法简单易行，疗效迅速，适于顽固性头痛这类急性痛证疾病。本病治疗上主要以通为主，治法为行气活血祛瘀，从而使机体瘀血排出，恢复气机的正常循行，使用专用针具进行舌下络脉部位进行点刺放血较为简便快捷，效率比较高。舌体具有丰富的组织液、淋巴、味觉感受器、腺体的运动神经等，通过舌下金津、玉液穴点刺排瘀疗法使得舌下局部血管壁受损，血管壁表面有丰富的自主神经分布，在受到伤害性刺激后，可能激发一系列级联反应，使机体产生代偿机制，从而改变了局部微循环血流动力学，改善了局部组织的生存环境，进而达到调整机体恢复正常生理功能的作用[15]。

中医认为心主血脉、心主神志、心开窍于舌，凡五脏开窍之部位皆为五脏排毒之通道。舌为心之苗，"金津、玉液"位于口腔内，属于经外奇穴，与脏腑经络关系密切，"足少阳之筋，入系舌本""足厥阴肝经络舌本""手少阳经筋，其支者，当曲颊入系舌本"。五脏六腑都直接或间接地通过经络、经筋与舌相联，故脏腑有病均可表现在舌体上，同时通过刺激舌体亦可达到调整脏腑功能的作用。点刺舌下金津、玉液穴放血可改善心主血脉功能，达到气血调和、经脉畅通、通则不痛的效果，从而使患者头痛症状得以改善。而其中点刺金津、玉液穴可直接泻其瘀血，给邪以出路，治其标；顽固性头痛日久，肝气郁结，焦虑明显，治疗重点在于疏肝及调心神两方面，而舌尖对应心肺，舌两侧对应肝胆，舌下放血后，局部气血畅通，亦可间接调畅心肝两脏功能，意在治本。通过舌底金津、玉液穴点刺放血标本兼治以达行气化瘀、通络止痛的功效。

"凡用针者，苑陈则除之"，当痛症病机为血瘀时，则应当将瘀血及时去除，使经络得到疏通，气血得到调和，当患者气血不畅情况得以改变，机体脏腑气血功能亦可得到相应的改善。放血疗法通过刺血给病邪以出路，其较一般针刺治疗起效迅速、疗效显著。笔者采用金津、玉液穴点刺排瘀，方法简便、操作性强，具有疏通经络、平衡阴阳、通络止痛的作用，临床疗效可靠，治疗费用低廉，适宜临床进一步推广。

参考文献

[1] 洪丽敏，车兰.阎洪臣运用龙胆泻肝汤加减辨治顽固性头痛验案1则[J].中国民间疗法，2021，29（9）：116-118.

[2] 程秋凤，杜倩，张慧媛.中西医结合在顽固性偏头痛治疗中的临床应用观察[J].健康必读，2019（18）：154.

[3] 王海丽，刘颖，许岱昀，等.顽固性偏头痛患者血清血管活性物质水平检测及临床意义分析[J].国际检验医学杂志，2019，41（5）：600-602，606.

[4] 布赫，王紫玄，贾敏，等.基于"同气相求"理论的激痛点疗法治疗顽固性偏头痛15例[J].中国针灸，2020，40（3）：318，336.

[5] 屈婷婷，李中平，熊蓉，等.中医外治慢性荨麻疹的研究进展[J].世界最新医学信息文摘，2017，17（95）：53-55.

[6] 杨扬，谢韶琼，宋勋，等.耳背放血联合清肺除湿中药治疗玫瑰痤疮疗效观察[J].上海针灸杂志，2018，37（4）：436-439.

[7] 魏洪巍，周鸿飞.金津玉液穴针刺治疗失语症机制探析[J].大家健康，2016，10（4）：38-39.

[8] 付桂园.放血疗法在皮肤疾病中的作用研究进展[J].世界最新医学信息文摘，2019，19（10）：33，39.

[9] 喻喜春.中医刺络放血[M].北京：中医古籍出版社，2003：45-92.

[10] 王本正.放血疗法[M].哈尔滨：哈尔滨出版社，2003：6-7.

[11] 李文涛.刺络放血疗法治疗慢性荨麻疹76例[J].皮肤病与性病，2018，40（5）：692-693.

[12] 李燕.刺络放血疗法治疗偏头痛的临床研究进展[J].国医论坛，2016，31（3）：68-70.

[13] 杨伟先.刺络放血疗法临床应用体会[J].甘肃中医，2008（11）：59-60.

[14] 刘丽艳.针刺治疗偏头痛的临床研究进展[J].针灸临床杂志，2010，8（26）：71-72

[15] 王广军，M.Hossein Ayati，张宇沁，等.从微循环角度探讨放血疗法的机理[J].陕西中医，2010，31（6）：709-710.

舌下排瘀综合疗法治疗高血压经验浅析

杨振峰

（魏县杨氏心脑血管医学研究院　056800）

摘要：高血压是世界性的慢性非传染性疾病，是危害人类健康的主要疾病，也是中国面临的重要公共卫生问题。由于高血压的病因主要体现为瘀血，在治则上强调活血化瘀通络，故本文通过记录舌下排瘀综合疗法治疗高血压的经验，以期为临床治疗本病开拓新的思路。

关键词：综合疗法；舌下排瘀；点穴；经络拍打；高血压；临证经验

一、高血压的概念

高血压是世界性的慢性非传染性疾病，是危害人类健康的主要疾病，是全球疾病负担的首要病因，也是中国面临的重要公共卫生问题。我国高血压患病率呈逐年增长趋势，从1959年的5.1%增长到2015年的23.2%和2018年的27.5%[1]。西医对于原发性高血压尚无根治方法，目前常用降压药物有5类，仍约有10%的高血压患者，尽管使用3种以上合适剂量降压药物联合治疗，血压仍未能达到目标水平[2]。而中医在缓解高血压患者头晕、头痛、疲劳、心慌等症状以及辅助西药降压方面优势明显。

二、高血压综合治疗的现状

团队对近5年发表在中国知网上的文献进行统计分析，发现使用综合治疗控制高血压，特别在难治性高血压上，有较好的临床疗效。例如郭志华等[3]运用中医辨证施治予中药汤剂合并耳穴压迫法治疗1级高血压患者，研究组血压控制总有效率86.67%，优于对照组的81.67%。王红玉[4]运用活血祛瘀方联合二甲双胍对高血压肥胖患者的中医证候总积分、血压变异性、体质量指数、空腹血糖、血脂水平进行分析，发现综合治疗疗效显著，能改善临床症状。徐弘洲等[5]运用优值牵引配合中药熏蒸治疗颈源性高血压，发现其可纠正因颈椎关节错缝所致的椎间孔改变，增加了周围组织及脊髓的供血量，减轻因椎间孔变化所致的交感神经刺激征，改善椎动脉及交感神经的受压或刺激状态，使血压恢复正常。裴雯等[6]运用中医综合疗法治疗高血压阴虚阳亢证，发现其可明显改善病人头晕、头痛等症状，降低收缩压与舒张压，同时缩短血压达标时间。张元丽等[7]运用中医综合治疗糖尿病肾病合并高血压的患者，发现中医综合治疗方法可以更有效地改善糖尿病肾病合并高血压患者的肾功能、营养状况以及中医证候积分，值得临床推广和应用。宋思革[8]运用天麻钩藤饮联合杞菊地黄丸加减治疗高血压，发现观察组总有效率高达96.43%。黄锦庆[9]发现相比单独采用药物厄贝沙坦治疗，老年原发性高血压经中医耳穴贴压辅以针灸治疗的临床价值更加显著。张杰[10]发现在生活方式改善基础上联合中医综合降压ABC方案（穴位按摩、降压八段锦、中药代茶饮）干预1级低中危高血压病患者8周，可显著降低患者的24小时平均血压（收缩压、舒张压）、夜平均血压（收缩压、舒张压）、昼平均舒张压、诊室血压（收缩压、舒张压）、家庭血压舒张压，提高诊室血压达标率。何莉莎等[11]以四焦八系为纲，对代谢性高血压病进行中医综合治疗，临床效果显著。

由此我们可以得出，综合疗法是目前医学上控制高血压的一个行之有效的治疗方案，与团队的临床观察不谋而合。

三、舌下排瘀综合疗法治疗高血压的理论基础

1. 从"瘀"论治高血压的传统医学认识

高血压病相当于中医学中的"眩晕""头痛"等疾病范畴，关于其病机，文献中多有记载，《素问·至真要大论》[12]曰："诸风掉眩，皆属于肝"，《素问·标本病传论》[12]曰："肝病，头目眩，胁支满"，指出眩晕、风眩（高血压病）与肝相关；《灵枢·海论》[13]曰："髓海不足，则脑转耳鸣，胫酸眩冒"，《灵枢·卫气》[13]曰："上虚则眩"，阐明高血压病与肾虚脑窍失养有关。至元代朱丹溪提出"无痰不作眩"的观点，其在《丹溪心法·头眩》[14]中如此阐述："头眩，痰挟气虚并火，治痰为主，挟补气药及降火药。无痰不作眩，痰因火动；又有湿痰者。"明代张景岳提出"无虚不作眩"之说，在《景岳全书·眩运》[15]中曰："丹溪则曰无痰不能作眩，当以治痰为主，而兼用他药。余则曰无虚不作眩，当以治虚为主，而酌兼其标。孰是孰非，余不能必，姑引经义，以表大意如此。"虞抟则提倡"瘀血致眩"的理论。《临证指南医案》[16]提出："水亏不能涵木，厥阳化风鼓动，烦恼阳升，病斯发矣。"从以上古籍总结来看，高血压病的病理变化主要是心肝脾肾的气血阴阳失调，病理因素不外乎风、火、痰、瘀、虚五种，属于本虚标实证。但至目前，传统医学对高血压的中医病机仍未有完全统一的观点。近年来的研究情况，如有研究认为肝脾功能失调是发病之本；瘀血内停、痰湿壅盛是发病之标[17]。有研究认为高血压的病机为虚阳上浮，可以用温

潜法来治疗[18]。还有研究从气血失和角度入手，结合脏腑病机及对脉道的影响，探析原发性高血压的病机，认为气血虚实失和，血虚则气之生化不足，气虚则无力行血以荣周身，导致气血两虚、气虚血瘀，气血失和，导致脉道通利不畅及脉管弹性减弱，血液在脉中受阻，血压升高[19]。徐强等[20]通过对1980—2010年期间有关高血压中医辨证的文献进行分析，发现高血压中医证候类型出现的频率依次为：肝阳上亢、肝火炽盛、肾精不足、肝气郁滞、痰湿壅盛、肾气亏虚、肾阴不足、肝风内动、瘀血内停、脾气亏虚等。

虽然高血压病的病机较为复杂，但我们对高血压的中医病因进行分析可以发现：高血压的病因主要体现为瘀血。痰湿内停则壅遏气机，久之则滞气碍血；情志过极，肝阳上亢，气机失调而致血瘀证；或阴虚生热，灼血为瘀；阳虚不能温煦，气化失运，且阳气不足，无力鼓动血脉运行而血行不畅。

2. 从"瘀"论治高血压的现代医学认识

（1）流行病学研究：王丹等[21]对高血压患者进行流行病学调查，发现高血压病各基本证型与血瘀均存在一定相关性，证实了血瘀证是高血压发病的重要病理基础之一。因此在高血压病的治疗过程中用活血化瘀法，特别是中晚期患者加用活血化瘀之品，在理论上是可行的。徐凤芹[22]研究发现高血压患者中76.7%有血瘀，且在高血压发病的各期均出现不同程度的血瘀证。于向东等[23]经流行病学调查发现痰瘀互结证发病率居第二位，高血压病早、中、晚每一个阶段都可能存在痰瘀阻络的病机变化，痰瘀阻络是高血压病的证候演变规律之一。李辉等[24]研究发现血瘀是高血压病并发症产生的重要原因，在高血压病的治疗过程中给予及时合理的活血化瘀治疗，可减少其并发症的发生并逆转其重要脏器的病变，改善预后，从而可从根本上提高高血压病的疗效，改善病人的生存质量。

（2）血脂研究：韩学杰[25-27]认为，高血压病的重要病机是痰瘀互结，蕴而化毒，毒损心络。高脂血症是痰浊的生化物质基础，瘀血与血黏度、血液流变及微循环等密切相关。袁文涛等[28]发现高血压血瘀证患者的低密度脂蛋白胆固醇、血清总胆固醇、高密度脂蛋白胆固醇的水平均较其他证型高血压病患者高。姚魁武等[29]考察了高血压病血瘀证患者的血液学指标在诊断血瘀证中的贡献度，并得出高血压病血瘀型与非血瘀型的判别函数式，认为根据血脂、内皮功能及纤溶等指标来诊断血瘀证具有一定价值，其中高密度脂蛋白的地位最为突出。

（3）血流变学研究：程文立等[30]通过测定红细胞流变特性研究发现高血压血瘀证组红细胞变形指数与非血瘀证组及正常对照组比较明显降低，红细胞变形有明显降低。张臣[31]认为运用活血化瘀法可以改善微循环及血小板黏附、聚集和释放功能等作用，从而达到改善治疗高血压病的目标。

（4）对高血压大鼠早期干预方面的研究：梁颖瑜等[32]用熟地黄、龟甲、丹参、田七、钩藤、瓜蒌制成浓煎剂，对自发性高血压大鼠（SHR）分组给药观察发现，中药复方作用于SHR胚胎形成期和（或）高血压发病前期，从滋肾养阴、平肝潜阳、化痰活血的角度，可延缓子鼠高血压发生的时相及降低其血压升高幅度，达到早期干预而预防和抑制高血压发生、发展的目的。

基于以上近现代研究，我们发现"瘀"与高血压的发生密切相关，痰瘀蕴久，可转化为毒，损伤络道。另外我们也可以推断，现代西医所说的高血脂、高血黏度、动脉粥样斑块及胰岛素抵抗等都与血瘀密不可分。故团队推断使用活血化瘀法治疗高血压会有一定疗效。

四、基于从瘀论治高血压的舌下排瘀综合疗法

1. 经络拍打疏通

先给患者服用特膳中药等渗肽，然后施术者手握空心，即五指并拢，大拇指尖与食指从上往下第二横纹处对齐，依次有节奏的拍打受术者身体部位，拍打顺序为：头部—颈部—上肢—两胸胁—下肢，拍打力度以受术者承受范围为界，直至拍打部位皮肤发红发热为好。

通过拍打经络，机械性刺激直接作用于身体，能够使毛细血管扩张，脑部血流加快，血流量增加，脑的血液循环得到改善，大脑皮层缺氧状况也随之改善；同时，手法刺激可调节自主神经系统，使大脑抑制过程增强，产生镇静作用；施术头部，能刺激大脑皮质，抑制大脑异常放电，使大脑皮层和皮下各级生命中枢处于最佳的协调状态。

2. 点穴按摩，安神定志，调和阴阳

选取百会、风池、肩井、太阳、涌泉、太溪、三阴交穴位，进行穴位点穴基本手法的要求操作。

点穴是医者在患者体表运用点穴手法刺激相关穴位，通过经络的作用，内属脏腑，外连肢节，使体内气血运行流畅，达到防治疾病的目的[33]。选穴以调和阴阳为主。百会归属于督脉，头为诸阳之会，百脉之宗，而百会穴则为各经脉气会聚之处。穴性属阳，又于阳中寓阴，故能通达阴阳脉络，连贯周身经穴，对于调节机体的阴阳平衡起着重要的作用。风池、肩井属足少阳胆经，是经络气血凝滞之所在，故点按此穴具有活血通络功效；太阳是经外奇穴，点按可以振奋精神，开窍醒脑，并且能使大脑持续保持旺盛的精力；涌泉穴属于肾经第一穴，滋阴平肝，有治疗头晕目眩、耳鸣的作用；太溪穴位于足内侧，滋阴益肾，可以治疗耳鸣、头晕等症；三阴交为太阴、厥阴、少阴三经交汇处，具有健脾益血、调肝补肾的功效。

3. 舌下排瘀，活血开窍

心主血脉、心主神志、心开窍于舌，凡五脏开窍之部位皆为五脏排毒之通道。

选取舌下青筋心之开窍处（金津、玉液附近，具体位置依脉络情况而定），嘱患者张口伸

舌，无法主动完成者，用舌钳将舌体提前，暴露舌下青筋，采用专用针具排瘀30～100 mL左右。

排瘀疗法又称"针刺放血疗法"，其应用最早可追溯至远古石器时代，用砭石在患部砭刺放血治疗某些疾病。《黄帝内经》记载："刺络者，刺小络之血脉也……菀陈则除之，出恶血也。"明确提出刺络放血可外泻内蕴之毒，起到活血化瘀治疗作用。有研究[34]认为，金津、玉液放血可改善红细胞聚集指数、红细胞压积等血液流变学指标，改善患者全血黏度及血浆黏度等。另有研究[35]发现，三棱针点刺金津、玉液放血可改善舌体血液循环，金津、玉液局部有舌下神经及舌咽神经分布，刺激金津、玉液可调节舌咽、舌下及迷走神经，加强局部血液循环，刺激中枢神经，恢复大脑皮质的调节作用。由此我们知道，点刺放血舌下青筋，有助于活血化瘀、开窍通络。

五、验案举隅

患者，女，52岁，2020年4月9日初诊。主诉：诉患高血压近两年，口服苯磺酸左旋氨氯地平片，血压控制欠佳，血压波动于140～160/80～100mmHg。现头晕头痛，眼干，发作时偶恶心，胸闷，心悸，纳食可，夜寐差，大便黏腻不爽，每天1次。舌暗红，苔白腻，脉弦涩。中医诊断：眩晕，痰湿血瘀证。西医诊断：高血压。治以祛痰健脾，活血通络：（1）先给患者服用特膳中药等渗肽，按顺序对全身经络拍打3轮，至皮肤潮红为度；（2）点按百会、风池、肩井、太阳、涌泉、太溪、三阴交穴，考虑患者大便黏腻，加足三里、天枢以健脾化湿，每穴点按5分钟；（3）舌下心之开窍处排瘀30～100 mL。

二诊：2020年4月16日，患者眩晕减轻，仍头痛，心悸，不寐，纳可，大便好转，每天1次。舌暗红，苔白腻，脉弦。查血压130/85 mmHg。治疗方案：（1）按顺序对全身经络拍打3轮，至皮肤潮红为度；（2）点按百会、风池、肩井、太阳，去涌泉、太溪、三阴交，加膻中、大陵、合谷、列缺、脑空以安神止痛，每穴点按5分钟。

三诊：2020年4月22日，患者头晕头痛消失，大便可，夜寐安。自测血压平稳，125/89 mmHg左右，Hcy 8μmol/L。舌质淡红，苔薄白，脉缓。治疗方案：（1）按顺序对全身经络拍打3轮，至皮肤潮红为度；（2）点按穴位百会、风池、肩井、太阳，每穴点按5分钟。门诊随访半年，病情稳定。

按语：患者中老年女性，体型偏胖，平时多食肥甘厚味，加之不锻炼身体，阻碍脾的运化，脾失运化，水湿内生，痰饮内停，痰停气滞，血液运行缓慢，久之瘀血内生，脉络痹阻，出现头晕、头痛等症状。化痰活血之法使血脉通，痰瘀化，五脏阴阳调和，血压自降。

六、思考与体会

综合疗法是临床医生经常用的治疗方法，与循证疗法和全科医疗方法相似，都是以患者的临床症状为依据，是症状用药的叠加。如治疗非典（SARS）时，多推荐综合治疗，给予祛痰、解热镇痛、糖皮质激素、抗感染、抗病毒、增强免疫功能等药。这种由症状致以用药的相加，不是整合医学诊治疾病所倡导的治疗方法。综合医学是医学理念的进一步升级，是医学发展历程中从专科化向整体化发展的新阶段。它更强调在理念上实现医学整体和局部的统一，在策略上以患者为核心，在实践上将各种防治手段有机融合。这与传统医学的整体观如出一辙。

高血压病作为慢性虚损性疾病，证候较为复杂，但就目前的临床研究及实验室研究来看，无论是气滞、气虚、肝热、痰浊、阳亢、阳虚，都会致瘀，且瘀是贯穿于高血压病发生、发展和变化的整个过程，长期存在于病变的各个时期。因此活血化瘀通络是高血压病的根本治法。

故在临床上应遵循瘀血阻络的致病规律，把活血化瘀通络法应用于高血压病治疗的各个时期，即使有时瘀血症状不明显，也应防患于未然，疏通气血，令气血调达。这就是舌下排瘀综合疗法治疗高血压的重要意义。

参考文献

[1] 马丽媛，王增武，樊静，等.《中国心血管健康与疾病报告2021》关于中国高血压流行和防治现状[J]. 中国全科医学，2022，25（30）：3715-3720.

[2] 陈光，高嘉良，王阶. 命门理论在高血压治疗中的应用[J]. 北京中医药大学学报，2017，40（5）：357-361.

[3] 郭志华，孙明祎. 中医药综合治疗1级高血压随机平行对照观察[J]. 长春中医药大学学报，2018，34（2）：280-281，294.

[4] 王红玉，张春华，吴君. 活血祛痰方联合二甲双胍对高血压肥胖患者中医症候及血压变异性的影响[J]. 湖北中医药大学学报，2022，24（2）：100-103.

[5] 徐弘洲，宋永伟. 优值牵引配合中药熏蒸治疗颈源性高血压60例[J]. 中国中医药现代远程教育，2018，16（7）：109-111.

[6] 裴雯，李颖. 中医综合疗法治疗高血压阴虚阳亢证的临床疗效[J]. 中西医结合心脑血管病杂志，2021，19（24）：4316-4319.

[7] 张元丽，周岐銮，林海霞，等. 中医综合治疗对糖尿病肾病合并高血压患者残余肾功能、营养指标及中医证候积分的影响[J]. 世界中西医结合杂志，2021，16（3）：527-530，535.

[8] 宋思革. 天麻钩藤饮联合杞菊地黄丸加减治疗高血压的效果研究[J]. 中西医结合心血管病电子杂志，2019，7（30）：165.

[9] 黄锦庆. 中医耳穴贴压辅以针灸治疗老年原发性高血压的临床观察[J]. 内蒙古中医药，2020，39（9）：128-129.

[10] 张杰. 中医综合降压ABC方案治疗1级低中危高血压病的随机对照试验[D]. 北京：北京中医药大学，2020.

[11] 何莉莎，顾成娟，王涵，等. 态靶结合辨治代谢性高血压病[J]. 中医杂志，2019，60（16）：1423-1424，1427.

[12] 素问[M]. 北京：人民卫生出版社，2005.

[13] 灵枢[M]. 北京：人民卫生出版社，2005.

[14] 朱丹溪. 丹溪心法[M]. 天津：天津科学技术出版社，1994：1196.

[15] 张景岳. 景岳全书[M]. 北京：中国中医药出版社，1999：1095.

[16] 叶天士. 临证指南医案[M]. 北京：中国中医药出版社，1999：27.

[17] 王燕，张燕，李运伦. 原发性高血压病机初探[J]. 山东中医杂志，2014，33（9）：717-718.

[18] 胡琪祥，曹振东，韩天雄，等. 颜乾麟从虚阳论治老年高血压病经验[J]. 上海中医药杂志，2014，48（8）：1-3.

[19] 张智珍，孙丰雷. 从气血失和探析原发性高血压的病机[J]. 山东中医杂志，2014，33（8）：638-640.

[20] 徐强，张秋月，王保和. 高血压中医证候特点的现代文献研究[J]. 世界中医药，2013，8（2）：125-126.

[21] 王丹，杨振伟. 高血压病基本证型与血瘀的相关性研究[J]. 江西中医学院学报，2007，19（1）：54-56.

[22] 徐凤芹. 高血压中西医治疗[M]. 北京：金盾出版社，2001：218-219.

[23] 于向东，崔军. 从络论治高血压的理论探讨[J]. 中国临床康复，2003，24（7）：3364-3365.

[24] 李辉，徐贵成，刘坤. 高血压相关病证的临床调查分析[J]. 中西医结合心脑血管病杂志，2003，1（3）：142-144.

[25] 韩学杰，沈宁. 毒损心络与高血压病[J]. 中医杂志，2005，46（2）：155-156.

[26] 韩学杰. 络活胶囊水煎剂治疗高血压病临床及实验研究[J]. 中国中医急症，2002，8（12）：4-6.

[27] 韩学杰. 高脂血症（痰瘀互结证）是冠心病

心绞痛的始动和诱发因素[J].中华综合临床医学杂志,2003,5(8):46-47.

[28] 袁文涛,彭克.血瘀证与血脂关系的实验研究[J].中医研究,1991,9(6):34.

[29] 姚魁武,杨戈,王阶.高血压病血瘀证患者血液学指标判别分析[J].世界科学技术,2006(5):30-32,42.

[30] 程文立,乔占兵,陈郁生,等.原发性高血压患者红细胞流变学异常与血瘀证关系临床研究[J].中国医药学报,2002(9):563.

[31] 张臣.活血化瘀法治疗高血压病的临床研究[J].中西医结合心血管病电子杂志,2019,7(34):180-181.

[32] 梁颖瑜,潘毅,徐志伟,等."调肝肾、祛痰瘀"治法早期干预对自发性高血压大鼠子鼠血压及VSMC钙离子浓度的影响[J].医学信息,2003(7):398-400.

[33] 魏东明,刘敬珍,李妍,等.成人推拿手法联合小儿推拿手法加点穴治疗原发性失眠疗效观察[J].河北中医,2022,44(3):460-463.

[34] 常静静,周鸿飞.浅析金津、玉液放血治疗假性球麻痹[J].光明中医,2014,29(4):704,707.

[35] 王妤函.金津、玉液点刺放血治疗中风后失语的临床研究[D].乌鲁木齐:新疆医科大学,2020.

舌下排瘀综合疗法治疗冠心病

杨振峰

（魏县杨氏心脑血管医学研究院　056800）

摘要：冠心病是全球发病率和病死率最高的疾病，我国以"血瘀"为切入点的冠心病病证结合的系列研究，经过大量的实验验证，明确了以血瘀证与活血化瘀为主体的中西医结合治疗冠心病的发展方向。团队在临床过程中亦发现，胸痹的病因主要体现为瘀血，故在治则上强调活血化瘀通络。本文通过记录舌下排瘀综合疗法治疗冠心病的经验，以期为临床治疗本病开拓新的思路。

关键词：冠心病；舌下排瘀综合疗法；临证经验

冠心病（coronary artery heart disease，CHD）是全球发病率和病死率最高的疾病，《中国心血管健康与疾病报告2019》[1]指出，中国心血管病人数达3.3亿人，其中冠心病1100万人，占心血管病病人的3.3%，是心血管疾病的重要组成部分。而《中国卫生健康统计年鉴2020》指出，2019年中国城市居民冠心病死亡率为121.59/10万，死亡率继2012年以来呈上升趋势[2]。

中医将冠心病归于"胸痹"等范畴，其病因病机极为复杂，涉及多方面因素，但血瘀为其主要证候要素之一，现代研究发现冠心病中医证型多见于痰瘀互结证[3]，故治疗应注重活血化瘀。本文从血瘀理论结合现代医学研究探讨冠心病的发病机制，为基于血瘀论治冠心病的中医临床治疗提供新的思路。

一、胸痹与血瘀的关系

胸痹主要病位在心，病机主要为本虚标实，虚实夹杂。血瘀作为"标实"的病机，在胸痹的发生、发展中有着重要意义，正如《素问·痹证》云："脉者……涩则心痛"，心脉痹阻，不通而痛。研究显示，超过50%的胸痹病人为血瘀证，临床表现为胸痛，痛处固定不移，舌紫暗，舌下瘀斑，脉结代等[4]。从病机而言，多种因素可以导致血瘀，"心藏血脉之气"，素体气虚或久病气血虚弱，心气无力推动血液运行，血行不畅，瘀阻心脉，发为胸痛；终日伏案少动，胸阳不展，或平素阳气不足，无力推动血液运行，脉络瘀阻，而成胸痛；情志郁结，气机不畅，久则气滞血停，血流不畅，脉络瘀滞，发为胸痛；阳气虚弱，外寒乘虚侵袭，以至阴寒凝滞，瘀阻心脉，发为胸痛，如《医门法律》云："胸痹心痛……阴得乘之"，《类证治裁·胸痹》曰："阴乘阳位而为痹结也"；肺中蕴热，灼津液为痰，痰热结于胸中，瘀阻气机，气滞则血行缓慢，引起胸痛；热灼津液，热结津亏，久则血脉瘀阻，发为胸痛[5]。研究表明，冠心病中后期，有形之血瘀滞导致无形之气不畅，证型以血瘀气滞为主[6]。王东海等[7]对2648例冠心病病人的回顾性研究发现87.20%的病人有血瘀因素。目前，冠心病血瘀证研究已经逐渐成了热点，以活血化瘀为主的冠心病治疗方案更是取得了明显疗效。

二、血瘀与冠心病发病机制的关系

1. 血瘀与血脂异常

现代医学认为，冠心病的发生发展与脂质

代谢紊乱密切相关。在中医学中血脂异常的表现记载于中医古籍"痰饮""痰浊""瘀血"等病症中。目前认为：纤维蛋白原（FIB）及甘油三酯（TG）与血瘀发生呈正相关[8]。黄召谊等[9]研究发现，冠心病痰浊证及血瘀证患者TG、TC以及LDL-C水平均明显高于健康者，HDL-C及apoA/apoB水平明显低于健康者。由此说明血瘀证患者脂质代谢紊乱是引发冠心病发生发展的重要致病因素。

2. 血瘀与炎症反应

有研究表明，慢性低度炎症的变化可以看作是冠心病血瘀证的基本病理特征，动脉粥样硬化的发生、发展是一种慢性炎症反应参与的过程，而痰瘀互结可导致血管内皮损伤，是炎症发生发展的始动因素和病理产物，炎症还可增加斑块的不稳定性，与动脉粥样硬化形成密切相关[10-11]。炎症细胞因子C反应蛋白（CRP）被认为是心血管危险评估的"金标准"，房伟等[12]研究发现患者血浆致动脉硬化指数（AIP）升高、炎症因子水平改变可作为辅助诊断冠心病（CAD）患者冠状动脉钙化（CAC）形成的标志物。Rodondi等[13]研究表明白细胞介素-6（IL-6）在预测冠心病事件方面优于传统危险因素，提高了预测精度。方德等[14]发现冠心病患者血清NOD样受体蛋白3（NLRP3）、白细胞介素（IL）-1Ra、IL-1水平升高，与其发病的严重程度呈正相关。吴琼等[15]通过Meta分析评价痰瘀同治法治疗冠心病心绞痛的临床疗效及其对炎症因子的影响，结果显示瓜蒌薤白半夏汤与枳实薤白桂枝汤加减在改善临床总有效率、心绞痛与心电图疗效以及降低炎症因子方面有巨大的潜力。

3. 血瘀与血管内皮功能

血管内皮功能障碍是冠心病发生的初始事件、最重要的始动环节，血管内皮细胞产生和分泌的血管活性物质失衡会导致内皮依赖性舒张功能损伤，促使动脉粥样硬化、冠心病等的发生[16-18]。血小板衍生因子过量表达致使内皮细胞损伤是引起冠状动脉粥样硬化的中介和关键[19]，而痰瘀黏滞壅塞脉道与冠心病血管内的血液处于高度黏稠聚集状态相似。有研究[20]采用Logistic回归模型和指标联合接受者操作特性曲线（ROC）评估动脉弹性及血管内皮功能指标对冠心病血瘀证的预测能力，发现患者动脉弹性指标[臂踝动脉脉搏波速度（baPWV）、踝肱指数（ABI）]和血管内皮功能指数（FMD）与冠心病血瘀证独立相关，且对其具有一定诊断预测意义，三者联合评判时预测价值更高。莫丽萍[21]对200例患者进行冠状动脉造影术检查和Philips多普勒彩色超声诊断仪检查，发现冠心病患者与非冠心病患者之间血管内皮功能及内膜中层厚度（IMT）超声检测结果差异明显，证明血管内皮功能及IMT超声检测在冠心病诊断中的应用价值。

三、从活血化瘀通络法论治冠心病

目前，在治疗冠心病上，医疗界形成以西医疾病与中医证候结合的"病证结合模式"[22]。以陈可冀院士为代表的中国第一代中西医结合医学家在大量临床实践中发现，冠心病患者的诸多表现与中医血瘀证候存在相似之处，尝试使用活血化瘀中药治疗后取得较好临床疗效[23-24]。中国中医研究院与中国医学科学院阜外医院协作开发活血化瘀代表性方剂冠心2号，十多家医院临床大协作同时开展基础研究，是首先在我国开展循证医学临床研究实践的项目[25]，从而正式开启了以"血瘀"为切入点的冠心病病证结合的系列研究。进过大量的实验，目前我国确立了以血瘀证与活血化瘀为主体的中西医结合治疗冠心病的发展方向，活血化瘀防治心血管疾病，是我国中西医结合领域60余年来研究最活跃、成果最突出的标志性成就之一。基于以上认识，团队形成了"一疏通二点按穴位三舌下排瘀"的综合舌下排瘀治疗冠心病方案。

1. 经络拍打疏通

施术者手握空心，即五指并拢，大拇指尖与

食指从上往下第二横纹处对齐，依次有节奏的拍打受术者身体部位，拍打顺序为：头部—颈部—上肢—两胸胁—下肢，拍打力度以受术者承受范围为界，直至拍打部位皮肤发红发热为好。

通过拍打经络，机械性刺激直接作用于身体，能够使毛细血管扩张，血流加快，血流量增加，心脑的血液循环得到改善；同时，手法刺激可调节自主神经系统，使大脑抑制过程增强，产生镇静作用；施术后背腧穴，能刺激恢复心脏供血，使心脏和皮下各级生命中枢处于最佳的协调状态。

2. 点穴按摩，安神定志，调和阴阳

选取百会、内关、膻中、风池、肩井、太阳、涌泉、太溪、三阴交穴位，进行穴位点穴基本手法的要求操作。

点穴是医者在患者体表运用点穴手法刺激相关穴位，通过经络的作用，内属脏腑，外连肢节，使体内气血运行流畅，达到防治疾病的目的[26]。选穴以调和阴阳为主。百会归属于督脉，头为诸阳之会，百脉之宗，而百会穴则为各经脉气会聚之处。穴性属阳，又于阳中寓阴，故能通达阴阳脉络，连贯周身经穴，对于调节机体的阴阳平衡起着重要的作用。风池、肩井属足少阳胆经，是经络气血凝滞之所在，故点按此穴具有活血通络功效；太阳是经外奇穴，点按可以振奋精神，开窍醒脑，并且能使大脑持续保持旺盛的精力；涌泉穴属于肾经第一穴，滋阴平肝，有治疗头晕目眩、胸闷的作用；太溪穴位于足内侧，滋阴益肾，可以治疗心慌、头晕等症；三阴交为太阴、厥阴、少阴三经交汇处，具有健脾益血、调肝补肾的功效；膻中位于人体任脉，其作用主要治疗胸部疼痛、心悸等疾病；内关宽胸理气，可以止痛，可以调神，可以用于很多心脏病的治疗。

3. 舌下排瘀，活血开窍

先给患者服用特膳中药等渗肽，40分钟后嘱患者取舒适坐位，用消毒纱布将舌体固定，拉出口腔并使其上翘，选取舌下心之开窍处，嘱患者张口伸舌，无法主动完成者，用舌钳将舌体提前，暴露舌下心之开窍处，采用专用针具点刺排出30～100 mL。

放血疗法（经脉排瘀）又称"针刺放血疗法"，其应用最早可追溯至远古石器时代，用砭石在患部砭刺放血治疗某些疾病。《黄帝内经》记载："刺络者，刺小络之血脉也……菀陈则除之，出恶血也。"明确提出刺络放血可外泻内蕴之毒，起到活血化瘀治疗作用。有研究[27]认为，舌下心之开窍处排瘀可改善红细胞聚集指数、红细胞压积等血液流变学指标，改善患者全血黏度及血浆黏度等。另有研究[28]发现，三棱针点刺金津、玉液放血可改善舌体血液循环，金津、玉液局部有舌下神经及舌咽神经分布，刺激金津、玉液可调节舌咽、舌下及迷走神经，加强局部血液循环，刺激中枢神经，恢复大脑皮质的调节作用。由此我们知道，点刺舌下心之开窍处，有助于活血化瘀、开窍通络除胸痹。另外心主血脉，心开窍于舌，凡五脏开窍之部位皆为五脏排堵之通道。

四、验案举隅

患者，女，58岁，2021年12月30日初诊。因"阵发性出现胸闷、胸痛2年，再发1周"就诊。患者2年前无明显诱因出现胸闷、胸痛，位于心前区，持续时间为4～5分钟，稍休息后可自行缓解，曾就诊于人民医院，诊断为冠心病稳定型心绞痛。患者长期口服复方丹参滴丸，每次10丸，每日3次；阿托伐他汀钙片10mg，每晚1次；阿司匹林100mg，每日1次。患者1周前劳累后出现胸痛不适，口服硝酸甘油后稍缓解，但仍隐隐作痛，为求进一步诊治，遂来门诊就诊。刻下症：心前区闷痛，劳累及生气后发作，偶出现心慌，腰膝酸软，健忘，纳食可，夜寐可，二便自调，舌暗红，苔薄白，脉弦细。血压：135/60mmHg。心电图提示：窦性心律，S-T段改变。颈动脉彩超提示：双侧颈动脉探及数个强弱不等的回声斑块，内中膜厚度达 0.13cm。西医诊断：冠心病稳定型心绞痛。中医诊断：胸痹，属气滞血瘀、肾精不足证。西医治疗：原药继服。中医治疗：（1）按顺序对全身经络拍打3轮，至皮肤潮红为度；（2）点按百会、风池、肩井、膻中、大陵、太阳、脑空穴，考虑患者肾精不足，加用太溪、三阴交滋补肝肾，每穴点按5分钟；（3）舌下青筋放血30～100 mL。

2021年1月6日二诊：患者自诉胸闷、胸痛症状好转，发病频率降低，近期偶有情绪低落，伴有胸闷、胸痛，纳寐可，二便调，舌质深红，苔白稍腻，脉细涩。另患者肺部CT显示有肺结节。西医治疗：原药继服。中医治疗：（1）按顺序对全身经络拍打3轮，至皮肤潮红为度；（2）点按百会、风池、肩井、膻中、大陵、太阳、合谷、列缺、脑空穴，考虑患者心肝郁滞，加合谷、列缺取"四总穴"的作用，同时二者还是原络配穴，可以加强相互的治疗功效，新增关元、足三里以健脾升阳，每穴点按5分钟。

2021年1月19日三诊：患者自诉胸闷、胸痛、情绪低落症状均好转，近1周未发作，纳寐尚可，小便调，大便干结，舌干红，苔薄白，脉弦细。心电图提示：窦性心律，S-T段压低。颈动脉彩超提示：双侧颈动脉探及数个强回声，内中膜厚度0.11cm。西医治疗：原药继服。中医治疗：（1）按顺序对全身经络拍打3轮，至皮肤潮红为度；（2）点按穴位，考虑患者仍有脾胃运化不足，气血亏虚，在原有穴位基础上，去掉合谷、列缺，新增气海，以健脾益气温阳，每穴点按5分钟。

按语：该患者心前区闷痛频发，腰膝酸软、健忘乃肾虚之象；情绪低落，舌深红，脉细涩，表明体内瘀血内阻；生气后发病、脉弦为肝郁气滞表现。中老年人久病肾亏，气滞血瘀，痹阻心脉，导致胸痹心痛。故治疗上予疏经通络、活血化瘀为主，结合患者实际情况，配合滋补肾精。二诊，患者自诉情绪低落，考虑患者久病不治，肝气郁结，郁而化火，遂在前方基础上加合谷、列缺、关于、足三里以疏肝理气健脾。三诊患者自诉症状、情绪均明显好转，故在前方基础上去合谷、列缺，加气海以健脾补气，巩固疗效。

五、讨论

胸痹心痛是指以胸痛憋闷、心悸气短为主症的一种心系疾病。轻者胸闷或胸部隐痛，发作短暂；重者心痛彻背，或有压榨性绞痛，喘息不得卧，痛引左肩或左臂内侧。中医学"胸痹"与现代医学的冠状动脉粥样硬化性心脏病相似，其重者相当于心肌梗死。本病的主要病位在心，病机主要为本虚标实，虚实夹杂，且其标本互为因果，继而引起气机不畅，产生痰浊内生和瘀血阻滞等，导致最终瘀血痹阻，而每每诱发本病。现代中医对于冠心病心绞痛的治疗大多数是从痰、瘀、气、虚入手，也提出了温通、活血化瘀、化痰、益气养阴、补肾固本、理气等治疗。笔者所在团队认为活血化瘀是冠心病心绞痛的主要治法，故在临床上采用"一疏通二点按穴位三舌下排瘀"的综合舌下排瘀治疗冠心病。通过第一步拍打经络，使得全身毛细血管扩张，血流加快，血流量增加，心脑的血液循环得到改善。第二步点穴按摩，按照"不通则痛""通则不痛"的原则，选取百会、内关、膻中、风池、肩井、太阳、涌泉、太溪、三阴交穴位，进行穴位点穴基本手法的操作，通过穴位的特异性刺激可以有效激发经气运行，疏通经络、调理气血，从而达到缓解疼痛、改善症状之作用。第三步进行舌下排瘀，点刺舌下心之开窍处，提高活血化瘀，开窍通络除胸痹的作用。

▶ 参考文献

[1] 中国心血管健康与疾病报告2019概要[J]. 中华老年病研究电子杂志，2020，7（4）：4-15.

[2] 中国心血管健康与疾病报告2021概要[J]. 心脑血管病防治，2022，22（4）：20-36，40.

[3] 毛静远，牛子长，张伯礼. 近40年冠心病中

医证候特征研究文献分析[J].中医杂志,2011,52(11):958-961.

[4]杨可鑫,于莉,张会永,等.冠心病心绞痛血瘀证证候组成相关文献研究分析[J].辽宁中医药大学学报,2018,20(11):70-73.

[5]王美环,张明雪.从活血法论治冠心病研究概况[J].实用中医内科杂志,2020,34(12):14-16.

[6]赵海峰.血府逐瘀汤治疗气滞血瘀型冠心病心绞痛患者的效果[J].中国民康医学,2021,33(21):79-81.

[7]王东海,董波.冠心病心绞痛证型分布的回顾性分析[J].世界中西医结合杂志,2015,10(3):387-389.

[8]刘瑜.糖尿病合并冠心病患者血脂、FIB水平与瘀血症状相关性的研究[D].沈阳:辽宁中医药大学,2013.

[9]黄召谊,董慧,吴汉卿,等.冠心病血瘀证与痰浊证辨证客观化的研究[J].中国中医急症,2010,19(11):1873-1875.

[10]谢浩.Mac-2结合蛋白在动脉粥样硬化和斑块去稳定性中的作用和机制研究[D].济南:山东大学,2018.

[11]曾帮智,张博,袁博,等.幽门螺杆菌感染对冠心病患者血清炎症因子及颈动脉硬化的影响[J].中国微生态学杂志,2018,30(4):444-447.

[12]房伟,方艳辉,耿巍,等.冠心病患者血浆致动脉硬化指数及炎症因子水平与冠状动脉钙化严重程度的相关性[J].中国医师杂志,2022,24(9):1368-1372.

[13]Rodondi N,Marques-Vidal P,Butler J,et al.Markers of atherosclerosis and inflammation for prediction of coronary heart disease in older adults[J].Am J Epidemiol,2010,171(5):540-549.

[14]方德,付文琴,陈贤中.血清NLRP3、IL-1Ra、IL-1水平与冠心病相关性的临床研究[J].心电与循环,2022,41(4):331-334.

[15]吴琼,王志刚,娄序笙,等.痰瘀同治法治疗冠心病心绞痛的临床疗效及炎症因子影响的网状Meta分析[J].世界中西医结合杂志,2022,17(7):1273-1282,1289.

[16]Vanhoutte P M.Endothelial dysfunction:the first step toward coronary arteriosclerosis[J].Circ J,2009,73(4):595-601.

[17]De Meyer G R,Herman A G.Vascular endothelial dysfunction[J].Prog Cardiovasc Dis,1997,39(4):325-342.

[18]Matsuzawa Y,Lerman A.Endothelial dysfunction and coronary artery disease:assessment,prognosis,and treatment[J].Coron Artery DIS,2014,25(8):713-724.

[19]项志兵,贾晶莹,高志平,等.冠心病中医证型血清Hcy与血浆vWF Ps hs-CRP TXB$_2$ 6-keto-PGF$_{1\alpha}$相关性研究[J].辽宁中医杂志,2008(6):805-807.

[20]王子涵,陈颖,吕书影,等.血管弹性及内皮功能微观指标与冠心病血瘀证辨证的关系探讨[J].现代中西医结合杂志,2022,31(6):748-752.

[21]莫丽萍.血管内皮功能及IMT超声检测对冠心病的诊断效果[J].中国实用医药,2021,16(24):23-25.

[22]陈可冀.病证结合治疗观与临床实践[J].中国中西医结合杂志,2011,31(8):1016-1017.

[23]陈可冀.试谈冠心病心绞痛及急性心肌梗塞的中医治疗[J].中华内科杂志,1977(4):232-235.

[24]陈可冀.瘀血证与活血化瘀治法源流概述[J].中医杂志,1979(9):51-57.

[25]陈可冀,钱振淮,张问渠,等.精制冠心片双盲法治疗冠心病心绞痛112例疗效分析[J].中华心血管病杂志,1982(2):85-89.

[26]魏东明,刘敬珍,李妍,等.成人推拿手法联合小儿推拿手法加点穴治疗原发性失眠疗效观察[J].河北中医,2022,44(3):460-463.

[27]常静静,周鸿飞.浅析金津、玉液放血治疗假性球麻痹[J].光明中医,2014,29(4):704,707.

[28]王妤函.金津、玉液点刺放血治疗中风后失语的临床研究[D].乌鲁木齐:新疆医科大学,2020.

舌下排瘀综合疗法治疗失眠经验浅析

杨振峰

（魏县杨氏心脑血管医学研究院　056800）

摘要：失眠是世界性的慢性非传染性疾病，是危害人类健康的主要疾病，是全球疾病负担的首要病因，也是中国面临的重要公共卫生问题。由于失眠的病因主要体现为瘀血和痰湿，在治则上强调祛瘀化痰通络，故本文通过记录舌下排瘀综合疗法治疗失眠的经验，以期为临床治疗本病开拓新的思路。

关键词：综合疗法；失眠；疏通；点按穴位；舌下排瘀；临证经验

失眠，在中医上也叫不寐，是经常不能获得正常睡眠的一种病种。常见的临床表现形式有：①入睡困难：辗转难眠，入睡时间一般超过30 min；②维持睡眠困难：入睡后保持深睡眠状态的时间短，夜间觉醒次数多；③睡眠质量下降：睡醒后仍未缓解疲劳，睡眠浅；④总睡眠时间缩短：通常少于6.5 h；⑤日间功能障碍：头昏、乏力、注意力不集中、精神不振、嗜睡、记忆力下降等[1]。目前，失眠是临床上的常见病与多发病。王宝凯等[2]指出：在国外已发表的研究中，失眠的发病率呈逐年上升趋势，在成年人中，失眠的发病率达20%；在中国，失眠的发生率高达到31%。患者失眠后常常会出现乏力、记忆力下降等功能障碍以及焦虑抑郁等情感障碍。失眠不仅阻碍日常工作和学习的高效率，甚至严重影响人们生活质量的提高。

一、论失眠之复合病机

1. 痰、瘀是失眠的两大致病因素

失眠在《黄帝内经》中称为"不得眠""不得卧"，历代医家对不寐病的病因病机有诸多阐述。周衡认为失眠是因胆胃不和、痰热内扰，心肾不交、阴虚火旺，肝失疏泄、肝郁化火，心脾两虚、气血不足等引起脏腑功能失调导致阴阳失和所致，而总的病机是阴阳失调[3]。叶发等[4]结合文献记载与临床经验认为因先天禀赋不足、情志内伤、饮食不节等引起阴阳不和而致失眠，认为痰、气、火是失眠的核心病机。李方洁认为因肝气不升、胃气不降，心火不降、肾水不升，卫不入营、阳不入阴等致气机升降失司，气机出入失常从而导致顽固性失眠[5]。张玉莲等[6]认为因情志失调、饮食不节、劳逸过度、禀赋不足、久病失养、外邪侵袭等引起阴阳失交和脏腑不和而致失眠。许晓伍等[7]认为失眠的基本病因有外感六淫、内伤七情、饮食劳倦、气血亏虚4个方面，病机有阴阳不交、营卫不和、气血亏虚、脏腑功能失调、痰瘀交阻5个方面。张梓宸等[8]认为失眠的病因病机不外虚实两端，实则因痰热、饮食、气郁、肝火、瘀血等扰动心神，虚则因心脏气血阴阳不足、胆气不足、脾气亏虚、肝肾阴虚等导致心神失养而导致失眠。

由此得出，失眠的病因病机是复杂多变的，但在这复杂的病机中，大量医家都提到了痰、瘀这两大致病因素。特别是《医林改错》中详细记载："夜不安者，将卧则起，坐未稳又欲睡，

一夜无宁刻。重者满床乱滚，此血府血瘀"，强调夜间不能顺利安眠的人是由于血瘀所致。气血阻滞，脉道不通，从而夜不能寐。《景岳全书·痰饮》中记载："痰涎皆本气血，若化失其正，则脏腑病，而血气即成痰涎"，说明痰也是人体气血的产物，痰阻滞则产生脏腑病，血气也可成为痰涎。《血证论》云："盖人身气道，不可有塞滞，内有瘀血，则阻碍气道，不得升降。"由此证明瘀血和痰浊作为病理性产物，可以阻塞血脉、气道，卫气出阳入阴障碍，使阴阳不能交合，是导致失眠的重要因素。

2. 祛瘀化痰通络是治疗失眠的应然之法

心气推动血液在脉管内运行，心气不足，阴血虚少，或推动无力，或血不载气，则血行缓慢，凝而成瘀，再则血行不利，脉道阻滞，使津液不能输布而成痰，因此痰瘀互结，闭塞心窍，心神失主而致不寐。《灵枢·本神》说："肝藏血，血舍魂。"白昼魂出于肝则目开而寤，入夜则魂归于肝则目瞑而寐。若肝气郁结，疏泄失司，气不化津，津聚为痰，血脉不利，气滞血瘀。故祛瘀化痰通络是治疗失眠的应然之法。清代吴澄[9]认为瘀时气血得通，寐则气行无力，气血不通则发不寐，开创了补气活血治疗失眠的先河。王清任在前人基础上阐述血瘀治病的广泛性，并用血府逐瘀汤治疗顽固性失眠。李七一教授应用药对（远志与鸡血藤、南星与苏木、半夏与延胡索），从化痰祛瘀出发，在临床上取得了较好的临床疗效[10]。宋军教授在小柴胡汤的基础上辨证加减，以和解少阳、化痰祛瘀为主要治疗方式，治疗顽固性失眠[11]。邓铁涛认为血瘀既是长期失眠的结果，又是造成失眠顽固不愈的重要因素，喜用补气配合活血以消瘀散瘀[12]。刘芳洁等[13]以原发性失眠患者为研究对象，对照组予血府逐瘀汤治疗，观察组在对照组的基础上施以耳穴贴压，结果显示2组PSQI评分均较治疗前降低（$P<0.05$），观察组较对照组降低更明显。张玉红等[14]以顽固性失眠患者为研究对象，对照组用刺五加片、地西泮片等药物治疗，治疗组予血府逐瘀汤加减，治疗组总有效率（96.67%）优于对照组（73.33%）（$P<0.05$），血府逐瘀汤加减治疗顽固性失眠患者有显著效果。

故在治疗失眠上，我们需采用刺络放血的方法来活血化瘀，另外强调经络的疏通，配合全身经络的拍打以及重点部位的点穴按摩，起到化痰通络的作用。

二、"一疏通二点按穴位三舌下放血"的综合舌下排瘀治疗方案

1. 经络拍打疏通

施术者手握空心，即五指并拢，大拇指尖与食指从上往下第二横纹处对齐，依次有节奏的拍打受术者身体部位，拍打顺序为：头部—颈部—上肢—两胸胁—下肢，拍打力度以受术者承受范围为界，直至拍打部位皮肤发红发热为好。

通过拍打经络，机械性刺激直接作用于身体，能够使毛细血管扩张，脑部血流加快，血流量增加，脑的血液循环得到改善，大脑皮层缺氧状况也随之改善；同时，手法刺激可调节自主神经系统，使大脑抑制过程增强，产生镇静作用；施术头部，能刺激大脑皮质，抑制大脑异常放电，使大脑皮层和皮下各级生命中枢处于最佳的协调状态。

2. 点穴按摩，安神定志，调和阴阳

选取百会、风池、肩井、膻中、大陵、太阳、脑空穴位，进行穴位点穴基本手法的要求操作。

点穴是医者在患者体表运用点穴手法刺激相关穴位，通过经络的作用，内属脏腑，外连肢节，使体内气血运行流畅，达到防治疾病的目的[15]。选穴以养心定志安神及调和阴阳为主。百会归属于督脉，头为诸阳之会，百脉之宗，而百会穴则为各经脉气会聚之处。穴性属阳，又于阳中寓阴，故能通达阴阳脉络，连贯周身经穴，对于调节机体的阴阳平衡起着重要的作用。风池、肩井属足少阳胆经，是经络气血凝

滞之所在，故点按此穴具有活血通络功效；膻中归属于任脉，也是人体的气会，天部水湿之气，至本穴后进一步吸热胀散而变化热燥之气，故此穴具有宽胸利气、宁心安神的功效；大陵是手厥阴心包经的原穴，具有镇静催眠安神的效果，是治疗失眠的特效穴位，其作用强于神门穴；太阳是经外奇穴，点按可以振奋精神，开窍醒脑，并且能使大脑持续保持旺盛的精力；脑空可澄清脑海，消除杂念，亦是治疗失眠的效穴。

3. 舌下排瘀，活血开窍

心主血脉，心主神志、心开窍于舌，凡五脏开窍之部位皆为五脏排毒之通道。

先予患者服用特膳中药等渗肽，40分钟后嘱患者取舒适坐位，用消毒纱布将舌体固定，拉出口腔并使其上翘，选取舌下心之开窍处，嘱患者张口伸舌，无法主动完成者，用舌钳将舌体提前，暴露舌下青筋，采用专用针具排瘀30～100 mL。

排瘀疗法又称"针刺放血疗法"，其应用最早可追溯至远古石器时代，用砭石在患部砭刺放血治疗某些疾病。《黄帝内经》记载："刺络者，刺小络之血脉也……菀陈则除之，出恶血也。"明确提出刺络放血可外泻内蕴之毒，起到活血化瘀治疗作用。有研究[16]认为，金津、玉液放血可改善红细胞聚集指数、红细胞压积等血液流变学指标，改善患者全血黏度及血浆黏度等。另有研究[17]发现，三棱针点刺金津、玉液放血可改善舌体血液循环，金津、玉液局部有舌下神经及舌咽神经分布，刺激金津、玉液可调节舌咽、舌下及迷走神经，加强局部血液循环，刺激中枢神经，恢复大脑皮质的调节作用。由此我们知道，点刺放血舌下青筋，有助于活血化瘀、开窍通络。

三、验案举隅

患者，女，50岁，2022年4月9日初诊。主诉：入睡困难反复发作3年，加重5天。患者自诉3年前因与人争吵后出现入睡困难，表现为夜间无法入睡，辗转难眠，甚则彻夜不眠，或寐后再次入睡困难，伴嗳气易怒、胸闷胀痛，曾多次寻求中西诊治，效果不佳。5天前因情绪激动后再次出现上述症状加重，彻夜不眠，遂到我院就诊。门诊症见：入睡困难，夜间无法入眠，伴嗳气、胸胁胀痛，自觉喉中有痰，二便正常。舌暗红，苔白，脉弦涩。中医诊断：不寐；痰瘀互结证。西医诊断：失眠。治以活血化瘀通络，治疗方案：（1）按顺序对全身经络拍打3轮，至皮肤潮红为度；（2）点按百会、风池、肩井、膻中、大陵、太阳、脑空穴，考虑患者心肝郁滞，加合谷、列缺取"四总穴"的作用，同时二者还是原络配穴，可以加强相互的治疗功效，每穴点按5分钟；（3）舌下排瘀30～100 mL。

二诊：2022年4月16日，患者诉治疗后症状有所改善，夜里能睡二三小时，胸胁胀痛改善，嗳气减轻。舌质暗红，苔薄白，脉弦细。治疗方案：（1）按顺序对全身经络拍打3轮，至皮肤潮红为度；（2）点按百会、风池、肩井、膻中、大陵、太阳、合谷、列缺、脑空穴，新增关元、足三里以健脾升阳，每穴点按5分钟。

三诊：2020年4月27日，患者诉服药后症状好转，夜里能睡5小时左右，胸胁胀痛除，嗳气消，胃纳差，神疲乏力。舌质淡红，苔薄白，脉细弱。治疗方案：（1）按顺序对全身经络拍打3轮，至皮肤潮红为度；（2）点按穴位，考虑患者仍有脾胃运化不足，气血亏虚，在原有穴位基础上，去掉合谷、列缺，新增气海，以健脾益气温阳，每穴点按5分钟。

按语：本案为老年女性，素体阳气不足，加之压力过大，至情绪波动，导致肝失疏泄，郁则气滞血行不畅而神不明，肝横逆犯脾，脾失健运，津液不化，聚而成痰，痰瘀互结，胶着难化，阻滞脏腑经络，心失宁静以致夜不能寐。团队在临床所见顽固性失眠的病人，每以情志变化、精神刺激为主要原因，引起心肝郁滞，脾运失常，以致痰瘀互阻，心神不宁。此类失眠一般病程较长，所谓"久病多痰""久病必瘀"，且治疗棘手，故有"疑难病症多痰瘀"之说。在治疗此型失眠患者上，需强调辨证的整体性、准确性，即除痰瘀证外，尚要辨清有无心肝气郁滞、是否化火、脾胃纳运功能失调等兼夹证。如本案患者，兼夹杂心肝郁滞，则加用合谷、列缺、清热宁心、疏肝解郁；兼夹脾虚之证而加入足三里、关元、气海以健脾益气温阳，推动气血津液在经络内运行。

四、体会和思考

由于现代社会环境的复杂化、人们生活的多样化，临床上广泛存在着多种病理因素相互复合、兼杂、转化的疑难病。这类疑难病、慢性病的共性特征是具有多个复合病机，从而表现出不同而复杂的证候特点和疾病转归。例如本案所提失眠，病因病机复杂多变，但人以五脏为中心，五脏各有其独特的生理功能，相互影响，气血津液的生化有赖于五脏正常的生理活动，而气血津液发生病变也是脏腑病变的结果。津液成痰主要关键在肺脾胃，涉及肝脏；血液成瘀则以心肝为主，涉及脾肺。心主血脉，心气推动血液在脉管内运行，心气不足，阴血虚少，或推动无力，或血不载气，则血行缓慢，凝而成瘀，再则血行不利，脉道阻滞，使津液不能输布而成痰，如此痰瘀互结，闭塞心窍，心神失主而致不寐。肝主疏泄、藏血，肝藏血的生理功能正常是保证睡眠正常的基本条件。《灵枢·本神》说："肝藏血，血舍魂。"白昼魂出于肝则目开而寤，入夜则魂归于肝则目瞑而寐。若肝气郁结，疏泄失司，气不化津，津聚为痰，血脉不利，气滞血瘀。脾胃运纳结合，一升一降，燥湿互济，共同完成水液、水谷津气的输布，脾虚而运化不及，不能为胃而行其津液，则水停积聚成痰，胃气郁滞，为痞为痛，病久入络而致瘀。肺主气而司呼吸，主治节而朝百脉，主宣肃而通调水道，病则影响气血津液的生成、输布而成痰瘀，痰瘀交阻，壅滞肺气，气机不利，故而不寐。由此可见脏腑功能失调才是痰瘀生成之根本。治疗上，若根据单一疾病状态而制定治疗方案往往顾此失彼，应当把握病机的主次，通过治则治法的有机组合形成整合治疗方案，正如《素问·异法方宜论篇》曰："圣人杂合以治，各得其所宜"，方可达到全面权衡、有的放矢。本文论述的以"祛瘀化痰通络"为指导的综合舌下排瘀治疗模式是现代中医治疗疑难病的整合医学思维的具体体现。综合舌下排瘀治疗模式在注重中医整体观的基础上，将舌下放血、点穴推拿、经络拍打等治疗技术进行整合，从而形成新的理论体系与治疗模式，这也是目前临床治疗方案的大势所趋，能更高效地缓解病人的痛苦，达到治疗疑难杂症的目的。

参考文献

[1] 中华医学会神经病学分会，中华医学会神经病学分会睡眠障碍学组. 中国成人失眠诊断与治疗指南（2017版）[J]. 中华神经科杂志，2018，51（5）：324-335.

[2] 王宝凯，陈晓军，龚俊，等."补阴泻阳、通调跷脉"法针刺治疗失眠35例[J]. 中国针灸，2020，40（2）：197-198.

[3] 胡花婷，何侃成，李东芳，等. 周衡辨证论治失眠经验[J]. 环球中医药，2020，13（1）：125-127.

[4] 叶发，张一鸣，张永华. 张永华教授论治失眠思路探析[J]. 时珍国医国药，2020，31（3）：728-729.

[5] 李婷，刘小霞，李方洁. 李方洁调气机辨治顽固性失眠经验[J]. 中国中医基础医学杂志，2020，26（9）：1406-1408.

[6] 张玉莲，于臻，边新娜，等. 失眠的中医证治研究进展[J]. 西部中医药，2020，33（1）：151-154.

[7] 许晓伍，吕薇，肖佩琪，等. 中医药治疗失

眠的理论与临床研究概况[J].世界睡眠医学杂志,2019,6(7):1001-1008.

[8] 张梓宸,李双,陈艳,等.中医治疗失眠的研究进展[J].光明中医,2022,37(15):2740-2743.

[9] 浙江省中医研究所,浙江省嘉善县卫生局.陈良夫专辑[M].北京:人民卫生出版社,2006:51.

[10] 黄春辉,李七一.李七一教授从痰瘀辨治失眠的临床经验[J].浙江中医药大学学报,2018,42(3):190-192.

[11] 雷洪涛,欧阳竞锋,党娇娇,等.宋军教授从少阳痰瘀论治失眠探析[J].世界睡眠医学杂志,2020,7(9):1531-1533.

[12] 徐云生.邓铁涛教授治疗失眠的经验[J].新中医,2000,32(6):5-6.

[13] 刘芳洁,张国梁,刘海英,等.血府逐瘀汤联合耳穴贴压治疗原发性失眠临床观察[J].新中医,2018,50(9):172-175.

[14] 张玉红,张妍.血府逐瘀汤加减治疗顽固性失眠60例临床疗效观察[J].中国民族民间医药,2014,23(2):86.

[15] 魏东明,刘敬珍,李妍,等.成人推拿手法联合小儿推拿手法加点穴治疗原发性失眠疗效观察[J].河北中医,2022,44(3):460-463.

[16] 常静静,周鸿飞.浅析金津、玉液放血治疗假性球麻痹[J].光明中医,2014,29(4):704,707.

[17] 王妤函.金津、玉液点刺放血治疗中风后失语的临床研究[D].乌鲁木齐:新疆医科大学,2020.

舌下排瘀综合疗法治疗眩晕

张丹璇[1]　杨振峰[2]

[1.柳州市中医医院（柳州市壮医医院）　545001]
（2.魏县杨氏心脑血管医学研究院　056800）

摘要： 眩晕是临床的常见疾病，历代医家多认为眩晕需从风、痰、瘀、虚这4大方面来看。但结合现代临床实践，团队发现"瘀"与眩晕的关系最为密切。故本文从中、西医两个方面，阐述"瘀"与眩晕的关系，并结合血瘀眩晕的病因病机、治法方药，运用舌下排瘀综合疗法治疗眩晕。舌下排瘀综合疗法是以"活血化瘀"为主要治疗原则，同时注重疏通经络。另外该综合疗法强调辨证论治，根据疾病的特点，辨证取穴，通过点穴刺激，达到安神定志、调和阴阳的作用。本文通过记录舌下排瘀综合疗法治疗眩晕的治疗经验，以期为临床治疗本病开拓新的思路。

关键词： 眩晕；舌下排瘀；临证经验

眩晕是目眩与头晕的总称，目眩即眼花或眼前发黑，视物模糊，头晕即感觉自身或外界景物旋转，站立不稳，二者常同时并见，故统称为眩晕。临床上将眩晕分为前庭系统性眩晕和非前庭系统性眩晕，可见于西医的多种疾病，如高血压、颈椎病、后循环缺血等，也是临床上的常见病。目前西医认为引发眩晕的病因主要有微循环的障碍、血黏度的改变和代谢功能紊乱，但不少文献记载，这些西医的病因皆与中医的"瘀"辨证相类似。

一、活血化瘀疗法改善眩晕的现代理论依据

1. 微循环障碍导致的"瘀"

现代医学认为引发眩晕的原因是血管硬化，血管壁弹性减弱，导致血管狭窄，血供减少，不能上行至脑部而发。陈健辉等[1]通过观察颅内血流指标，发现应用丹芪葛根汤联合盐酸氟桂利嗪治疗气虚血瘀型颈源性眩晕患者可提高临床疗效。梅巧颖[2]通过选取左椎动脉、右椎动脉、基底动脉三条血管，测定患者治疗前后血流速度的改变，发现强力定眩片+盐酸氟桂利嗪胶囊在一定程度上能够增加病变区域血液流速、供应，改善局部脑细胞功能，改善脑部供血，从而减轻眩晕症状。李百韬等[3]通过观察92例眩晕患者的血液流变学指标及经颅多普勒超声指标，证实在西药治疗基础上联合调督益脑针刺治疗后循环缺血性眩晕，能够降低血液黏稠度，改善血液流变学。

综上，我们总结出：通过使用活血化瘀法，可以改善局部血液流变，提高脑部供血，缓解眩晕。所以，团队推断，微循环障碍和传统医学所论述的"瘀"有密切关系。

2. 血黏度改变导致的"瘀"

有部分研究认为，血液中各种有形成分升高，血浆中各种蛋白（如纤维蛋白原、球蛋白）升高以及血糖、血脂等成分升高，使全血黏度升高，导致血液在前庭区等微循环中的流速减慢，从而发生眩晕。如丁为国[4]观察经中医辨证分为风阳上扰、痰浊上蒙、气血亏虚、肝肾

阴虚四型的120例后循环缺血眩晕患者，发现痰浊上蒙型与胆固醇、低密度脂蛋白增高有关，气血亏虚型与血黏度中的高切降低有关。蒋祖铭等[5]发现桂枝葛根汤加味治疗缺血性眩晕的主要机理是对与血液黏度关系密切的红细胞压积、全血比黏度、血浆比黏度及纤维蛋白原有明显的调节作用，并对有血压异常、慢性胃炎、肠功能紊乱、颈椎病等合并症亦有较好疗效。黄国毅[6]应用剔络法治疗脑动脉硬化性眩晕，方中全蝎、白僵蚕、蜈蚣有活血化瘀、通络散结的功能，现代药理研究发现全蝎能抗血栓形成、扩张血管、影响糖代谢，白僵蚕有较强的抗凝血作用和降脂作用，蜈蚣可显著降低血清中过氧化脂质及肝、脑组织中脂褐质含量，故三药同用，荡涤痰瘀，取得了明显的临床效果。

由此，团队推断血浆中各种蛋白（如纤维蛋白原、球蛋白）以及血糖、血脂等成分升高，都会使全血黏度升高，导致瘀血。

3.代谢功能紊乱导致的"瘀"

陈明九等[7]通过研究腧穴敏化灸联合耳穴埋豆治疗眩晕临床疗效及对糖脂代谢的影响，发现空腹血糖、血清总胆固醇、甘油三酯所代表的血脂代谢如若出现紊乱，可能对内皮功能造成一定的损害，导致血管收缩舒张功能失衡，引发眩晕。尤孙文等[8]通过研究绝经后女性良性阵发性位置性眩晕（BPPV）患者血清钙离子、维生素D以及骨转换代谢相关指标的关系，证明骨转换代谢指标在BPPV的病理发生发展中起到一定作用。除了绝经后的女性，李健等[9]也证实骨代谢与青年、中老年良性阵发性位置性眩晕密切相关。而吕敏敏等[10]发现N-乙酰天门冬氨酸（NAA）、肌酸（Cr）、胆碱（Cho）、磷酸肌酸（Cr2）峰值及NAA/Cr、Cho/Cr、Cr2/Cr的浓度比值等脑代谢产物的改变，对前庭周围性眩晕患者前庭传导通路中脑组织内神经功能损伤的评估并对该疾病的诊断有一定的价值。

基于以上现代医学对眩晕的认识，我们发现西医认为引发眩晕的病因主要有微循环的障碍、血黏度的改变和代谢功能紊乱，故治疗主要通过改善微循环、扩血管、调整代谢来改善眩晕症状，但上述措施治疗有限，疾病容易反复发作[11]。而中医在治疗眩晕上颇有疗效。大部分情况下，通过活血化瘀法能改善微循环、扩血管、纠正代谢障碍，这便是中医活血疗法改善眩晕的现代理论依据。

二、活血化瘀疗法改善眩晕的中医理论依据

在传统医学方面，中国历代医家都对眩晕的病因、病机及治疗进行了较为深入的研究和阐述。如《黄帝内经》中提出："诸风掉眩，皆属于肝"，"髓海不足则脑转耳鸣，胫酸眩冒"，"上气不足，脑为之不满，耳为之苦鸣，头为之苦倾，目为之眩"，认为其病在肝、在脑，病因属风、属虚。刘河间提出："所谓风气甚，而头目眩晕者，由风木旺，必是金衰不能制木，而木复生火两动相搏，则为之旋转"，认为眩晕是由于风火内生所致。朱丹溪在《丹溪心法》中提出了"无痰不作眩"。张景岳则在《黄帝内经》的基础上强调"无虚不能作眩"。明代杨仁斋在《直指方》中讲："瘀滞不行，皆能眩晕。"汪机在《医读》中记载："瘀血停蓄，上冲作逆，亦作眩晕，桃红四物。"虞抟在《医学正传》中说："外有因呕血而眩冒者，胸中有死血迷闭心窍而然。"清代潘楫《医灯续焰》中提出"诸阳上行于头，诸阳上行于目，血死则脉凝泣，脉凝泣则上注之力薄矣，薄则上虚而眩晕生焉"。王清任在《医林改错》中特立"通窍活血汤，治头面四肢周身血管血瘀之症"。唐宗海《血证论》认为"瘀血攻心之头晕"等症的治疗，应"急降其血，而保真心，用川芎失笑散加琥珀、朱砂、麝香治之；或归芎汤调血竭、乳香末，亦佳"。

综合来看，历代医家多认为眩晕需从风、痰、瘀、虚这4大方面来看。但结合现代临床

实践，我们发现"瘀"与眩晕的关系最为密切。

此处所说的"瘀"，并不是特指所有的眩晕皆由"瘀"而引发，而是指"瘀"在眩晕病的整个发病过程中，有可能是直接因素，也有可能是间接因素。换句话说，导致眩晕的其他病因病机都与"瘀"有密切关系。

1. "风"阳上扰所致"瘀"

机体长期为情志所困，肝失疏泄，而至风阳上扰清窍而发眩晕。然肝除疏泄功能外，还兼具藏血功能，气为血之帅，气郁而致血行缓慢，导致血瘀。另肝郁易化火，火灼伤血液也易造成血瘀。故风阳上扰的代表方剂"天麻钩藤饮"的组成中，除了平肝潜阳熄风的药物外，还佐以益母草、牛膝等活血化瘀之品，即含此意[12]。

2. "痰"浊上蒙所致"瘀"

机体长期饮食不节，脾失运化，而致水湿内停，日久成痰，痰浊上扰，蒙蔽清窍而发眩晕。痰湿为津液不化的产物，瘀血为血聚不散的产物，"津血同源"，痰黏日久可化成瘀血。

3. 气血亏"虚"所致"瘀"

素体长期营养不良，气血亏虚，脑失所养而发眩晕。"气为血之帅，血为气之母"，气虚则无以推动血液运行，可导致血液运行不畅而兼杂有血瘀，或气虚而不能统血，血溢脉外而导致瘀血。而血液亏虚不能濡养脉络，亦可导致血液运行不畅而兼有血瘀，久之则凝聚为瘀血[13]。

4. 肝肾亏"虚"所致瘀

素体年老体衰，肝肾亏虚，肾虚则精不足，肝虚血不足，精血匮乏，经脉失去濡养，血行难以流畅，久之脉道壅塞闭阻而为瘀血。瘀滞经脉，发为眩晕。

结合以上内容，我们可以推断，无论是气虚、血虚，还是阴虚、阳虚、痰浊、风火，都会直接或者间接导致瘀血的生成，故团队认为，"瘀"是贯穿在眩晕病的整个疾病过程中的，故活血化瘀为治疗眩晕的关键大法。

三、基于活血化瘀理论下的舌下排瘀综合疗法

1. 经络拍打疏通

先给患者服用特膳中药等渗肽，然后施术者手握空心，即五指并拢，大拇指尖与食指从上往下第二横纹处对齐，依次有节奏的拍打受术者身体部位，拍打顺序为：头部—颈部—上肢—两胸胁—下肢，拍打力度以受术者承受范围为界，直至拍打部位皮肤发红发热为好。

经络疏通作为临床运用比较成熟的一项中医外治技术，《医宗金鉴·正骨心法要旨》云："按其经络，以通郁闭之气，摩其壅聚，以散瘀结之肿，其患可愈"，均说明经络疏通能够活血化瘀、疏经通络的功效。

另外，通过拍打经络，机械性刺激直接作用于身体，能够使毛细血管扩张，脑部血流加快，血流量增加，脑的血液循环得到改善，大脑皮层缺氧状况也随之改善。

2. 点穴按摩，安神定志，调和阴阳

选取百会、肩井、膻中穴位，进行穴位点穴基本手法的要求操作。

点穴是医者在患者体表运用点穴手法刺激相关穴位，通过经络的作用，内属脏腑，外连肢节，使体内气血运行流畅，达到防治疾病的目的[14]。选穴以调和阴阳为主。百会归属于督脉，头为诸阳之会，百脉之宗，而百会穴则为各经脉气会聚之处。穴性属阳，又于阳中寓阴，故能通达阴阳脉络，连贯周身经穴，对于调节机体的阴阳平衡起着重要的作用。风池、肩井属足少阳胆经，是经络气血凝滞之所在，故点按此穴具有活血通络功效；膻中为任脉穴位，具有宽胸利气、宁心安神之效。

3. 舌下排瘀，活血开窍

心主血脉、心主神志、心开窍于舌，凡五脏开窍之部位皆为五脏排毒之通道。

选取舌下心之开窍处（金津、玉液附近、具体位置依脉络情况而定），嘱患者张口伸舌，

无法主动完成者，用舌钳将舌体提前，暴露舌下青筋，采用专用针具排瘀30～100 mL。

排瘀疗法又称"针刺放血疗法"，其应用最早可追溯至远古石器时代，用砭石在患部砭刺放血治疗某些疾病。《黄帝内经》记载："刺络者，刺小络之血脉也……菀陈则除之，出恶血也。"明确提出刺络放血可外泻内蕴之毒，起到活血化瘀治疗作用。有研究[15]认为，金津、玉液放血可改善红细胞聚集指数、红细胞压积等血液流变学指标，改善患者全血黏度及血浆黏度等。另有研究[16]发现，三棱针点刺金津、玉液放血可改善舌体血液循环，金津、玉液局部有舌下神经及舌咽神经分布，刺激金津、玉液可调节舌咽、舌下及迷走神经，加强局部血液循环，刺激中枢神经，恢复大脑皮质的调节作用。由此我们知道，点刺舌下心之开窍处，有助于活血化瘀、开窍通络。

四、验案举隅

患者，女，42岁。初诊：2021年9月24日。患者平素脾胃不健，消化力弱，三天前因多进饮食致食停胃脘，气机不利，胸胁满闷，腹脘胀痛，大便不畅，小便黄少，口干口苦，不思饮食。曾服西药干酵母、维生素等品，不见好转。昨日因工作劳烦，事不顺心，胸闷、脘腹胀满加剧，且嗳气频作，饮食少进，渐至头晕目眩，气上冲胸，心悸，昨夜通宵不得入眠，今起四肢无力，精神不振，难以坚持工作，往求诊治。舌苔淡白，脉寸关微沉而弱或兼见弦象。中医诊断：眩晕，气血亏虚证。西医诊断：眩晕。治以益气健脾、活血通络宁心：（1）按顺序对全身经络拍打3轮，至皮肤潮红为度；（2）点按百会、风池、肩井、太阳、涌泉、太溪、三阴交穴，考虑患者大便不畅，加足三里、天枢以健脾化湿，每穴点按5分钟；（3）舌下心之开窍处排瘀30～100 mL。

二诊：2021年9月30日，患者诉眩晕减轻，仍心悸，不寐，纳可，大便好转，每天1次。舌暗红，苔白腻，脉弦。治疗方案：（1）按顺序对全身经络拍打3轮，至皮肤潮红为度；（2）点按百会、风池、肩井、太阳、去涌泉、太溪、三阴交，加膻中、大陵、合谷、列缺、脑空以安神止痛，每穴点按5分钟。

三诊：2021年10月6日，患者头晕头痛消失，大便可，夜寐安。舌质淡红，苔薄白，脉缓。治疗方案：（1）按顺序对全身经络拍打3轮，至皮肤潮红为度；（2）点按穴位百会、风池、肩井、太阳，每穴点按5分钟。门诊随访半年，病情稳定。

按：患者中年女性，素体脾虚则生化之源不旺而至气虚血少，脾阳不振，故常有腹脘胀痛、大便不畅、不思饮食之症。土虚不能制水，水气混合在营气中，肺脏分泌不清，水气向心流动，心不受邪，即发为水湿阻滞气机，固有心悸、气上撞胸的表现。后因肝胆气失于疏泄，气逆上火，蒙蔽清窍而发眩晕，并伴有口苦等症状。舌苔淡白，脉寸关微沉而弱或兼见弦象亦可支持气血亏虚证。"无虚不能作眩"，可见本病标为风火、痰瘀，本为气血亏虚。故治疗时，在益气健脾养血的基础上，使用了舌下放血祛瘀之法，用攻法使得诸邪得消，并且气血因此调和，故而获效。

五、思考及体会

眩晕一症，总结下来，无外乎风、痰、瘀、虚所致，然其他病因亦可导致血瘀发生，故临床上应当重视"瘀"在眩晕病发病全过程中起到的重要作用。无论是在疾病的初期，还是中晚期，都需把"活血化瘀"贯穿始终。

但需要注意的是，"瘀"证复杂多变，故临床上在应用活血化瘀的基础上，应时刻以中医整体观和辨证论治为治疗基本原则，注意随证加味，切忌胶柱鼓瑟，拘泥成法。

另外，笔者所在团队认为，无论是脑梗死、脑出血，还是冠心病、高血压、失眠等，都可以从血瘀型眩晕发展而来。如血瘀阻滞经脉，致血脉不通而发局部疼痛；血瘀阻滞清窍，而发失眠；血瘀阻滞脑络，而致气血失濡，则见舌强言謇，半身不遂；血瘀脑络日甚，血运艰涩受阻，脑络之血则犹如决堤之洪水，一泻千里，冲破络脉，络破血瘀，而见昏仆诸症。据有关资料统计[17]，中风的发生约70%是在脑动脉粥样硬化、椎基底动脉供血不足的基础上而发生的，而上述疾病均有血液流变学改变亦即血瘀的表现。因此，运用活血化瘀方法治疗眩晕，对于预防血栓形成、防止心脑血管疾病的发生，也有一定的临床意义。另外，从现代药理研究亦证实活血化瘀药物具有增加动脉血流量、降低血管阻力、降血脂、降血黏度、改善微循环及心、脑血流量、抑制血小板凝集和抗缺氧等作用[18]。故我们有理由相信，应用活血化瘀之法可以有效地控制眩晕的发作，亦起到预防心脑血管疾病发生的目的。

参考文献

[1] 陈健辉.丹芪葛根汤联合盐酸氟桂利嗪治疗气虚血瘀型颈性眩晕患者的疗效[J].承德医学院学报，2021，38（6）：494-496.

[2] 梅巧颖.强力定眩片+盐酸氟桂利嗪胶囊治疗眩晕症的有效性及对脑血流指标的影响[J].数理医药学杂志，2022，35（10）：1515-1517.

[3] 李百韬，孙志文，孙晓伟，等.调督益脑针刺法对肝阳上亢型后循环缺血性眩晕患者眩晕症状、血液流变学指标及经颅多普勒超声指标的影响[J].河北中医，2022，44（8）：1342-1346.

[4] 丁为国，姚庆萍，张建泉.后循环缺血所致眩晕中医辨证分型与血粘度、血脂相关性分析[J].河南中医，2010，30（8）：759-760.

[5] 蒋祖铭，邵文全.桂枝葛根汤加味治疗眩晕症37例[J].吉林中医药，2003（10）：16.

[6] 黄国毅.剔络散治疗脑动脉硬化性眩晕[J].中医文献杂志，2003（3）：56-57.

[7] 陈明九，陈国庆，周晓伟，等.腧穴敏化灸联合耳穴埋豆治疗眩晕临床疗效及对糖脂代谢的影响[J].针灸临床杂志，2022，38（10）：21-25.

[8] 尤孙文，孟盈盈，叶晓红，等.绝经后女性良性阵发性位置眩晕患者血清钙离子、维生素D及骨转换代谢指标研究[J].中国卫生检验杂志，2021，31（2）：199-202.

[9] 李健，孙悍军，高云，等.青年与中老年良性阵发性位置性眩晕患者骨代谢的研究[J].北京医学，2020，42（9）：817-820.

[10] 吕敏敏，张凯，于柯，等.脑中-1H-MRS在前庭周围性眩晕中的诊断价值[J].医学影像学杂志，2013，23（1）：16-18，21.

[11] 李洪伟，李鹤，赵鹏飞.补肾活血法治疗老年肾虚血瘀型眩晕疗效及对生活质量的改善[J].实用中医内科杂志，2022，36（9）：93-96.

[12] 王兵.无瘀不作眩再识[J].中国中医药现代远程教育，2008（9）：1075.

[13] 邱锋，陈根成.论"瘀"在眩晕发病中的致病作用[J].光明中医，2011，26（6）：1222-1223.

[14] 魏东明，刘敬珍，李妍，等.成人推拿手法联合小儿推拿手法加点穴治疗原发性失眠疗效观察[J].河北中医，2022，44（3）：460-463.

[15] 常静静，周鸿飞.浅析金津、玉液放血治疗假性球麻痹[J].光明中医，2014，29（4）：704，707.

[16] 王好函.金津、玉液点刺放血治疗中风后失语的临床研究[D].乌鲁木齐：新疆医科大学，2020.

[17] 赵泽方，郭亚楠，王颖，等.从痰瘀角度探讨中风的发病机制及治疗[J].中医临床研究，2022，14（12）：36-38.

[18] 吴再涛，李玲.非辨证的应用中药注射剂对心脑血管病患者血流变的影响[J].中华全科医学，2014，12（2）：243-244.

舌下排瘀治疗慢性疲劳综合征验案 1 则

杨振峰

（魏县杨氏心脑血管医学研究院　056800）

摘要：慢性疲劳综合征是临床上一种长期致残性疾病，其发病率高，严重影响患者的身体健康和心理健康，西医目前暂时缺乏有效的实验室诊断和治疗手段。故本文报道 1 例舌下放血治疗慢性疲劳综合征的临床资料，以期为临床提供参考。

关键词：舌下排瘀；慢性疲劳综合征；病例报道

慢性疲劳综合征（chronic fatigue syndrome，CFS）是以疲劳为主要特征，常伴有焦虑、抑郁、失眠、头痛等症状表现的慢性疾病[1]。据报道[2]，中国人群 CFS 的患病率为 12.54%，男性的患病率高于女性，教师和军人为高发人群。CFS 的发病机制尚不明确，可能与免疫、神经内分泌和能量代谢等相关，目前西医治疗尚无特效药物，主要以对症治疗为主[3-4]。而中医在治疗 CFS 方面方法独到，疗效确切。有研究显示[5-7]，刺血疗法能提高机体免疫能力，促进神经功能缺损的恢复，增强抗应激能力，能改善 CFS 的症状，缓解疲劳。刺血疗法，又称为放血疗法[8]，是用三棱针、梅花针、毫针或其他工具刺破人体某些穴位、病灶处、病理反应点或浅表小静脉，放出适量血液而治疗疾病的方法[9]。然而，舌下放血治疗 CFS 报道较为罕见。笔者采用舌下放血治疗 CFS 患者一例，疗效显著，现将验案报告如下。

一、病例报道

患者，女，50 岁。初诊日期：2021 年 7 月 10 日。主诉：乏力伴头痛 2 年余，加重 3 天。患者自诉 2 年前因长期熬夜加班后开始出现全身乏力，伴头痛，阵发性刺痛为主，夜间发作明显，无放射痛，休息后无缓解，平素易紧张、焦虑，脾气急，无发热恶寒，无恶心呕吐，遂至当地医院就诊，具体诊疗经过不详，症状稍缓解，但时有反复。3 天前上症加重，现为求进一步治疗，遂至我院门诊就诊。刻下症见：全身乏力，伴头痛，阵发性刺痛为主，夜间发作明显，无放射痛，休息后无缓解，面色黧黑，精神稍差，平素易紧张、心悸、焦虑，对周围事物兴趣减退，健忘，入睡困难，易醒，醒后难以复睡，纳一般，二便尚调，舌质暗、舌下络脉青紫迂曲、苔薄白、脉弦涩。患者有高血压病史，规律服用硝苯地平缓释片Ⅰ治疗，10mg，qd，血压控制良好。患者目前已经绝经。心肺腹及神经系统查体未见明显异常，辅助检查：血常规、肝肾功能、肿瘤 5 项、二便常规、凝血功能、心电图、头颅 CT 等检查未见明显异常。西医诊断：慢性疲劳综合征；中医诊断：虚劳，血瘀证，治以活血化瘀、疏通经络为法。采用舌下排瘀疗法：（1）操作前准备：告知患者相关的注意事项，消除其不必要的思想顾虑，如焦虑、紧张情绪；指导并帮助患者采取合适体位；施术者准备好操作时所需物品、器材等，并做好个人防护。（2）操作方法：先给患者服用特膳中药等渗肽，40 分钟后嘱患者取舒适坐位，用消毒纱布将舌体固定，拉出口腔并使其上翘，选取舌下心之开窍处，取专用针具快速刺破迂曲的舌下心之开窍处，排瘀30～100mL，刺后凉开水漱口。操作过程中，施术者需谨守神气，仔细观察受术者身体反应感觉，注意观察和询问受术者有无不适感，根据不适程度给予适当休息与调理，并严格按照操作规范进行操作；患者需安静放松，意念集中，有不适感及时与操作者沟通。（3）操作结束后，患者宜卧位或坐位安静休息半个小时到1个小时，不宜马上进行剧烈运动，不宜暴饮暴食、饮酒及过分喜怒。

二诊2021年7月17日，患者乏力、头痛症状稍减轻，偶有刺痛，面色黧黑较前改善，精神一般，平素仍紧张、心悸、焦虑、健忘，入睡困难，易醒，醒后难以复睡，纳一般，二便尚调，舌质暗、舌下络脉青紫迂曲、苔薄白，脉细涩。

三诊2021年7月24日，上述症状明显改善，患者诉乏力基本消失，无明显头痛，面色有光泽，精神佳，纳寐可，二便调，舌淡红、舌下络脉淡紫变细、苔薄白，脉细。

二、讨论

根据CFS的临床表现，本病当属于中医学"虚劳病"的范畴。CFS多因先天不足、饮食不节、情志刺激、久病劳伤所致，病机可总结为脏腑阴阳失调、气血不足[10-11]。研究[12]认为，"虚、郁、瘀"是CFS病机演变过程中的关键，其中气血耗伤是慢性疲劳综合征的发病基础，络脉郁滞是发病的始动因素。瘀在疾病的发展演变中扮演着重要的角色，久病则多瘀多虚。本例患者中年女性，长期加班熬夜，耗伤气血。《黄帝内经》曰："七七，任脉虚，太冲脉衰少，天癸竭，地道不通……"，女子七七以后，气血亏虚是其发病的基础。在疾病的演变过程中叠加各种致病的因素，逐渐演变成以"瘀"为主要临床表现。针对"瘀"的主要矛盾，当先以"通"字立法。《黄帝内经》曰："菀陈则除之""菀陈则除之者，去血脉也"，意思是说血脉中如有蓄积淤血，就应当刺破皮肤以排除。因此，该患者可以采用舌下排瘀的方法来治疗，从而改善全身脏腑气血的运行状况，以达到调和气血、平衡阴阳、恢复正气的目的。

《黄帝内经》曰："视其外应，以知其内者……盖有诸内者，必形诸外"。舌下络脉其内运行气血，且通过经络连属内与诸脏诸腑相关联，故而人体气血、脏腑病理变化势必反映于舌下络脉[13]。正常人舌下络脉常隐现于舌下，大小粗细均匀，无曲张，颜色多为淡紫色；而舌下络脉的形态与血瘀证的相关性较大，络脉的青紫迂曲多提示血瘀证[14]。陈红等[6]观察壮医刺血疗法治疗105例CFS患者，结果发现壮医刺血疗法不仅能降低CSF患者的血氨和血乳酸，还能改善血液流变学指标，同时解除患者的临床症状，从而达到抗疲劳作用。

三、小结

心主血脉、心主神志、心开窍于舌，凡五脏开窍之部位皆为五脏排毒之通道。通过以上验案说明，舌下排瘀疗法可以有效改善CFS的疲劳和疼痛的症状，能有效改善血液循环障碍，提高机体的免疫力，为临床研究CFS提供参考意义。但是目前采用舌下放血治疗CFS鲜有报道，仍缺乏大规模的、多中心组学的临床试验和基础试验，仍有待进一步的加强和完善。

➢ 参考文献

[1] Zhang Y, Jin F, Wei X, et al. Chinese herbal medicine for the treatment of chronic fatigue syndrome: A systematic review and meta-analysis[J]. Frontiers in pharmacology, 2022, 13: 958005.

[2] 伍侨，高静，柏丁兮，等.中国人群慢性疲劳综合征患病率的Meta分析[J].右江医学，2020，48（10）：727-735.

[3] 蒙秀东，李昕，陈波，等.慢性疲劳综合征

发病机制的研究进展[J].医学综述,2020,26(2):361-365.

[4] 柯智淳,王燕燕,张玮,等.慢性疲劳综合征免疫学发病机制及针灸推拿治疗研究近况[J].辽宁中医杂志,2020,47(9):198-201.

[5] 苏志伟,方明星,刘焕荣.刺血通经法治疗慢性疲劳综合征的临床疗效观察[J].辽宁中医杂志,2010,37(10):2022-2023.

[6] 陈红,程少威,朱志强,等.壮医刺血疗法在慢性疲劳综合征的应用研究[J].内科,2013,8(2):125-126+33.

[7] 陈红,程少威,朱志强,等.壮医刺血疗法治疗慢性疲劳综合征95例的疗效观察[J].广西医学,2011,33(1):43-44.

[8] 周思颖.刺血疗法临床研究进展[J].实用中医药杂志,2022,38(6):1067-1069.

[9] 刘波,周颖,仝乐,等.刺血流派的源流及主要学术思想[J].中国针灸,2022,42(4):451-456.

[10] 李匡时,邹忆怀,李宗衡,等.慢性疲劳综合征病机及辨证治疗研究进展[J].现代中西医结合杂志,2021,30(11):1245-1249.

[11] 王玉琳,马帅,李俊辰,等.慢性疲劳综合征的现代病因病机研究及针灸治疗进展[J].河北中医,2019,41(8):1266-1270.

[12] 李彬彬,冯楚文,孙忠人,等.基于络病学说对慢性疲劳综合征病机和治疗的理论探析[J].中国中医基础医学杂志,2022,28(7):1056-1059.

[13] 毛冬雪,齐景馨,俞睿,等.舌下络脉形成的机理探析及临床意义[J].辽宁中医杂志,2019,46(10):2089-2091.

[14] 吴朦,胡镜清.舌下络脉诊法及其在血瘀辨证中的应用研究[J].环球中医药,2015,8(6):646-649.

舌下排瘀治疗脑卒中吞咽障碍的 Meta 分析

杨振峰[1]　陶萍萍[2]

（1. 魏县杨氏心脑血管医学研究院　056800）

（2. 柳州市中医医院　545001）

摘要：目的：系统评价舌下放血治疗脑卒中吞咽障碍的临床疗效与研究现状。方法：计算机检索中国生物医学全文数据库（CBM）、中国知网数据库（CNKI）、万方数据库（Wanfang）、中文科技期刊数据库（VIP）、PubMed、EMBase 和 Cochrane Library，检索放血治疗脑卒中吞咽障碍的随机对照研究（RCT），检索期限均为建库至 2022 年 11 月。使用 RevMan 5.4 和 Stata 14.0 软件进行 Meta 分析。结果：最终纳入 12 篇 RCT 文献，治疗组（$n=498$）以放血联合常规治疗干预，对照组（$n=498$）以常规治疗干预。Meta 分析显示，放血联合常规治疗干预脑卒中吞咽障碍的临床疗效（$RR=1.24$，$95\%CI\ 1.13\sim1.36$）优于常规治疗，差异具有统计学意义（$P<0.05$）。结论：放血疗法联合常规西医治疗改善脑卒中吞咽障碍优于单纯常规西医治疗。但由于本研究纳入文献较少，存在发表偏倚及明显异质性，本研究结果需要更多的多中心随机双盲对照试验来验证。

关键词：脑卒中；吞咽障碍；舌下排瘀；Meta 分析

脑卒中是中老年人群中常见的脑血管性疾病，是脑血液循环障碍导致的部分神经功能缺失。据统计，2019 年全球脑卒中事件 1220 万例，因脑卒中死亡人数占全球死亡人数 11.6%[1]。吞咽障碍是脑卒中后常见临床表现，可导致患者脱水[2]、吸入性肺炎[3]、营养不良[4]，与患者猝死密切相关[5]。

排瘀疗法属于我国传统医学的特色疗法。《素问·血气形志篇》中记载："凡治病，必先去其血，乃去其所苦。伺之所欲，然后泻有余，补不足"，《素问·调经论》亦载："视其血络，刺出其血，无令恶血得入于经，以成其疾"，即通过放血祛除邪气，以防邪气由络入经导致疾病加重。脑卒中属于中医"中风"范畴，其中医病机主要是瘀血阻络和肝阳上亢，日久则阴阳失调，气血逆乱。清代傅耐寒在《舌胎统志》序中论述："盖舌为五脏六腑之总使，如心之开窍为舌，胃咽上接于舌，脾脉挟舌本，心脉系于舌根，脾络系于舌旁，肾肝之络脉，亦上系于舌本。"因此通过舌部放血可调节五脏六腑之气血，临床上亦多有应用。本研究主要通过对舌部放血治疗脑卒中吞咽障碍的临床研究进行系统评价，以期为临床提供循证医学依据。

一、方法

（一）纳入标准

（1）研究类型：随机对照试验（RCT）；（2）研究对象：诊断为脑卒中吞咽障碍的患者；（3）干预措施：治疗组为放血或放血联合常规西医治疗，对照组为常规西医治疗；（4）结局指标：总有效率。

（二）排除标准

不符合纳入标准的文献；重复发表的文献；重要数据缺失的文献。

（三）文献检索、筛选、数据提取

计算机检索中国生物医学全文数据库（CBM）、中国知网（CNKI）、万方（Wanfang）、中文科技期刊数据库（VIP）、PubMed、EMBase 和 Cochrane Library，检索放血治疗脑卒中吞咽障碍的 RCT 研究，检索期限均为建库至 2022 年 11 月。

中文检索以放血、三棱针法、刺络法、刺络放血、刺血、玉液、金津、舌底静脉、舌下、舌下青筋、舌底、舌下络脉、海泉、聚泉、中风、脑卒中、缺血性脑卒中、脑梗塞、脑梗死、脑梗、脑血栓、脑出血、吞咽障碍、吞咽困难等为主题词，英文检索以"Blood letting therapy""three edged needling""collateral pricking""blood letting""Yuye""Jinjin""Bottom lingual vein""Sublingual""Haiquan""Juquan""Stroke""Ischemic stroke""Cerebral infarction""Cerebral thrombosis""Cerebral hemorrhage""dysphagia"等为主题词。

在 Notexpress 进行文献管理。由两名研究者独立进行文献筛选、数据提取并交叉核对，如遇分歧，由第三方决定。提取内容包括：标题、作者、诊断标准、纳入患者人数、干预措施、疗程、结局指标、脱落、不良事件等。

（四）偏倚风险评价

根据 Cochrane 手册 5.1.0 推荐的偏倚风险评价工具（Risk of Bias，ROB）对纳入研究进行质量评价。采用 RevMan 5.4 制图。

（五）统计与分析

采用 Stata15 进行统计分析。二分类变量采用相对危险度（relative risk，RR）作为效应评价。用 Cochran's Q 检验结合 I^2 统计量评估研究间异质性。若无显著统计学异质性（$I^2 \leq 50\%$ 且 $P \geq 0.10$），则采用固定效应模型，反之采用随机效应模型。若异质性大则用敏感性分析或回归分析寻找异质性来源。当纳入研究 ≥ 10 项，对研究进行发表偏倚检验，采用 Egger 检验，$P < 0.05$ 则存在发表偏倚。

二、结果

（一）文献检索

系统检索放血疗法治疗脑卒中后吞咽障碍的 RCT，对纳入文献根据纳入、排除标准进行筛选、排除，最终纳入文献 12 篇。文献筛选流程见图 1。

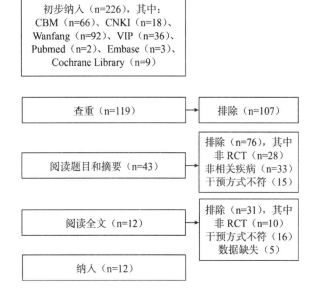

图 1　放血治疗 PHN 的文献筛选流程图

（二）纳入文献基本特征

共纳入 12 项 RCT（$n=996$），11 项为双臂研究，1 项为三臂研究拆为所需的双臂研究。治疗组均为放血联合常规西医治疗，对照组为常规西医治疗。疗程在 10 天～6 周，2 项研究汇报不良反应事件。纳入研究的基本特征见表 1。

表 1　纳入研究的基本特征表

纳入研究	总例数 T	总例数 C	T	C	年龄	疗程	结局指标	不良反应（T例/C例）
李祖光 2022[6]	40	40	65.63±1.17	64.28±1.04		4 周	有效率	-
柳燕 2022[7]	30	30	63.43±8.17	67.33±9.21		2 周	有效率	-
黄小丽 2021[8]	45	45	33~69	31~70		4 周	有效率	-
蒋佩珊 2020[9]	38	38	63.32±8.29	31.79±8.00		4 周	有效率	8/5 呛咳
王平 2016[10]	32	32	45~75	45~75	<50 岁：6 例；50~60 岁：29 例；61~70 岁：38 例；>70 岁：7 例	2 周	有效率	-
马金娜 2015[11]	40	40	66.5±7.8	66.8±7.3		2 周	有效率	无
刘麒麟 2014[12]	33	31	61.7	59.8		15 天	有效率	-
佟帅 2014[13]	30	30	40~80	40~80		6 周	有效率	-
富作平 2012[14]	80	82	41~72	40~74		10 天	有效率	-
刘聪 2012[15]	50	50	44~71	44~71		3 周	有效率	-
周鸿飞 2011[16]	40	40				4 周	有效率	-
杨青兰 2001[17]	40	40	60.5±6.4	56.9±5.7		3 周	有效率	-

注：T 为治疗组，C 为对照组，- 为无数据

（三）文献质量评价

本研究纳入 12 项 RCT，产生随机数字方面，其中 6 项 RCT 仅提及随机未标明具体随机方式或以就诊顺序安排，评为"高风险"，其余 RCT 以随机数字表法或其他简单随机方法，评为"低风险"；分配方面，1 项 RCT 提及以信封隐藏分组为低风险，其余 RCT 均未提及分组方式，评为"不清楚"；因为放血疗法研究特殊性，受试者及试验人员难以实施盲法，评为"低风险"；所有 RCT 均未报告结局评价人员施盲评为"不清楚"；RCT 纳入人数与结局人数一致，结局数据完整，均评为"低风险"；观察指标在结局部分均有报告评为"低风险"；其他偏倚风险不清楚，评为"不清楚"。见图 2、图 3。

（四）Meta 分析

结局指标为有效率，对纳入研究进行异质性检验，结果为：$I^2=62.4\%$，$P=0.002$，提示纳

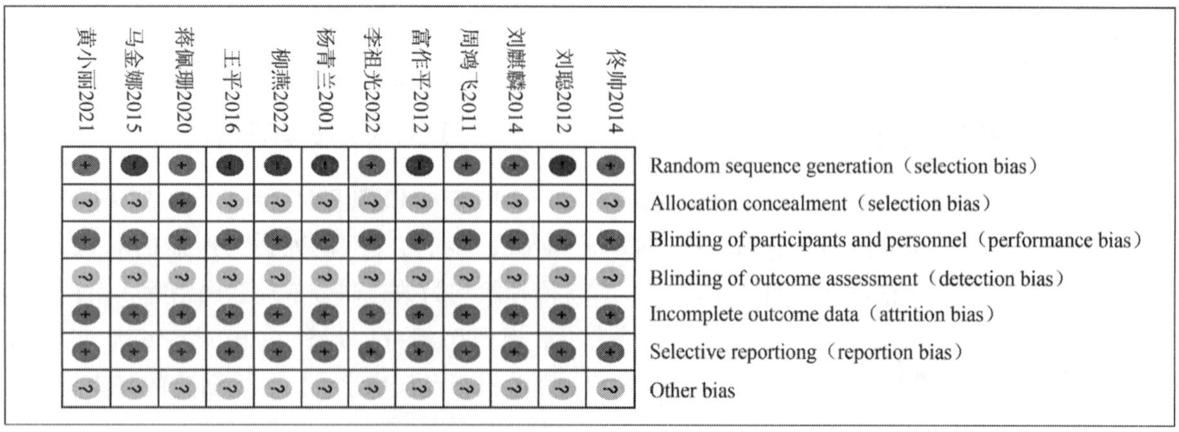

注："+"为低风险，"-"为高风险，"?"为不清楚

图 2　偏倚风险总结图

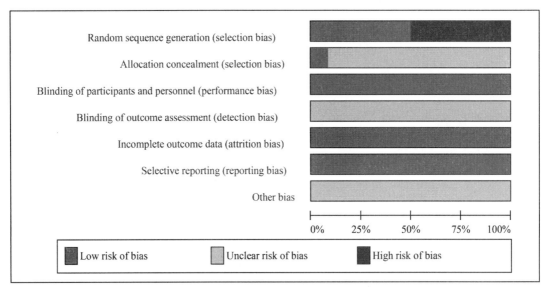

图 3　偏倚风险图

入研究存在轻-中度异质性。进行随机效应模型 Meta 分析，RR=1.24，95%CI（1.13，1.36），差异具有统计学意义（$P < 0.05$）。见图 4。

对研究进行回归分析筛查异质性，$P_{疗程}$=0.729，$P_{年份}$=0.926，无统计学意义。对放血组以 Egger 法进行发表偏倚检验，P=0，提示纳入研究存在发表偏倚（$P < 0.05$）。见图 5。

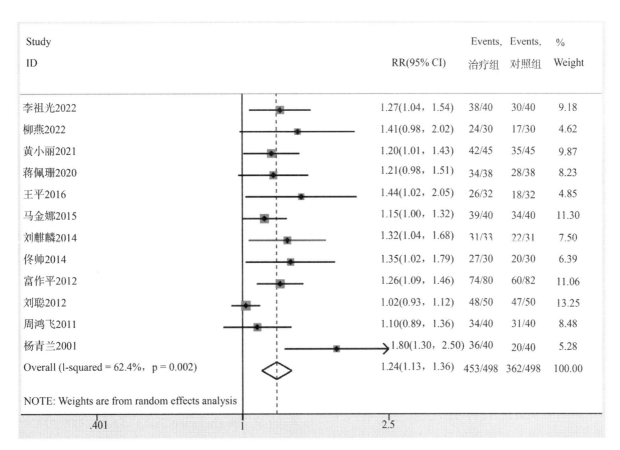

图 4　有效率 Meta 分析结果

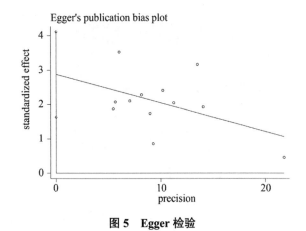

图5 Egger 检验

（五）安全性分析

纳入研究中有2项 RCT 报告了不良反应，其中1项研究无不良反应，主要不良反应为呛咳，不良反应轻微，无须特殊治疗可恢复。提示舌下排瘀治疗脑卒中后吞咽障碍不良反应少，安全性较高。

三、讨论

脑卒中是脑血管疾病的一种，常见临床表现为感觉障碍、吞咽障碍、构音障碍、肢体乏力等[18]。吞咽障碍的发生与神经功能缺失密切相关，在脑卒中患者中发病率达64%[19]。吞咽的过程在颅神经Ⅴ、Ⅸ和Ⅹ等的参与下完成口腔期、咽部期、食管期等过程。脑卒中后吞咽相关的颅神经损伤会出现吞咽障碍。脑卒中患者多为中老年人，老年人味觉和嗅觉敏感度下降、牙齿磨损、肌肉减少组织弹性下降，这些都会导致吞咽过程的口咽期延长，后舌与舌上运动减少，吞咽反射减少，进一步引起上食管括约肌开发延迟，咽部残留食物增加，误吸引发吸入性肺炎风险加大[20]。据统计，吞咽障碍可使发生肺炎的风险增加一倍[21]。

心主血脉，心主神志、心开窍于舌，凡五脏开窍之部位皆为五脏排毒之通道。舌下排瘀疗法又称刺血、刺络，先服用特膳中药然后采用专用针具刺破身体局部使其出血以治疗疾病。舌下排瘀疗法治疗局部病症时，刺血取局部病灶进行操作。局部刺血可以改变局部微循环状态。舌体上分布有舌下神经、舌咽神经等，刺激末梢神经可以增强中枢神经兴奋性，促进神经反射，重建咽部活动神经环路，进而促进吞咽功能恢复[22]。因此在脑卒中吞咽障碍患者中，舌下排瘀疗法受到青睐。近年来关于舌下排瘀治疗脑卒中吞咽障碍患者的研究增多，但对该领域研究现状缺乏清晰的认识。

本研究旨在分析舌部排瘀疗法治疗脑卒中吞咽障碍患者的研究现状及临床疗效。本 Meta 分析的研究结果显示放血联合常规疗法治疗脑卒中吞咽障碍患者较单纯常规治疗方法有效，有效率增加约24%（RR=1.24，95%CI 1.13～1.36）。但本研究存在一定局限性：（1）纳入研究较少，缺乏高质量、多中心、大样本的临床研究。（2）纳入文献存在发表偏倚及明显异质性，本结果在临床上谨慎应用。（3）纳入文献疗效指标主要由根据洼田饮水试验制定的疗效评级，但缺乏统一的评价标准，对临床疗效评价有影响。（4）由于数据有限，并未对其他常见观察指标如标准吞咽功能评价量表、表面肌电图、吞咽5mL水时间及振幅等进行评价。（5）安全性分析，仅2篇文献报道治疗过程中患者出现不良反应，对该领域安全性研究较少。（6）纳入的研究疗程为10天～6周，并未进行随访，缺乏长期疗效的评价。

综上所述，放血联合常规疗法治疗脑卒中吞咽障碍患者，在临床上的有效率高于单纯的常规疗法，为放血联合常规疗法治疗脑卒中吞咽障碍提供了一定的循证医学依据。

参考文献

[1] ELKIND M S V, HANKEY G J. Advances in Epidemiology, Outcomes, and Population Science[J]. Stroke, 2022, 53（11）: 3481-3484.

[2] VIÑAS P, BOLIVARPRADOS M, TOMSEN N, et al. The Hydration Status of Adult Patients with Oropharyngeal Dysphagia and the Effect of Thickened

Fluid Therapy on Fluid Intake and Hydration: Results of Two Parallel Systematic and Scoping Reviews[J]. Nutrients, 2022, 14（12）: 2497

[3]KATAYAMA K, KURITA N, TAKADA T, et al. Door-to-oral time and in-hospital outcomes in older adults with aspiration pneumonia undergoing dysphagia rehabilitation[J]. Clinical Nutrition, 2022, 41（10）: 2219-2225.

[4]MATSUMOTO A, YOSHIMURA Y, NAGANO F, et al. Polypharmacy and Its Association with Dysphagia and Malnutrition among Stroke Patients with Sarcopenia[J]. Nutrients, 2022, 14（20）: 4215.

[5]ZOU X, JING X, XING Y, et al. Research on Relationship Between Dysphagia and Sudden Death After Medullary Infarction[J]. The Neurologist, 2022, 28（2）: 80-86.

[6]李祖光.舌三针和舌下络脉放血联合吞咽训练治疗缺血性脑卒中后吞咽障碍的疗效及对HAMA-14、HAMD-24和吞咽能力评分的影响[J].中医研究, 2022, 35（9）: 18-22.

[7]柳燕, 崔乐乐, 马月, 等.舌三针联合舌下刺络放血治疗脑卒中后吞咽障碍的临床研究[J].现代生物医学进展, 2022, 22（17）: 3294-3297, 3318.

[8]黄小丽, 欧素琼, 朱燕花, 等."咽三针"点按联合"金津、玉液"放血治疗脑卒中后吞咽障碍疗效分析[J].中医临床研究, 2021, 13（1）: 40-42.

[9]蒋佩珊.金津玉液点刺放血治疗缺血中风病急性期吞咽障碍的疗效观察[D].广州: 广州中医药大学, 2020.

[10]王平, 岳桂艳, 刘宝军.针刺、舌下放血疗法对脑卒中吞咽障碍的疗效[J].中国实用医药, 2016, 11（31）: 35-36.

[11]马金娜, 王再岭, 宁丽娜, 等.针刺结合颈部皮肤电刺激治疗脑梗死后吞咽障碍的疗效观察[J].针刺研究, 2015, 40（3）: 238-241.

[12]刘麒麟, 邱厚道.舌三针合金津玉液治疗脑卒中后吞咽障碍临床观察[J].中医临床研究, 2014（10）: 49-50.

[13]佟帅, 吕海波, 刘建桥.针刺结合吞咽功能训练治疗脑卒中后（咽期）吞咽障碍临床疗效观察[J].中医药学报, 2014（2）: 129-131.

[14]富作平.针刺治疗缺血性中风急性期假性延髓麻痹疗效分析[J].辽宁中医药大学学报, 2012, 14（5）: 217-218.

[15]刘聪.综合针法配合吞咽训练治疗中风后假性延髓麻痹[D].石家庄: 河北医科大学, 2012.

[16]周鸿飞, 白丽, 徐明, 等.项丛刺疗法对脑梗死吞咽障碍患者TCD的影响[J].中医临床研究, 2011, 3（19）: 6-8.

[17]杨青兰, 黄志伟, 刘峰, 等.针刺及舌下放血治疗假性延髓麻痹的临床疗效观察[J].中国针灸, 2001, 21（11）: 651-652.

[18]HU F, NIE H, BAI Y, et al. The stroke mechanism, clinical presentation, and radiological feature of bilateral medial medullary infarction[J]. Neurol Sci, 2022, 43（12）: 6881-6888.

[19]Baijens LW, Clave P, Cras P, et al.（2016）European society for swallowing disorders: European Union geriatric medicine society white paper: oropharyngeal dysphagia as a geriatric syndrome[J]. ClinInterv Aging, 11: 1403-1428.

[20]WARNECKE T, DZIEWAS R, WIRTH R, et al. Dysphagia from a neurogeriatric point of view: Pathogenesis, diagnosis and management[J]. Z Gerontol Geriatr, 2019, 52（4）: 330-335.

[21]SERRA-PRAT M, PALOMERA M, GOMEZ C, et al. Oropharyngeal dysphagia as a risk factor for malnutrition and lower respiratory tract infection in independently living older persons: a population-based prospective study[J]. Age Ageing, 2012, 41（3）: 376-381.

[22]王典日, 汪宇昊, 潘剑.舌神经的解剖及临床应用[J].中国临床解剖学杂志, 2018, 36（1）: 108-110.

舌下排瘀法治疗糖尿病并发症的分析和研究

杨振峰[1]　侯宪聚[2]

（1.魏县杨氏心脑血管医学研究院　056800）
（2.中国中医科学院眼科医院　100000）

摘要：本文对舌下排瘀法治疗糖尿病常见并发症进行了深入剖析和论述，从络脉瘀阻的起源和古代医家临床排瘀疗法的广泛应用，创立了舌下排瘀技术，在中西医结合活血化瘀理论指导下，灵活应用此技术对糖尿病的常见并发症进行辨证分析，主要抓住糖尿病视网膜病变、糖尿病周围神经病变、糖尿病皮肤病变、糖尿病足、糖尿病肾病等并发症，采用不同的治疗方案，取得良好的临床疗效，并提出舌下排瘀技术对糖毒、热毒、脂毒都有良好的治疗意义。

关键词：舌下排瘀法；糖尿病并发症；络脉瘀阻；活血化瘀

排瘀疗法是一种广泛应用于临床上的治病方法。《黄帝内经》首次提出"络"的概念有关，"络"泛指全身各类络脉，如网络状无处不在，相当于西医讲的微血管和神经分布。《灵枢·经脉》云："诸脉之浮而常见者，皆络脉也。"《灵枢·血络论》有"血脉者，盛坚横以赤，上下无常处，小者如针，大者如筋，则而泻之万全也，故无失数矣。失数而反，各如其度。"在此基础上对络脉病制定了治疗大法，《素问·血气形志》提出"凡治病必先去其血，乃去其所苦，伺之所欲，然后泻有余，补不足"的点刺放血的治疗原则，并针对不同的病情制定了不同的治疗方案，如"形乐志乐，病生于肉，治之以针石。""刺阳明，出血气；刺太阳，出血恶气；刺少阳，出气恶血；刺太阴，出气恶血；刺少阴，出气恶血；刺厥阴，出血恶气也。"对瘀阻血络，《素问·针解》提出"菀陈则除之者，出恶血也"等治疗大法，此为刺络排瘀法形成的初始阶段，这些治疗原则和方案为后世的排瘀疗法打下了坚实的理论基础。在此基础上，历代医家应用刺络排瘀法治疗湿毒、热毒、疔疮等多种疾病，这说明刺络法在临床上可以治疗多种疾病，且都能取得很好的临床效果，由于篇幅所限，在这里不再赘述。

现代医学研究认为，微循环是人体血液循环系统最基本的结构和功能单位，也是血液与各组织、细胞进行交换的场所，因之是观察血液循环状况的重要窗口。健康人体的血液流动模式是以红细胞速度的不断变化为特征的，而病态下的人体其微循环系统出现瘀滞，血液循环速度慢，红细胞于是不断集合而形成聚集状态。这种状态一旦形成，便会造成血管所供应组织的坏死，使血液逐渐变得浑浊而不断产生瘀血，并作为垃圾沉淀在血管中，当其沉淀量达到一定程度时，便引起血液循环障碍，阻塞或完全切断血液循环的道路。血液循环障碍影响人体内所需氧气和血液的正常供应，使人体各种生理化学活动降低，积久成患，于是导致机能老化和疾病就势所难免了。

排瘀疗法即是从经络系统产生的瘀血着手，把人体器官内部人体器官自身不能消解的瘀血用人为的方法加以清除，使人体器官摆脱瘀血的危害而重新恢复新陈代谢的本来功能,由此使人体摆脱疾病的困扰以恢复正常、健康的生理机能。

舌下排瘀疗法是对诸多活血化瘀疗法的发展和创新,先是服用药物,再运用特殊手法进行空心掌拍打(头部、颈部、上肢、前胸、后背、腰部、下肢),让血液充分循环,将全身五脏及四肢血液垃圾及毒素通过血液循环带到舌下心之开窍处,通过特殊手法点穴使患者体内的瘀毒集中于舌下,用专用工具进行开窍点刺,使瘀毒快速排出体外。在这里瘀毒包括多个方面的内容:一是血瘀,二是湿毒,三是糖毒,四是脂毒,五是热毒。

可以看出舌下排淤法在临床上应用非常广泛,除了对心脑血管疾病有良好的临床疗效之外,对其他系统疾病也有很好的疗效。下面就糖尿病和络脉瘀阻的关系以及几种常见的糖尿病并发症应用舌下排淤疗法的治疗方案进行分析和阐述。

一、糖尿病和络脉瘀阻的关系

明确提出消渴与血瘀有密切关系的是近代医家唐容川,在其《血证论》中提道:"瘀血发渴者,以津液之生,其根出于肾水,有瘀血者,水津因不能随气上布。"祝谌予教授[1]通过对糖尿病患者的观察发现,几乎所有病例都有舌暗或有斑,舌下静脉曲张或青紫,提出消渴病夹瘀血证。从此瘀血为变的病机理论逐渐受到重视,临床开始研究活血化瘀法治疗消渴病。

大多数学者认为糖尿病是一个逐步发展的病变,但其最终归宿是血管病变,络脉瘀阻是其病机的主线。在其发生、发展变化的各个不同时期都有轻重不同的络脉瘀阻现象,尤其在虚损阶段更加严重,所以活血化瘀通络法应贯穿于糖尿病预防及治疗的全过程。舌下络脉暴露充分,是观察络脉表现的最佳之处。临床症状结合舌下络脉表现可作为糖尿病并发症预防及治疗的用药依据。

糖尿病的血瘀证主要由气虚、阴虚所致。气阴两伤、血瘀滞留,贯穿于疾病的始终。"气为血帅,血为气母",气虚推动无力,血行不畅,缓慢涩滞,而成瘀血,即所谓"气虚浊留"。阴虚火旺,煎熬津液,津亏液少,则血液黏稠不畅,故形成瘀血,即所谓"阴虚血滞"。人体气血相依,气行血行,气血互根。临床发现气阴两虚所致的血瘀证可阻滞气机,津液失于分布,加重糖尿病病情而出现各种并发症。络脉瘀阻(大、小血管,神经病变)是糖尿病后期的主要病机,若瘀阻于心脉可致胸痹心痛;瘀阻于脑络则成中风偏枯;瘀阻于肢末则麻木刺痛,甚至脱疽;瘀阻于目络,可致视瞻昏渺,甚者失盲;瘀阻于肾络则水肿、尿闭等等。

糖尿病血瘀证相当于现代医学的糖尿病性血栓症,即血液流变学异常,全血黏度增高,血小板和红细胞聚集性增强,以致血栓形成。血流缓慢、血液瘀滞和微循环障碍,均说明糖尿病血瘀证是其病理生理学的基础。糖尿病的血栓症已被认为是糖尿病的特征之一。

李真教授[2]认为,肌电图示神经传导速度减慢,眼底检查示微血管瘤形成,及血液黏稠度增高等,即使患者没有瘀血的临床症状也应认为其有瘀血的存在。

由此可以看出糖尿病的确多夹瘀血,在糖尿病血瘀证的研究中发现,该病的血瘀证发生率很高,血瘀证的易患因素与慢性并发症具有极强的相关性。现代有学者研究发现糖尿病70%~80%合并有瘀血。糖尿病发展到一定程度,尤其并发为慢性血管、神经病变时或长期使用胰岛素注射治疗者,也常常伴有血瘀证。

糖尿病血瘀证的治疗原则为"血行",即"活血化瘀"是本证的治疗大法。当然活血化瘀必须辨证,气血相关,不可分离。气虚血瘀则益气活血,气滞血瘀则行气活血,阴虚血瘀则养血活血,随证变通则取效满意。

二、常见糖尿病并发症舌下排瘀法的辨证应用

1. 糖尿病视网膜病变

糖尿病患者中有30%～50%合并视网膜病变，其中1/4有明显视力障碍，患者生存质量与健康水平严重下降。其病理机制主要表现为①视网膜微血管瘤，是糖尿病性视网膜病变的早期改变。②视网膜出血斑，多位于视网膜血管下，呈圆点状暗红斑。③硬性渗出斑，是水肿后神经组织分解产生的脂质堆积。④棉絮状白斑，也称软性渗出。⑤视网膜静脉改变。⑥视网膜动脉改变，末梢小动脉的改变，可能是糖尿病特异性的动脉改变。⑦新生血管、纤维增殖和视网膜脱离，多发生在晚期患者，新生血管是由于视网膜动脉所造成大面积组织急性缺氧刺激而产生。这些病理改变大部分和视网膜动静脉的水肿、增殖有关，从而影响了视网膜的血供，造成患者视力的下降。

中医认为本病的主要病机为肝肾亏虚、痰浊瘀血、目络阻滞，目睛失养，故治疗以滋养肝肾、益气养阴、活血通络为主。

临床常分为以下几型：

（1）肝肾亏虚、目络失养型：可见视物模糊，目睛干涩，头晕耳鸣，腰膝酸软，肢体麻木，大便干结等症。

治疗原则：滋补肝肾，活血通络。

治疗方法：采用舌下排瘀技术，在原自拟方的基础上加枸杞子等增强滋补肝肾的作用。

（2）阴阳两虚、血瘀痰凝：视网膜病变多为增殖期，可见视物模糊，目睛干涩或严重障碍，神疲乏力，五心烦热，失眠健忘，腰酸肢冷，手足凉麻，下肢浮肿等症。

治疗原则：滋阴补阳，化痰祛瘀。

治疗方法：应用舌下排瘀技术，在自拟方的基础上阳虚者加肉桂；阴虚者加石斛、制首乌以加强滋补肝肾之阴的力量。

2. 糖尿病周围神经病变

约50%的糖尿病周围神经病变患者无临床症状，其中，脚麻是糖尿病的并发症之一，是周围神经病的早期典型症状。常见症状包括疼痛、蚁走感等，临床表现较为多样性。

其发病机制为：①代谢紊乱；②氧化应激；③神经营养因子缺乏；④血管损伤。其中代谢紊乱、氧化应激、神经营养因子缺乏所造成的神经纤维的水肿、变性、坏死，最终使神经细胞结构和功能改变、神经传导障碍。特别是微血管病变所致周围神经血流低灌注是糖尿病周围神经病变发病的重要因素。凝血和血小板激活的程度，纤维蛋白原的水平增高导致的高凝状态均会导致神经病变。微血管结构异常表现为动脉变细，静脉扩张，动静脉分流和新生血管形成，毛细血管内皮细胞增生肥大，基底膜增厚，管腔狭窄。多普勒或荧光血管造影证实糖尿病神经病变患者神经内血流量和氧张力降低，MRI检查显示神经水肿。这些病理机制的发生和发展无不与中医所称"络脉瘀阻"相对应。

糖尿病周围神经病变属于中医学"痹证、痿证"范畴。由于消渴日久，气阴亏耗，阴虚内热而灼伤营血，气血运行不畅，致脉络瘀阻，或病久气虚，无力推动血行，致血行凝滞，脉道瘀阻，阳气不能通达四末，四肢肌肤失养而发为本病。而"消渴"病本为肾虚，故迁延不愈，使肾气亏虚，肾阴不足而加重本病，总之，由于正气不足，气阴亏虚，脏腑功能失调，导致邪滞经络，气血不能濡养经脉筋骨而发病。所以在治疗时以滋补肝肾、补气养阴、活血化瘀为主。

临床辨证分型如下：

（1）气阴两虚、脉络瘀阻者

治疗原则：益气养阴、活血化瘀。

治疗方法：舌下排瘀法采用攻补兼施的方案，在自拟方的基础上加太子参。

（2）肝肾阴虚、筋脉失养者

治疗原则：益气养阴、治补养肝肾、活血

通经。

治疗方法：舌下排瘀法，在自拟方的基础上加山茱萸、川牛膝等。

3. 糖尿病皮肤改变

糖尿病皮肤病变是糖尿病的常见并发症。据国内外报道，大约30%的糖尿病患者合并皮肤损伤[3]，如果考虑代谢和微循环障碍对皮肤的影响，几乎所有糖尿病患者均有皮肤受累[4]。皮肤病变可加重糖尿病的病情，甚至导致十分严重的后果。

（1）皮肤瘙痒

大约有1/5的糖尿病患者会出现皮肤瘙痒的情况，且由于糖尿病引发的瘙痒比较顽固，一般的药物得不到明显的效果，只有血糖慢慢得到控制之后，瘙痒才会逐渐减轻。同时瘙痒的程度与血糖值的大小成正比，一般血糖值越高，瘙痒的情况越严重。因此当糖尿病患者出现顽固的皮肤瘙痒时，最好监测一下血糖。

中医认为糖尿病瘙痒症的产生与湿、热、毒有关，因脾失健运，营血不足，湿毒滞留，瘀血内阻，血虚风燥，肌肤失养而发。

治疗原则：健脾祛湿，活血化瘀，祛风止痒。

治疗方法：舌下排瘀法，在自拟方的基础上加白鲜皮。

（2）糖尿病性大疱病

糖尿病性大疱病也是糖尿病比较容易引发的一种并发症，具体表现为：手脚无故出现像烫伤一样的水疱，两个星期之后水疱会慢慢地干燥并结痂，而且还不会留下疤痕。另外糖尿病性大疱病一般不会带来明显的症状，虽然水疱当中含有浆液，但是周围并不会出现发炎的症状。糖尿病性大疱病大多会发生在糖尿病病程比较长的患者身上。

中医认为多属脾气虚弱，水湿不化，蕴阻肌肤，并常伴气虚血瘀。

治疗原则：健脾祛湿，活血化瘀。

治疗方法：舌下排瘀法宜用攻补兼施法，在自拟方基础上加萆薢。

（3）糖尿病性黄色瘤

糖尿病性黄色瘤也是糖尿病比较容易引发的一种皮肤疾病，这种疾病大多会发生在病人的面部、膝部、肘部、背部和臀部，患病部位会出现成群的黄色丘疹以及小疙瘩，而且丘疹表面比较有光泽，摸起来稍微比周围的皮肤硬一些。

中医辨证属气血两虚、络脉瘀阻。

治疗原则：益气、养血、活血。

治疗方法：舌下排瘀法宜补多攻少，在自拟方的基础上加陈皮、半夏加强化痰散结之力。

（4）糖尿病性皮肤潮红

糖尿病性皮肤潮红也是糖尿病容易引发的一种并发症，此类患者面部会突然出现特殊的玫瑰色潮红斑块，如果病情比较严重，掌跖上也会出现玫瑰色的皮疹。这种类型的皮肤病大多是由于糖尿病患者毛细血管弹性比较差或者异常扩张导致的。

中医认为是津精亏损，虚火内生，络脉瘀阻而致。

治疗原则：养阴生津，活血通络。

治疗方法：舌下排瘀法宜补多攻少，予自拟方原方即可。

4. 糖尿病足

糖尿病足对于足部健康构成非常严重的威胁，是这个时代主要的足部健康问题。在全世界，糖尿病患者比其他人群发生足病的概率多15～20倍。而对于糖尿病患者中15%的患者可能发生足病，85%的患者截肢原因是足溃疡。

（1）糖尿病足神经病变的表现：由于神经病变，患肢皮肤干而无汗，肢端刺痛、灼痛、麻木、感觉迟钝或丧失，呈袜套样改变，脚踩棉絮感；因肢端营养不良，肌肉萎缩，屈肌和伸肌失去正常的牵引张力平衡，使骨头下陷造成趾间关节弯曲，形成弓形足、锤状趾、鸡爪趾等足部畸形。当患者的骨关节及周围软组织发生劳损时，继续行走易致骨关节及韧带损伤，引起多发性骨折及韧带破裂，形成夏柯关节。X线检查多有骨质破坏，有的小骨碎片脱离骨膜形成死骨。

（2）糖尿病足血管病变的表现：足部发凉、怕冷或怕热、麻木、疼痛，在寒冷季节或夜间加重，有的患者会出现间歇性跛行，随着病情加重还会出现皮肤干燥、蜡样改变、弹性差，皮温降低，皮肤苍白或发绀，汗毛稀疏，趾甲干厚、变形，肌肉萎缩。足背动脉及胫后动脉搏动减弱或消失，血管狭窄处可听到血管杂音，甚至足部出现溃疡和坏疽。

（3）糖尿病足溃疡坏疽病变的表现：糖尿病足溃疡坏疽可分为湿性坏疽、干性坏疽、混合型坏疽。湿性坏疽：肢端体表局部组织皮肤糜烂，形成浅溃疡，深入肌层，甚至烂断肌腱，破坏骨质，大量组织坏死，形成大脓腔，排出较多的分泌物。常见的肢端水肿，为糖尿病肢端坏疽。干性坏疽：受累肢端末端缺血导致感觉迟钝或消失，局部皮肤呈现暗褐色，出现缺血性坏死，皮肤肌腱干枯、变黑，发展到一定阶段自行脱落，无分泌物，无水肿。约占糖尿病肢端坏疽的 5.9%～7.5%。病理基础为中小动脉闭塞导致血流缓慢或中断。混合性坏疽：既有肢端的缺血干性坏死，又有足背底小腿部的湿性坏疽，约占 18.1%～20%。微循环障碍和小动脉阻塞同时并存，静脉阻塞及感染严重。

糖尿病足属于中医消渴病之兼证"脱疽"。关于消渴病患者并发"脱疽"中医古籍中有许多论述。唐代孙思邈《千金方》有"消渴之人，愈与未愈，常思虑有大痈，何者？消渴之人必于大骨节间发生痈疽而卒，所以戒亡在大痈也"的记载。隋朝巢元方《诸病源候论》记载，消渴病有八候，其中包括"痈疽"。唐朝王焘《外台秘要》记载"消渴病，多发痈疽"。金元朱震亨《丹溪心法》详细记载了糖尿病脱疽的临床症状，指出"脱疽生于足趾之间，手指生者间或有之，盖手足十指乃脏腑支干，未发疽前先烦躁发热，颇类消渴，久始发此患。初生如粟黄泡一点，皮色紫暗，犹如煮熟红枣，黑气蔓延，腐烂延开，五指相传，甚则攻于脚面，犹如汤泼火燃"。明代汪机《外科理例》记载了比较典型的消渴伴发脱疽者，如"一膏粱年逾五十亦患此，色紫黑，脚掀痛，喜其饮食如故，动息自宁，为疮善症。次年忽发渴，服生津等药愈盛，用八味丸而愈。"明朝陈实功《外科正宗》曰："夫脱疽者，外腐而内坏也，此因平昔厚味膏粱熏蒸脏腑，丹石补药消铄肾水，房劳过度，气结精伤。未疮先渴，喜冷无度，昏睡舌干，小便频数，已成为疮形枯瘪，内黑皮焦，痛如刀割，毒传足趾者。"清代魏之秀《续名医类案》载有："一男，因服药后做渴，左足大趾患疽，色紫不痛，若黑若紫即不治。"以上描述说明古代医家早就认识到糖尿病可以并发肢体坏疽，对其症状的描述及预后的判定与现代医学已非常相近。

消渴病之脱疽为本虚标实、虚实夹杂之证。本虚盖因久病消渴，耗伤气阴，甚而阴损及阳，阳气不能输布温煦四末。阳气虚，血行不畅，瘀血内生；或阴虚燥热，热灼津血，血黏成瘀，瘀血阻络，肌肤失养，复因外伤毒邪侵入，败坏经络，腐烂肌肤筋骨，导致肢端红肿溃烂，甚则变黑坏死。

治疗原则：活血通络，排毒生肌。

治疗方法：舌下排瘀法攻补兼施；若血瘀阻络在自拟方基础上加路路通加强活血通络之力；若阳虚阴寒在自拟方的基础上加白芥子温阳通脉；若瘀毒阻络在自拟方的基础上加忍冬藤祛瘀解毒；若热毒炽盛在自拟方的基础上加紫草、金银花清热解毒；若气血不足、余邪未清加黄芪、当归尾补气活血等。

5. 糖尿病肾病

糖尿病肾病是糖尿病的重要并发症和致死原因，也是造成慢性肾衰的常见原因。胰岛素依赖型糖尿病和非胰岛素依赖型糖尿病均可发生糖尿病肾病，而且其发病人数呈逐年增多趋势。因此，对其发病机理的研究和治疗措施的探索就显得十分重要。

糖尿病肾病发生首先以微血管的血流动力学改变为起点，继而发生以毛细血管基底膜增厚和系膜基质扩展为特征的肾小球硬化。据病变特征分结节型、弥漫型、渗出性肾小球硬化。

中医认为本病的基本病机特点是"本虚标实"，本虚指气虚、血虚、肝虚、脾虚、肾虚，标实即痰浊、水湿、瘀血。疾病不同发展阶段，病机重点不同。对本病的病机，历代较普遍地重视肾虚，消渴病日久，伤阴耗气，阴损及阳是其基本发展趋势。而禀赋不足，或劳倦太过，均可导致肾元亏虚，水火俱亏，气化失常，三焦壅滞，湿浊停留所致；血不利则为水，体内瘀血的存在可加重水液代谢障碍，故其基本病机为肾虚血瘀。吕仁和教授[5]提出应分期认识病机，明确疾病动态过程中矛盾的特殊性，认为本病早期阴虚热结为主要病机，日久则伤阴耗气，而致气阴两虚，肾气不固，气阴不足，经脉失养，由虚致瘀，成血脉不通、络脉瘀阻。病变以肾为中心，肝肾同病、肺肾同病、脾肾同病。中期主要病机：在早期气阴两虚、血脉瘀阻的基础上，肾元进一步受损，气虚及血，阴损及阳，而致气血俱虚、阴阳俱虚，血不利则为水，而痰湿血瘀互结。晚期主要病机：在中期气血阴阳已虚、血瘀痰浊水湿互阻的基础上，病情继续发展，肾体劳衰，肾用失司，气血阴阳俱衰，五脏俱病，血脉瘀阻，浊毒内留，可表现为纷繁复杂的五脏见症，预后不良。

治疗原则：健脾补肾、活血利水。

治疗方法：舌下排瘀法补多攻少，在自拟方的基础上加生黄芪，且用量要大以加强活血利水之力。

由于作者对糖尿病以及并发症的认识较为肤浅，在文章中有很多不足甚至错误，期望各位同仁给予批评和帮助，不胜感激。

参考文献

[1] 毕桂芝. 舌下络脉诊法与糖尿病的治疗和预防[J]. 中国中医药信息杂志，2007，14（3）：77-78.

[2] 卢新平，燕树勋. 化瘀法治疗消渴病经验介绍[J]. 现代中西医结合杂志，2009，18（18）：2189

[3] 张荣珍，韩淑珍. 糖尿病皮肤病变32例原因分析及护理[J]. 齐鲁护理杂志，2009（3）：30.

[4] 张晓菲，郝飞. 糖尿病皮肤病变临床诊断的进展[J]. 实用皮肤病学杂志，2009（1）：31-34

[5] 马赟. 从吕仁和"三期"辨治糖尿病探讨中医认识疾病之动态观[J]. 中国中医基础医学杂志，2007（11）：8

中合逆糖技术方案——中医改善糖尿病

宋书忠

（海南经方堂中合生物科技有限公司　074000）

摘要： 中合逆糖技术是在继承并发扬中医药调理糖尿病理论基础上，通过健康教育、生活方式干预、饮食营养干预、科学健身、情志调摄、中医药辨证调理等一系列调理干预手段而形成的技术方案，旨在让糖尿病患者改变认知，重新认识糖尿病，并通过科学、积极的调理，逆转糖尿病前期，降低糖尿病的发生率，延缓糖尿病进展，减轻糖尿病及其并发症给社会家庭带来的经济负担，提高糖尿病患者生活质量。

关键词： 药食同源；逆糖；技术方案；糖尿病；中医

根据国际糖尿病联盟（IDF）官网发布，2021年全球约5.37亿成年人（20～79岁）患有糖尿病（10个人中就有1人为糖尿病患者），而中国患有糖尿病的人数从过去10年间的9000万增加至1.41亿，其中约7283万名患者尚未被确诊，预计至2045年，糖尿病患者将高达1.74亿。2021年，我国约有1.7亿成年人伴有糖耐量受损（IGT），约有2700万成年人伴有空腹血糖受损（IFG）。糖尿病并发症常累及心、脑、肾脏等多个脏器，致残、致死率高。研究显示，2013年我国心血管死亡归因于糖尿病前期和糖尿病的人群归因百分比分别为2.48%和2.96%，归因于糖尿病前期和糖尿病的心血管死亡人数分别为11.99万和13.97万[1]。

糖尿病前期人群采用合理的干预措施后可以向正常糖耐量转化，通过糖尿病前期的干预，逆转糖代谢异常成为目前预防2型糖尿病发生以及延缓糖尿病并发症、减少心脑血管疾病病死率的重要措施[2]。逆转的机制主要是恢复个人脂肪阈值、解除糖脂毒性或改善肠道激素和肠道菌群，使得去分化的胰岛素β细胞重新具备分泌胰岛素的能力[3]。此外，中医角度调理平衡人体阴阳，达到人体"阴平阳秘、精神乃治"的状态。国内外防控2型糖尿病的重点包括教育管理、医学营养治疗、饮食指导、运动治疗、减重、戒烟等在内的教育管理及生活方式的干预[4]。因此，早期实施合理有效的干预措施，对防治糖尿病前期及糖尿病并发症刻不容缓。中合逆糖技术是通过健康教育、生活方式干预、饮食营养干预、科学健身、情志调摄、中医药辨证调理等一系列综合防控干预措施而形成的技术方案，具体方案如下：

一、基于中医治未病思想的健康教育

有研究表明，将糖尿病健康教育应用到患者管理中，能有效提高患者疾病认知能力，为疾病的控制和管理提供指导[5]。美国糖尿病学会2019、2021年的诊疗标准明确提出应该应用不同的策略和技术以支持患者的自我管理成果，提供糖尿病管理各方面相关问题的教育，同时应遵循个性化需求。而运用中医体质学说积极进行糖尿病患者教育干预，则能够突出中医治病个体化治疗的优势以及糖尿病个性化管理需求。有研究表明，基于中医体质辨识下的糖尿病中西医结合防治干预策略,针对不同体质的中医药治疗指导、中医饮食营养干预、中医保健运动操、生活作息表推荐、中医情志调摄指导,效果良好[6]。因此,中医体质辨识在慢性糖尿病患者健康管理中的应用价值高。中合逆糖技术方案中的健康教育,即是在糖尿病常规健康教育外,基于中医学治未病理论,增加王琦院士中医体质辨识下中医药养生保健健康教育。同时,健康教育坚持5大原则,即相关性(患者疾病的相关理论知识、信念及疾病状况)、个性化(患者的需求)、反馈(告知患者疾病的过程和进展)、强化(患者的恢复)和坚持(指导患者坚持锻炼或减少障碍的方法)[7],通过健康教育下的自我管理,达到能控制血糖水平稳定、改善患者生活行为、提高生存质量的目的,从而达到糖尿病前期"未病先防"、糖尿病早期"既病防变"的预期。

二、饮食与运动的科学生活方式干预

随着生活水平的提高,经济条件的改善,传统饮食习惯的改变,高脂肪、高蛋白及高糖食物摄入量增大,加之工作自动化,乡村城市化,家务劳动电器化,人体活动量明显减少,造成体重增加而肥胖,形成了糖尿病发病的危险因素[2]。因此科学的饮食和运动生活方式干预,可以有效预防糖尿病的发生、发展。

(一)补充益生菌,调节肠道菌群

有研究表明,高脂高糖饮食被机体代谢后可促进肠道致病菌生长,产生毒力因子脂多糖(LPS)、氧化三甲胺(TMAO)以及吲哚等,也可使血浆中游离脂肪酸(FFA)升高,损伤胰岛素(INS)分泌功能,进而导致肥胖及糖尿病,而炎症因子是引发代谢症候群的因素之一[8],因此,肠道菌群调理对于糖尿病患者是有益的。补充益生菌等微生物制剂,有助于维持糖尿病患者的肠道菌群稳态,从而促进胰岛素分泌、减少胰岛素抵抗,恢复胰岛素的能力。同时,能够抵抗炎症、恢复肠黏膜功能,进而提高胰岛素敏感性,直接或间接地影响血糖代谢改善,达到调控糖尿病发生、发展进程的目的。

(二)科学饮食,均衡营养

糖尿病的发生与饮食结构和方式密切相关,科学饮食可增加菌群的多样性、建立良好的肠道环境并加固肠道屏障,激发机体自身保护机制降低糖尿病发生率及其恶变。2017年《糖尿病营养指南》强调,单一的饮食不能提供全方位的营养,必须以合理的营养干预为基础才能更好地发挥糖尿病的饮食治疗作用[8]。在2型糖尿病的发展过程中,饮食中碳水化合物和脂肪的质比量更为重要,因此建议通过合理科学的饮食搭配及烹饪方法,制订个性化的饮食治疗计划,合理分配饮食常量营养元素、微量营养元素,做到饮食多样化、丰富化、均衡化。

(三)科学运动,稳定情绪

作为糖尿病防治管理的基石,规律运动可增加胰岛素敏感性,增强骨骼肌功能,改善糖脂代谢,延缓或减少糖尿病及并发症发生发展,降低心血管疾病和死亡风险[9]。《中国糖尿病运动指南》及《中国2型糖尿病防治指南(2020年版)》均指出,糖尿病人群每周应至少进行150 min中等强度以上有氧运动以及2~3次抗阻运动。糖尿病患者的科学健身运动要因人而异,科学适量。快走、慢跑、太极拳、八段锦、打球、游泳、健身操等,最主要的是结合患者自身的喜好、年龄、病程、身体状况选择适宜的运动形式,开始运动时间以饭后半小时为宜。

长期紧张刺激可致内分泌失调引起肾上腺素及去甲肾上腺素分泌亢进,使甲状腺素分泌增多,胰岛素含量明显减少而发生糖尿病[10]。有研究证明,高强度间隙有氧运动,能够明显促进糖尿病前期患者血糖和血脂指标的改善,同时有助于改善焦虑情绪[11]。因此,长期规律有效的运动与积极乐观的心态,有益于糖尿病前期的防治以及糖尿病早期的防变，科学的运动方式以及稳定的情绪管理，应该贯彻于糖尿病防治日常管理过程始终。

三、基于中医理论的辨证调理

宋代官修医书《太平圣惠方》首次提出"三消"的概念，即为消渴、消中、消肾，而在《景岳全书·杂证谟》中："上消者，渴证也，大渴引饮，随饮随渴，以上焦之津液枯涸……中消者，中焦病也，多食善饥……下消者，下焦病也，小便黄赤，为淋为浊，如膏如脂……故又名肾消也。"明确将"三消"名称与临床症状相结合，用"三消"概括消渴病发展不同阶段的临床表现，总结了不同阶段的主要病机。中合逆糖技术方案中，产品研发基于"上消、中消、下消"三消中医传统渴病理论，三消之症虽有不同，但皆需补、清、固兼施。主要病机为阴津亏损、燥热偏盛。阴虚为本，燥热为标，两者互为因果，阴虚越重则燥热越盛，燥热越盛则阴虚越重。若真阴亏耗，水源不足，虚热妄炎，耗损肺脾，致气阴两伤、热伤肺阴、津液亏竭、敷布失职、渴饮无度，伤及脾肾，精气亏虚，输布失司，固摄无权，精微不藏，尿频量多。消渴病与肺、脾、肾功能失调关系密切，若肺脾肾脏腑功能失调，可致瘀血内生，瘀血一经形成，会引起多种病变。消渴症的中晚期多合并瘀血证，而瘀血又促使消渴的恶化，导致并发症的发生。因此，中合降糖基于中医辨证理论，在辨证分型理论指导下，根据消渴病阴虚热盛、气阴两虚、阴阳两虚、血瘀气滞等辨证分类，注重整体观念、辨证调理，遵循比例科学、性味平衡的原则，运用食中医药产品调理糖尿病前期和糖尿病早期患者，推出10种系列逆糖产品。

（一）中合降糖1号

适用于阴虚燥热型，其症状为口渴多饮、多食善饥、尿频尿量大、尿有泡沫、面色萎黄、多梦易醒、健忘、便秘、四肢困乏无力、易疲劳、日渐消瘦。配方：天花粉20g，生地黄15g，知母10g，玉竹10g，枸杞子15g，僵蚕10g，山药30g，石斛10g，麦冬10g，熟地黄10g，泽泻10g，地锦草10g。水煎服或加倍浓缩水丸，日三次，水丸每次8 g（用法用量下同）。本方天花粉清热泻火、生津止渴，生地黄清热凉血、养阴生津，知母清热泻火、滋阴润燥，三者清热泻火，养阴生津，为君药；玉竹养阴润燥、生津止渴，枸杞子滋补肝肾、益精明目，麦冬养阴生津、润肺清心，石斛益胃生津、滋阴清热，熟地黄补血滋阴、益精填髓，五者养阴益精、生津润燥共为臣药；僵蚕息风止痉、祛风止痛、化痰散结，山药补脾养胃、生津益肺、补肾涩精，泽泻利水渗湿、泄热、化浊降脂，地锦草清热解毒、凉血止血、利湿退黄，四者补脾利水化浊、清热凉血散结，共为佐药。诸药合用具有滋阴降火、生津润燥之效。现代药理学研究结果表明，天花粉、知母、生地黄具有明确的降糖作用，其中天花粉控制血糖的主要作用部分是凝聚素，生地黄的梓醇有降低血糖、改善糖耐量血脂的作用，知母对损伤的胰岛 β 细胞具有一定的修复作用[12-14]。本方应在有资质的中医师指导下应用。

（二）中合降糖2号

适用于肺脾两虚型，其症状为心悸气短、呆纳腹胀、心烦口渴、五心烦热、皮肤弹性降低、嗜卧体瘦便溏、夜尿频多。配方：黄芪80g，茯苓40g，白术30g，山药40g，山茱萸30g，黄连10g，麦冬15g。本方黄芪健脾补中、升阳举陷、益卫固表、利尿、托毒生肌，为君药；茯苓利水渗湿、健脾、宁心，白术健脾益气、燥湿利水、止汗，山药补脾养胃、生津益肺、补肾涩精，三者为臣药；山茱萸补益肝肾、收涩固脱，黄连清热燥湿、泻火解毒，麦冬养阴生津、润肺清心，三者为佐药。诸药合用具有健脾益气，补肺养阴的功效。黄芪对血糖的调节具有双向作用，可使葡萄糖负荷后小鼠血糖水平显著下降，并能明显对抗肾上腺素引起的小鼠血糖升高反应，对苯乙双胍致小鼠实验性血糖有明显对抗作用，而对胰岛素性低血糖无明显影响[15]。本方应在有资质的中医师指导下应用。

（三）中合降糖 3 号

适用于胃火炽盛型，其症状为食欲旺盛、多饮多食、口干舌燥、便秘消瘦。配方：生地黄 10g，石膏 15g，黄连 15g，麦冬 12g，乌梅 10g，枸杞子 10g，甘草 5g，党参 50g，天花粉 12g，鲜芦根 10g。本方生地黄清热凉血、养阴生津，石膏清热泻火、除烦止渴，黄连清热燥湿、泻火解毒，三者合为君药；天花粉清热泻火、生津止渴，党参健脾益肺、养血生津，二者共为臣药；麦冬养阴生津、润肺清心，乌梅敛肺、涩肠、生津，枸杞子滋补肝肾、益精明目，芦根清热泻火、生津止渴、除烦止呕、利尿，四者合为佐药；甘草补脾益气、清热解毒、调和诸药，为使药。诸药合用，具有清热降火、养阴清胃的功效。本方应在有资质的中医师指导下应用。

（四）中合降糖 4 号

适用于脾胃湿热型，其症状为口干少饮、善饥但食少、体胖易汗、便溏不爽、小便频数。配方：玉米须 25g，赤小豆 30g，泽泻 10g，冬瓜 30g，山药 30g，石斛 30g，黄连 5g。本方玉米须利尿消肿、清肝利胆，赤小豆利水消肿、解毒排脓，二者共为君药；泽泻利水渗湿、泄热、化浊降脂，冬瓜皮利尿消肿，黄连清热燥湿、泻火解毒，三者合为臣药；山药补脾养胃、生津益肺、补肾涩精，石斛益胃生津、滋阴清热，二者合为佐药。诸药合用具有清热利湿、健脾养胃的功效。本方应由在资质的中医师指导下应用。

（五）中合降糖 5 号

适用于脾胃气虚型，其症状为肢体乏力、少气懒言、精神困倦、尿清甜、喜卧易汗、便溏、口不渴。配方：熟地黄 30g，山药 15g，党参 20g，黄连 15g，五味子 5g，肉桂 6g，陈皮 10g，甘草 10g，葛根 20g，玉竹 15g，白术 15g，黄芪 40g。本方黄芪健脾补中、升阳举陷、益卫固表、利尿、托毒生肌，党参健脾益肺、养血生津，二者合为君药；山药补脾养胃、生津益肺、补肾涩精，白术健脾益气、燥湿利水、止汗，陈皮理气健脾、燥湿化痰，三者合为臣药；玉竹养阴润燥、生津止渴，熟地黄补血滋阴、益精填髓，黄连清热燥湿、泻火解毒，五味子收敛固涩、益气生津、补肾宁心，肉桂补火助阳、引火归原、散寒止痛、温通经脉，葛根解肌退热、生津止渴、透疹、升阳止泻、通经活络、解酒毒，六药合为佐药；甘草补脾益气、清热解毒、调和诸药，为使药。诸药合用具有健脾和胃、益气养阴的功效。本方应在有资质的中医师指导下应用。

（六）中合降糖 6 号

适用于胃阴不足型，其症状为饥饿但无食欲、口渴欲饮但饮少、大便干燥、形体消瘦。配方：石斛 6g，麦冬 10g，北沙参 15g，生地黄 10g，玉竹 10g，葛根 15g，五味子 5g。本方石斛益胃生津、滋阴清热，麦冬养阴生津、润肺清心，北沙参养阴清肺、益胃生津，三者合为君药；生地黄清热凉血、养阴生津，玉竹养阴润燥、生津止渴，二者合为臣药；葛根解肌退热、生津止渴、透疹、升阳止泻、通经活络、解酒毒，五味子收敛固涩、益气生津、补肾宁心，二者合为佐药。诸药合用具有养阴和胃的功效。本方应在有资质的中医师指导下应用。

（七）中合降糖 7 号

适用于肝肾阴虚型，其症状为尿频、尿急、尿量大、尿混浊、尿甜、失眠多梦、心烦盗汗、浑身酸软无力。配方：熟地黄 10g，玉竹 10g，天花粉 15g，黄精 10g，麦冬 15g，山茱萸 15g，玄参20g，枸杞子10g，芡实10g，山药20g，肉桂5g。山药补脾养胃、生津益肺、补肾涩精，熟地黄补血滋阴、益精填髓，山茱萸补益肝肾、收涩固脱，三者合为君药；枸杞子滋补肝肾、益精明目，黄精补气养阴、健脾、润肺、益肾，芡实益肾固精、补脾止泻、除湿止带，三者合为臣药；玉竹养阴润燥、生津止渴，天花粉清热泻火、生津止渴，麦冬养阴生津、润肺清心，玄参清热凉血、滋阴降火、解毒散结，四药合为臣药；肉桂补火助阳、引火归原、散寒止痛、温通经脉，为使药。诸药合用具有补益肝肾、养阴清热的功效。本方应在有资质的中医师指导下应用。

（八）中合降糖8号

适用于阴阳两虚型，其症状为喜热饮、尿频尿急、面色憔悴枯槁熏黑无光或者面目浮肿、四肢冷、畏寒、夜尿频、阳痿早泄。配方：山茱萸30g，五味子5g，乌梅20g，苍术20g，熟地黄15g，黄芪30g，玄参15g，山药20g，麦冬10g，杜仲10g。本方黄芪健脾补中、升阳举陷、益卫固表、利尿、托毒生肌，山茱萸补益肝肾、收涩固脱，杜仲补肝肾、强筋骨，三者合为君药；玄参清热凉血、滋阴降火、解毒散结，山药补脾养胃、生津益肺、补肾涩精，麦冬养阴生津、润肺清心，熟地黄补血滋阴、益精填髓，四药合用为臣药；五味子收敛固涩、益气生津、补肾宁心，乌梅敛肺、涩肠、生津，苍术燥湿健脾、祛风散寒、明目，三药合为佐药。诸药合用具有调补阴阳的功效。本方应在有资质的中医师指导下应用。

（九）中合降糖9号

适用于血瘀气虚型，其症状为口渴、周身微循环障碍、皮肤瘙痒、耳鸣健忘、手足麻木、阳痿。根据李佃贵大师浊毒理论拟方，配方：丹参30g，赤芍12g，当归12g，牡丹皮12g，三七粉2g，决明子25g，山楂10g，黄芪40g，天花粉30g，葛根25g，党参30g，黄连5g，肉桂5g，地骨皮20g，五味子10g，肉苁蓉10g，川芎15g，地龙10g。本方丹参活血祛瘀、通经止痛、清心除烦、凉血消痈，黄芪健脾补中、升阳举陷、益卫固表、利尿、托毒生肌，二者合为君药；赤芍清热凉血、散瘀止痛，当归补血活血、调经止痛、润肠通便，牡丹皮清热凉血、活血化瘀，三七粉散瘀止血、消肿定痛，山楂消食健胃、行气散瘀、化浊降脂，党参健脾益肺、养血生津，共为臣药；决明子清热明目、润肠通便，天花粉清热泻火、生津止渴，葛根解肌退热、生津止渴、透疹、升阳止泻、通经活络、解酒毒，黄连清热燥湿、泻火解毒，地骨皮凉血除蒸、清肺降火，五味子收敛固涩、益气生津、补肾宁心，肉苁蓉补肾阳、益精血、润肠通便，地龙清热定惊、通络、利尿，共为佐药；肉桂补火助阳、引火归原、散寒止痛、温通经脉，为使药。诸药合用具有活血化瘀、补益气血的功效。本方应在有资质的中医师指导下应用。

（十）中合降糖10号

适用于糖尿病患者基础调理，为通用方。配方：黄芪50g，熟地黄25g，生地黄25g，杜仲10g，牡丹皮10g，五味子10g，玉竹12g，车前子（包煎）3g，山药15g，天花粉20g，党参10g，沙参20g，知母20g，葛根10g，泽泻15g，肉桂5g，牛膝10g，山茱萸10g，何首乌10g，地骨皮20g，麦冬10g，水蛭5g，当归10g，石斛10g，鸡内金10g，鸡血藤10g，乌梅10g，僵蚕10g。诸药合用具有益气养阴、活血化瘀、调补阴阳的功效。本方应在有资质的中医师指导下应用。

四、结语

中合逆糖技术方案是基于中医药在调理糖尿病的辨证施治理论基础上，重视糖尿病教育、生活方式之体质、饮食、运动、营养、情志的干预，配合中药辨证调理方的一种糖尿病防治的技术方案，中合逆糖的中药辨证调理方的具体病症用药，需在医生指导下辨证施治服用，并特别提示已在服用西药、注射胰岛素治疗的糖尿病患者应根据自身病情，在接受本技术方案调理过程中，不建议立即停用西药或胰岛素，应在医生指导下逐渐减少用量至停用。通过中医辨证不同类型糖尿病，给予针对性、个体化防治方案，从而让糖尿病患者改变认知，重新认识糖尿病，进而能够有益于糖尿病患者前期的防治，以及糖尿病患者早期的防变。

参考文献

[1] 曹雪，亢玉婷，田奕欣，等.中国不同地区糖代谢状态的心血管疾病归因死亡研究[J].中国心血管杂志，2022，27（1）：60-65.

[2] 梁晓春.糖尿病前期干预和逆转的研究进展[J].北京中医药，2016，35（9）：811-814.

[3] 杨雪，陈国芳，刘超.逆转2型糖尿病的现状与展望[J].中华糖尿病杂志，2021，13（7）：666-672.

[4] 春梅，李恒，林瑾文，等.基于中医"治未病"思想建设糖尿病健康教育与管理示范基地[J].卫生职业教育，2022，40（20）：25-29.

[5] 张凤霞，吴莉莉，吴梅兰.糖尿病健康教育在糖尿病防治中的重要性及血糖控制情况分析[J].糖尿病新世界，2022，25（16）：150-153.

[6] 翁哲芳，胡小英，蒋良华，等.基于中医体质辨识下的中西医结合防治社区糖尿病疗效分析[J].国际中医中药杂志，2018，40（10）：913-917.

[7] 李丽，毛拥军，胡松，等.糖尿病前期人群管理的循证医学证据总结[J].中国临床研究，2022，35（7）：943-947.

[8] 王新军.2017年美国糖尿病营养指南建议速览[J].中国食物与营养，2017，23（7）：87-88.

[9] 中国微循环学会糖尿病与微循环专业委员会，中华医学会糖尿病学分会教育与管理学组，中华医学会内分泌学分会基层内分泌代谢病学组，等.体医融合糖尿病运动干预专家共识[J].中华糖尿病杂志，2022，14（10）：1035-1043.

[10] 林兰.糖尿病的中西医结合论治（第一版）[M].北京：北京科学技术出版社，1992.

[11] 张宗娟，朱跃.高强度间歇有氧运动对糖尿病前期患者血糖、血脂水平及焦虑的影响[J].心血管康复医学杂志，2019，28（1）：17-20.

[12] 成娟，杨才佳，王涵.仝小林使用天花粉，知母，葛根降糖经验[J].吉林中医药，2021，41（4）：158-460.

[13] 陶玉菡，许惠琴，李莉，等.生地、山茱萸抑制和清除糖基化产物的效应成分研究[C]//江苏省药理学会青年工作委员会成立大会暨药理学科青年科技创新学术研讨会论文集.2013：194-196.

[14] 李晓芳.天花粉降糖活性成分的研究[D].重庆：西南大学，2011.

[15] 罗惠善.具有降糖作用的中草药及降糖机理[J].科技信息，2011（10）：93.

疝气的中医传统治疗与"疝气超微介入疗法"

葛炳炎　葛霄霞　葛霄虹

（河北省衡水市疝气研究所　053099）

摘要： 中医"疝"始出于《黄帝内经》，中医药对于疝气的治疗积累了丰富的经验，疝气的辨证主要分为气虚下陷、寒凝气滞和水湿下注，治以补中益气、理气止痛，温中提升、疏通气机，行气通络、利湿化痰，结合针刺和穴位贴敷等外治法，均有较好疗效。本文介绍了疝气的常规中医药疗法以及一种无须手术操作治疗疝气的中医药适宜技术——"疝气超微介入疗法"，对于完善并丰富疝气的治疗方案具有重要意义。

关键词： 疝；病因病机；中医治疗；疝气超微介入疗法

疝气是指腹内脏器向体表外突出，而在局部形成的肿块，常见于腹股沟及阴囊部位，多指腹外疝，如腹股沟斜疝、脐疝、鞘膜积液等，是小儿时期与老年人常见的外科疾患，临床以脐腹绞痛、疝囊肿大为特征，其发病男性多于女性，多以手术治疗为主。

一、疝气的病因病机及中医传统治疗

（一）疝气的病因病机

中医"疝"始出于《黄帝内经》，书中记载有冲疝、狐疝、厥疝、癫疝、瘕疝、溃疝、癃疝等病名，并有疝的症状、病因等记载。之后历代医家对疝的论述多有发挥。疝气一证包括的内容相当广泛，《医宗金鉴·卷五十四·疝证门》认为"诸疝厥阴任脉病……胎疝多因禀赋病"，主要是先天禀赋不足，后天脾失健运、中气虚弱、气虚下陷提举无力所致。《儒门事亲·疝本肝经宜通勿塞状十九》论"疝"时谈到"或小儿亦有此病，俗曰疝气，得于父已年老、或年少多病，阴痿精怯，强力入房，因而有子，胎中病也"，也指出本病与先天禀赋不足有关。王冰在《素问·大奇论》注中曰："疝者，寒气凝结之所为也。"《诸病源候论》说："疝者，痛也。"《类经》曰："疝者，前阴少腹之病，男女五脏皆有之。"也就是说疝气因先天不足、本脏虚弱复因外感风邪、内食生冷或卧湿地寒邪凝滞而成；或因寒邪湿热郁中、复被寒邪束于外，邪气乘虚流入厥阴，阴阳失和、气滞不行、经脉阻塞、牵引睾丸少腹绞痛。

疝气以"气疝""水疝"两种类型最为常见。气疝，又称小肠气，是小儿时期的常见疝病，与现代医学的腹股沟斜疝、脐疝相类似。对本病《幼幼集成》是这样记述的："病在小腹痛，不得大小便，病名曰疝。得之寒，故疝气者，寒邪结聚而成。内则脐腹绞痛，外则卵丸肿大。专属肝经，与肾无关，盖肝主怒，小儿性急，多叫哭而得之者，此气动于内，谓之气疝。"这里对气疝的病状及发病病因、诱因等叙述得十分清楚。《医学入门》亦云："气疝，上连肾俞，下及阴囊，得于哭、忿怒、气郁而胀。"说明小儿在急怒啼哭之时，极易诱发气疝。水疝，包括现代医学的鞘膜积液。《古今医鉴》记述："水疝者，阴囊肿大，阴汗时出，囊肿如水晶,或瘙痒出黄水,或小腹按作水声。"因阴囊偏侧肿垂,故又称之为"偏坠"。水疝的产生有先天性与继发性两种。先天性水疝,如《婴童百问》云:"小儿生下亦有如此者,不疼不痛,此皆不须攻击,不治而自愈。"说明先天性水疝可自愈,不需治疗。而继发性水疝则多由外伤或感染导致瘀阻脉络,水液不行,停聚小腹,或湿热下注,留聚阴囊所致。

(二)疝气的中医治疗

本病辨证分型主要为气虚下陷、寒凝气滞、水湿下注[1-5]三类:

辨证为气虚下陷的主要表现为:少腹可见疝囊,每因啼哭、站立、行走或咳嗽等情况其疝囊明显突出,但改变上述原因或平卧可使疝囊消失,阴囊坠胀不适,伴见面色萎黄,倦怠乏力,纳呆,自汗,便溏,舌质淡,苔薄白,脉弱。治以补中益气、理气止痛。如王瑞设两组治疗小儿疝气,治疗组服用基本方:黄芪、升麻各5g,党参、白术、炙甘草、当归、陈皮、柴胡、川楝子、荔枝核、乌药、鸡内金各3g,每日1剂,水煎2次,分多次频服,15天为1个疗程;对照组单纯采用疝带或绷带压住内环防止肿胀物掉下突出。2个疗程后治疗组总有效率为98%,对照组总有效率92%,治疗组疗效明显优于对照组。根据"治疝必先治气"之要诀,李永平用补中益气汤加减组方:黄芪12g,红参4g,白术6g,炙甘草、升麻、当归、柴胡、黄芩各3g,白芍、枳实各5g,益智仁、金樱子、芡实各8g,口服治疗小儿气虚血虚型斜疝,药中病机,获得满意效果。

辨证为寒凝气滞的主要表现为:疝囊下坠、冷硬、阴囊坠胀不舒疼痛,痛连少腹,痛时面色青白、四肢厥冷、并生冷汗,纳少,大便稀薄,常有不消化食物,舌淡、苔白,脉弦细。治以温中提升、疏通气机。姬承武等用中药温中提升散治疗小儿腹股沟斜疝、直疝100例,治疗组方药为:沉香、乌药、小茴香、肉桂各6g、吴茱萸3g、川楝子6g、荔枝核9g、升麻3g、橘核9g,水煎,1日4次口服,疗程5个月,对照组采用疝气带固定。结果显示治疗组与对照组痊愈率分别为86%、26%,治疗组疗效明显优于对照组。吉庆等以疏肝行气、散寒止痛为大法自拟消疝汤(乌药、小茴香、川楝子各3～8g,沉香、荔枝核、甘草各2～4g)加减治疗6个月至3岁小儿疝气15例,偏气疝者加木香、香附;偏寒疝阴囊湿疹、四肢不温者加干姜、肉桂;痛甚者加延胡索、白芍,结果有效率达93%。曾锟鍱用自拟黄芪升麻汤治疗2至12岁小儿疝气37例,方药组成:红参5～10g、黄芪10～40g、升麻5～20g、乌药5～20g、川楝子5～10g、猪小肠20～50g,疗效满意。

辨证为水湿下注的主要表现为:阴囊肿物柔软,潮湿,或有坠胀感,舌胖大质嫩,边有齿痕,水滑苔,脉滑。治以行气通络、利湿化痰。汪青霞将白芥子用于1至11岁小儿疝气中水疝的治疗,确有奇效,在基本方(青皮5g、枳壳5g、茯苓6g、泽泻6g、吴茱萸6g、川楝子6g、桂枝6g、荔枝核6g)的基础上加白芥子8～12g,10天为1个疗程,结果表明,加白芥子后疗效提高、疗程缩短。基本方药行气通络、利湿散结,辅以白芥子辛温散寒、去皮里膜外之痰,收到显著疗效。

外治法以行气活血、温经散寒祛湿、升阳举陷为主。张宽智采用民间外敷方"香附蜀椒散"加减炒热外敷,治疗5个月至11岁单纯性小儿疝气32例,总有效率达84.4%。香附蜀椒散组成:香附、蜀椒各等份,新麸皮500g,大青盐粒3粒(约5～6g),陈醋适量,将上药拌湿炒黄,用消毒纱布包裹,选用命门、天枢、关元、气海、腹股沟等穴或阿是穴处温热外敷。每日晨5时、午12时、晚5时各1次,1周为1个疗程,2～4个疗程即可。若盘肠气痛甚者,加大茴香、肉桂;气疝少腹疼痛加剧者,加橘核、延胡索;狐疝脐突膨胀痛者,加升麻、荔枝核。除5例未坚持治疗外，治愈27例，治愈率84.4%。于翠敏根据"天台乌药散"之意减高良姜、槟榔，加吴茱萸、延胡索、橘核、升麻、柴胡、枳壳组方，共研细末为1次量，装入6 cm×8 cm长方形布袋中，置于神阙穴处，外用绷带绕腹数周固定，3天换1次，治愈幼儿疝气20例，总有效率达100%。童明明采用丁香粉、肉桂粉各2g，生姜3g，四季葱白5根，食盐5g，布包外敷脐部，每天换药1次，10天为1个疗程，治疗脐疝效果明显。黄殿宏等用枳壳、乌梅、川楝子、石榴皮、小茴香、肉桂、吴茱萸各9g，制膏外用治疗小儿疝气5例，全部治愈。刘学平等以疏肝理气、散寒止痛、提升中气为治则，用中药疝气治疗袋（黄芪、升麻、沉香、小茴香、川楝子、吴茱萸、延胡索、冰片等）治疗腹股沟斜疝325例，取得良好疗效，总有效率97.15%。

针刺和穴位贴敷也常常取得较好疗效。陶洪轩采用针刺方法治疗8个月至11岁小儿疝气25例，辨证为寒滞厥阴者，针刺大敦、太冲、三阴交，用泻法得气即拔针不按针孔；关元穴留针5～10分钟，用补法针后加灸。辨证为湿邪积聚者，针刺大敦、三阴交、四满、水分，用泻法留针3至5分钟；关元穴捻转补法进针，得气即出针不灸。患者均在针后按摩其疝侧包块直至消失，再以绷带加压包扎疝部直至痊愈，每天针刺1次，5次为1个疗程，疗程间休息5天。治疗3个疗程，各型总有效率分别为77.8%和100%。武光录等采用针刺大敦、三阴交、归来等穴位，配合隔蒜灸治疗疝气，疗效优于手术疗法。黄紫堂采用穴位灸配合敷药治疗男性婴幼儿疝气154例，取双侧大敦、中封、太冲、三阴交、阴陵泉，用艾条燃着的一端靠近穴位熏灼，灸时见其下肢掣动，应移至另一穴位，每穴灸2～3遍，10天为1个疗程。灸后敷药，取吴茱萸、川楝子、小茴香50g研末，用时取药末30g，加面粉6g，水适量调匀成糊状，摊于纱布上，贴于脐下气海至中极部位固定，每2日换1次，5次为1个疗程，总有效率达94.1%。依据"经脉所过主治所及"的原则，解小会等取穴于肝脉和任脉用艾灸，以大敦、三角灸为主穴。证属寒者加温补关元、神阙以培元阳、解寒凝；证属湿热疝者运用疾去其火的泻法，艾灸膈俞以活血、三焦俞以行气；证属狐疝者加足三里、提托以温补中阳、升举下陷之气。

二、"疝气超微介入疗法"

目前临床对于疝气的治疗仍以手术为主，"疝气超微介入疗法"是一种无须手术操作治疗疝气的中医药适宜技术，在患者无法完成手术操作的特定情况下，这种技术能够发挥它的长处。具体操作如下：①纳疝闭户：患者取仰卧位，用手法按揉使疝物完全还纳，再按揉疝孔及内壁，使疝孔及内壁组织顺畅，并使疝孔在闭合状态。②介入操作：将疝物完全还纳后，常规消毒治疗处皮肤，以5～10 mL复方利多卡因于疝管周围浸润麻醉（对不配合的小儿，可肌注适量镇静药物使其睡眠）。疝管穿刺：消毒双手，戴无菌手套，医生坐或立于患者左侧。医生用左手食指确定疝管位置，右手持接有一次性特制微细金属导管的注射器，抽吸5～10 mL空气，快速通过皮肤刺入疝管内将空气推入，推气通畅即证明在疝管内，随之将空气抽出，卸下针管，将吸有医用黏合剂的针管对接导管尾端，将医用黏合剂缓慢推入疝管内（成人1 mL、儿童0.5 mL）。随之拔出，双手按摩，左手拇指按压疝管外口，其余四指按压内口3～5分钟，继之一针、二针……连续介入至疝管完全闭合，用手指拱不到孔隙时，让患者站立于床下，用力咳嗽，疝物不再脱出即为阴性，终止介入，如有疝物脱出为阳性，再继续介入（一般历时30分钟）。③中药渗透：外用消疝帖（中药特制）、疝气包（内装中药粉剂）。介入完毕，将消疝帖帖于疝管对应的皮肤上，疝气包无粘扣的一面放置在消疝帖上面，7天换一次，

1帖/次，共4帖。④疝带佩戴：消疝帖、疝气包帖敷好后，外用弹力带保护，30天即解除。

"疝气超微介入疗法"主要以中医传统理论为基础，其关键点在于：①疝气包、疝气贴：精选温经升提、理气散结之特效中草药施用患处，增强疝孔周围组织血液循环，促进闭合之疝孔肉芽组织生长及纤维组织增生以包绕闭合之疝孔。②纳疝闭户手法：手法使疝物完全还纳，再按揉使疝孔内壁充血，另再按压使其疝管内外口严密闭合。③疝管超微介入医用黏合剂，利用其粘合力促使疝孔闭合更加紧密，缩短痊愈时间。④佩戴弹力疝气带：可保护及固定中药疝包，稳固并缓冲初闭合的疝孔避免腹压突然增大对疝孔的冲击影响。本方案精选多种治疝中药组方而制成粉剂药包（疝气包）及药帖（消疝贴），通过皮肤渗透为君，配合纳疝闭户之手法为臣，佐以疝管超微介入医用黏合剂之黏合作用，辅以弹力疝气带缓冲保护为使，这样君、臣、佐、使各司其职，起到内闭、外敷、内提、外托之功效，令疝物当即消除，疝孔立即闭合且具有不易复发之效，从而达到标本兼治之效果。

三、临床案例

案例一：

赵某，男，78岁，山东济南人，患疝疾五十余年，曾手术2次后复发，疝渐增大如排球，痛苦不堪，活动受限，于2012年9月9日就诊，观之面色微黑，忧愁表情，弯腰弓背，食少纳呆，大便常秘。疝入阴囊，大似排球（30cm×22cm）仰卧按揉数分钟还纳腹腔，随之腹大如鼓似孕10月，医者采用"超微介入疗法"，至今十余年未再复现。

案例二：

蔡某，男性，78岁，山西阳泉离休（河北衡水籍），患右斜疝30余年，1976年手术，一年后复发，再次求诊，因患有高血压、心脏病之疾，不宜再行手术，以疝气带控制维持20年余，疝渐增大，疝带无效，常发坠胀疼痛，影响活动，痛苦甚。于2010年3月求医，望之面色微黄，痛苦表情，脘腹胀满，常嗳气、呃逆、食少，大便不爽，随用"超微介入疗法"治之，至今12年未复发。

按语：以上两例患者均年岁较高，手术风险较高，且疝气反复发作不愈，给患者的生活带来极大困扰。"疝气超微介入疗法"是一种无须手术操作治疗疝气的中医药适宜技术，在患者无法完成手术操作的特定情况下，这种技术能够发挥它的长处。

四、结语

中医药治疗疝气历史悠久，内治法针对气虚下陷证，治以补中益气、理气止痛；针对寒凝气滞证，治以温中提升、疏通气机；针对水湿下注证，治以行气通络、利湿化痰；外治法以行气活血、温经散寒祛湿、升阳举陷为主，针刺治疗与穴位贴敷治疗均能取得良好的疗效。"疝气超微介入疗法"是一种不手术治疗疝气的技术，它弥补了手术治疗的很多缺陷，攻克了疝气伴有手术禁忌证之难关，可以作为中医药适宜技术进行推广。

➢ 参考文献

[1] 赵成勇，段晋辉.中医治疗疝气病的内外疗法[J].内蒙古中医药，2014，33（15）：13.

[2] 马勇.中药治疗疝气的临床效果分析[J].中国医药指南，2013，11（31）：191-192.

[3] 王新陆.试论疝及其证治[J].山东中医杂志，1998，17（12）：5-7.

[4] 汪蕾，李建，杜捷.宋祚民治疗小儿疝气的经验[J].中国临床医生杂志，2016，44（2）：103-105.

[5] 朱星，王明强.金元四大家对疝气的认识[J].吉林中医药，2012，32（2）：111-112.

（整理者：北京中医药大学　王泽平）

浅析柔性整骨的临床应用

欧阳春凤

（北京道稼健康管理有限公司　100024）

摘要：脊柱推拿手法是一门古老的治疗和康复手段，柔性整骨技术为其中较为成熟的一种，是以脊椎解剖学、生物力学、影像学为依据，以传统中医理论为基础，形成的规范、科学的整复手法。本文简述了柔性整骨理论渊源、技术体系及临床应用，以期对柔性整骨的推广及应用提供一定的依据。

关键词：脊柱推拿手法；柔性整骨；康复

脊柱推拿手法是一门古老的治疗和康复手段[1]，是指推拿者于脊柱相关的筋、骨、关节等组织及经络穴位进行手法操作，以治疗脊椎骨关节病变或内脏病变的一种中医外科疗法。脊柱推拿可解除肌肉痉挛、缓解骨骼肌疼痛、缩短疼痛康复时间、调整偏歪的脊柱关节和纠正脊柱侧凸畸形，从而改善脊柱整体外观和提高脊柱稳定性[2-3]。柔性整骨技术是一套较为成熟的脊柱推拿手法，是以脊椎解剖学、生物力学、影像学为依据，以传统中医理论为基础，形成的规范、科学的整复手法，在临床对于解决身心慢病问题具有积极作用。现将从以下几个方面进行阐述。

一、柔性整骨的理论渊源

柔性整骨传承于古代中医正骨术，古代医家对此多有论述。《医宗金鉴·正骨心法》中记载"骨节间微有错落不合缝者"，所指就是"骨错缝"，而"若脊筋隆起，骨缝必错，则成佝偻之，或因跌仆闪失，以至骨缝开错"则阐述了骨错缝的临床表现与病因。在《仙授理伤续断秘方》中，对于"筋出槽"，已有"差爻""乖张""偏纵"等表述。除此之外《伤科大成》中论述了"弛纵、卷挛、翻转、离合各门"等"筋出槽"的不同种类[4]。"骨错缝，筋出槽"既是中医骨伤科疾病诊疗的特色理论，又是对中医骨伤科部分疾病病机的高度概括。

柔性整骨继承了中医摸骨诊病的方法，根据患者骨缝与筋皮肉的连接点，辨证综合分析病情。中医认为，"骨张筋，筋束骨"，"骨张筋"指的是骨对筋具有支撑作用，"筋束骨"是指筋对骨的约束作用，筋、骨紧密相连，通过筋的"束骨"维系骨关节及周围组织的正常结构，使两者处于平衡状态，才能完成生理范畴内的各种活动功能，成为"筋骨和合"。当机体受到外伤、风寒湿邪侵袭等外因影响时，骨关节、肌筋膜、韧带就会失去平衡且脱离正常位置，导致气血经脉运行不畅，经络受阻而引起局部肿胀、活动不利、疼痛等症状。

二、柔性整骨技术体系与机理探讨

（一）技术体系

人体的许多疾病会反映在脊柱的病理改变上，调整脊柱也能够治疗许多脊柱相关性疾病。脊柱某节段解剖位置的异常可使相应的脏腑出现病变[5]。因此柔性整骨首先解决骨和筋的问题。临床上主要解决因骨关节错位或半脱位引起的神经卡压和因肌筋膜粘连、韧带牵拉等引起的各种疼痛，以及脏腑器官功能紊乱问题。同时也可以改善体型、体态，让脊柱整体结构稳定。

柔性整骨技术适应人群较为广泛，但患有骨质疏松或器质性病变者不宜使用。《医宗金鉴》指出"手法者，正骨之首务""当先揉筋，令其和软，再按其骨，徐徐合缝，背膂始直"。《伤科补要》云："轻者仅伤筋肉易治，重则骨缝参差难治，先以手轻轻搓摩，令其骨合筋舒"，由此可知，临床可以通过手法作用于筋与骨，从而治疗脊柱筋骨疾病[6]。柔性整骨手法调理机体慢性病使用的是一套全方案模式，根据人体全息理论中的上病下治、左病右治、中间的病从两头治、背后的病从前面治，以推、拿、点、按、搓、揉等手法为基础，进行缓慢轻柔的施术，松解紧张的肌肉肌筋膜，改善筋骨关系或直接纠正骨节错位，从而使脊椎关节位置复位，筋骨和合，则气血自畅，疼痛即消。其主要技术特点为重全身、察局部，施技审部位、辨虚实，手法灵巧、以巧胜拙。

（二）机理探讨

《易经》曰："柔刚相推，而生变化。"脊柱推拿手法操作长期应用于临床中，其不是简单的技术操作，而是一种高级的运动形态。手法柔和并不是指所用力量小，也不是指轻浮不实之力，而应该是手法柔和扎实，刚柔有度。从生物力学角度来说，机体在外力作用下，或因长期积累性的劳损导致软组织的损伤，软组织在损伤性外力作用下会发生形变，同时其内部也会相对应产生弹力。当软组织在机械外力作用下发生形变后，会使组织液渗出、粘连，最终产生无菌性炎症。这就是损伤的生物力学机制，而推拿手法的治疗正是恢复这种形变，即消除无菌性炎症[7]。从传统医学角度来说，推拿手法治疗具有活血化瘀、通络止痛、缓解肌肉痉挛、理筋正骨、调和气血的作用。《医宗金鉴·正骨心法要旨》中也提及："按其经络，以通郁闭之气，摩其壅聚，以散瘀结之肿，其患可愈"。而从现代医学角度分析，推拿手法治疗可以降低血液黏滞性，改善血液集聚，并在一定范围内使血管扩张，降低外周阻力，血流增快，血流量增加，可改善微循环，从而改善相关症状[8-9]。除此之外，推拿治疗还具有抗炎止痛、调节神经功能的作用，儿茶酚胺是参与镇痛调节的主要物质之一，相关研究表明推拿后血浆中儿茶酚胺含量下降越明显，尿中儿茶酚胺含量升高越显著，说明了推拿作用与调节体液中儿茶酚胺含量密切相关[8,10]。除此之外，推拿手法可通过调节自主神经系统来调节内分泌及脏腑功能[9]。

三、柔性整骨技术的临床应用

（一）颈椎

颈椎是大脑传递信息的关卡，并控制自主神经系统。颈椎内还包含了中枢神经、脑神经、末梢神经等重要的神经系统。而心脏、血管、汗腺、消化系统、呼吸系统、唾液、膀胱、平滑肌等生理活动，皆与自主神经系统密切相关。因此颈椎椎体的旋转错位、间隙的缩小都会影响相关脏腑的生理功能。

1. 第一颈椎寰椎

第一颈椎寰椎对应脑血管系统，当该部位出现错位时，会影响头部的旋转功能或出现头部倾斜，临床中可能出现头痛、偏头痛、神经质、头部发冷、健忘、眩晕、眼花、面瘫、低热等相关症状。

寰椎复位具体操作手法：让患者取坐位，施术者面向患者并用大腿夹住患者的患侧大腿，施术者一手抱患者头部，另一只手大拇指伸进患者耳孔，同时轻轻拨住寰椎，用轻柔意念力配合患者的深呼吸拨动寰椎，使椎体复位。

2. 第二颈椎至第五颈椎

第二颈椎对应的是眼部，当该颈椎不正位时可能会出现额窦炎、过敏性鼻炎、耳鸣、耳周边疼痛、眩晕、视力下降、斜视、耳聋、偏头痛、心动过速、排尿异常、高血压、失眠等疾病；第三颈椎对应的部位是脸颊、外耳、面部骨骼、牙及三叉神经，对应的疾病为三叉神经痛、神经炎、痤疮、湿疹、咽喉异物感、胸闷、颈痛、牙痛、甲亢；第四颈椎对应嘴、鼻、唇、咽等部位，若第四颈椎错位则容易出现流涕、失聪、扁桃体肿大、咽喉异物感、胸闷、肩痛、牙痛、嗳气、耳聋等症状；第五颈椎则对应声带、腺体、咽喉等部位，与之对应的慢性病为咽喉炎、声音嘶哑、眩晕、视力下降、心动过速或过缓、上臂痛或下肢瘫痪、过敏性鼻炎、神经衰弱。

第二颈椎至第五颈椎复位具体操作手法：患者取仰卧位，施术者大拇指抵患侧颈椎的旁凸，其余四指绕过后脑勺压住对侧耳孔，同时把头转向对侧，施术者另一只手托住患者下颌骨轻轻一拨颈椎自然复位。

3. 第六颈椎至第七颈椎

第六颈椎对应部位为肩颈部肌肉、扁桃体，若错位则有可能发生慢性咳嗽、肩颈疼痛、心律失常等疾病；第七颈椎对应肩关节和肘关节，对应的慢性病为滑膜炎、甲状腺疾病、低血压、心律失常、上肢后侧及尺侧麻木等。

第六颈椎至第七颈椎复位具体操作手法：患者取坐位或站位，十指交扣放于后脑勺，施术者位于患者体后，手臂穿过患者手臂内侧，手掌压覆患者手背，二者合二为一。施术者向上发力瞬间，依靠患者重力作用使颈椎空间打开同时完成复位。

（二）胸椎

胸椎主要与心、肺、肝、胃等脏腑生理活动相关，胸神经掌控的副肾所分泌的肾上腺素具有调节血压、控制炎症、缓解精神紧张等作用。胸椎段对五脏六腑的功能起着重要核心作用。

1. 第一胸椎至第四胸椎

第一胸椎对应部位为手、腕、食管、气管，该胸椎发生错位则会出现哮喘、咳嗽、呼吸困难、呼吸急促、手及前臂疼痛、上臂后侧痛、左上胸痛、心慌等症状；第二胸椎对应的部位为心、瓣膜、心包、冠状动脉，若发生错位则主要表现为心肺相关症状；第三胸椎对应的是肺、支气管、乳房，因此出现错位时会发生支气管炎症、肺炎、流感、心悸等疾病；第四胸椎对应胆囊、胆总管，胆囊胆管相关疾病则与之相关。

第一胸椎至第四胸椎复位具体操作手法：患者取坐位或站位，双手抱肩，施术者位于患者体后，环抱患者双臂，把患者手肘往下轻柔滚压，往回拉同时瞬间快速向上提起，依靠患者身体重力，使脊椎关节空间打开瞬间复位。

2. 第五胸椎至第十二胸椎

第五胸椎对应肝、腹腔神经丛、总循环系统，对应的慢性病为肝病、血压异常、关节炎；第六胸椎对应胃，因此第六胸椎出现不正位时多出现消化不良、胃痛、腹胀、胃及十二指肠溃疡等；第七胸椎对应胃、胰腺、十二指肠，溃疡、胃炎、肋间痛等疾病多与之相对应；第八胸椎对应脾，若出现错位可能会表现为抵抗力下降、肝及胃部不适等；第九胸椎对应肾上腺，错位后的临床表现多为过敏性疾病、上腹胀痛、糖尿病；第十胸椎对应肾脏，与之对应的慢病为动脉硬化、慢性疲劳、肾炎、腹胀、卵巢炎、糖尿病；第十一胸椎对应肾、输尿管、膀胱，错位则表现为皮肤粉刺、丘疹样改变、湿疹、疖子、胰腺炎、排尿异常、尿路结石；第十二胸椎对应小肠、淋巴系统，风湿病、不孕症、胰腺炎、糖尿病、肾炎为十二胸椎错位后可能发生的疾病。

第五胸椎至第十二胸椎复位具体操作手法：患者取仰卧位，双手抱紧双肩，施术者位于患者脊柱患侧的对侧，施术者一手拉起患者身体，一手掌心向上置于患者脊柱正下，棘突位于施术者掌心处，当患者恢复仰卧位时，施术者进行瞬间冲压，使胸椎复位。

（三）腰椎

腰椎主要影响大肠、小肠、肾脏、子宫、泌尿系统等脏腑的生理功能。

1. 第一腰椎至第二腰椎

第一腰椎对应大肠和腹股沟环，此关节问题可能产生的疾病为便秘、结肠炎、腹泻、肾脏区痛、排尿异常；第二腰椎则对应阑尾、腹部和大腿，该关节错位可能会引起痛经、呼吸困难、静脉曲张、胃脘痛、腹痛、糖尿病等疾病。

第一腰椎至第二腰椎复位具体操作手法：患者取坐位，一手环绕抱头，另一只手抱胸，施术者大拇指顶住腰椎患侧，让患者轻轻地扭转自然复位。要求患者坐姿正确，保持脊柱向上延展，椎体空间打开。

2. 第三腰椎至第五腰椎

第三腰椎出现问题可能产生的疾病为膀胱疾病、月经不调、少尿、两侧腰痛、腹痛、性功能障碍、膝盖内侧疼痛等；第四腰椎出现错位可能引发腰痛、腹痛、坐骨神经疼、排尿困难、尿频或尿少、大腿外侧麻疼放射至小腿外侧；第五腰椎对应的疾病为下肢血液循环不良、下肢后侧麻疼、无力、怕冷、下腹痛、遗精、月经不调、性功能障碍等。

第三腰椎至第五腰椎复位具体操作手法：患者取仰卧位，施术者一手压住腰椎对应的腹部痛点，另一只手拉对侧大腿，两手反向发力，嘱患者咳嗽震动腹腔，施术者腹部手助以推助力使腰椎通过患者腹腔震动复位。

（四）骶骨

骶骨对应胰脏、生殖器官，骶骨出现问题可能引发的疾病有排尿异常、子宫颈炎、前列腺炎、性功能障碍、关节病变、膀胱疾病。

骶髂关节修复具体操作手法：患者取俯卧位，施术者掌轻推骶骨，与此同时患者必须配合3～5组深呼吸。

（五）尾骨

尾骨错位可使免疫力下降，出现全身无力、皮肤粗糙等症状。

尾骨复位具体操作手法：患者取俯卧位，松解肛门周边的筋膜，施术者中指勾住尾骨，轻轻向外牵拉让尾骨复位。

（六）骨盆

骨盆的不正位包括外扩、倾斜、高低、旋转，都会直接导致脊柱错位以及脏腑、盆底肌功能问题，对臀形腿型也会造成一定影响，临床中多易出现股骨头坏死、膝关节炎性疼痛等疾病。

骨盆复位具体操作手法：患者取仰卧位，施术者抬起患者对侧腿使之屈膝，向患者身体对侧柔和发力并下压大腿外侧，同时嘱患者配合3～5组深呼吸。

耻骨复位具体操作手法：施术者将一只手掌压住耻骨，然后再发力压大腿外侧即可同时修复耻骨。

坐骨复位具体操作手法：患者取屈膝侧卧位，施术者位于患者体后，一手压髂骨，一手压坐骨支，配合柔和内力的同时嘱患者做3～5组深呼吸。

（七）上肢及肩关节

与肩关节、上肢关联的骨骼为肱骨、锁骨、肩胛骨。若肩关节紊乱，则手臂抬举会受限。若远端的手腕和肘关节代偿过多，则会引起肘关节疼痛、手腕疼痛以及手臂屈伸不利，也可能出现含胸、驼背、扣肩等体态问题。

肩关节复位具体操作手法：患者取坐位，患侧手臂放于体前，施术者双手握住患者双肩，一前一后轻轻上提，再向下轻轻顿力一拉，关节可复位。向后复位则嘱患者双手放于背后，施术者双手一前一后，向后轻轻推，使肩关节向后复位。

肘关节复位具体操作手法：患者取站位或坐位，施术者一手压肱骨，一手压尺骨，轻轻一抖使肘关节复位。

手腕关节复位具体操作手法：患者取坐位或站位，施术者双手大拇指压住患者掌骨（手腕关节近端），牵拉打开腕关节，轻轻向上一抖，向左右一晃，使其复位。

（八）髋关节

髋关节位置不正会出现股骨外旋，影响髋关节的功能，甚至会向下关联到远端膝关节，而柔性整骨的核心要点就是寻远端以解决根源问题。

髋关节复位具体操作手法：患者取侧卧位，施术者用手肘压住患者的股骨上端，嘱患者抬腿向上并配合呼吸，吸气向上，呼气向下，慢起慢落三到五个呼吸，让髋关节自然复位。

（九）膝关节

膝关节错位容易出现X/O型腿问题以及半月板损伤和滑膜炎，甚至会影响踝关节出现崴脚、拇外翻等问题。

膝关节复位具体操作手法：患者取俯卧位，施术者抬起小腿，让小腿垂直于地面，双手抱住小腿与膝关节连接处向内旋，轻轻一顿力向后拉，把关节空间打开使其复位。

（十）踝关节及指（趾）关节

踝关节复位具体操作手法：患者取仰卧位，施术者双手握住患者双脚，施术者大拇指在内，四指在外牵拉踝关节，轻轻顿力，让关节复位。

脚趾与手指关节复位具体操作手法：施术者双手握患者手指或脚趾牵拉打开关节空间，顿力向外拉使其复位。

（十一）面部骨骼关节

面部骨骼关节问题常会影响到面部的美观，并容易引起面瘫、三叉神经痛、鼻炎、下颌关节紊乱、鼻子塌陷或过度隆起、大小脸、嘴歪、高低眼、大小眼、颧骨过高或塌陷、太阳穴塌陷、额头狭窄等问题。

下颌关节脱位具体操作手法：患者取仰卧位，施术者双手托住患者的下颌，轻轻向上提，嘱患者配合呼吸，使下颌关节回到关节窝。

颧骨复位具体操作手法：施术者掌推患者颧骨下缘，同时向斜上方旋转到太阳穴的方向发力，嘱患者配合深呼吸。

鼻骨复位具体操作手法：施术者一手捏住患者鼻子上端，一手捏住鼻子下端，顿力打开空间，轻轻牵拉复位。

四、小结

综上所述，柔性整骨是传统自然疗法与现代医学有机结合的一种脊柱推拿方法。根据《黄帝内经》和《中医经络学》中的理论，从整体观出发，以因人施治为治疗原则，强调推拿手法既要刚中有柔、柔中有刚、刚柔相济，又要刚柔各别、辨证施法、各得其用。柔性整骨可在一定程度上缓解身心慢病等问题，具有疗效显著、作用广泛、安全性较高等特点，值得临床工作者学习和借鉴。

➢ 参考文献

[1] 陈建军, 李义凯. 脊柱推拿的定义 [J]. 按摩与导引, 2001, 17（2）: 4, 35.

[2] 田俊松, 应晓明, 李晓, 等. "分节段式"脊柱推拿手法对青少年特发性脊柱侧凸患者脊柱三维结构的影响 [J]. 中医正骨, 2022, 34（7）: 15-21.

[3] 安光辉, 赵毅, 姚斐, 等. 脊柱推拿治疗腰背及颈部疼痛的疗效和安全性的系统评价再评价 [J]. 中国循证医学杂志, 2015, 15（9）: 1010-1017.

[4] 莫灼锚, 张人文, 唐树杰. 脊柱"骨错缝,

筋出槽"理论的研究进展[J].中医正骨,2017,29(5):16-19.

[5] 师宁宁,沈国权,何水勇,等.脊柱推拿手法中的整体观念及其临床应用[J].中国中医骨伤科杂志,2015,23(2):67-69.

[6] 范志勇,吴山.基于"骨错缝,筋出槽"理论探讨林氏正骨手法治疗骶髂关节紊乱的特点[J].中医正骨,2021,33(5):47-49,53.

[7] 裴旭海.推拿手法柔和性的生物力学机理探讨[J].按摩与导引,2000,17(2):2-4.

[8] 常江.浅谈中医推拿手法治疗颈椎病的机理[J].求医问药(下半月),2013,11(9):136-137.

[9] 王强.简述推拿手法的机理与治疗原则[J].辽宁中医药大学学报,2011,13(1):83-84.

[10] 陆珍千,费季翔,刘志诚,等.从血浆与尿中儿茶酚胺和它的代谢产物含量说明推拿的镇痛作用[J].颈腰痛杂志,1994(4):199-200,263.

（整理者：北京中医药大学　王梓凝）

龙骨整脊治疗产后病特色探析

吴巧英

（福建医世家股份有限公司　361000）

摘要： 龙骨整脊是一种结合中医拔罐、推拿、中药外敷于一体的新型中医外治手段，具有活血化瘀、助阳祛邪的特殊功效。孕妇产后容易遗留多种疾病，其病因病机可归结为亡血伤津、元气受损、瘀血内停、外感六淫或饮食房劳所伤。经过理论分析及实践验证，龙骨整脊对于产后病具有良好的疗效，也由于其对脊柱的特殊调理作用，一些慢性病也可应用龙骨整脊治疗。

关键词： 龙骨整脊；脊柱；产后病；慢性病

整脊最早出现于公元前 2 世纪，首次记载于《五十二病方》[1]。由于实验科学方法的发展与研究，其治疗范围被广泛扩大，理论机制日趋清晰，手法也不仅限于推拿，囊括了针刺、艾灸、拔罐、注射、外敷药液等其他治疗方法，并且常常用于一些疾病的辅助治疗。人体背俞穴是脏腑之气输注于腰背部的特殊穴位，督脉与膀胱经分别走行于脊柱中央及两侧，督脉为"阳脉之海"，膀胱经为足太阳经，均为人体阳气最为充盛的经脉，因此脊柱的正常生理状态是一身阳气运行与维护的基础。整脊的治疗作用，与其通过背俞穴输注脏腑之气的生理意义以及走行督脉与足太阳膀胱经相关，可以通过整脊达到畅通血脉、补充阳气的效果，进而达到调理人体脏腑的目的。据现代医学研究，整脊手法治疗对于产后腰痛[2]、产后骨盆功能紊乱[3]、产后骶髂关节错缝等疾病都具有良好的疗效。通过整脊手法配合康复训练或中药治疗，可以有效刺激盆底肌肉神经功能，改善盆底肌状态，达到良好的产后康复效果。龙骨整脊是近年来出现的一种结合中医拔罐、推拿、中药外敷于一体的全新治疗手段，具有活血化瘀、祛风除湿、散寒止痛、温补阳气的功效。龙骨整脊通过拔罐推拿激活一身气血，使用特殊探头导入龙骨液及龙骨膜，可以达到纠正小关节错位，恢复肌肉韧带骨骼功能；透达慢性病灶反应点，恢复神经调节；调整经络系统，改善局部血液循环的目的。对于妇女的产后疾病，龙骨整脊是一种效果较好的特色康复手段。

一、龙骨整脊的操作流程

取俯卧位，调整至自觉脊柱处于正中位置，嘱患者全身放松，采集患者身体基本信息。测量患者两侧肩峰水平至腰骶关节水平的距离，确定患者有无高低肩；测量患者由腰骶关节水平与两侧膝关节背侧横纹的距离，确定患者有无长短腿；由风池穴开始，用双手拇指沿脊柱两侧向下推行，分别检查每一椎体的侧弯、突出、增生等问题，并在患者背部进行标记。

随后，开始治疗流程。首先沿患者脊柱两侧进行 RF 走罐至皮肤出痧，随时询问患者感受并及时观察记录出痧状态。之后在患者天宗穴、膏肓穴、大椎穴、八髎穴以及视患者身体状态或疾病情况确定的其他穴位进行定罐，五分钟后卸罐。卸罐后，将患者背部走罐使用的油性物质擦除干净，再沿走罐部位及颈椎两侧外敷龙骨液。提前用热水温热导入龙骨液使用的特殊探头，再使用探头及双手按摩患者背部，促进皮肤吸收。大探头按摩35分钟，小探头按摩15分钟，风池穴及风府穴只使用双手拇指按摩5分钟。龙骨液导入后，在患者背部贴敷龙骨膜，时长1.5小时。取下龙骨膜后，一次治疗过程结束，一般以连续治疗四至五天为一疗程。

二、龙骨整脊的机制探讨

龙骨整脊主要结合社会、环境、个人情况等因素，考虑患者身体状况，有针对性地对患者脊柱特定部位进行拔罐、推拿、龙骨液外敷等操作。由于人体脊柱、盆骨、肩胛骨等位置与人体背部肌肉收缩舒张情况具有很强的相关性[4]，因此首先对患者进行的查体尤为重要。当脊旁肌肉异常收缩，或由于背阔肌、髂腰肌等肌肉肌群收缩或舒张功能异常时，脊椎、骨盆等骨骼结构会由于肌肉的错误牵拉而处于不佳应力位置，久之则会产生疼痛甚至骨关节疾病。

查体结束后，仍取俯卧位，对患者脊柱两侧进行RF走罐、定罐等操作，使得患者异常肌群在外力的作用下得到放松；激活患者自身的血气，血气得以灌注于患者背部，为后续药液的充分吸收做准备；同时，皮肤出痧的部位、颜色、疏密等也可以为患者的辨证论治提供依据[5]。《灵枢·经络》云："凡诊络脉，脉色青则寒且痛，赤则有热……其暴黑者，留久痹也。其有赤、有黑、有青者，寒热气也。其青短者，少气也。"根据此理论，结合临床实践，龙骨整脊对于痧色有着独到认识。龙骨整脊理论认为，痧色紫黑色说明患者供血不足，且内有寒邪；若颜色发紫并伴有黑斑，提示患者气滞血瘀；皮肤色紫并有颜色深浅不一的斑块，患者多患有风湿；若皮肤颜色鲜红而艳、局部发热，提示患者多有阳证、实证、热证，火热炽盛或兼阴虚火旺；皮肤颜色红而稍暗，提示患者血液黏稠，血脂偏高，末梢循环不畅；皮肤出现痧斑或血疱，颜色灰白而色淡，提示患者体质虚寒，并伴有湿邪；皮肤微痒，提示有风邪、湿邪；表皮出现水疱、水肿，皮肤潮湿，提示患者寒湿明显。若拔罐后患者背部皮肤颜色清亮，且表皮恢复较快，则说明患者体质状态良好，或疾病将要痊愈。RF走罐是一种结合红外辐射，使皮肤肌肉升温的新型走罐方式，具有疏通气血、促进血脉流通的作用。定罐部位的选择视患者自身的寒热虚实而定，并根据患者自身情况及出痧状态，施以不同的定罐手法及时间。

龙骨液是一种纯中药提取液，具有活血化瘀、祛除风寒湿邪、补益身体阳气的作用。由于龙骨液主要为水溶性物质，卸罐后首先要去除患者背部的油性物质，以防其阻碍药液吸收。通过具有红外线电磁辐射功能的大探头与小探头，分别针对背部大小肌群以及督脉、足太阳膀胱经进行升温按摩，改善背部微循环，使龙骨液更好地导入吸收，同时通过探头纠正患者的小关节错位。龙骨膜是一种纯中药成分的敷膜，与龙骨液功效相近，但浓度更高，不易挥发。通过龙骨液、龙骨膜的按摩与贴敷，可以显著观察到患者背部出痧情况的变化。大部分患者在导入龙骨液并外敷龙骨膜后会出现痧消退的现象，说明患者体内的瘀血、风寒湿邪被有效地疏通祛除，人体阳气得到补充。最后，根据患者的查体情况、出痧状况及出痧消退速度，结合患者的具体病症及中医四诊，对患者进行运动、饮食、睡眠等方面的教育，使得患者更加了解自己的身体状态，达到更好的康复效果。

孕妇产后容易遗留多种疾病，其病因病机可归结为四点：亡血伤津、元气受损、瘀血内停、外感六淫或饮食房劳所伤[6]。由于产中或产后大量出血，或生产过程中腹腔压力过高，分娩常导致元气亏虚、瘀血内停，进而产生各种产后病。产后小便不通，是由于分娩过程中子宫内的压力过高，压迫膀胱及盆腔神经丛，导致膀胱肌麻痹，而表现出的小便点滴而下或闭塞不通，小腹胀急疼痛，下腹部膨隆，膀胱充盈而有触痛。由于阳气具有行水、固摄之功，部分患者未在产后即时补充阳气，可能长期出现漏尿遗尿症状[7]。产后血晕是我国孕妇死亡的主要原因，其发生主要由于子宫收缩乏力、胎盘损伤、软产道裂伤和凝血功能障碍[8]。尽管由于西医输血技术等抢救措施逐渐完备，孕妇产后出血死亡率已经大幅度下降，但是由于急性失血，许多产后出血病人在出院后仍旧遗留有体虚乏力、精神不振等虚弱症状，甚至多年难愈。由于气具有推动血液运行，统摄血液于脉内的作用，且与血液的化生息息相关，所以产后血晕病人应及时补充阳气。另外，产后抑郁是产妇分娩后常出现的一种精神病症，西医称之为"产褥期抑郁症"，其症状一般持续6～8周，甚至长达数年。明代《万氏夫人科》云："心主血，血去太多，心神恍惚，睡眠不安，言语失度，如见鬼神。"又云："产后虚弱，败血停积，闭于心窍，神志不能明了，故多昏聩。"说明本病多由产后血虚血瘀，血不养心，瘀血上攻所致[9]。《难经·二十二难》云："血得温则行，得寒则凝"，说明血液的正常运行需要阳气的温煦。另外，血液的生成需要水谷之精，水谷之精的吸收依靠脾胃阳气的运化，因此阳气对于血液的生成也具有重要作用。阳气具有推动血液运行、防止血液逸出脉外、帮助血液化生的作用，故阳气充足畅通则血液化源充足，运行通畅。通过龙骨整脊可以达到畅通血脉、补充阳气的效果，进而达到调理人体脏腑、促进产后病康复的目的。

三、龙骨整脊的应用展望

龙骨整脊对于一些慢性疾病也有一定治疗作用。由于龙骨整脊主要通过拔罐、推拿、导入龙骨液恢复患者阳气，排出体内邪气，进而起到治疗脏腑的作用，因此其应用可以尝试推广至脊柱手法治疗有效的一些病症。据研究，中医推拿联合康复治疗对于脑卒中后痉挛性瘫痪具有良好的疗效[10]，其病理机制主要是卒中后经络瘀滞、阳气亏虚，气血不能灌充经脉。而龙骨整脊相对于传统的推拿手法来说，具有更好的行气活血、补充一身阳气的作用，因此从机理上推断，龙骨整脊对于此类脑卒中后遗症可能具有一定治疗效果。对于其他中医病机为气血瘀滞、阳气亏虚或风寒湿邪引起的，且经脊柱推拿按摩、针灸治疗有效的慢性疾病，如寒湿痹阻型或气滞血瘀型强直性脊柱炎[11]、肠易激综合征[12]、神经根型颈椎病[13]等，现阶段临床证明龙骨整脊也具有一定疗效，但仍需大量临床试验数据支持验证。

参考文献

[1] 韦以宗.中医整脊学的历史与发展[J].首都医药，2003（6）：48-49.

[2] 郑亦斌，房明明，胡庆川，等.整脊手法配合呼吸训练治疗产后腰痛疗效的临床观察[J].中国疗养医学，2022，31（7）：724-727.

[3] 汤周泉，李素云.美式整脊结合康复训练治疗产后骨盆功能紊乱的临床效果[J].中外医学研究，2021，19（9）：182-184.

[4] 胡丽杰，李耀民，王连成.表面肌电技术在青少年特发性脊柱侧凸中的应用进展[J].生物医学工程与临床，2022，26（4）：524-529.

[5] 王美娟，单凯，陈泽林，等.从辨象论治探讨拔罐疗法的中医理论基础[J].中华中医药杂志，2022，37（8）：4822-4825.

[6] 张玉珍.中医妇科学[M].新世纪第二版.北京：中国中医药出版社，2002.

[7] 高平.按压按摩背俞穴治疗脘腹疼痛65例[J].新疆中医药，2004（3）：32-33.

[8] 徐蔚东，张永娟，杨洁，等.背俞穴挑治拔罐为主治疗急性支气管炎[J].针灸临床杂志，2006（8）：39-40.

[9] 何兴伟，黄建华.痿证从督脉论治探讨[J].中国针灸，2008（3）：231-233.

[10] 朱碧波，方勇，刘应龙，等.中医推拿联合

常规康复训练对脑卒中后痉挛性瘫痪患者的影响[J]. 河南医学研究, 2022, 31 (16): 3021-3024.

[11] 薛纯纯, 李晓锋, 笪巍伟, 等. 施杞辨治强直性脊柱炎经验[J]. 中华中医药杂志, 2022, 37 (10): 5774-5778.

[12] 王雅琴, 张瑞春. 中医推拿对治疗肠易激综合征的疗效[J]. 世界最新医学信息文摘, 2018, 18 (61): 144-146.

[13] 夏伟华. 整脊手法结合静力性抗阻训练对神经根型颈椎病康复作用分析[D]. 南宁: 广西中医药大学, 2022.

（整理者：北京中医药大学　彭馨瑶）

整脊疗法的研究进展与应用实例

张彩琴

（北京洲洪亮医学研究院　100078）

摘要：整脊疗法是一套以分筋弹拨、按压疏理等整复手法作用于脊椎，以促进督脉气血通畅，使病椎恢复正常，从而治疗脊椎损伤及相关疾病的一种方法。整脊疗法历史悠久，在临床上广泛应用于治疗颈椎、胸椎、腰椎异常引起的疾病。本文综合介绍了整脊疗法在相关疾病治疗中的应用，并列举应用实例"化浊毒龙骨整脊调津疗法"。

关键词：整脊疗法；化浊毒龙骨整脊调津疗法；临床应用；研究进展

整脊疗法是一套以分筋弹拨、按压疏理等整复手法作用于脊椎，以促进督脉气血通畅，使病椎恢复正常，从而治疗脊椎损伤及相关疾病的一种方法[1]。脊柱及周围筋骨的损伤疾患是常见病，根据世界卫生组织（WHO）统计，这类疾患的病人约占总人群的10%。在美国，脊柱伤患的发病率仅次于伤风而居第2位。在瑞典，其发病率则随伤风及牙病之后而居第3位。在中国，骨伤科门诊约有30%～50%是颈肩痛或腰背痛的患者，尤其好发于经常低头伏案工作或从事重体力劳动的人群[2]。

一、整脊疗法的历史源流

唐代孙思邈《备急千金要方》记载治疗腰部扭挫伤的手法："正东坐，收手抱心，一人于前据摄其两膝，一人后捧其头，徐牵令偃卧，头到地，三起三卧，止便差。"元代危亦林《世医得效方》首先采用悬吊过伸复位法治疗脊柱骨折："背脊骨折法：凡挫脊骨不可用手整顿，须用软绳从脚吊起，坠下身直，其骨使自归巢，未直则未归巢，须要坠下，待其骨归巢。"元代李仲南《永类钤方》介绍攀门拽伸法治疗腰部损伤："凡腰骨损断，先用门扇一片放地上，一头斜高些，令患人覆眠，以手伸上，攀住其门，下用三人拽伸，医者以手按损处三时久。"明代异远真人《跌损妙方》对颈部损伤："用高椅坐定，双手揉上"或"用双手端定耳门，抬伸上摄"。清代胡廷光《伤科汇纂·上髎手法图》记录治疗颈部损伤的"汗巾提法"，即用布兜从下颌和脑后兜住患者头颈部，然后系于医者的颈项部，医者先曲身相就，然后用双足踏住患者双肩而伸直脊背，这相当于现代颈颌布托牵引法[2]。

1807年日本人二宫献彦可著《中国接骨图说》，绘有十五母法，三十六子法，其中"熊顾法""鹤跨法""龙骑法"，即当今整脊疗法的前驱。1872年美国医生Still阐述脊柱推拿的技巧，并观察到头痛伴有颈上部肌肉痉挛的患者，推拿手法能够解除症状。脊柱检查病变部位，可以发现肌肉紧张、压痛和活动障碍，提倡用手法治疗。1892年Still在肯隆斯创立了整脊学校。1896年美国整脊疗法的创始人Palmer医生在治疗一位患耳聋达17年之久的病人时，偶然中用旋推法使一个扣之疼痛的棘突得以复位，而病人的听力则恢复正常。他认为脊柱是人类这个机器运动的控制器，几乎所有疾病都与脊柱有一定关系。据1967年统计,自1895年Palmer创办了第一所Palmer医院和整脊学院以来,美国共有12所得到美国整脊协会或国际整脊协会承认的整脊学院,整脊学院学生需在普通大学学习为期不少于2年的生化等预修课,学生中有学士、硕士或博士学位的医师比例很高。加拿大某整脊学院50%的新生有学士以上的学位,其教学内容与普通高等医学院基本相同[3]。

国际推拿学会成立于1926年,国际推拿协会结合脊柱推拿下了这样的定义:推拿的哲理是基于疾病、功能失常情况下,由于受压、劳损、牵拉了脊髓和脊神经,影响了神经传导和反应,脊柱从某个正常的解剖位置上偏离,整脊乃分析神经的传导和反应后,用双手矫正偏离的骨关节突,从而恢复了健康,而不用药物及外科手术[4]。

1969年中国空军某医院冯天有医师向北京老中医罗有明学习,总结一套以屈曲位脊柱旋转复位法为代表的整脊手法,自1975年开始多次举办全国性学习班,推广新疗法,产生了较大的影响。冯天有认为颈肩、腰腿痛主要是由于脊柱的正常解剖位置的微小变化而引起,手法可以恢复其正常的生理解剖位置,同时还可以缓解肌肉痉挛,调节神经反射,加强血液及淋巴循环,增进组织新陈代谢,而且能消肿止痛,促进损伤组织的迅速修复[5]。

二、整脊疗法的临床应用

(一)颈椎病变引起的相关疾病

1. 颈源性眩晕

陈锋将120例颈源性眩晕患者随机分组,手法治疗组采用旋转复位手法复位,对照组给予中药治疗,2组均以10天为1个疗程,2个疗程后统计疗效,结果显示:治疗组总有效率为91.7%,对照组总有效率为78.3%[6]。王振日对180例颈源性眩晕患者进行治疗,其中95例采用整脊手法治疗,85例采用针灸治疗,治疗组用揉、拿、分筋、理筋手法放松颈头肌、斜方肌、肩胛肌、菱形肌以及其他枕部肩背部肌肉然后做旋转复位法整脊治疗,隔日1次,5~7次为1个疗程,对照组行常规针灸治疗,隔日1次,1周为1个疗程,结果显示:治疗组总有效率为97.9%,对照组总有效率为16.5%[7]。赵国东等将110例颈源性眩晕患者随机分为观察组和对照组,各55例,均给予药物对症治疗,观察组患者在恢复期给予整脊法康复治疗,结果显示:治疗4周后2组颈源性眩晕症状与功能评估总积分明显高于治疗前($P<0.05$),两组间比较观察组高于对照组($P<0.05$)[8]。赵金华等将60例符合椎动脉型颈椎病诊断标准的病人做整脊手法治疗,首先采用松筋手法然后分别采取旋转复位法和侧旋提推复位法整复不同节段中有病理性偏歪的颈椎横突或棘突,隔天1次,10次为1个疗程,连续治疗2个疗程后,比较治疗前后症状评分及椎-基底动脉血流的参数变化,结果显示:60例中痊愈17例,显效22例,有效13例,无效8例,有效率为86.67%,治疗后症状评分及椎-基底动脉血流的参数均较治疗前有显著变化($P<0.01$),说明整脊手法能明显改善椎动脉型颈椎病患者的临床症状及椎-基底动脉血供[9]。

2. 颈源性头痛

安连生等治疗32例偏头痛,采用星状神经节阻滞,再用针刺疗法松解枕、颈、肩、背部粘连结疤的软组织接着用整脊手法矫正颈椎椎间关节紊乱,最后适当用颈围固定,结果显示:治愈8例,有效20例,无效4例,总有效率为88%[10]。吴明清等采用刃针疗法结合整脊手法治疗颈源性头痛,将120例颈源性头痛患者随机分为治疗组和对照组,每组各60例,治疗组运用刃针疗法结合整脊手法治疗,对照组予毫针加常规推拿治疗,结果显示:治疗组完全缓解60%,部分缓解26.7%,轻度缓解5%,无效8.3%;对照组完全缓解36.7%,部分缓解40%,轻度缓解5%,无效18.3%,说明刃针疗法结合整脊手法治疗颈源性头痛疗效显著，患者头痛症状可得到明显改善，较毫针加常规推拿治疗效果好[11]。

3. 颈源性失眠

杨来福等运用整脊疗法结合针刺治疗颈源性失眠患者 76 例，整脊疗法选用定点旋转复位法每 3 天一次，共治疗 10 次；针刺取穴：大椎、申脉、关元、照海、肺俞、心俞、膈俞、肝俞、脾俞、肾俞，留针 30 分钟，10 次为 1 个疗程，连续治疗 3 个疗程，结果显示：痊愈 45 例，显效 20 例，有效 5 例，无效 6 例，总有效率为 92.11%[12]。

4. 颈源性呃逆

王斌等采用整脊疗法加针刺拔罐治疗脊源性呃逆 50 例，分别行整肌理筋法、整脊摇正法治疗，针灸取穴以相应脊椎旁压痛点（阿是穴）为主，配取内关、足三里、胃俞、膈俞、中脘、列缺、阳陵泉、合谷、人中、内庭、太冲等穴再施以沿华佗夹脊穴走向拔火罐，结果显示：治愈 28 例，好转 20 例，无效 2 例，总有效率为 96%[13]。

5. 颈源性血压异常

杨宗胜等应用整脊疗法治疗颈源性高血压 15 例，通过理筋（药熨：每天 1 次，每次 30 分钟，10 天为 1 个疗程；针刺：取风池、风府、颈部华佗夹脊等穴，配合电针，每天 1 次，每次 20 分钟，10 天为 1 个疗程；推拿；针刀：每 10 天 1 次；调曲：根据颈椎错位类型选用手法，寰枢端转发、随卧位成角（0～15°）定点复位法、王氏卧位成角（30～45°）定点复位法、韦氏颈胸枢纽旋转法、颈胸枢纽端提法、颈椎过伸展法；练功。结果显示：痊愈 4 例，好转 9 例，无效 2 例，总有效率为 86.7%，痊愈者访半年以上未复发[14]。

（二）胸椎病变引起的相关疾病

1. 糖尿病

于兆华等采用推拿整脊法干预 2 型糖尿病，治疗组除服用常规药物外配合推拿、整脊疗法包括小杠杆整脊法、小关节按法、左右斜动按脊法、三维立体斜扳法、项法；对照组采用常规药物治疗，两组均治疗 30 天，结果显示：治疗组显效率为 58%，总有效率为 94.7%，对照组显效率为 6%，总有效率为 66%[15]。

2. 心律失常

何智芳采用整脊疗法结合水针治疗 83 例心律失常患者，通过放松颈胸背肌群后予俯卧冲压、仰头摇正、低头摇正、侧头摇正、侧卧摇肩等整脊疗法，10 天为 1 个疗程，1 天 1 次，每次 30 分钟；再给予水针疗法采用 10% 葡萄糖 15 mL，20% 胎盘组织液 4 mL，地塞米松 5 mg，劳损点或病椎椎旁注射，一次选 3～5 个点，每点注射 4～5 mL，结果显示：痊愈 56 例，显效 19 例，好转 8 例，总有效率达 100%，有效病例均随访观察 1 年半以上未见复发[16]。

3. 消化不良

张煜新等将功能性消化不良患者 60 例随机分为两组，治疗组采用整脊疗法治疗，对照组口服贝络纳治疗，结果发现治疗组及对照组治疗 4 周后症状改善总有效率分别为 96.5% 和 92.9%，半年复发率分别为 10.7% 和 34.6%，说明整脊疗法和贝络纳对功能性消化不良的近期及维持治疗均有良好疗效，但整脊治疗的疗效稳定性优于贝络纳[17]。

（三）腰椎病变引起的相关疾病

1. 腹泻

李永明等采用整脊疗法联合硝苯地平治疗慢性功能性腹泻 48 例，整脊手法 1 天 1 次，7 次为 1 个疗程，硝苯地平 10mg 舌下含服，1 天 3 次，结果治愈 33 例，显效 8 例，好转 4 例，无效 3 例，总有效率为 93.75%[18]。

2. 便秘

孙秀娟等将慢性功能性便秘患者 100 例随机分成两组，治疗组 50 例采用整脊手法并谷维素口服，对照组 50 例服用麻仁软胶囊治疗，疗程10天，2个疗程后统计疗效，治疗组治愈39例，好转9例，无效2例，总有效率为96%；对照组治愈23例，好转20例，无效7例，总有效率为86%，说明以整脊疗法并谷维素治疗慢性功能性便秘效果良好[19]。

（四）两个或两个以上脊段病变引起的相关疾病

黄炳炎等采用整脊复位治疗胸廓出口综合征50例，应用理筋法、理顺法、松解法放松颈部肌肉，根据患者不同部位进行手法整脊复位：颈椎旋转复位法、胸椎掌推法，结果治愈43例有效7例，总有效率达100%[20]。杨培林等采用整脊疗法治疗棘上韧带炎，将符合要求的32例患者分为两组，治疗组采用整脊手法配合运动疗法治疗，对照组给予自制消瘀止痛膏治疗，10次为1个疗程，结果治疗组有效率为100%，对照组有效率为85.71%，两组比较差异有统计学意义[21]。曾展鹏等采用整脊疗法治疗纤维肌痛综合征28例，应用整复手法予分筋疏理、拿点摩揉等舒筋活血；整脊疗法，即颈椎和上段胸椎的改变用颈椎定位旋转复位法整复，中下段胸椎的改变用膝顶复位法或迭掌按压复位法整复，对腰椎的改变用腰椎斜扳复位法或反背复位法，骶髂关节的改变用单髋过屈或过伸的复位法，每周2次，每次治疗间隔2~3天，4周为1个疗程，结果总有效率为96.43%[22]。

三、化浊毒龙骨整脊调津疗法

化浊毒龙骨整脊调津疗法是在挖掘和借鉴华佗脊道推拿"骨归位，筋还槽""正胸腔，调骨盆"的基础上，运用龙骨整脊调津中医疗法，恢复整个脊柱系统自身结构平衡、气血平衡，促其达到正常的生理状态，使机体恢复良好的代谢功能。"骨归位，筋还槽"包括理顺脊椎周边筋、腱，筋腱的疏理是对肝脏的调理，有利于舒筋活血通结，行气化瘀，达到升阳气、祛湿寒、排浊毒的目的；有利于保持肌肉系统正常态，纠正脊椎变形与错位，解决韧带、筋腱的固化、肌肉的粘连，改善肌肉韧带间的牵连及拉应力，调节经络气血及津液的流动，尤其是背部督脉、膀胱经的气血津液运行，防止脊柱压迫中枢神经系统和两侧经络系统；有利于干细胞生长发育，激活修复细胞，起到疏津、化津、调津、排津作用，防止津液在经络固结、凝胶化，以利气血、脉络、大小便畅通；有利于促进体内津液内循环，恢复脊椎的弹性，提高机体的应变能力，从而有效缓解和预防人体衰老，达到治慢病治未病的目的。

参考文献

[1] 孔力，邵明宇，徐炯. 浅谈整脊疗法[J]. 吉林中医药，2005，25（12）：37.

[2] 王和鸣. 整脊疗法的源流与发展[J]. 福建中医学院学报，2007，17（5）：37-39.

[3] 韦以宗. 中国整脊学[M]. 北京：人民卫生出版社，2006.

[4] 韦以宗. 中医整脊学的历史与发展[J]. 首都医药，2003，10（6）：48-49.

[5] 冯天有. 有关腰椎间盘突出症诊断与治疗的探讨[J]. 空军总医院学报，1990（3）：5-9.

[6] 陈锋. 整脊手法治疗颈性眩晕60例[J]. 南京中医药大学学报，2005，21（5）：312-313.

[7] 王振日. 整脊手法治疗颈源性眩晕的疗效观察[J]. 光明中医，2009，24（1）：51-52.

[8] 赵国东，赵文胜. 整脊法治疗颈性眩晕55例疗效观察[J]. 内蒙古医学杂志，2008，40（6）：740-741.

[9] 赵金华，王明杰. 整脊手法对椎动脉型颈椎病椎-基底动脉血流变的影响[J]. 河南中医，2011，31（7）：784-785.

[10] 安连生，夏红涛. 沿颈椎矢轴行小角度复位手法治疗颈性眩晕50例[J]. 河南中医，2011，31（4）：402-403.

[11] 吴明清，罗启年. 刃针疗法结合整脊手法治疗颈源性头痛临床研究[J]. 光明中医，2011，26（8）：

1620-1622.

[12] 杨来福, 王文彪. 整脊疗法结合针刺治疗颈源性失眠临床观察 [J]. 中国民族民间医药, 2010, 19 (7): 152-153.

[13] 王斌, 王雪婷. 整脊为主治疗脊源性呃逆临床体会 [J]. 中医外治杂志, 2004, 13 (2): 19.

[14] 杨宗胜, 白海冰. 整脊疗法治疗颈源性高血压 15 例 [J]. 实用中医药杂志, 2011, 27 (6): 400-401.

[15] 于兆华, 陈福香, 于尉杰, 等. 推拿整脊干预 2 型糖尿病的效果 [J]. 青岛大学医学院学报, 2008, 44 (5): 395-397.

[16] 何智芳. 采用整脊疗法治疗脊椎错位致心律失常 83 例 [J]. 按摩与导引, 2001, 17 (2): 17-18.

[17] 张煜新, 袁学雅, 邢增东, 等. 整脊疗法治疗功能性消化不良疗效观察 [J]. 中医药信息, 2009, 26 (3): 34-36.

[18] 李永明, 孙秀娟, 王红. 整脊疗法联合硝苯地平治疗慢性功能性腹泻 48 例分析 [J]. 中国误诊学杂志, 2009, 9 (34): 8495-8496.

[19] 孙秀娟, 李永明. 整脊疗法并谷维素治疗慢性功能性便秘疗效观察 [J]. 中国误诊学杂志, 2009, 9 (27): 6627-6628.

[20] 黄炳炎. 整脊疗法治疗胸部出口综合征 50 例 [J]. 现代中西医结合杂志, 2006, 15 (1): 80-80.

[21] 杨培林, 刘磊, 赵广有. 整脊疗法治疗棘上韧带炎 32 例 [J]. 长春中医药大学学报, 2010, 26 (4): 551-612.

[22] 曾展鹏, 周琦石, 黄学员, 等. 整脊疗法治疗纤维肌痛综合征 28 例疗效观察 [J]. 新中医, 2011, 43 (9): 54-55.

（整理者：北京中医药大学　王泽平）

赵氏快速接骨法的学术价值及应用前景

赵顺荣

（北京顺荣中医院 110000）

摘要：中医骨伤科有着悠久的历史和传承，赵氏快速接骨法在骨折治疗方面有独特的疗效。本文通过介绍赵氏快速接骨法的医术渊源、操作手法与临床应用，对赵氏快速接骨法的学术价值及应用前景进行展望。

关键词：接骨手法；骨伤；骨折；中药湿敷

中医治疗骨折疾病有着悠久的文化历史，在临床上有着独到的优势，并且疗效显著。赵氏快速接骨法通过手法复位、理筋治伤，兼以外敷药物消肿止痛，以保持机体气血畅通，并给予必要的制动，达到续筋接骨、活血止痛的目的。本文通过阐明赵氏快速接骨法的医术渊源、操作手法与临床应用，对赵氏快速接骨法的学术价值及应用前景进行展望。

一、中医骨伤科的历史背景

中医骨伤主要包括骨伤、筋伤、脱臼和内伤四大范畴，在千余年传承与发展的医疗实践中逐渐形成了"整体观念""辨证论治""气血并重""内外兼顾""动静结合"等关于因、机、证、治的卓越见解，为保障人类的健康做出了重要的贡献。

早在《黄帝内经》就有针对骨伤科生理特点的研究。黄满玉等[1]对《黄帝内经》有关骨伤科的条文进行梳理和总结，并通过骨折脱位、伤筋、劳损、内伤、杂病和其他共六大类系统，整理出有关骨、筋、关节、肌肉疾病的病因，并以整体观念和分证论治两大特点形成了"肾－骨－髓－脑"体系，这对后世骨伤科做出了重要贡献。隋唐时期，《肘后备急方》作者葛洪首次运用牵引手法整复颞颌关节脱位，首次采取竹板固定法治疗四肢骨折，对骨关节创伤进行整复与固定。葛洪所创的夹板固定法开创了中国骨伤科治疗骨折的新纪元[2]。宋金元时期《仙授理伤续断秘方》对骨伤科具有临床指导意义，该书系统总结了骨伤科基本理论，首次归纳了骨伤科疾病治疗的14个步骤，并将骨折治疗方法概括归纳为正确复位、夹板固定、功能锻炼和药物治疗四大原则，成为中医骨伤治疗骨折的基本原则[3]。明清时期，外力作用致筋骨损折，治法宜速整其骨，外用敷贴肌肉，内服调养营卫之剂，以逐去瘀血。清代《伤科汇纂》记载了骨折手法复位、外固定器材设计、固定与练功的运用等多方面内容，辨证治疗，充分体现"动静结合"、注重功能锻炼的治疗原则，从而加快骨折愈合的速度和治疗[4]。

近年来，随着现代医学技术的发展，中医骨伤科也在与时俱进。中医骨科的气血津液、经络等理论研究，更能从深层次揭示疾病的发生、发展及转归的内在机理，借助现代医学的先进技术，如影像学检查、麻醉技术、手术设备及医疗器械等，能更好地发挥优势，提高临床疗效。

二、赵氏快速接骨法的学术特点及操作手法

（一）医术渊源

赵氏快速接骨法创始人赵顺荣，1980年师从王保忠教授，在王保忠教授的指导下开始接触并学习中医基础理论知识，并在王保忠教授指导下运用中药湿敷技术治疗常见的间接性或直接性骨折。后又于白马寺骨科医院进修学习骨折类治疗技术，在高云峰老师的指导下熟练掌握了骨折整复技术和夹板固定技术，为后期独立实践治疗患者奠定了坚实的基础。通过两位老师的教导和自身在临床上的不断摸索，最终形成了自成体系的骨折整复技术与中药湿敷技术。

（二）中医学术思想

1. 整体观念

人是一个整体，牵一发而动全身。外伤侵及人体一部分，必然会累及出现全身症状，医者必须从病人的整体出发，对待局部损伤，并从病症的局部表现来推断患者内部整体的病理变化。伤于外的筋骨疾患，可通过气血辨证和八纲辨证，调节伤于内的脏腑病变，从而缩短病程，缓解症状。人体骨居其里，筋附其外，外力侵及人体，轻则伤筋亦名软伤，重则过筋中骨，又名硬伤。骨伤轻则局部肿痛，重则筋断骨折，甚至波及内脏，或致脏腑失调，或致阴阳离决而丧失生命。骨折必伤筋，筋伤则内动于肝，肝血不充，血不养筋，导致筋病难愈。此外筋伤束骨无力，亦会影响骨之愈合。因此，不论其单一受伤，或者两者皆伤，都会出现两者的功能协同障碍。由此可知治伤要筋骨并重，即使单纯的筋伤，从治疗开始也应注意维持和发挥骨的支撑及筋的运作，筋肉损伤应内外兼治，注重气血。骨折、脱位通过手法复位，理筋治伤；外敷药物消肿止痛，以保持气血畅通。对不利的活动给予必要的限制，达到骨折肢体制动与运动的辩证统一。

2. 辨证论治

外伤须分清主次轻重。在不同时期给予不同侧重处理，才能修复损伤，早日康复。骨折愈合在不同时期，机体有不同变化，要结合病人个体情况，进行辨证施治。急性期以"疼痛、气机逆乱、二便不通、邪无出路"为特点，用药以调气通利二便为主，待气顺二便通利后再服辛香走窜、活血逐瘀之损药；恢复期瘀血壅滞，易感风寒湿邪，形成痹痛，致功能障碍，用药以温补肝肾、祛风除湿、散寒止痛为主。对于体壮内有瘀血且标本俱实者，宜清、宜通、宜下；对于体虚瘀血夹杂者，以补肝血为先，缓治其本；为防止肝郁克脾，清肝的同时兼顾补益气血、健脾和胃。对于损伤内证中后期肾气虚弱者，筋骨腰部劳损日久伤及肾气者，以及习惯性关节脱位者，主张补益肾精[5]。

（三）优势

与传统中医接骨法相比，在诊断方面，赵氏快速接骨法不仅使用传统中医诊断方式来辨证骨伤的病因病机，还进一步吸取现代科学技术，使用相应的影像学检查，如CT、X线，使骨伤的病位诊断变得更加精确，从而能更好地指导临床治疗。

与西医骨折治疗相比，赵氏快速接骨法在治疗骨折早期软组织肿胀疼痛等方面治疗方法众多，中药内服以活血化瘀为基本原则，临床辨证施治，另有中药外治法、针灸疗法、练功、内服外敷法等多种方法，形成了有别于现代医学的独立诊疗系统，具有简、便、廉、验、副作用少且疗效持久等特点。

（四）诊疗过程

1. 骨折病诊断

骨折，因外伤等原因导致骨头截断、碎断、斜断、跹折、手足等猛折而使筋骨受伤，多来

自外力作用，即为金疮、坠堕、跌磕、压砸、击打、挫闪。此外，由于人体是一个有机的整体，情志不畅或劳倦所伤会影响脏腑功能，加重伤损后的病情变化。外力作用于人体导致骨断筋伤必然会累及气血，引起气血病变，而脏腑功能活动的物质基础是气血津液，经络能够联系并濡养全身的皮肉、筋骨，同时也是气血运行的通道，故局部皮肉、筋骨的损害会伤及气血、脏腑、经络。因此，中医骨伤病机主要分为伤及气血、犯伤五脏及内动经络三大类[6]。

现代医学认为骨折是骨结构的连续性完全或部分断裂。病人常为一个部位骨折，少数为多发性骨折。主要有三种病因：①直接暴力：暴力直接作用于骨骼某一部位而致该部骨折，使受伤部位发生骨折，常伴不同程度软组织损伤。②间接暴力：间接暴力作用时通过纵向传导、杠杆作用或扭转作用使远处发生骨折。③积累性劳损：长期、反复、轻微的直接或间接损伤可致使肢体某一特定部位骨折，又称疲劳骨折。

以中医四诊为基础，在望诊、问诊、触诊的基础上参照CT报告及X线片明确骨折部位，确定患者当前疼痛部位的损伤程度，判断其性质及病因。

2. 整复手法

复位原则：用手循摸骨位，将骨折脱位之关节复位，以子求母复位为原则，即复位是移动远断端（子骨）去凑合近断端（母骨）。

复位八法：骨折手法复位八种方法即拔伸、旋转、折顶、端提、捺正、分骨、回旋、屈伸。先向畸形方向牵拉，再利用回旋、端提、屈伸、挤按等手法把脱位子骨复回原位，并进行对位对线检查。

3. 药物湿敷

取备用中药湿敷粉剂200g，加入黄酒100 mL浸润中药粉，10分钟后加入适量温水搅拌至泥状并涂抹于患者骨折部位，涂抹厚度约8毫米。

4. 夹板固定

要求患者平躺，不可活动，用医用纱布包扎，外用木板固定，牵引悬空腿高于头部。

（五）适用范围

赵氏快速接骨法主要适用于因外力、挫闪引起关节、肌肉、筋膜部位骨折疼痛为主要症状的普通四肢骨折，相当于西医的桡骨远端骨折、肋骨骨折、股骨折等病，适应证范围广，主要针对闭合性骨折，即骨折处皮肤或黏膜完整，不与外界相通。粉碎性骨折、开放性骨折、肿瘤等病人不适用。

（六）注意事项

注意骨折病的鉴别，如出现下肢麻木无力、肌肉萎缩等表现的注意排除恶性肿瘤等疾病。治疗前严格消毒，注意力度的施压。既往有严重病史如心脑疾病等，慎重处理，建议上级医院就诊。注意详细了解患者病情，掌握骨折的部位及骨折的严重程度后进行复位，复位手法须轻巧、熟练。中药湿敷要注意观察患者皮肤的颜色外观，密切关注患者的病情。

三、赵氏接骨法的临床应用

（一）右下肢腿关节外踝骨折

1. 接骨手法

患者平躺，抬高右腿，用手抚摸患者疼痛处，嘱咐患者放松心情。医者对患者进行复位牵引对位对线，用手在患者骨折两端开始手法复位对接，双手用力同等拔伸至骨折面左右平衡，然后用手掌平压捺正，使骨折面高低达到平衡状态为止。最后在患者骨折的两端用双手对推完成骨折复位对线最佳效果。

2. 中药湿敷

取备用中药湿敷粉剂200g，加入黄酒100 mL浸润中药粉，10分钟后加入适量温水搅拌至泥状，涂抹于患者骨折部位，涂抹厚度约8毫米。

3. 夹板固定

用医用纱布包扎，外用适宜大小的木板固定，要求患者平躺，不可活动，牵引悬空腿高于头部。

4. 注意事项

在复位对线期间需注意检查复位情况，观察肢体外形，抚摸骨折处的轮廓，与健肢对比，并测量患肢的长度，即可了解大概情况。

（二）肋骨骨折

1. 接骨手法

根据CT、X线结果判断骨折部位，嘱患者取坐位或半坐卧位，双手举起，使用75%乙醇擦洗粘贴区域皮肤表面的油脂物以增加固定板的黏合性，施术者轻轻按压凸出部位的肋骨，嘱患者做深呼吸动作，借鼓气力将下陷肋骨膨起，并快速粘贴肋骨固定板。

2. 中药湿敷

取备用中药湿敷粉剂200g，加入黄酒100 mL浸润中药粉，10分钟后加入适量温水搅拌至泥状（赵氏快速接粉需要用80℃以上热开水拌湿外贴），厚敷于骨折部位，厚度约8毫米，之后使用纱布与夹板固定。

3. 夹板固定

肋骨多处骨折小夹板固定，先选好所用的固定夹板形状和厚度，一般夹板厚度在5毫米左右，因骨折位置不同选用的夹板长短亦不同。各骨折部位用不同弓形夹板和不同弧度的夹板固定，48～96小时可以达到自理运动。

4. 注意事项

肋骨骨折患者需经胸部X线、CT三维重建及高频超声检查明确肋骨骨折及其骨折部位。排除：①开放性肋骨骨折、连枷胸、严重血气胸需急诊手术；②肋骨骨折已合并肺部感染、肺不张等肺部并发症；③肋骨骨折伴发严重的胸部软组织损伤，局部皮肤条件不允许肋骨固定夹板治疗；④其他部位损伤，可能危及生命，需优先治疗的复合损伤。

（三）骨盆骨折

1. 接骨手法

接骨时，一医师向下拉住小腿，另一医师双手抓住盆骨向两边压，如有骨折合位的声音，抓盆骨的医师两手松开，检查骨折处的情况，并将膝关节收回，判断股骨头是否恢复了全部功能。

2. 中药湿敷

取备用中药湿敷粉剂200g，加入黄酒100 mL浸湿中药粉，10分钟后加入适量温水搅拌至泥状，外敷于骨折部位，敷药厚度约8毫米。

3. 夹板固定

用医用纱布包扎，用两片厚5mm、长30cm、宽5cm的木板条在外部固定，要求患者平躺，不可活动。

4. 注意事项

复位前检查患者有没有盆腔内出血和大小便出血现象，检查神经系统是否正常，体温是否正常，在各项检查正常的条件下方可手法复位接骨治疗。赵氏接骨手法在复位时一般不用麻醉药和止痛药，在接骨时病人的疼痛反应与是否复位密切相关，因为在接骨时医生要拉开骨折的差位去对骨头的断端，这需要患者疼痛时使用相反方向的力才能把骨折线拉开对位，如果使用麻醉药，患者难以用力，容易发生骨折断端远离，以至于对位困难。

（四）赵氏快速接骨法的治疗效果

治疗1500多例，经手法复位及湿敷1次（48小时内）加外部固定治疗后，大部分患者疼痛症状明显减轻，后期骨折愈合良好，关节功能恢复，有效率在90%以上；少数患者不注意保暖，减少了康复运动，此部分人群占10%，故无效率占10%。

四、赵氏快速接骨法的未来前景

中医中药在治疗骨折早期软组织肿胀疼痛

等方面治疗方法众多。以活血化瘀为基本原则，临床辨证施治，施以中药外治法，配合针灸疗法、练功、内服外敷等多种方法，形成了有别于现代医学的独立诊疗体系。赵氏快速接骨法治疗骨折具有复位率高，骨痂形成快，愈合过程加速，功能恢复好，花费少，病人易接受，临床疗效好的特点。

五、结语

中医治疗骨折疾病在我国已有悠久历史，具有独特疗效，在临床中已积累了丰富的经验，且疗效已被现代医学所证实。赵氏接骨法复位速度快、时间短，并且只针对复位闭合性骨折，安全性高。通过中药湿敷渗透、皮下吸收的方式，达到活血化瘀、消肿止痛、益气生血的作用，对骨折端愈合和缓解症状有显著的辅助效果。根据不同部位选取不同的夹板作为固定，具有灵活度大、机动力强的特点，对骨折的复位与愈合至关重要。这种疼痛少、效果快、疗效持久、副作用少的治疗方式，如果在临床上实现标准化、规范化，更能促进中医骨伤科的发展，给临床上提供更多的治疗手段，发挥更大的医疗效应。

参考文献

[1] 黄满玉，周国琪.《内经》伤骨科疾病汇通 [J]. 中国中医基础医学杂志，2005，11（11）：874-877.

[2] 覃纯初. 试论葛洪的创伤外科学术思想及其贡献 [J]. 广州中医药大学学报，2003，20（2）：173-175.

[3] 胡天喜，李响玲.《仙授理伤续断秘方》对骨伤科临床的指导意义 [J]. 中国中医药现代远程教育，2011，9（11）：8-9.

[4] 黄枫，李禾.《伤科汇纂》对"动静结合"理论的贡献 [J]. 中国骨伤，2005，18（12）：763-765.

[5] 李禾，黄枫. 从《正体类要》看薛己的治伤用药特点 [J]. 广州中医药大学学报，1996，13（3）：94-96.

[6] 季顺欣. 基于古代文献的中医骨伤诊疗理论研究 [D]. 沈阳：辽宁中医药大学，2016.

（整理者：北京中医药大学　赵梦繁）

声波治疗仪中医机理初探及其应用

王 影

（北京盛泰益华科技有限公司 100020）

摘要：声波治疗仪是通过转换器将特定频率的声波转换成相应频率的振动，对人体经络给予刺激。低频声波能够引发经络共振，导致循经微循环的改变，起到疏通经络，调整虚实气血，激发本经相关脏腑的效应，以达到防治疾病的目的。本文通过挖掘既往文献，结合《黄帝内经》五音五脏理论以及经络理论，探讨低频声波作用机制，旨在为声波治疗仪的应用提供理论基础。

关键词：声波；五音；经络；共振；声波治疗仪

经络运行人身气血，调节机体阴阳平衡，使体内脏腑与五官九窍、皮肉筋骨相互配合，协调一致，在人体整个生命活动中发挥着极为重要的作用。体感音乐低频声波是近年来新型绿色非药物疗法的研究热点之一，其工作原理是通过转换器将特定频率的声波转换成相应频率的振动，对人体经络给予刺激。现代研究表明8.5～97.3赫兹的声波频段可沿经络的路线传导，频率高峰集中在30～40赫兹，循经传导声信息，无论是频率，还是峰值，均较声背景的高[14]。基于中医经络理论，通过声波刺激，以调理身体疾病状态，纠正人体体质偏颇，声波治疗仪应运而生。本文通过挖掘既往文献，结合《黄帝内经》五音五脏理论、经络理论，探讨低频声波作用机制及在慢性病中治疗现状，旨在为声波治疗仪的应用提供理论基础。

一、声波共振与五音的关系探讨

中国传统音乐中的五音与中医中的脏腑，通过五行学说联系在一起，五音治病在中医典籍中早有提及。《黄帝内经》曰："天有五音，人有五脏，天有六律，人有六腑。此人与天地相参。"五脏与五音，六腑与六律，是一一对应的关系，五行是这种联系的枢纽[1]。《史记·乐书》载："故音乐者，所以动荡血脉……故宫动脾……商动肺……角动肝……徵动心……羽动肾"，明确了音乐的功能是引起脏腑经络共振。我们平时听音乐，常常感觉到喜怒、忧悲等情志变化，这些变化产生于身体气血阴阳的变化。没有脏腑经络共振，则无法产生脏腑气血阴阳的变化。

体感音乐疗法是指低频（16～160 Hz）声波能够被耳部以外的机体感受到，并引起生理机能的改变。目前国内外研究主要集中在声疗法对生命体征、情绪、血液生化、肌力等指标的影响。从物理力学角度来看，每种物质都会震动，但因为物质组成结构的差异，使每种物质固有的震动频率都不同。物质在一定频率的外力作用下以该外力的频率发生振动，当外力的频率与物质的固有频率接近或相同时，振幅会达到最大，也就是发生了共振，这种频率也就是共振频率。一般来说，一个特定的系统（不管是力学的、声学的还是电子的）固有频率是固定的，但是存在多个共振频率，共振频率一般是固有频率的倍频。假如引起振动的频率比较复杂的话，某个特定的系统会挑选出它的共振频率,而将其他频率过滤掉。在《管子·地员》中以三分损益法对古琴的弦长及音阶进行了规定,从中可以计算出五音音阶的振动频率[2]。

如果五脏发生了病变,在脏腑物质本身不变的情况下,固有频率也不会变化,而能量的传播介质发生了变化,当能量达到所作用的身体部位,因在传播过程的衰减不同,而表现出了功能亢进及减低,即中医所说的实与虚。物质的共振会产生能量,通过声波与五脏共振所产生的能量,对五脏固有频率振动所产生的能量进行纠正,"损有余而补不足"[1]。

当然,不是所有的共振都能起到治疗作用,音乐中常使用的频率范围大约是16～400Hz,人声及器乐中最富于表现力的频率范围大约是60～1000Hz[3]。从脏腑经络与声波频率共振的角度探讨中国古代的标准音,实验验证发现胃经的最佳共振音为宫音。刘文权[2]根据琴弦振动理论和音律学理论对五音序列进行物理学分析,结果表明五音序列与人体脉搏波前5次谐波具有确定的对应关系,进而调节人体经络脏器能量分配。

二、声波共振与经络的关系探讨

《黄帝内经》中"经脉者,所以能决生死,处百病,调虚实,不可不通"说明了经脉的气血运行正常对于疾病的治疗与康复起到决定性的作用,因此经络气血充足通畅才能达到阴阳平衡、身体康健的状态。现代研究已从电、声、光、磁、热及同位素等不同角度证明了经络的客观存在性。现代经穴声学特性实验研究表明,单一频率的声波在人体内的传播路径、频率、速度具有一定的特异性。

经络是人体运行气血,联络脏腑肢节,沟通上下内外的通道,如环无端,是周而复始的系统,是经脉和络脉的总称。目前,研究证明经穴与脏腑之间的特异性联系以及循经感传的客观存在,经脉线上的温度也与非经脉存在着规律性的差异,经脉线上存在同位素循经迁移的现象。另外,经络不仅具有低电阻、高电位、高发光的特性,还有着高导声和发出特异声频谱的特性。声测经络技术是在机械振动的刺激诱发下,以致物体内部产生微观的动态变化,多余的能量以应力波的形式被释放出来,产生声信息,用声感传器将声信号转为电信号,经放大后加以显示并记录。林立全等[4]通过声测胃经体表循行线实验,发现在每一个检测点上均测到与输入声波频率、波形一致的波,说明检测波均由输入波传导而来;经络循行线上测得的声波波幅值明显大于两侧对照点,其传导轨迹与古典文献描述的胃经体表循行路线基本一致。魏育林等[5]观察手六经不同腧穴及相应对照软组织对音乐声波的接收情况,发现不同经脉腧穴对音乐声波接收敏感性存在差异,肺经原穴太渊对音乐声波接收具有特异性,女性心包经原穴大陵和心经合穴少海的音乐声波接收强度高于男性。从中医经络学的角度探索体感低频声波对循经腧穴气血变化的影响,发现频率不同对腧穴气血的影响也不同,即不同频率的声波可以引起不同经络的谐频共振,引起该经络循经微循环的改变。

三、声波治疗在慢性病中的应用

人体是一个生物信息的整体,生命细胞是以代谢活动为基础,所有活细胞都能产生生物电流,并根据其代谢过程和状态发生变化。现代研究发现,声波具有促进人体经脉声信息传导的特性,能够降低人体经脉电阻抗,其与刺激强度、电极压力等有关[6]。人体诸多疾病和病理改变,可导致经络中的导电物质发生变化。功能性消化不良患者脾胃经腧穴导电物质明显偏低,可能与脾胃脏腑功能改变导致脾胃经络局部导电物质变化有关[7]。

播放低频声波诱发经络共振可成为治疗方法的一种,单独应用或与其他疗法合用,治疗经络肢体循环不佳产生的疾病,例如糖尿病周围神经病变、肢体麻木、发凉、疼痛、脑卒中、失语症等。声波经络共振疗法治疗糖尿病周围神经病变疗效确切，可使患者的临床症状改善，促进周围神经损伤的恢复[8]；低频声波经络共振疗法联合中药口服可以提高冠心病患者红外热图胸部低温区的温度，降低与周围的温度差，改善冠心病患者心脏部位的供血情况；基于声波气血共振的《黄帝内经》五音疗法可显著改善脑卒中患者患侧肢体循环，增强肢体的血氧供应，促进神经、肌肉功能的恢复；王尧等[9]对脑卒中后失语症患者进行3个月的声波康复治疗，发现康复治疗后，观察组患者语言理解、语言表达各项指标评分均高于对照组，即声波治疗能够有效促进脑卒中失语症患者语言功能恢复，提高患者语言理解、表达能力。有研究称，声波治疗为失语症的新型治疗方法，Vital Tones Aphasia Pro声波治疗包括2节刺激，第一节刺激依次为左颞叶、左岛、左中央前回、左侧角回、左缘上回、杏仁核，第二节刺激依次为海马、前小脑、左额下回、左侧前扣带、眶内回，通过声波刺激未损伤的左脑半球语言功能区域及神经腺组织活动性，并重建受损神经递质活动性，提高大脑皮层细胞能量代谢，增强其活性，进而加快大脑语言结构与功能重组，促进病变区域功能恢复；同时声波还可作用于脑干网状结构，兴奋神经与神经体液，促进其他功能区域的功能恢复，促进康复进程加快[10-11]。

此外，2020年3月，美国食品药品监督管理局（FDA）批准持续声波治疗（SAM）用于家庭处方，以治疗各种肌肉骨骼损伤。该疗法采用3mHz、0.132mW/cm^{2}强度的高频、低强度连续声波，在4小时的治疗过程中提供18 720焦耳能量[12]。有学者通过对接受SAM治疗的成人肌肉骨骼损伤和相关疼痛的研究进行分析，该研究纳入了颈部和背部肌筋膜疼痛/损伤的患者67例，确诊为骨关节炎的中度至重度膝关节疼痛的患者156例，肘关节、肩背和踝关节的全身软组织损伤的患者149例。结果表明，对于上颈部、背部和肩部疾病，与安慰剂相比，SAM治疗可改善疼痛和健康状况。对于膝关节疼痛患者，与安慰剂相比，SAM治疗能显著减轻疼痛；对于软组织损伤，与安慰剂相比，SAM治疗可改善功能和减轻疼痛[13]。

四、总结及展望

当前，人们对健康的要求越来越高，对绿色养疗的需求也越来越大。声测经络技术的出现，以"声至病所"为原则，引发经络共振，使得循经气血的变化，即循经微循环的改变，可以起到疏通经络，调整气血虚实，激发本经相关脏腑的效应，以达到防治疾病的目的。这就是声波治疗仪的基本机理。

声波治疗仪的治疗过程安全可靠，无毒副作用，无损伤性刺激，是一种值得推广应用的绿色疗法。其优越性与针灸、推拿、心理等非药物疗法产品形成鲜明的对比：非一次性，可以无限性循环使用，节省人力成本。以经络共振理论为指导，进一步深入声波治疗相关的临床研究，推广声波治疗仪的临床应用，可为更多慢性病患者健康保驾护航。

参考文献

[1] 潘良，樊笛，胡慧.基于声波共振原理探讨五音治病的作用机制[J].北京中医药大学学报，2016，39（9）：3.

[2] 刘文权，汪震，于文龙，等.五音序列与人体脉搏波关系的研究[J].中华中医药杂志，2010，25（12）：2006-2009.

[3] 黄力民.音阶与律制的数学背景[J].武汉音乐学院学报，2009（1）：6.

[4] 林立全，金红姝.足阳明胃经体表循行路线的声测实验研究[J].辽宁中医杂志，1997（10）：467-469.

[5] 魏育林，杨永，屠亦文，等.手六经腧穴对音乐声波接收差异性观察[J].中国针灸，2007，223（4）：269-272.

[6] 汤华瑜，徐珊珊，崇菲菲，等. 声波对人体经脉皮肤导电量影响的实验观察[J]. 辽宁中医药大学学报，2010，12（4）：222-223.

[7] 刘芳. 功能性消化不良患者心身症状及下肢脾胃经穴声电特性研究[D]. 北京：北京中医药大学，2007.

[8] 李洁，张波，郭雁冰，等. 应用红外热成像技术评价声学经络共振疗法对糖尿病周围神经病变患者的影响[J]. 针灸临床杂志，2016（10）：6.

[9] 王尧，朱金兰，赖晓飚，等. 声波治疗对脑卒中失语症患者语言功能的康复效果观察[J]. 内蒙古医学杂志，2018，50（7）：3.

[10] 蔡丽娇，林茜. 音乐疗法结合言语训练对脑卒中Broca失语抑郁患者康复的影响[J]. 中国康复医学杂志，2017，32（8）：3.

[11] 孙慧慧，卢艳华，李岩. 高频重复经颅磁刺激联合认知干预治疗脑卒中失语症患者的临床效果[J]. 中国医学装备，2017，14（4）：4.

[12]S. Winkler. 肌肉骨骼损伤的持续声波治疗，张长杰，王玫懿，译.[J]. 中国康复，2022，37（6）：1.

[13]S. L. Winkler, A. E. Urbisci, T. M. Best. Sustained acoustic medicine for the treatment of musculoskeletal injuries: a systematic review and meta-analysis[J]. BMC Sports Science, Medicine & Rehabilitation, 2021, 13（1）：159.

（整理者：《中华养生保健杂志》社　杨亚洁）

# 第二部分
慢病干预产品篇

枇杷的食养价值及应用前景

岑万嘉

（贵州省黔漠枇杷食品有限公司　562300）

摘要：枇杷属于蔷薇科枇杷属，具有丰富的食养价值。枇杷果具有润肺、止渴、下气的作用；枇杷叶具有清肺和胃、降气化痰的作用；枇杷花具有疏风散寒、止咳化痰的作用；枇杷根具有止咳平喘、通络止痛的作用。临床应用枇杷药膳，如枇杷膏、枇杷饮等，有助于治疗多种疾病。

关键词：枇杷；食养价值；应用前景；中医

一、枇杷药膳应用历史背景

枇杷属于蔷薇科枇杷属，原产于中国，是我国长江以南特有的水果，栽培历史悠久。1975年在湖北江陵发掘的一个2000多年前的西汉古墓，出土了枇杷核。枇杷浑身是宝，枇杷果、枇杷叶、枇杷花、枇杷根都有一定的食养价值。

枇杷果，性味甘酸、凉，《本草求真》云："入脾、肺，兼入肝。"有润肺、止渴、下气的作用，善治肺痿咳嗽吐血、衄血、燥渴、呕逆。正如《食经》所说："下气，止哕呕逆"，《滇南本草》云："治肺痿痨伤吐血，咳嗽吐痰，哮吼。又治小儿惊风发热"。按照果肉颜色可以分为白沙枇杷和红沙枇杷。《本草纲目》中记载白者为上，黄者次之。《本草纲目》中记载枇杷果能止咳下气，利肺气，止吐逆，主上焦热，润五脏[1]。

枇杷叶，是临床常用的止咳化痰药，性味偏凉，具有清肺和胃、降气化痰作用，善治肺热痰嗽、咳血、衄血、胃热呕哕。《本草纲目》记载枇杷叶可以治疗肺热咳嗽、反胃呕哕、鼻血不止、酒赤鼻、痔疮肿痛。《医学从众录》记载治疗痰火咳嗽，用枇杷50叶（去毛），水50杯，煎至5～6杯，再重汤炖至3～4杯，每药3茶匙，冬蜜1茶匙调下。[1]

枇杷花，味淡、微温，具有疏风散寒、止咳化痰作用，善治伤风感冒，咳嗽痰血。《贵州民间方药集》云："花蒸蜂蜜，治伤风感冒，润喉止咳。"《民间常用草药汇编》云："治寒咳。"亦治头风，鼻流清涕，可用枇杷花、辛夷等份研末，酒服二钱，日二服[1]。

枇杷根，性平味苦，具有止咳平喘、通络止痛的作用，善于治疗虚痨久嗽，关节疼痛。治关节疼痛之药膳：鲜枇杷根四两，猪脚一个，黄酒半斤。炖服（《闽东本草》）[1]。

二、枇杷营养价值与作用

（一）营养价值[1]

枇杷果：果实含水分90.26%，总氮2.15%，碳水化合物67.30%，其中还原糖占71.31%，戊聚糖3.74%，粗纤维2.65%。果肉含脂肪、糖、蛋白质、纤维素、果胶、鞣质、灰分（钠、钾、铁、钙、磷）及维生素B1、维生素C，又含隐黄素、β-胡萝卜素等色素。

枇杷叶：叶含挥发油，主成分为橙花叔醇和金合欢醇，还有α和β蒎烯、茨烯、月桂烯、对聚伞花素、芳樟醇、α-衣兰烯、α和β金合欢烯、樟脑、橙花醇、牻牛儿醇、α-荜澄茄醇、榄香醇、顺-β、γ-己烯醇和芳樟醇氧化物。还含苦杏仁苷、熊果酸、齐墩果酸、酒石酸、柠檬酸、苹果酸、鞣质、维生素B及维生素C等，又含山梨糖醇。

枇杷花：花含挥发油、低聚糖。

枇杷花蜜：属稀有蜜种，主要成分是碳水化合物、果糖、葡萄糖、麦芽糖及锌、铁、钾等矿物质和多种维生素。具有保护肝脏、保护心脑血管、润肺止咳、润泽肌肤等功效。

（二）主要作用[2]

1. 抗氧化作用

研究表明枇杷花在花蕾期、露白期、初放期、盛开期，抗氧化能力先上升后下降，枇杷花在露白期总还原力、总抗氧化能力、对DPPH自由基清除率、羟基自由基清除率均达到最高，分别为（0.67±0.01）mmoL/g、（61.50±0.21）mmoL/g、（74.28±0.73）%、（49.91±0.34）%[3]。枇杷核总黄酮提取液对羟基自由基的清除能力随着总黄酮浓度的增加而增强，当黄酮浓度为100 μg/mL时，可以清除55%的羟基自由基[4]。枇杷皮色素提取物对DPPH自由基、ABTS具有清除作用，具有一定的抗氧化活性[5]。枇杷叶乙醇提取液能够清除羟基自由基，作用随着浓度的增加而增强[6]。

2. 止咳化痰

枇杷花的醇提物高（4g/kg）、中（2g/kg）、低（1g/kg）3个剂量组均能有效延长氨水及枸橼酸引起的小鼠咳嗽潜伏期，减少咳嗽次数，具有显著的止咳功效。枇杷花的醇提物能够抑制P物质（引起咳嗽不良反应的物质）的释放，可能由此来发挥止咳作用。枇杷花的醇提物对小鼠灌胃给药，采用气管酚红排便法观察其祛痰作用，结果表明，枇杷花的醇提物连续灌胃7天后，能够显著加快小鼠气管纤毛运动速度，利于分泌物排出，具有一定的祛痰功效[7]。枇杷叶的乙醇提取物对二氧化硫刺激法引起的小鼠咳嗽、枸橼酸喷雾法引起的豚鼠咳嗽，能够明显延长咳嗽潜伏期、减少咳嗽次数。枇杷叶中的总三萜酸、熊果酸、枇杷苷I是主要的止咳成分。枇杷叶所含苦杏仁苷在下消化道被微生物酶分解出微量氢氰酸，后者对呼吸中枢有镇静作用，故有平喘镇咳作用[8]。

3. 免疫调节作用

枇杷叶三萜酸对环磷酰胺引起的免疫低下小鼠的巨噬细胞吞噬功能、血清溶血素及脾细胞的生成均具有明显的增强作用，能够减轻免疫低下小鼠的耳胀程度，提高小鼠的体液免疫力。枇杷叶三萜酸能够直接调节T淋巴细胞亚群中细胞的成熟和分化，恢复机体低下的免疫功能[9]。枇杷叶提取物能够增强鸡的免疫应答反应，从而提高机体的抗感染能力，有良好的免疫调节作用，对鸡群具有有效的保护作用[10]。T淋巴细胞亚群与哮喘的发生发展有关，是哮喘病理变化过程中重要的炎症细胞。研究表明枇杷叶注射液能够保持哮喘模型小鼠T淋巴细胞亚群CD4+/CD8比值的动态平衡，具有一定的免疫抑制作用[11]。

4. 抗病毒

0.8%枇杷叶提取物对人工感染传染性支气管炎病毒（IBV）的阳性对照组雏鸡的尿素氮（BUN）、CRE（肌酐）、谷草转氨酶（AST）、谷丙转氨酶（ALT）和乳酸脱氢酶（LDH）等生化指标均能显著降低。枇杷叶提取物能够促进尿酸、尿素氮的排泄，改善肾小球的过滤功能，对鸡的肾脏损害具有一定的疗效，且比利巴韦林治疗组的效果更好[10]。

5. 抗炎作用

枇杷叶中的齐墩果酸和三萜酸能够减轻鸡传染性支气管炎（IB）的炎症反应，减小肝细胞的损害，保护肝脏的生理生化功能[10]。

6. 抑菌作用

枇杷果渣醇提浸膏乙酸乙酯、石油醚、正丁醇、水萃取相对大肠杆菌、金黄色葡萄球菌、枯草芽孢杆菌均具有一定的抑制作用，其中乙酸乙酯相对抑菌作用最强，乙酸乙酯相对3种菌的最低抑菌浓度分别为6.25、3.125、3.125mg/mL[12]。

7. 抗癌作用

枇杷提取物中的乌苏酸、科罗索酸在体外对人前列腺癌PC-3细胞和小鼠黑色素瘤B16-F10细胞具有很好的抑制作用，齐墩果酸、2α、3α、19α、23-四羟基齐墩果酸对PC-3细胞也有一定的抑制作用。枇杷三萜类物质中乌苏烷型的抗癌活性强，随着浓度的增加而增强，齐墩果烷型的抗癌活性相对较低[13]。

8. 降血糖作用

谢筱琳等[14]的研究表明，枇杷叶乙醇提取物对注射肾上腺素引起的正常小鼠血糖升高具有显著的抑制作用，对口服葡萄糖引起的正常小鼠血糖升高具有显著的降低作用，对正常小鼠的血糖也具有明显的降低作用。

9. 消肿作用

枇杷叶的乙醚冷浸提取物局部应用对角叉菜胶性浮肿有强大抑制作用，抑制率达52%（角叉菜胶注射后2h），其活性成分经分离已证明为熊果酸和2a-羟基-亚油酸甲酯，后者与马斯里酸的甲酯化物相当[14]。

三、枇杷实践应用

（一）枇杷膏

主要原料：枇杷叶56片（新鲜者更佳，洗净毛），大梨2个（深脐者佳，去皮心，切片），白蜜半钟（先熬，滴水成珠，大便干燥者多加；大便溏泻者不用，以白糖代之），大枣半斤（或黑枣、徽枣皆可），建莲肉4两（不去皮）。

制作方法：先将枇杷叶放铜锅内（砂锅亦可），以河水煎出浓汁，用绸沥清汁，去叶与渣不用，后将梨、枣、莲、蜜和入煎熬，以莲肉融烂为止，用瓷瓶收贮，随意温热食之。如虚弱并不咳嗽者，枇杷叶不用，只用河水同煮；咳嗽多痰者，加川贝母1两（研极细末），俟煮熟时，入内煮1~2滚，取起；若吐血，用藕节21个捣汁同煮，冬用多制，久收不坏，夏月随食随制。

主治功能：劳伤虚损，吐血咳嗽，发烧，身体瘦弱，四肢酸软，精神疲倦，腰背疼痛，饮食不进，以及一切不足弱症。（方自《验方新编》卷三）

（二）枇杷饮

主要原料：枇杷叶去毛（烤干）15g，鲜芦根10g。

制作方法：将枇杷叶、鲜芦根用水煎煮取汁去渣，代茶饮。亦可放入白糖少许，或以滚开水沏，代茶饮。

主治功能：清热止呕。适宜于胃中燥热、失其和降而气逆作呕等症。（方自《保健药膳》）

（三）枇杷叶粥

主要原料：枇杷叶约15g（鲜60g），粳米约100g，冰糖少许。

制作方法：先将枇杷叶用布包入煎，取浓汁后去渣，或将新鲜枇杷叶刷去叶背面的绒毛，切细后煎汁去渣，入粳米煮粥，粥成后入冰糖成稀薄粥。

主治功能：清肺、化痰、止咳、降气。适宜于肺热咳嗽、咳吐黄色脓性痰或咳血、衄血以及胃热呕吐呃逆等。（方自《保健药膳》）

（四）枇杷雪梨百合银耳汤

主要原料：银耳50g，百合1小把，雪梨半个，冰糖30g，枇杷果6个。

制作方法：把银耳、百合和冰糖倒入锅中，加适量水，中火煮约30分钟，加入切好的梨片，再煮10分钟，最后加入枇杷果肉，大火煮8分钟，把汤汁收成2碗。

主治功能：祛火降燥，润肺止咳。

（五）藕百枇杷汤[16]

主要原料：鲜藕100g，百合、枇杷各30g，白糖适量。

制作方法：将鲜藕去皮，节洗净，切片；枇杷去皮及核，与百合同放锅中，武火煮沸后，大火炖至烂熟，白糖调味服食。

主治功能：滋阴润肺，清热止咳，适用于肺结核咳声低怯，痰少，午后潮热不甚，颧红等。

（六）枇杷姜汁饮[16]

主要原料：枇杷150g，姜汁适量。

制作方法：将枇杷去皮核，榨汁，与姜汁适量混合均匀饮服，每日2～3次。

主治功能：和胃止呕，适用于胃气上逆所致的呕吐。

（七）枇杷花粥[16]

主要原料：枇杷花10g，大米100g，冰糖适量。

制作方法：将枇杷花择净，水煎取汁，加大米煮粥，待熟时调入冰糖，再煮一二沸即成，每日1剂。

主治功能：宣肺止咳。适用于伤风咳嗽。

四、枇杷未来前景

近几年，以绿色经济为导向、以传统产业经济为基础，以经济和环境和谐发展为目的的绿色生态产业像雨后春笋般在中国的大地上发展了起来。例如，贵州黔漠枇杷食品有限公司的枇杷产品基地，以枇杷种植来治理5万余亩石漠化生态，将原来寸草不生的石漠变成了如海绿洲。该地处于中亚热湿润季风地带，所生长的枇杷叶、花、果的食药成分是同类的5倍之多。该企业在生产优质绿色枇杷鲜果的同时，充分开发利用枇杷的各种价值，开发了枇杷面、枇杷蜜等一系列食药产品，促进了农村种植结构和产业结构的调整与优化，提高了枇杷的种植积极性，增加了收入。

五、结语

枇杷在南方广泛种植，枇杷中的化学成分具有抗氧化、止咳化痰、免疫调节等药理作用，具有较高的药用价值和食用价值，且次生代谢产物往往含量不高，长期服用无毒副作用，适合研发预防和保健产品，可研制多种药食产品，开发前景广阔。

参考文献

[1] 南京中医药大学. 中药大辞典 [M]. 上海：上海科学技术出版社，2006.

[2] 冯航. 枇杷主要药效成分及药理作用研究进展 [J]. 西安文理学院学报（自然科学版），2015，18（2）：14-16.

[3] 芦艳，鲁周民，樊美丽. 枇杷花不同花期醇提物抗氧化活性的比较 [J]. 现代食品科技，2013，29（9）：2141-2145.

[4] 徐光富，李博. 枇杷核总黄酮的提取及对羟基自由基清除作用的考察 [J]. 广州化工，2012，40（21）：75-77.

[5] 孙丹中，薛才宝，陈国军，等. 枇杷皮色素提取物的体外抗氧化活性研究 [J]. 安徽农业科学，2013，41（3）：1273-1274.

[6] 贤景春，何雪燕. 枇杷叶多酚提取工艺及其抗氧化性研究 [J]. 食品科学，2013，38（11）：209-216.

[7] 陈晓芳，张倩，吴文倩，等. 枇杷花醇提物止咳化痰作用实验研究 [J]. 中成药，2013，35（1）：167-169.

[8] 王立为，刘新民，余世春，等. 枇杷叶抗炎和止咳作用研究 [J]. 中草药，2004，35（2）：174-176.

[9] 葛金芳，李俊，胡成穆，等. 枇杷叶三萜酸的免疫调节作用研究 [J]. 中国药理学通报，2006，22（10）：1194-1198.

[10] 何玉琴，林标声，黄素华，等. 枇杷叶提取物对人工感染IBV生化指标及抗体影响 [J]. 龙岩学

院学报,2013,31(5):59-62.

[11] 韦祎,唐汉庆,李晓华,等.枇杷叶注射液对哮喘模型小鼠T淋巴细胞亚群的影响[J].中国中医急症,2013,22(7):1151-1152.

[12] 姜少娟,刘晓莉.枇杷果渣提取物的抑菌活性[J].青岛科技大学学报:自然科学版,2013,34(4):368-370.

[13] 陈欢.枇杷叶化学成分及抗癌活性的研究[D].北京:北京化工大学,2012.

[14] 谢筱琳,钟颖.枇杷叶乙醇提取物降血糖的实验研究[J].中医药导报,2009,15(5):93-94.

[15] 国家中医药管理局《中华本草》编委会.中华本草[M].上海:上海科学技术出版社,1999.

[16] 胡献国.药食两用说枇杷[J].保健医苑,2013(4):60-61.

(整理者:山东中医药大学附属医院　王怡斐)

甄金玉露向日葵花粉植物饮料及其食养价值与应用前景

许 扬[1] 金湘范[2] 侯密聚[3]

（1. 中国医学科学院药用植物研究所 100000）
［2. 御露堂健康科技（北京）有限公司 100000］
（3. 中国中医科学院 100700）

摘要：甄金玉露向日葵花粉植物饮料的主要成分皆为药食同源品种，富含多种活性成分，具有一定的药用价值，特别在降尿酸方面有着显著功效。本文通过探究甄金玉露向日葵花粉所含成分的研制背景及营养价值，介绍其制作技术的原理与特点，对其在未来药膳市场的发展进行推广和展望。

关键词：向日葵花粉；痛风；高尿酸血症；药膳；药理作用

药膳源于传统的饮食文化，在传统医学理论的指导下，使烹调后的食物发挥药用功效，达到养生防治疾病的目的。本文通过探究甄金玉露向日葵花粉植物饮料主要成分的应用历史、营养价值，阐述其主要作用、制作技术及相关药膳食品的应用，展望并推广其在未来药膳市场的发展。

一、甄金玉露向日葵花粉植物饮料的研制背景

药膳作为中医学的重要组成部分，在中华人民的健康疗养方面做出了重要贡献。如今药膳在总结前人经验的基础上，吸收现代科学理论，并采用先进技术使药膳食品的功效最大化，不仅增加口服吸收率，还使药膳食品更加精准靶向病灶。甄金玉露向日葵花粉植物饮料采用药食同源之品，具有相对完备的药膳理论基础。向日葵作为该饮料的主要成分之一，最早记载于明代王象晋的著作《群芳谱》中，并将其描述为"丈菊"，即向日葵。《中华本草》记载："向日葵叶降压，截疟解毒。主治高血压，疟疾，疗疮。"《全国中草药汇编》记载："养肝补肾，降压，止痛。主治高血压，头痛目眩。"《浙江药用植物志》言其："祛风，透疹。治小儿麻疹不透。"向日葵全身皆可入药，其中花盘药性甘、寒，归肝经，能够平肝止血、清热止痛[1]；民间验方中，向日葵花盘在治疗哮喘、妇女经期疼痛、胃痛等疾病中疗效显著。肉桂，为樟科植物肉桂的干燥树皮，其味辛、甘，性大热，归肾、脾、心、肝经，补火助阳，具有引火归原、散寒止痛、温通经脉之功效。《神农本草经》记载："主上气咳逆，结气喉痹吐吸，利关节，补中益气。"《别录》言其："主心痛，胁风，胁痛，温筋，通脉，止烦、出汗。主温中，利肝肺气，心腹寒热、冷疾，霍乱转筋，头痛，腰痛，止唾，咳嗽，鼻齆；能堕胎，坚骨节，通血脉，理疏不足；宣导百药，无所畏。"《药性论》论其："主治九种心痛，杀三虫，主破血，通利月闭，治软脚、痹、不仁，胞衣不下，除咳逆、结气、拥痹，止腹内冷气，痛不可忍，主下痢，鼻息肉。"随着向日葵及肉桂的食用药用价值的不断发掘，其产生的新型药膳食品会进一步涌入市场。

二、甄金玉露向日葵花粉植物饮料的配方分析及特点

（一）配方

甄金玉露向日葵花粉植物饮料的主要配料为向日葵花粉、肉桂、罗勒叶等。

（二）君类成分

向日葵又名向阳花，向日葵花粉为配方中的君类成分，其主要功效为清热燥湿、理气消滞、平肝祛风。去籽实后的花盘含有丰富的活性物质，如多糖、绿原酸、黄酮类物质等。多项药理活性研究表明，向日葵花盘提取物在治疗和预防痛风方面有较好效果[2]。研究发现：葵花盘中的乙酸乙酯萃取物能够清除过氧化氢和羟自由基达到强抗氧化性[3]。葵花盘还能够有效治疗心绞痛，动物实验表明葵盘水浸膏透析液不仅能够对抗垂体后叶素引起的兔心收缩力减弱，还能够增加猫冠脉流量，甚至提高小鼠耐缺氧能力[4]。葵花盘总黄酮对于食品中大肠杆菌、金黄色葡萄球菌、枯草芽孢杆菌等致病菌有显著的抑制作用[5]。葵花盘片治疗三叉神经痛疗效显著，安全且不良反应少[6]。南开大学的研究成果证实：葵花盘的某种物可以有效降低血压，其作用原理主要是外围性的，通过缓慢持久的扩张血管，使外围阻力下降，同时减慢心率使心排血量降低，最终达到降压目的[4]。

（三）臣类成分

配方中的臣类成分是肉桂、余甘子。

肉桂主要功效为补火助阳、引火归原、散寒止痛。现代药理学研究主要含有挥发性成分、多糖类成分、倍半萜及其糖苷类成分和黄酮类成分，其中还含有肉桂酸、桂皮酸、丁香酸和胆碱等其他成分。现代药理学研究表明肉桂有降尿酸、抗肿瘤、抗炎等多种药理作用，可治疗多种疾病，具有多种用途。肉桂中的多种成分都对肿瘤细胞有抑制作用，可加快癌细胞凋亡。研究[7-8]发现野菊花和肉桂皮提取物的混合物可通过抑制黄嘌呤氧化酶活性和增加尿液排泄来改善高尿酸血症。曾琼瑶等[9]发现肉桂中的肉桂多酚能通过阻断细胞周期进程、诱导肿瘤细胞凋亡等方式消灭肿瘤细胞。Pannee C[10]比较了肉桂叶油和肉桂醛对脂多糖（LPS）激活的J774A.1细胞的作用，两种油在$1\sim20\ \mu g/mL$时均能显著抑制LPS激活的J774A.1细胞产生NO，其同样抑制促炎细胞因子和趋化因子TNF-α、IL-1β、IL-6、MCP1和MIP1-α的mRNA表达。

余甘子性凉，味甘、酸、涩，归肺、胃经，具有清热凉血、消食健胃、生津止咳的功能。常用于血热血瘀，消化不良，腹胀，咳嗽，喉痛，口干等病症。民间一直有服用该药治疗痛风的习惯，并且与其他药材一起配制成复方使用，如藏药十五味乳鹏丸，对于关节红肿疼痛、发痒、痛风、黄水积聚均有良好疗效[11]。岑志芳等[12]发现余甘子提取物正丁醇和乙酸乙酯部位对大鼠痛风性关节炎有明显的抗炎镇痛作用，其作用机制是通过抑制局部组织和血清炎症介质（PGE2和TNF-α）的释放而减轻炎症反应。

（四）佐类成分

配方中的佐类成分主要为罗勒叶、玉米须、菊苣、栀子。

罗勒叶被称作"西餐中的香料之王"，是唇形科植物罗勒的全草，有疏风行气、化食消积、活血解毒的功效。此药味辛、性温，入胃、大肠、肺、脾经，可以用于外感导致头疼，也可以用于治疗腹胀、胃脘部疼痛、泄泻，以及用于治疗月经不调。另外，此药对于跌打损伤也有治疗作用，也可以用于治疗蛇虫咬伤，以及皮肤的湿疹和分泌物很多的皮损情况。罗勒叶提取物对自由基具有较好的清除效果，对小鼠

肝脏自发性脂质过氧化作用和抗脂质过氧化具有明显的抑制效果，可以开发为一种高效的天然的抗氧化剂[13]。

玉米须为禾本科玉蜀黍植物玉米的花柱和柱头，是我国传统的中药材，《中华人民共和国药典》1977年版收载并认为其有利尿、泄热、平肝、利胆之功效，含有多种对人体有益的化学成分，如多糖、黄酮类、挥发油、皂苷、生物碱等。民间用途：口服玉米须用于治疗尿道炎、夜间遗尿症、前列腺炎和急、慢性泌尿系统炎症及痛风性关节炎有特效。律广富等[14]发现玉米须总黄酮提取物能促进尿酸在肾脏中的排泄，改善尿酸对肾脏的损害。姜彤伟等[15]经过相关研究发现，玉米须黄酮类化合物可以抑制黄嘌呤氧化酶（XOD）活性，从而降低体内尿酸水平，达到治疗痛风的目的。

菊苣既是维吾尔族、蒙古族的习用药材，亦是《中华人民共和国药典》2020版收载的中药材，功效清肝利胆、健胃消食、利尿消肿，用于湿热黄疸、胃痛食少、水肿尿少。临床上用于治疗代谢性疾病、皮肤病、消化系统、泌尿系统等多种疾病。王雨等[16]经过研究发现菊苣提取物能降低高尿酸血症大鼠血尿酸水平，增加肾脏尿酸清除率，降低肾脏Glut9的蛋白表达，抑制肾脏尿酸重吸收，从而促进肾脏尿酸排泄；并发现[17]高尿酸血症状态下肠道尿酸排泄异常与肠道屏障病理改变有关，综合调节肠道屏障，维护肠道内稳态，是维药菊苣提取物促进肠道尿酸排泄的重要环节。

栀子为茜草科植物栀子的干燥成熟果实，是我国常用中药，应用历史悠久，是《中华人民共和国药典》2020版收载的中药材，具有泻火除烦、清热利湿、凉血解毒之功效，用于热病心烦，湿热黄疸，淋证涩痛，血热吐衄，目赤肿痛，火毒疮疡，外治扭挫伤痛。朱继孝等[18]研究发现栀子乙酸乙酯提取部位和水液部位为降尿酸活性部位，其降尿酸作用部分机制是通过抑制黄嘌呤氧化酶的活性。胡庆华等[19]发现栀子苷对氧嗪酸钾盐致小鼠高尿酸血症具有明显的改善作用，其作用机制可能是通过抑制XOD活性和调节尿酸转运体的表达水平实现。

（五）饮料特点

甄金玉露向日葵花粉植物饮料具有四大特点：

（1）采用纯本草药植"内生水"精华露剂成分，无农残、无重金属、无任何化学成分。

（2）其有天然安全清淡向日葵花粉香气，适合日常饮用，有助于体内尿酸的代谢与排出。有效促进人体新陈代谢，帮助"多应酬"人群保持身体正常代谢。

（3）未添加本草甄露和水以外的成分，放心饮用无负担。

（4）零卡路里，零香精香料，零防腐剂，零糖分。

三、甄金玉露向日葵花粉植物饮料与痛风

（一）痛风

痛风（Gout）是一种由于嘌呤代谢紊乱，导致嘌呤代谢的终产物尿酸含量异常升高引起的代谢性疾病[20]。高尿酸血症定义为男性血清尿酸盐超过7.0mg/dL，女性为5.7mg/dL[21]。痛风分为原发性痛风和继发性痛风两大类。高尿酸血症往往被认为是痛风的生化基础，也是痛风最主要的临床症状，常伴随急性痛风性关节炎发生。

近年来，随着人们生活条件的提高以及饮食结构的改变，高尿酸血症和痛风的发病率逐年上升，成为严重危害人类健康的疾病，对人们正常的工作与生活产生了巨大的影响。大量研究证实，长期的高尿酸症状会导致肾机能障碍、氧化应激和炎症反应，与动脉粥样硬化、肾结石、胰岛素抵抗、高脂血症、高血压等疾

病的发生、发展密切相关[22]。高尿酸血症的发病率日益增高，已成为威胁人类健康的重要疾病之一。针对高尿酸血症的病因，降低尿酸生成或增加肾脏中尿酸排泄是治疗方向。

对于患有严重痛风的患者，需要根据患者个体来选择合适的降低尿酸的药物，以降低血尿酸并且加速清除尿酸盐晶体。降低尿酸的药物可以分为两类，一类是抑制尿酸生成药物，比如别嘌呤醇、非布索坦；一类是促尿酸排泄药物，代表药物有丙磺舒和苯溴马隆。

（二）甄金玉露向日葵花粉植物饮料治疗痛风的相关实验研究

徐勇军等[23]以氧嗪酸钾结合酵母膏建立高尿酸血症小鼠模型，将48只IC雄性小鼠随机分为正常组、模型组和剂量组，通过测定血清中尿酸（uric acid，UA）、肌酐 creatinine，Cr）、尿素氮（blood urea nitrogen，BUN）的含量和黄嘌呤氧化酶（xanthine oxidase，XOD）活性，以评估向日葵花粉降尿酸的效果。结果与模型组相比，各剂量向日葵花粉均不影响实验动物体重化，向日葵花粉能极显著降低UA、Cr、BUN的含量和抑制XOD酶活性（$P<0.01$）。结论：向日葵花粉对高尿酸血症小鼠的尿酸含量有显著降低作用。

甄金玉露代谢饮料受试于华南医院，实验组中动物的尿酸值水平显著下降与苯溴马隆对照组的降尿酸水平持平。

四、甄金玉露向日葵花粉植物饮料的技术与应用前景

金湘范先生秉承甄法工艺，精选药食同源道地原料，经过无数次的实验和科学的生物测试，辅以生命科学咨询团队的研究，最终呈现出纯净、天然、芳香的透明本草系列产品。源承古法，守正创新，采用独家研制的本草甄露VNP+精萃技术，将几近失传的甄露剂型得以复兴。本草甄露集气、味、香于一体，携带本草全谱物质、信息和能量，保留其原有的活性；超微小分子团（平均50Hz）结构，具有极强的渗透力、扩散力、溶解力、代谢力；不添加任何化学溶媒，完全由本草植物自身的精华构成，可安心服用。

（一）制作技术原理及技术特点

1. 技术原理

在陶皿核心内胆放置植物，在多层陶皿外围中加减放置木炭、草灰，加减数量形成温度变化，在内胆形成负压，使植物中的组织细胞液沿其内在循环网状结构滴滴渗出。VNP+技术无蒸汽外源水，全态提取，激发分子能量，自内而外精炼析出。有效解决本草纯化与提取方法的异质性和复杂性。其创新性具有以下三点：

创新一：揭示了本草甄露的物理形态特征、主要化学成分变化规律与品质风味形成机理，探明了本草甄露主要功能成分组成。

创新二：发明了本草甄露调控精炼及品质快速醇化等加工新技术。

创新三：发明了本草甄露高效安全提取技术，研制了植物、矿物、动物、真菌系列提取新工艺，研发了方便型、功能型、时尚型中医药大健康新产品。

2. 技术特点

（1）非人工外界作用的真空负压态，引导跨学界课题

相关学术界的评价：该真空负压方式不是传统人工的降压或者是抽空气的方式，而是利用分子内能的释放形成真空态，是一种跨学界的课题。利用这种真空提取方式是目前物理学很难解释清楚地物理现象，作为最大限度地提高各种药材中的药理成分"植物菁华"功能性的新的技术，势必受业界广泛的关注。

（2）负压降低沸点，低温汽化不破坏化学组成

负压态降低了细胞组织液的沸点，在不破

坏化学组成形态下使组织液不断被汽化从而被析出。

（3）按植物组分分组多态复合全效析取草本原露

该技术的核心是将植物成分进行分组，将物理化学特性相近的组分采用相适宜的提取方法进行分组提取，达到高效提取的目的。

（4）小分子液态结构（NMR 值仅 50Hz）——长年不腐

创新工艺析取的原露 NMR 值仅 50Hz，制造出世界上最小的小分子团液态（常规纯净饮用水 NMR 值在 80Hz～120Hz）形式——微小分子团水，这种微小分子团直径约有 0.5 纳米，饮用后可以不用通过消化系统而直接通过血管壁细胞膜进入血液，穿透到达病原体，可迅速补充人体营养和能量，显著增强体力，迅速增强人体新陈代谢水平，加快向日葵玉露中活性营养物质直接被人体有效吸收，吸收率高达 99%。

与此前发现的小分子水不同，此种微小分子团呈六边形结构特点，化学特性极其持续稳定，抗氧化性极强，在加热状态下仍然呈现微小分子团状态，常温下保质期更长达 10 年。

（5）全成分提取，营养更均衡

创新工艺的全成分提取，遵从自然规律，不破坏植物中天然营养配比，全成分析提取，更符合中医道法自然的基本原则。

（6）过程零添加、提取液无残留

在 48 小时的析取过程中，没有任何物质（包含水、化学溶剂）的添加；提取液中分离并去除了农残、重金属等有害物质；最终残留物仅为草本纤维，可直接作有机肥、燃料或培养基。

（二）未来前景

金湘范先生率团队历经 8 年之久协同研究开发，创新开发了新型的草本全效甄露制备技术——真空负压小分子全效甄露析取技术，并建立了一整套完备的本草甄露制取工艺（22 道复杂工序），以精细化、自动化、高效化为设计宗旨，传承中医精髓，让中医养生标准化、可追溯，并最终成功走向国际市场。

五、结语

甄金玉露向日葵花粉植物饮料，采用内蒙古巴彦淖尔盐碱地生命之花——向日葵花的花粉等配料，适合日常服用，可加快嘌呤代谢排出，主动监测、调节尿酸平衡。其应用的本草甄露技术将有效解决传统中医药产业化难点，实现中医药产品标准化、规模化、洁净化，为中医药产业链提供了底层 API 技术平台，将成为改变药食同源大健康产业规则的创新者。本草甄露扩大了中医药的应用领域，有助于引发中医药在大健康领域产品创新，通过新技术、新配方、新产品嵌入到传统企业与品牌中打通一条互相依存、互惠互利之路。

➤ 参考文献

[1] 孔倩倩，丁双婷. 向日葵叶药用研究进展 [J]. 现代医学与健康研究电子杂志，2018，2（1）：158.

[2] 滕美玉. 葵花盘提取物抗痛风及抗高尿酸血症活性研究 [D]. 长春：吉林大学，2017.

[3] 索金玲. 向日葵花盘中有效化学成分分析及抗氧化性测定 [D]. 乌鲁木齐：新疆大学，2010.

[4] 白嘉璇，孙冉，丰明凤，等. 向日葵化学成分及药理活性研究进展 [J]. 中国现代中药，2022，24（9）：1808-1822.

[5] 许中畅. 向日葵花盘总黄酮的提取、纯化及其活性研究 [D]. 长春：长春工业大学，2016.

[6] 胡文彬，韩咏竹，季俊虬，等. 葵花盘片治疗经典三叉神经痛的初步疗效观察 [J]. 安徽医药，2013，17（5）：828-830.

[7]Lee YS, Kim SH, Yuk HJ, et al. DKB114, A Mixture of Chrysanthemum Indicum Linne Flower and Cinnamomum Cassia（L.）J. Presl Bark Extracts, Improves Hyperuricemia through Inhibition of Xanthine Oxidase Activity and Increasing Urine Excretion[J].

Nutrients, 2018, 10 (10): 1381.

[8] Lee YS, Son E, Kim SH, et al. Synergistic Uric Acid-Lowering Effects of the Combination of Chrysanthemum indicum Linne Flower and Cinnamomum cassia (L.) J. Persl Bark Extracts[J]. Evid Based Complement Alternat Med, 2017, 2017: 9764843.

[9] 曾琼瑶, 张文静, 张昱, 等. 肉桂油活性成分（E）- 肉桂醛对结肠癌细胞增殖与凋亡的影响[J]. 中国临床药理学与治疗学, 2019, 24 (9): 997-1001.

[10] Pannee C, Chandhanee I, Wacharee L. Antiinflammatory effects of essential oil from the leaves of Cinnamomum cassia and cinnamaldehyde on lipopolysaccharide-stimulated J774A.1 cells[J]. J Adv Pharm Technol Res, 2014, 5 (4): 164-170.

[11] 侯开卫. 余甘子化学成分及其在民族民间传统医药中的应用[J]. 中国民族民间医药杂志, 2002, 11 (6): 345.

[12] 岑志芳, 张继平, 李海燕, 等. 余甘子提取物对尿酸钠诱导大鼠急性痛风性关节炎的作用研究[J]. 中国药房, 2011, 22 (47): 3.

[13] 王忠合, 林泳生. 罗勒叶黄酮的提取及其清除自由基作用[C]//2009 年中国农业工程学会农产品加工及贮藏工程分会学术年会论文集. 2009: 59-63.

[14] 律广富, 仇志凯, 常诗卓, 等. 玉米须总黄酮提取物对痛风性肾病大鼠肾脏尿酸排泄的影响[J]. 中成药, 2018, 40 (6): 4.

[15] 姜彤伟, 徐建, 王晓明, 等. 玉米须中抑制黄嘌呤氧化酶活性组分的筛选及其作用[J]. 吉林大学学报: 医学版, 2011, 37 (3): 4.

[16] 王雨, 林志健, 聂安政, 等. 菊苣提取物对高尿酸血症大鼠肾脏果糖转运体 9 表达的影响[J]. 中国中药杂志, 2017, 42 (5): 6.

[17] 王雨, 林志健, 边猛, 等. 维药菊苣提取物对高尿酸血症状态下肠道屏障的影响[J]. 中华中医药杂志, 2018, 33 (5): 6.

[18] 朱继孝, 曾金祥, 罗光明, 等. 栀子降尿酸有效部位研究[J]. 中国实验方剂学杂志, 2012, 18 (14): 3.

[19] 胡庆华, 朱继孝, 李宁, 等. 栀子苷对氧嗪酸钾盐致小鼠高尿酸血症的作用及其机制研究[J]. 中南药学, 2013 (10): 011.

[20] NUKI G, SIMKIN P A. A concise history of gout and hyperuricemia and their treatment[J]. Arthritis Res Ther, 2006: 8.

[21] GIBSON T J. Hypertension, its treatment, hyperuricaemia and gout[J]. Current opinion in rheumatology, 2013, 25 (2): 217-222.

[22] 马红梅. 高尿酸血症发病机制及药物治疗进展[J]. 中国城乡企业卫生, 2021, 36 (9): 22-24.

[23] 徐勇军, 吴伟, 黄春敏. 向日葵花粉对小鼠高尿酸血症作用的实验研究[J]. 食品与药品, 2021, 23 (3): 215-218.

昆布、马齿苋食养价值及应用前景

孔庆博

（北京孔氏中医院　110000）

摘要：昆布、马齿苋含有丰富的营养，是具有食用价值和药用价值的经济作物。本文探究昆布及马齿苋应用的历史背景、营养价值、作用分析及药膳产品应用，对其未来的推广和应用前景进行展望。

关键词：昆布；马齿苋；药膳；药理作用

药膳源自我国的传统饮食和中医食疗文化，赋食物以药用、强身健体、固本培元、防病治病。昆布、马齿苋作为药膳的重要原料，亦具有诸多的食疗价值和药用价值。本文探究昆布及马齿苋应用的历史背景、营养价值、作用分析及药膳产品应用，对其未来的推广和应用前景进行展望。

一、昆布及马齿苋药膳应用历史背景

药膳是中药学的重要组成，是古人上千年的食疗保健经验。早在《周礼》中就记载了"食医"。食医主要通过掌理调配"六食""六饮""六膳""百馐""百酱"的滋味、温凉和量来调补周天子的身体。《黄帝内经》更是提出"毒药攻邪，五谷为养，五果为助，五畜为益，五蔬为充，气味合而服之，以补精益气"的论点，这为药膳的发展提供了理论基础。昆布即海带，《本草经疏》载："昆布，咸能软坚，其性润下，寒能去热散结，故主治十二种水肿，瘘瘤结气、瘘疮。"《名医别录》《本草拾遗》《玉楸药解》都对昆布的药用功效进行了详细的阐述。马齿苋是一年生肉质草本药食两用植物，已被划定为药食同源的101种植物之一。《唐本草》记载马齿苋的功效："主诸肿瘘疣目，捣揩之；饮汁主反胃，诸淋，金疮血流，破血癥瘕癖，小儿尤良；用汁洗紧唇、面疱、马汗、射工毒涂之瘥。"是常见的药食两用植物。

二、昆布及马齿苋搭配营养价值与作用

（一）富含多聚糖和氨基酸

昆布富含多聚糖，其主要有藻胶素、海带聚糖、藻胶酸，由 L-岩藻糖、D-半乳糖基组成的杂多糖-褐藻糖及其硫酸酯。昆布也含有多种氨基酸，如海带氨酸、谷氨酸、天冬氨酸、脯氨酸、蛋氨酸、组氨酸和半胱氨酸等。韩果萍等[1]通过对总多糖的分离纯化，得到3种多糖 POL Ⅰ b、POL Ⅱ a、POL Ⅲ。POL Ⅰ b主要由葡萄糖、半乳糖组成，POL Ⅲ由阿拉伯糖、木糖、果糖、甘露糖、半乳糖和葡萄糖组成。

（二）降血脂作用

马齿苋多种成分具有调血脂和抗动脉粥样硬化作用，不同成分的作用机制不同。马齿苋中富含 α-亚麻酸等 ω-3 脂肪酸，具有调血脂和抗动脉粥样硬化作用，亚麻酸可避免胆固醇在体内堆积，从而避免形成动脉粥样硬化[2]。李

德远[3]发现，海带岩藻糖胶经口服能有效降低小鼠的血清胆固醇水平，最佳剂量为150mg/kg，在入药后4h左右作用明显，同时150mg/kg剂量也能较好地防止高胆固醇血症的形成，因而有降脂、维护心血管正常功能的作用。

（三）降糖作用

昆布中的海带多糖不仅能够降低糖尿病小鼠的血糖参与糖代谢，而且能调节糖尿病小鼠的蛋白质代谢，缓解糖尿病病情[4]。马齿苋治疗糖尿病的机制可能是通过保护和修复胰岛细胞，提高胰岛素水平，改善糖代谢及脂肪代谢，进而控制血糖，改善症状并减少并发症的发生[5]。

（四）对机体免疫功能的影响

昆布多糖能明显增强体液免疫功能并能提高外周血T细胞的数量，马齿苋多糖对发挥提高免疫作用起到最主要的作用。陶贵斌等[6]研究发现马齿苋多糖可以激活巨噬细胞并能增强其吞噬能力，提高NO分泌水平并保持在安全范围内，促进巨噬细胞分泌免疫因子IL-6和肿瘤坏死因子-α（TNF-α），从而刺激T/B细胞，实现免疫级联反应，最终实现增强免疫的作用。

（五）抗肿瘤作用

昆布的主要成分昆布多糖可直接杀伤肿瘤细胞、抑制血管生成、诱导细胞凋亡及调节机体免疫，进而具有抗肿瘤及抑制肿瘤细胞生长扩散的作用。马齿苋的生物碱、多糖、黄酮及脂肪酸通过不同的机制发挥抗肿瘤作用，比如马齿苋生物碱可降低血管内皮生长因子（VEGF）水平，干扰VEGF的代谢，抑制肿瘤血管生成，从而抑制肿瘤的发生发展[7]。

三、昆布及马齿苋实践应用

昆布、马齿苋通过制作工艺加工成植物饮品，具有增强机体免疫、抗疲劳、提升呼吸道抗菌能力的优点。昆布马齿苋植物饮品主要配料为马齿苋、余甘子、花椒、芡实、昆布、香橼、白芷、桃仁、淡豆豉、松花粉、黑胡椒、荜茇、薤白、草果、薄荷、槐米、榧子、菊苣、芫荽、姜黄、藿香。

（一）昆布马齿苋固体饮料配方依据

昆布味咸，归肝、胃、肾经，有软坚散结、消痰利水之功，用于痰饮水肿。化学成分主要含有多糖、氨基酸、二苯并二氧化合物及多种微量元素等。现代药理学研究，昆布具有调节甲状腺功能、降压、降脂、降糖、抗凝等作用。

马齿苋酸，寒，归肝、大肠经，有清热利湿、解毒消肿、消炎、止渴、利尿作用。现代药理学研究，马齿苋可以用于抗炎、提高免疫力、降糖、降压、抗肿瘤等。

香橼辛香行散，苦燥温通，又兼酸味，归肝、脾、肺经，有疏肝理气、宽中、化痰之效。用于肝胃气滞，胸胁胀痛，脘腹痞满，呕吐噫气，痰多咳嗽。

花椒味辛，性温，归脾、胃、肾经，主邪气咳逆，温中，逐骨节皮肤死肌，寒湿痹痛，下气。用于脘腹冷痛，呕吐泄泻，虫积腹痛；外用：湿疹，阴痒。

黑胡椒味辛，性热，具有温中散气、下气止痛、止泻、开胃、解毒的功效。主治胃寒疼痛、呕吐、食欲不振、中鱼虾毒。

荜茇味辛，性热，归胃、大肠经，具有温中散寒、下气止痛的功效。可以用于脘腹冷痛，呕吐，泄泻，偏头痛；外治牙痛。现代药理学研究，其具有抗菌作用，并对流感病毒有抑制作用，有明显抗惊厥和镇静作用。

草果是药食两用中药材大宗品种之一，常用作调味香料，全株可提取芳香油。果实入药，具有燥湿健脾、除痰截疟的功能。主治脘腹胀满、反胃呕吐、食积疟疾等症。

榧子性平，味甘，具有杀虫、消积、润燥的功效，用于治疗虫积腹痛、小儿疳积、燥咳、便秘、痔疮等症。

姜黄，能行气破瘀、通经止痛，主治胸腹胀痛，肩臂痹痛，月经不调，闭经，跌打损伤。

藿香味辛，性温，归脾、胃、肺经，可化湿醒脾、辟秽和中、解暑、发表。用于湿阻脾胃、脘腹胀满、湿温初起、呕吐、泄泻、暑湿发热恶寒、恶寒发热、胸脘满闷。

薤白，归心、肺、胃、大肠经。味辛则散，散则能使在上寒滞立消；味苦则降，降则能使在下寒滞立下；气温则散，散则能使在中寒滞立除；体滑则通，通则能使久痼寒滞立解。

芫荽性温，味辛，具有发汗透疹、消食下气、醒脾和中之功，主治麻疹初期透出不畅、食物积滞、胃口不开、脱肛等病症。芫荽辛香升散，能促进胃肠蠕动，有助于开胃醒脾，调和中焦。芫荽提取物具有显著的发汗清热透疹的功能，其特殊香味能刺激汗腺分泌，促使机体发汗，透疹。

菊苣味微苦、咸，性凉，归脾、肝、膀胱经，功能清肝利胆、健胃消食、利尿消肿。可以用于湿热黄疸，胃痛食少，水肿尿少。

槐米为豆科植物槐的花蕾，有凉血止血、清肝泻火的功效。用于便血、痔血、血痢、崩漏、吐血、衄血、肝热目赤、头痛眩晕。

余甘子是大戟科叶下珠属植物，果实富含丰富的维生素，供食用，可生津止渴、润肺化痰，治咳嗽、喉痛，解河豚中毒等。初食味酸涩，良久乃甘，故名"余甘子"。树根和叶供药用，能解热清毒，治皮炎、湿疹、风湿肿痛等。

淡豆豉性味苦寒，具有解表除烦、宣郁、解毒之功。用于伤寒热病，寒热，头痛，烦躁，胸闷。有微弱的发汗作用，并有健胃、助消化、抗骨质疏松、抗动脉硬化、降血糖等作用。

薄荷性味辛凉，归肺、肝经，具有辛凉解表、清利头目、疏肝解郁等作用。现代药理学发现其具有抗病毒、镇痛止痒、杀菌、抗刺激等作用。

芡实，益肾固精、健脾止泻、除湿止带。芡实是一个收涩药，其药性甘、涩、平，归脾、肾经。在临床上，常应用于遗精滑精、脾虚久泻、带下病的治疗。善益肾固精，可治疗肾虚不固的腰膝酸软。

桃仁味苦，无毒，破血行瘀、润燥滑肠。治经闭，癥瘕，热病蓄血，风痹，疟疾，跌打损伤，瘀血肿痛，血燥便秘。现代药理学研究桃仁可抗炎，抗过敏，镇咳，润肠，杀虫，扩血管，增加组织血流量，抑制血栓形成，有一定的溶血作用。

松花粉味甘性温，归肝、脾经。味甘益脾，气温能行，脾为胃行其津液，输于心肺，所以润心肺。益气者，气温益肝之阳气，味甘益脾之阴气。有延缓衰老、抗疲劳、增强免疫力、抗前列腺增生、降低血脂、降低血糖、保护肝脏等药理作用。

方解：君药昆布、香橼、马齿苋，三味相合，主打功效为行气散结，利咽解毒。臣药分为两组，一组选用花椒、白芷、黑胡椒、荜茇、草果、栀子、姜黄、藿香、薤白、芫荽，加强温中暖胃、杀虫解毒之功；另一组选用菊苣、槐米、余甘子、淡豆豉、薄荷、薄荷提取物，加强清热凉血、祛风利咽之功。佐药以芡实固涩健脾之功效，佐制辛温之品太过；以桃仁活血化瘀之功效，佐制寒凉之品太过。使药松花粉可祛风益气、化湿健脾，兼顾祛邪气与扶正。

按照中医方剂配伍原理，各组成分分别发挥不同作用，有行气散结、利咽解毒之功效。按照现代研究，本方能够提高机体免疫力，增强机体抵抗外邪能力，提升呼吸道抗菌功能。

（二）昆布马齿苋固体饮料制作工艺

第一：将所述重量份数的马齿苋、余甘子、花椒、芡实、昆布、香橼、白芷、桃仁、淡豆豉、松花粉、黑胡椒、荜茇、薤白、草果、薄荷、槐米、栀子、菊苣、芫荽、姜黄、藿香碎成粗粉，浸泡时加入5～20倍于所述组分总重量的水，浸泡0.1～5小时后，加入10～30倍于所述组分总重量的水煎煮，或回流提取

2～3小时，提取1～3次，过滤，在温度为60～70℃、真空度为-0.04～-0.08MPa条件下浓缩，将滤液浓缩至温度为60～70℃条件下相对密度为1.20～1.45的浓缩液备用。

第二：使用蜂蜜作为调和剂时，与备用液混合均匀，在温度为60～70℃、真空度为-0.04～-0.08MPa条件下浓缩，浓缩至温度为60～70℃条件下相对密度为1.30～1.50的膏滋；使用所述低聚果糖作为调和剂时，将第1、第2、第3、第4所得物质混合均匀，在温度为60～70℃、真空度为-0.04～-0.08MPa条件下浓缩，浓缩至温度为60～70℃条件下相对密度为1.10～1.30的浓缩液。

第三：将所述浓缩液加入助干剂充分搅拌均匀，经喷雾干燥，收集喷干粉。可完全保存生物活性与材料原本药性，口服吸收率高。

四、昆布马齿苋固体饮料未来前景

昆布、马齿苋含有丰富的营养，为药食同源之品。作为药膳，其能有效提升机体免疫力，降低血糖、血脂，改善心血管功能，并具有一定的抗癌功效。昆布马齿苋固体饮料配方讲究，营养丰富，毒副作用小。其创新打破传统的药膳食用方式，提高各成分在人体的吸收率，更好地达到提升免疫力、预防保健的目的。不仅如此，因为制作方式的改变，昆布、马齿苋的食用方式更加方便快捷，与现代都市的生活节奏相适应，可以发展为年轻群体的时尚健康饮品。药膳市场需要将传统药膳进行更新与改进，打破传统市场的局限性，使药膳普及于日常生活，与餐饮行业相互结合。昆布马齿苋固体饮料在完善的生产制度和健康检验标准配合下，可逐渐渗透于餐饮行业，推动药膳市场的良性发展，促进药膳行业在未来变成朝阳产业。

五、结语

昆布马齿苋固体饮料作为传统药膳的革新产品，在发挥其食用价值和药用价值的同时，也在进一步推动建立全民健康的新理念。中医治未病的调养体系，是未来药膳行业发展的重点方向，也是推动中医药文化走向世界的重要方式。国家近几年对中医药的重视，是推动药膳发展的重要时机，利用此时的相关社会资源共创共赢，将新的药膳理念和创新产品推向更大的市场，才能更好地实现全民养生、全民健康。

参考文献

[1] Duan Y F, Han G P. Study on separating and antioxidative activity of polysaccharides extrated from Portulaca oleracea L.[J].Food Sci, 2005, 26 (3): 225-228.

[2] 赵明, 季巧遇, 颜梅, 等. 马齿苋降血脂作用的研究进展 [J]. 江西中医学院学报, 2011, 23 (5): 99-100.

[3] 李德远, 徐战, 张声华. 海带岩藻糖胶对小鼠的高胆固醇血症防止作用 [J]. 食品科学, 1999, 20 (1): 92

[4] 李福川, 唐志红, 崔博文, 等. 三种海带多糖的降糖作用 [J]. 中国海洋药物, 2000, 19 (5): 12-15.

[5] 任洁, 周俭. 马齿苋改善血糖作用的研究 [J]. 科技导报, 2007 (5): 38-41.

[6] 陶贵斌, 何慧楠, 李雪惠, 等. 马齿苋多糖体外免疫调节活性研究 [J]. 食品研究与开发, 2017, 38 (17): 176-179.

[7] 王天宁, 刘玉婷, 肖凤琴, 等. 马齿苋化学成分及药理活性的现代研究整理 [J]. 中国实验方剂学杂志, 2018, 24 (6): 224-234.

（整理者：北京中医药大学　赵梦繁）

乌梅紫云英花粉固体饮料的食养价值及应用前景

孔庆博

（北京孔氏中医院　110000）

摘要： 乌梅紫云英花粉是我国重要的药食同源品种，具有多种活性成分及药理作用。本文通过探究乌梅及紫云英花粉的应用历史、营养价值，阐述其主要作用及相关药膳食品的应用，展望并推广其在未来药膳市场的发展。

关键词： 乌梅；紫云英；花粉；药膳；药理作用

药膳不仅可以治未病，还具有增强体质、强身健体、纠正机体之偏的作用。乌梅紫云英花粉的主要成分都是药食同源之品，无论是食养还是药用都发挥着一定价值。本文通过探究乌梅紫云花粉的应用历史、营养价值，阐述其主要作用及相关药膳食品的应用，展望并推广其在未来药膳市场的发展。

一、乌梅紫云英花粉食养药膳产品的研制背景

药膳是在中医药理论指导下，通过合理调配不同的药物与食物，在传统和现代科学技术的制作下，具有独特色、香、味、形、效的膳食。药膳的应用历史悠久，早在《后汉书·列女传》就有对药膳的记载。秦汉时期已具雏形，晋唐时期得到了飞速发展，到宋元达到兴盛，明清时已经相对成熟。乌梅紫云英花粉在药膳研究方面有着相对完备的理论基础。乌梅作为乌梅紫云英花粉的主要成分之一，最早记载于《神农本草经》，是经典的药食同源中药，其味酸、涩性平，归肝、脾、肺、大肠经，据记载它具有"敛肺、涩肠，治久咳、疟痢、反胃、噎膈、蛔厥、吐利；消肿、涌痰、杀虫，解鱼毒、马汗毒、硫磺毒"的功效。在《本草纲目》中，乌梅被列为中品，在临床上应用广泛。紫云英是豆科黄芪属植物，是中国主要蜜源植物之一，香气清新，鲜亮清甜。《诗经》云："防有鹊巢，邛有旨苕。谁侜予美？心焉忉忉。"这里的"苕"有种说法就是紫云英。紫云英亦可以入药，《贵州民间药物》记载："清火解毒。治疗疮，喉痛，痔疮。"苏医《中草药手册》言："紫云英花粉治眼部疾患，神经痛并且具有促生长、增强智力发育、抗疲劳的功效。"乌梅紫云英花粉固体饮料的重要成分都收录于食药物质名单中，具有重要的食用和药用价值，受到相关产业链的关注，有着广阔的发展前景。

二、乌梅紫云英花粉的配方分析

（一）配方

乌梅紫云英花粉植物固体饮料的主要配料为茶树花、八角茴香、乌梅、火麻仁、甘草、佛手、沙棘、罗汉果、鱼腥草、胖大海、夏枯草、菊花、桔梗、葛根、蒲公英、陈皮、月桂叶、绿茶、紫云英花粉、丁香、薄荷提取物。

（二）君类成分

乌梅、紫云英花粉为配方中的君类成分，

以此二味作为全方之中坚，主打功效为清热解毒、消食化积、行气通便。其分别的功效如下：

乌梅为蔷薇科植物梅的近成熟果实，夏季果实近成熟时采收，低温烘干后闷至皱皮，色变黑时即成。去核生用或炒炭用。性味酸、涩、平，归肝、脾、肺、大肠经。具有敛肺止咳、涩肠止泻、安蛔止痛、生津止渴作用，主治肺虚久咳，久泻，久痢，蛔厥腹痛，呕吐，虚热消渴。现代研究发现，乌梅具有抑菌、镇咳、镇静、抗病毒、抗肿瘤等作用[1]。

紫云英花粉即紫云英的花粉，紫云英是豆科黄耆属二年生草本植物，是中国主要蜜源植物之一，具有自然清新的香气，鲜亮清甜。紫云英可入药，用于喉痛咳嗽、疱疹出血等症状，主要作用是清热解毒、利尿消肿、活血明目等，药用价值极高。花粉含有多种人体所需的营养成分，富含多种氨基酸、蛋白质、维生素以及生物活性物质，又能祛除各种色素斑点，有调节神经系统，促进睡眠，增强体质；还能改善肠胃功能，促进消化，增强食欲，防治习惯性便秘[2]。

（三）臣类成分

配方中的臣类成分分为两组：一组选用鱼腥草、夏枯草、菊花、蒲公英、绿茶、薄荷提取物，配以数味苦寒之品，加强清热解毒功效，清泻阳明火邪；另一组选用陈皮、丁香、八角茴香、佛手、月桂叶、茶树花，配以数味辛香之品，温香行气，健脾和胃，升清降浊，增强肠胃抑菌功能。臣类药物成分的功效如下：

鱼腥草为三白草科植物蕺菜的新鲜全草或干燥地上部分，其性微寒、味辛，主入肺经，具有清热解毒、消痈排脓、利尿通淋等功效，常用于治疗肺痈咳吐脓血、痰热咳喘、热痢、热淋、痈肿疮毒等病症。现代药理学研究其具有广谱的抗菌作用、能够有效抑制流感病毒，增强免疫功能，并发挥一定的抗炎、抗肿瘤作用[3]。

夏枯草为多年生草本植物，生长在山沟水湿地或河岸两旁湿草丛、荒地、路旁。入药部分为唇形科植物夏枯草的干燥果穗。性味辛、苦，寒，归肝、胆经。可以清肝泻火、明目、散结消肿，主治目赤肿痛，目珠夜痛，头痛眩晕，瘰疬，瘿瘤，乳痈，乳癖，乳房胀痛等。其为清肝、护肝圣药，专治目珠夜痛、头目眩晕。通过现代药理学研究，发现夏枯草有明显的抗肿瘤作用，并且能解热镇痛，有明显的抗炎作用[4]。

蒲公英是菊科多年生草本植物。药用部分为菊科植物蒲公英、碱地蒲公英或同属数种植物的干燥全草，春至秋季花初开时采摘，除去杂质，洗净，切段，干燥。性味苦、甘，寒，归肝、胃经。具有清热解毒、消肿散结、利尿通淋等功效，主要用于疔疮肿毒，乳痈，瘰疬，目赤，咽痛，肺痈，肠痈，湿热黄疸，热淋涩痛等[5]。

绿茶叶即绿茶的叶片。绿茶是中国的主要茶类之一，常饮绿茶能防癌、降脂和减肥，对吸烟者也可减轻其受到的尼古丁伤害。绿茶中富含茶多酚、儿茶素、叶绿素、咖啡因、氨基酸、维生素等营养成分，这些成分在防衰老、防癌、抗癌、杀菌、消炎等方面具有特殊效果。现代大量研究证实，茶叶不仅具有提神清心、清热解暑、消食化痰、去腻减肥、清心除烦、解毒醒酒、生津止渴、降火明目、止痢除湿等功效，还对现代疾病如辐射病、心脑血管病、癌症等疾病有一定的药理作用[6]。

薄荷为唇形科植物，全草或叶入药。味辛，性凉，入肺、肝经。功效为疏散风热、清利头目、利咽透疹、疏肝行气，主治外感风热、头痛、咽喉肿痛、食滞气胀、口疮、牙痛、疮疥、瘾疹、温病初起、风疹瘙痒、肝郁气滞、胸闷胁痛[7]。

菊花为菊科植物菊的干燥头状花序。性味辛、甘、苦，微寒，归肺、肝经。具有疏散风热、平抑肝阳、清肝明目、清热解毒功效，主治风热感冒，温病初起，肝阳眩晕，肝风实证，目赤昏花，疮痈肿毒[8]。

陈皮是芸香科植物橘及其栽培变种的干燥成熟果皮。味苦、辛，性温，归肺、脾经。功效为理气健脾、燥湿化痰，主治脘腹胀满、食少吐泻、咳嗽痰多。

丁香为桃金娘科植物丁香的干燥花蕾，当花蕾由绿色转红时采摘，晒干，除去杂质，筛去灰屑，用时捣碎。味辛，性温，有温中降逆、补肾助阳的功效，用于脾胃虚寒，呃逆呕吐，食少吐泻，心腹冷痛，肾虚阳痿[9]。

八角茴香为木兰科植物八角茴香的干燥成熟果实。味辛，性温，归肝、肾、脾、胃经。具有温阳散寒、理气止痛的功效，用于寒疝腹痛，肾虚腰痛，胃寒呕吐，脘腹冷痛。

佛手为芸香科植物佛手的干燥果实。味辛、苦、酸，性温，归肝、脾、胃、肺经。具有疏肝理气、和胃止痛、燥湿化痰的功效，用于肝胃气滞，胸胁胀痛，胃脘痞满，食少呕吐，咳嗽痰多。

月桂是樟科月桂属的一种，为亚热带树种。桂树自古就被确认有药用价值，具体功能主治为：花能散寒破结、化痰止咳，用于牙痛，咳喘痰多，经闭腹痛。果能暖胃、平肝、散寒，用于虚寒胃痛。根能祛风湿、散寒。皮能用于风湿筋骨疼痛、腰痛、肾虚牙痛。性味辛甘、热，有补元阳、暖脾胃、除积冷、通血脉的功效，主治肾阳虚衰、心腹冷痛、久泻等。

茶树花就是茶树的花，茶树花内含成分具有解毒、抑菌、降糖、延缓衰老、防癌抗癌和增强免疫力等功效，其蛋白质、茶多糖、茶多酚、活性抗氧化物质超出茶叶中同类物质含量。茶树花是一种优质蛋白营养源，可与世界公认的抗氧化植物迷迭香媲美。因为茶树花生长期较长，所以含有多种对人体有益的物质，特别是抗氧化物质含量很高，其抗氧化能力也是比较强的。同时还具有解毒、降脂、降糖、抗衰老、抗癌、抑癌、滋补、壮体、养颜美容等功效[10]。

（四）佐类成分

佐类成分由火麻仁、葛根、沙棘、罗汉果、胖大海构成，共行生津通便、导热下行之功效。各味成分的功效如下：

火麻仁是桑科植物大麻的干燥成熟种子。味甘，性平，归脾、胃、大肠经。具有润肠通便之功效，常用于血虚津亏，肠燥便秘。

葛根为豆科植物野葛的干燥根，习称野葛，秋、冬二季采挖，趁鲜切成厚片或小块，干燥。味甘、辛，性凉，归肺、胃经。具有解肌退热、透疹、生津止渴、升阳止泻的功效，用于表证发热，项背强痛，麻疹不透，热病口渴，阴虚消渴，热泻热痢，脾虚泄泻。

沙棘是蒙古族、藏族习用药材，为胡颓子科植物沙棘的干燥成熟果实，秋、冬二季果实成熟或冻硬时采收，除去杂质，干燥或蒸后干燥。性味酸、涩，温，归脾、胃、肺、心经。具有健脾消食、止咳祛痰、活血散瘀的功效，用于脾虚食少，食积腹痛，咳嗽痰多，胸痹心痛，瘀血经闭，跌仆瘀肿。

罗汉果为葫芦科植物罗汉果的干燥果实。味甘，性凉，归肺、大肠经。具有清热润肺、利咽开音、滑肠通便的功效，用于肺热燥咳，咽痛失音，肠燥便秘。

胖大海为梧桐科植物胖大海的干燥成熟种子。味甘，性寒，归肺、大肠经。具有清热润肺、利咽开音、润肠通便的功效，可用于肺热声哑，干咳无痰，咽喉干痛，热结便闭，头痛目赤。药理作用包括抑病毒、缓泻、镇痛、抑菌、抗炎、免疫等[11]。

（五）使类成分

使类成分：甘草、桔梗，用以和中健脾，通窍理气，调和诸味。两者功效分别如下：

桔梗，别名包袱花、铃铛花、僧帽花，具有宣肺，利咽，祛痰，排脓的作用。可以用于咳嗽痰多，胸闷不畅，咽痛，音哑，肺痈吐脓，疮疡脓成不溃。桔梗辛散苦泄、开宣肺气，为治疗肺经气分病的重要药物，对于感冒咳嗽痰多，风热与风寒感冒都可以服用。现代药理学研究其具有祛痰、镇咳、抗炎、抗溃疡、扩张血管、降血压、降血糖、镇静、镇痛、解热、增加类固醇和胆酸的排泄、抗胆碱、利尿等功效[12]。

甘草性平，味甘，归心、胃、脾、肺经。补脾益气、止咳祛痰、缓急定痛、调和药性，属补虚药下分类的补气药。甘草对于肾上腺皮质激素有一定的调节作用，在抗炎、抗溃疡、抗过敏反应有明显优势，也可以抗癌、抗菌、抗病毒、促进胰液分泌，对离体肠有抑制作用，还可调节免疫功能，镇咳祛痰、解毒、抗氧化、保护耳前庭功能、利尿、保肝、防止动脉硬化、抗脑缺血、预防糖尿病并发症[13]。

（六）综合分析

乌梅紫云英花粉固体饮料按照中医方剂君臣佐使的配伍原理组方，各组成分分别发挥不同作用，最终发挥清热解毒、消食化积、行气通便之功效。这些成分通过制作现代工艺加工成植物固体饮品，使成分的吸收率有效提高。按照现代研究，本方能够改善胃肠消化机能，抑制胃肠病菌，促进营养成分吸收，从而达到提升免疫、抗菌消炎、改善睡眠的效果。

三、乌梅紫云英花粉的食养功效

（一）综合食养效果

乌梅紫云英花粉作为药膳，药食同源，在中医方面乌梅紫云英花粉有以下作用：①活血止血、补气固表、壮脾胃；②涩肠安蛔、敛肺生津；③生津止渴、益气养阴、补气升阳、利水消肿、益卫固表。在现代药理学研究则具有以下作用：①促进机体的代谢，加快代谢糖类，有效降低血糖；②增强机体的免疫力，抗疲劳，促进蛋白质的合成；③促进胰岛细胞分泌胰岛素，进一步降低血糖，也可以加快糖类的利用，降低血糖；④改善患者的焦虑、心慌、无力等症状。

（二）现代药理研究提示

1. 提升免疫力

乌梅紫云英花粉具备多种营养物质，富含多种氨基酸和维生素，有着丰富的口感和营养价值，能够综合提升免疫力。其中乌梅含有的游离氨基酸随果肉成熟度增加而上升，经分析，果肉中含有24种氨基酸及胆胺，如天门氨酸、天门冬酰胺、丝氨酸、甘氨酸、丙氨酸，其中含量最高的是天门氨酸。紫云英花粉含氨基酸丰富，居常见花粉之首，其中以谷氨酸、脯氨酸、天冬氨酸、亮氨酸含量为多。这些氨基酸可以有效促进骨骼发育、强健骨骼，加速组织愈合，提升免疫力。在维生素方面，乌梅含有与其他水果近似的维生素C（3.9mg/100g）和维生素B1（0.062mg/100g），但维生素B2的含量是其他水果的数百倍，达到5.6mg/100g[14]。紫云英花粉富含维生素A、B1、B2、C，尤其维生素D含量最多[2]。这些维生素可以加强人体皮肤黏膜屏障，进而提高人体抵御外源感染的能力；促进淋巴细胞生成，增强其吞噬细胞功能；辅助免疫细胞的生长、分化和激活，促进免疫球蛋白的合成，提高抗体的生成量，达到清除抗原、保护机体的作用。乌梅与紫云英花粉搭配，使氨基酸和维生素这些营养物质更加充沛，不仅提供了一定的食用价值，还进一步增强了药理作用。

乌梅及紫云英花粉的搭配还可加速糖的有效分解，促进机体的代谢，加快糖类代谢，从而降低血糖，促进机体的消化与吸收，以保证给身体的组织器官提供更多的能量。其中乌梅含有丰富的有机酸，其本身具有有效的降血糖作用。韩晓梅等[15]随机将102例2型糖尿病患者分为对照组和联合组，两组均予二甲双胍治疗，联合组加用乌梅汤，结果发现联合组患者血糖水平的调节、胰岛功能的改善情况均明显优于对照组。被分解的糖类为机体提供能量，维持血液、组织、器官功能的正常运行，有效地提升免疫力。紫云英花粉由于富含磷脂、核酸，可增强机体免疫力，具有抗疲劳的功效。

2. 保证胃肠功能

乌梅及紫云英花粉可以有效促进胃肠动力，保护胃黏膜。乌梅可以通过对肠道菌群的调节，改变肠道微生态环境，治愈复杂的消化系统疾病[16]。两者搭配可以促进肠道黏膜修复、改善炎症环境、抑制炎症反应等。

3. 保护心脑血管改善睡眠

乌梅及紫云英花粉含有天门冬氨酸，可降低氧耗，优化心肌功能，促进对心肌的保护。熊果酸和齐墩果酸是乌梅降血脂的有效成分，可通过多种环节稳定胆固醇、甘油三酯和体内能量的平衡，从而发挥降血脂的作用，减少血管内斑块的形成。不仅如此乌梅有机酸中含有一定的琥珀酸[17]，有研究发现琥珀酸具有抑制中枢[6]的作用，推测琥珀酸是乌梅镇静催眠和抗惊厥的有效成分之一。紫云英中的有效成分紫云英苷能有效地延长惊厥潜伏期，降低惊厥率，具有良好的镇静和催眠作用。

4. 有助于抗癌抗病

乌梅及紫云英花粉在抗癌抗病有着显著的优势。紫云英花粉中的紫云英苷可通过与细胞相关受体结合、调控癌症发展的关键酶或干扰多种信号通路，对胃癌、结肠癌、肾癌、黑色素瘤皮肤癌、肺癌和卵巢癌等多种癌细胞的增殖、侵袭或迁移均具有显著抑制作用。乌梅提取物发挥抗肿瘤作用可以通过防止癌肿转化、减少致癌基因表达、调节蛋白及信号通路、诱导细胞凋亡、抑制增殖转移、控制肿瘤体积[14]来实现。两者联合可以进一步提高抗癌抗病的效果。

四、乌梅紫云英花粉的应用前景

乌梅紫云英花粉通过深加工能够显著提高身体的吸收率，并且在完善的生产制度和检验标准的配合下，产品更加规范化标准化，供应上更加方便生产运输。乌梅紫云英花粉的绿色生产、标准化高品质生产，既满足人们在生活中对绿色健康食品的需求，也带动了一系列药膳在海内外的深度布局和市场占有率。

五、结语

乌梅及紫云英花粉作为拥有深厚历史底蕴的药膳，其具有丰富的营养价值和药用价值，对人体免疫力和各项机能发展都有很好的提升作用。"药食同源，调和四气"是东方传统养生之道。乌梅紫云英花粉固体饮料的生产，要基于民生诉求、高于相关行业基本要求，实现生产绿色生态化、标准化，从而切中"安全绿色食品"这个要点；建立完备的产业链，具备研发、检验部门，使生产不断模块化、标准化；积极调研市场、促进安全销售，最终形成更大的产业效应，促进药膳的良性发展。

➢ 参考文献

[1] 朱月, 袁静, 孙文波, 等. 乌梅药理作用及临床应用研究进展[J]. 辽宁中医药大学学报, 2022, 24（7）: 155-159.

[2] 王开发. 我国常见八种花粉的功效探讨[J]. 蜜蜂杂志, 2010, 30（12）: 5-9.

[3] 黄南龙, 黄焕明, 张碧玉, 等. 中药鱼腥草的药理作用、临床应用及不良反应概述[J]. 福建中医药, 2021, 52（3）: 58-60.

[4] 李娜, 邵国泉, 王文建, 等. 夏枯草药理作用研究进展[J]. 赤峰学院学报（自然科学版）, 2019, 35（12）: 26-27.

[5] 孟然, 薛志忠, 鲁雪林, 等. 蒲公英的功效成分与药理作用研究进展[J]. 江苏农业科学, 2021, 49（9）: 36-43.

[6] 叶晴, 刘毅, 陈金鹏, 等. 绿茶化学成分及药理作用研究进展[J]. 药物评价研究, 2021, 44（12）: 2711-2719.

[7] 高榆嘉, 张文静, 刘萌, 等. 薄荷药理作用的研究进展 [J]. 吉林医药学院学报, 2020, 41 (3): 215-217.

[8] 蔡琳, 付田田. 菊花的药理临床应用探讨 [J]. 黑龙江科学, 2020, 11 (8): 26-27.

[9] 李莎莎, 李凡, 李芳, 等. 丁香的化学成分与药理作用研究进展 [J]. 西北药学杂志, 2021, 36 (5): 863-868.

[10] 王伟伟, 张铁, 张维, 等. 茶树花活性成分的提取、分离及生理功效研究进展 [J]. 食品工业, 2015, 36 (1): 218-222.

[11] 于凡, 王秋玲, 许利嘉, 等. 胖大海本草考证及现代应用进展 [J]. 中国现代中药, 2022, 24 (2): 352-356.

[12] 孙强, 蒙艳丽, 吴秉纯, 等. 桔梗化学成分及药理作用的研究概况 [J]. 黑龙江中医药, 2017, 46 (4): 64-65.

[13] 邓桃妹, 彭灿, 彭代银, 等. 甘草化学成分和药理作用研究进展及质量标志物的探讨 [J]. 中国中药杂志, 2021, 46 (11): 2660-2676.

[14] 钟元涛, 赵远红. 乌梅及其相关复方抗肿瘤机制研究进展 [J]. 陕西中医, 2018, 39 (3): 406-409.

[15] 周茜, 韩雪, 韩晓梅, 等. 响应面试验优化乌梅熊果酸提取工艺及其对大肠杆菌的抑制作用 [J]. 食品科学, 2016, 37 (8): 67-73.

[16] 张君成, 梁华, 王燕, 等. 乌梅药理作用研究进展 [J]. 辽宁中医药大学学报, 2021, 23 (8): 122-126.

[17] 张静, 陈静, 谭晓丽, 等. 琥珀酸对惊厥幼鼠小脑浦肯野细胞的保护作用 [J]. 中国当代儿科杂志, 2016, 18 (1): 85-93.

（整理者：北京中医药大学　赵梦繁）

天平草的保健功效及应用探析

雷国俊

（博乐市雨田生物科技有限公司　833400）

摘要：天平草是新疆一种天然野生草本植物，其与蒙山莴苣（乳苣）属于同一物种。目前癌症、糖尿病、心血管疾病等慢性非传染性疾病（简称慢性病）对人们生活和工作影响较大，慢性病已逐渐成为危害全球公众健康的主要卫生问题，探究非药物的慢性病防治至关重要。本文首先基于现有天然植物防治慢性疾病的现状，结合天平草的活性成分以及功效，对其在心血管疾病、癌症、糖尿病以及炎症性疾病等慢性病中应用的研究潜力进行探讨总结，以期为今后天平草在保健品、食品或化妆品领域的开发应用提供理论参考。

关键词：天平草；乳苣；慢性病；活性成分；保健功效

天平草，一种来源于新疆盐碱地带生长的天然野生草本植物，是新疆本地一种具有抗炎、提高免疫等作用的民族药材[1]。随着社会快速发展，亚健康以及慢性非传染性疾病（简称慢性病）逐渐成为全球性的重要公共卫生问题。鉴于天平草在调节人群自身免疫力、防治多种细菌或病毒引起疾病的作用，本研究拟通过探讨天平草的主要活性成分与防治慢性病的关系，以期为今后天平草的开发应用提供理论参考。

一、天然植物防治慢性疾病的现状

慢性病定义为持续一年或更长时间，且需要持续医疗护理和（或）限制日常生活或活动，具有病因复杂、病程长、难以治愈、致残致死率高等特点的一组不同疾病，包括但不限于心血管疾病、慢性肺病、癌症、肥胖、糖尿病、肾病、肝病或其他慢性炎症性疾病等[2]。随着人口的增长和老龄化，慢性病逐渐演变成一个世界范围的主要公共卫生问题。据世界卫生组织（WHO）报道，每年因慢性病引起的死亡人数多达3.6亿[3]。寻找经济、有效的慢性病非药物防治手段能够有效改善生活质量，减轻国家财政和医疗压力，提高国家生产力[4]。

膳食与我们机体健康息息相关，健康的饮食可以降低慢性病的发生风险[2, 5-6]。其中，植物性食物的摄入是饮食防治慢性病的关键。研究指出，绿茶因其含有抗氧化功效的儿茶素-3-没食子酸盐而具有保护肝脏的作用，因此绿茶或可用于防治慢性肝炎[7]。由此可见，作为可食用的天然植物，其内所含特殊化合物具有一定的防治疾病功效，因而天然植物或可成为防治慢性病的重要来源。

二、天平草在防治慢性病方面的作用

（一）天平草的营养价值和活性成分

天平草营养丰富，含有蛋白质、总黄酮、多糖、茶多酚、锌、硒等营养成分。内转录间隔区（ITS区）是植物分子分类学研究中常用的基因片段。有研究通过提取天平草DNA并对其ITS序列进行分析，发现其为乳苣种乳苣属，并通过构建进化树分析其亲缘关系而进一步确定天平草与蒙山莴苣（乳苣）属于同一物种。因此下文将通过讨论乳苣的营养价值和活性成分来探讨天平草在慢性病防治中的潜力。

乳苣 [Mulgedium tataricum（Linn.）DC.] 为菊科乳苣属，又名蒙山莴苣、紫花山莴苣、苦菜等。乳苣含有丰富的蛋白质、糖类、脂肪、膳食纤维、多种氨基酸、矿物质、多种维生素及多种微量元素等机体必要的营养物质[8]。乳苣全草可药用，民间也将其作为野菜采食，也可用作牧草饲养家畜。因乳苣具有一定的抗菌、消炎和止痛功效而多用于肠痈、痈肿、丹毒、目赤、赤白带等疾病调治。通过对乳苣进行分析，发现其含有酚类化合物[9]、黄酮类化合物[10]、三萜类化合物和倍半萜类化合物[11]等活性成分。天然的黄酮类化合物以及多酚类化合物多具有良好的清除自由基、超氧化物和羟基自由基，抑制脂质过氧化，以及抗癌、抗病毒、抗氧化、抗衰老、抗辐射等作用[8]，所以可广泛运用于心脑血管、糖尿病等慢性疾病防治。可见作为一种可食用的天然植物，天平草在保健领域或具有较大的开发价值。

（二）天平草防治慢性病的作用潜能

1. 保护心血管作用

心血管疾病是最常见的慢性病之一，其死亡率逐年上升，占据我国死亡人数比超40%[12]，对人类的健康产生严重威胁。当心肌细胞发生炎症，在外来刺激或信号的作用下，心肌细胞可发生氧化应激反应，而出现细胞异构化，从而导致心肌细胞凋亡等损伤，最终影响心血管疾病的发生发展。保护心肌细胞，是防治心血管疾病的重点。

黄酮类化合物是一类次生代谢产物，其广泛存在于自然界植物中，根据黄酮类化合物结构可分为黄酮、黄酮醇、二氢黄酮、异黄酮、查尔酮、二氢查尔酮、黄烷-3-醇等类。研究指出，黄酮类化合物可以通过降低炎症细胞因子水平、抑制NF-κB信号通路、抑制MAPK信号通路等途径而起到良好的保护心血管的作用[13]。多酚是一种常见的营养抗氧化剂，多酚可通过抗氧化能力清除自由基、过氧亚硝基化合物及其他氧化性危害因子而起到保护细胞的作用[14-15]。

目前黄酮类提取物和多酚提取物已广泛运用于心血管疾病的防治，如丹参多酚酸作为一种活性氧抑制剂，能够减少白细胞-内皮细胞黏附，抑制主动脉平滑肌细胞的炎症和金属蛋白酶的表达，起到显著的保护心血管作用[16]；又如大豆异黄酮能够通过抑制血管平滑肌细胞的增殖来调节平滑肌细胞功能，进而起到明显的保护心血管的作用[17]。乳苣中含有丰富的黄酮类化合物和多酚类化合物，因此乳苣在防治心血管疾病上具有较大潜力。

2. 抗肿瘤作用

乳苣中含有黄酮类化合物、酚类化合物以及莴苣素等活性成分，因而具有一定的抗肿瘤功效。肿瘤是机体细胞异常增生而形成的一种病理性肿块，恶性肿瘤的发病率非常高，是全球范围致死率最高的疾病，因此对肿瘤的防治具有重要的社会意义。肺癌是恶性肿瘤中发病最高的癌症，据数据显示，2012-2015年我国人群肺癌的5年生存率仅为19.7%[18]。不仅生存率低，临床上肺癌确诊时也多处于中晚期阶段，中国2005-2014年间的肺癌患者中43.6%的患者在诊断时已处于ⅢB-Ⅳ期，而Ⅱ-ⅢA期占37.4%，Ⅰ期仅占19.0%[19]。由此可见，肺癌的防治对于缓解我国的医疗卫生压力和提高国民生活健康具有积极意义。蒋佳君等发现，乳苣水提取物能够显著降低体外培养的肺癌细胞SPCA-1的细胞增殖活力，并利用Annexin Ⅴ-FITC/PI染色法检测发现乳苣水提取物能够有效降低细胞的凋亡；该团队还通过构建SPCA-1细胞的裸鼠皮下瘤模型，观察发现喂食乳苣水提取物能够明显抑制瘤体生长，最终证明乳苣是一种潜在的预防和治疗肺癌的天然植物[20]。

有研究指出乳苣还有助于肝癌的防治。王

小雄通过分离乳苣中的有效成分，发现莴苣素-8-O-对甲氧基苯酸酯、莴苣素、莴苣素-8-O-对羟基苯乙酸酯等化合物能够有效抑制人急性早幼粒白血病细胞HL-60的生长[21]。乳苣的抗肿瘤作用还可见于乳腺癌领域。王毅等利用乳苣醇提取物干预乳腺癌MCF-7细胞，发现该提取物可明显抑制肿瘤细胞的生长，并且还可抑制小鼠模型的乳腺瘤生长，这提示乳苣具有防治乳腺癌的作用和功效[22]。

3. 降血糖作用

糖尿病是一种常见的慢性病，其在全球范围的病死率已升至第三，仅次于肿瘤和心血管疾病。α-淀粉酶抑制剂是一类糖苷酶抑制剂，可有效起到抑制消化道内淀粉酶活性作用，从而阻止水解和吸收食物中的糖类成分，最终降低人体血糖含量并抑制脂肪合成[23]，因此广泛应用于临床糖尿病、高血脂、高血压等慢性疾病。高义霞等利用3，5-二硝基水杨酸（DNS）和8-苯胺-1-萘磺酸（ANS）荧光探针法研究不同溶剂类型的乳苣提取物中α-淀粉酶的抑制作用，发现乳苣的水、正丁醇和石油醚提取物可增强α-淀粉酶紫外吸收，说明乳苣具有明显的抑制α-淀粉酶作用[24]。这提示乳苣具有良好的降血糖潜力。

基于乳苣的降血糖作用，已有团队利用乳苣佐以解热利尿的玉米须、清热降脂的荷叶制成了乳苣降糖茶[25]；还有研究者利用乳苣和白茶、石斛、荷叶、西洋参等制成具有降糖功效的保健茶饮。

4. 抗炎作用

乳苣还具有良好的消炎抗菌功效，因而在银屑病等慢性炎症性疾病中具有较好的防治作用。银屑病俗称牛皮癣，是一种多因素相互作用引发的慢性鳞屑性皮肤病，主要表现为皮肤上出现红斑，并覆有银白色鳞屑。这种慢性病迁延不愈，容易复发。

用乳苣制成的药膏对小鼠IMQ模型进行涂抹，发现高、中、低剂量的乳苣给药组均能起到缓解模型小鼠的瘙痒、鳞屑厚实、皮肤角质层显著增厚、肥大细胞大量释放和脾脏肿大等典型的类银屑病特征的作用。通过对相关分析机制进行研究，发现乳苣可能通过调控IL-36A和IL-1A自扩增循环，抑制IL-17A、IL-17F、IL-22等关键炎性介质的高表达，抑制角质形成细胞中IL-36A的诱导以抑制第二个相连循环，同时调控痒因子的过度活跃来减少瘙痒感，最终起到显著缓解银屑病相关症状的作用[26]。还有研究团队利用乳苣制成乳苣醇提取物，验证发现该提取物能够有效缓解小鼠的瘙痒次数，并且用药期间小鼠的体重无明显变化，再次证明了乳苣在改善银屑病症状上的良好作用。

此外，有团队利用乳苣乙醇提取物制成药膏，通过构建特异性皮炎AD小鼠模型发现乳苣能够明显改善特异性皮炎的临床表现，并且涂擦药膏的小鼠表现更为活跃，体重无明显变化，提示乳苣是一种能够有效治疗特异性皮炎的安全的天然植物。

三、总结及展望

全球疾病负担研究（Global Burden of Disease, GBD）2019的结果显示[27]，过去30年间全球疾病负担增加的前5位疾病为缺血性心脏病、糖尿病、脑卒中、慢性肾病、肺癌，均为慢性病，慢性病的疾病负担正在逐渐成为全球以及世界各国共同面临的问题。天平草作为一种新疆地方特色药用植物，含有包括黄酮类化合物、多酚类化合物、三萜类化合物和倍半萜类化合物等活性成分。本文基于天平草的活性成分，探讨了其在心血管疾病、肺癌、肝癌、乳腺癌等癌症以及糖尿病与银屑病、特异性皮炎等炎症性疾病的研究进展，证明了天平草确实具有良好的保护心血管、抗肿瘤、降血糖以及抗炎作用。

目前整体上，与人参、石斛、灵芝等传统中药材相比，人们对于天平草的认识尚处于萌芽阶段。天平草更多的生物活性成分有待深入挖掘，其药理活性有待深入研究，从而进一步丰富我国中药资源库数据。由于对天平草的认识不足，导致其现代应用存在桎梏，亟需开发更多适合广大消费者需要的天平草相关的新型保健食品、用品和化妆品，充分发挥其潜在的经济价值。

鉴于此，同时也应着力改善天平草参与功能性食品的质量控制过程研究，以及天平草的深加工和综合利用等一系列关键技术问题；加快天平草成方制剂、保健品和化妆品等专利成果转化进程，有力支撑天平草现代应用的稳步发展，为我国药用植物资源的综合开发利用提供重要参考。

参考文献

[1] 蔡文韬.新疆天平草的基源鉴定、指纹图谱分析及抗乳腺癌活性研究[D].武汉：中南民族大学，2018.

[2] BERGMAN P, BRIGHENTI S.Targeted Nutrition in Chronic Disease[J].Nutrients, 2020, 12（6）：1682.

[3] MARRERO S, ADASHI EY.Noncommunicable diseases[J].Seminars in reproductive medicine, 2015, 33（1）：35-40.

[4] RACHEL N.Preventing and managing chronic diseases[J].BMJ（Clinical research ed），2019，364：1459.

[5] AJJARAPU AS, HINKLE SN, LIM, et al. Dietary Patterns and Renal Health Outcomes in the General Population：A Review Focusing on Prospective Studies[J].Nutrients, 2019, 11（8）：1877.

[6] KOPPE L, OLIVEIRA MCD, FOUQUE D.Ketoacid Analogues Supplementation in Chronic Kidney Disease and Future Perspectives[J].Nutrients, 2019, 11（9）：2071.

[7] YAO HT, LI CC, CHANG CH.Epigallocatechin-3-Gallate Reduces Hepatic Oxidative Stress and Lowers CYP-Mediated Bioactivation and Toxicity of Acetaminophen in Rats[J]. Nutrients, 2019, 11（8）：1862.

[8] 李龙梅，牛俊美，苏雨萌，等.乳苣（Mulgediumtataricum）营养器官氨基酸含量的动态变化规律[J].生物学杂志，2021，38（1）：56-60.

[9] 周向军，高义霞，李娟娟，等.乳苣多酚提取工艺及抗氧化研究[J].中国酿造，2011（9）：118-121.

[10] 高义霞，周向军，张继.乳苣总黄酮的提取及抗氧化作用研究[J].资源开发与市场，2010，26（3）：206-207，209.

[11] WANG XX, LIN CJ, JIA Z J.Triterpenoids and Sesquiterpenes from Mulgedium tataricum[J].Planta medica, 2006, 72（8）：764-767.

[12] 曾新颖.1990—2013年中国240种死因别死亡率：中国不同省份疾病负担研究[J].中华预防医学杂志，2017，51（12）：1078.

[13] 冯柏林，覃琴，白鹭，等.黄酮类化合物通过炎症途径对心肌细胞的保护作用及机制的研究进展[J].环球中医药，2022，15（2）：349-356.

[14] 尹佳萌，王敏，肖艳霞，等.多酚对衰老相关心血管疾病的保护作用[J].中华老年多器官疾病杂志，2022，21（10）：788-792.

[15] HüGEL HM, JACKSON N, MAY B, et al. Polyphenol protection and treatment of hypertension[J]. Phytomedicine, 2016, 23（2）：220-231.

[16] JENNIFER H, CHUANG-YE H.Salvianolic acids：small compounds with multiple mechanisms for cardiovascular protection[J].Journal of Biomedical Science, 2011, 18：30.

[17] 张翠芬.大豆异黄酮对心血管病的研究综述[J].中国食品添加剂，2018（9）：210-213.

[18] ZENG H, CHEN W, ZHENG R, et al. Changing cancer survival in China during 2003-15：a pooled analysis of 17 population-based cancer registries[J].The Lancet Global Health, 2018, 6（5）：e555-e567.

[19] 罗汶鑫，杨澜，王成弟，等.肺癌筛查与早

期诊断的研究现状与挑战[J].中国科学：生命科学,2022,52(11):1603-1611.

[20]蒋佳君,韩雨珊,刘小敏,等.乳苣水提取物对人肺癌细胞SPCA-1生长的影响[J].上海师范大学学报(自然科学版),2016,45(5):631-636.

[21]王小雄.菊科和木贼科三种药用植物化学成分及其生物活性[D].兰州：兰州大学,2006.

[22]王毅,李丹,黄晓华,等.乳苣醇提物在制备抗乳腺癌药物中的用途：中国[P].201910081026.6.2019-04-12.

[23]PATEL H, ROYALL P G, GAISFORD S, et al. Structural and enzyme kinetic studies of retrograded starch: Inhibition of α-amylase and consequences for intestinal digestion of starch[J].Carbohydrate Polymers,2017,164:154-161.

[24]高义霞,陶超楠,郑婷,等.乳苣不同溶剂提取物对α-淀粉酶的抑制作用及光谱研究[J].食品工业科技,2018,39(7):104-109.

[25]张卉,郭增军,李璐,等.一种乳苣降糖茶及其制备方法：中国[P].201510359204.9.2015-09-16.

[26]郭增丹,李丹,朱寒冰,等.乳苣在IMQ模型抗银屑病的药效和分子机制研究[C]//第十四届全国免疫学学术大会论文集.2021.

[27]GBD 2019 Diseases and Injuries Collaborators. Global burden of 369 diseases and injuries in 204 countries and territories, 1990-2019: a systematic analysis for the Global Burden of Disease Study 2019[J]. Lancet (London, England),2020,396(10258):1204-1222.

（整理者：《中华养生保健杂志》社　杨亚洁）

红茶提取物（荷蓬茶源素）的急性和亚急性安全性评估

吕荣富

（厦门荷蓬生物科技有限公司　361021）

摘要：茶褐素是一种从茶叶中提取的异质生物大分子，具有许多功能基团。重要的是，茶褐素具有多种健康益处，如抗肿瘤活性和降脂作用。目前，茶提取物中的茶褐素含量相对较低。荷蓬茶源素为高TB含量（接近80%）的深加工红茶提取物。为评估荷蓬茶源素对小鼠的生物安全性，进行了急性和亚急性毒性实验，以评估其对器官、血清生化和分子水平的安全性。在急性暴露研究中，发现荷蓬茶源素的半数致死剂量（LD50）值为21.68g/kg（21.06-24.70g/kg，大于5g/kg），表明荷蓬茶源素的急性毒性较低；为期28天的亚急性暴露研究结果显示，低剂量和中剂量荷蓬茶源素组对小鼠没有任何不良反应，高剂量荷蓬茶源素组则观察到轻微的肾毒性。荷蓬茶源素诱导的肾毒性效应可能由核转录因子（NF-κB）信号通路介导的炎症反应激活。这项研究为茶褐素安全评估提供了有价值的数据，并为荷蓬茶源素在日常饮用中提供了指导意见。

关键词：红茶提取物；茶褐素；毒性实验；安全性

一、介绍

茶是世界上普遍消费饮料的之一。全球三分之二的人口有定期饮茶的习惯[1]。红茶是一种完全发酵的茶，富含多酚[2-3]。通过发酵，多酚的主要活性衍生物儿茶素被氧化成复杂的茶色素。茶色素由茶黄素、茶红素和茶褐素组成。其中，茶黄素和茶红素被进一步氧化、聚合形成茶褐素[4-5]。茶褐素是一种异质大分子，具有许多苯环、羟基官能团、羧基、甲基基和氨基[6]，具有许多健康益处，如抗肿瘤活性和降脂效应[7-8]。因此，它是发酵茶药理作用的主要介质[9]。目前，茶提取物中茶褐素的详细含量尚不清楚[10]，但研究者均鼓励提高发酵茶中的茶褐素比例[11]。在这项研究中，我们深入加工了红茶，并获得了一种高含量的茶褐素和少量茶多酚和咖啡因的产品，名为荷蓬茶源素。荷蓬茶源素是通过水提和发酵制成的，含有高浓度的茶褐素。由于有益成分的比例很高，从健康和市场角度来看，它都会有好处。由于发酵过程的差异，茶的主要成分不同，因此其对人类健康的生物影响也不同[12]。当小鼠接触高剂量的茶提取物时，可以观察到轻微的肝毒性和肾毒性[13]。之前的临床研究报告显示，过度饮用红茶对人体有害[14]。因此，应该更加重视茶叶和加工茶叶产品的安全性。为了确保安全消费，有必要仔细评估其安全性，并估计摄入的安全阈值，以确保人口的健康安全并促进其正确使用。因此，我们首先分析了荷蓬茶源素的成分，然后对小鼠的荷蓬茶源素进行了急性和亚急性口服研究，并测量了其死亡率、半数致死剂量（LD50）值、器官体细胞指数和血清生化参数。

二、材料和方法

（一）化学品

荷蓬茶源素从厦门荷蓬生物技术有限公司

（中国厦门）获得。糊精从济南路汇化学有限公司购买。本研究中的所有其他分析级化学品都从商业来源获得。

（二）荷蓬茶源素的制备

锡兰红茶（斯里兰卡）在纯水中浸泡几个小时，过滤并去除渣以获得红茶提取水。通过膜分离技术分离浸出水，以去除大多数不需要的成分。然后使用C18（100毫米×4.6毫米，5微米粒径）柱过滤来分离和净化液体。重复膜分离和柱过滤过程，直到茶褐素、茶多酚和咖啡因含量达到标准喷雾干燥，获得了纯干粉和1:1混合糊精作为辅助材料。通过上述步骤获得了荷蓬茶源素产品。

（三）荷蓬茶源素中成分测定

1. 咖啡因含量的测定

根据中国标准方法（QB/T 4067-2010），适量的荷蓬茶源素溶解在蒸馏水中，并添加盐酸和碱性醋酸铅溶液。过滤后，加入硫酸溶液，并用蒸馏水稀释。过滤后，使用分光光度计（中国上海光谱有限公司）测量274nm处的吸收率（A），并使用蒸馏水作为空白控制。通过以下公式计算咖啡因含量[15]：

咖啡因含量（荷蓬茶源素g/100g）= c×2÷m，其中c和m分别代表浓度和质量。

2. 茶褐素含量的测定

称取荷蓬茶源素并溶解在蒸馏水中。添加丁醇、草酸溶液和95%乙醇等试剂。使用分光光度计（中国上海频谱有限公司）测量波长279nm的吸收值（A），使用蒸馏水作为空白溶液。通过以下公式计算茶褐素含量[16]：

茶褐素（荷蓬茶源素g/100g）=（A+0.0038）×106/（9.4893×m×103）的含量，其中m代表质量，A代表吸光度。

3. 茶多酚含量的测定

茶多酚含量根据中国标准（QB/T 4067-2010）的方法确定。适量的样品溶解在蒸馏水中。添加酸亚铁酸盐溶液和磷酸盐缓冲液（PBS，pH=7.5）后，使用分光光度计在540nm的波长下测量测试溶液（A1）和25mL的测试溶液的吸收率，并辅以4mL蒸馏水（A2）（中国上海光谱有限公司）。以磷酸盐缓冲液为对照。茶多酚（荷蓬茶源素g/100g）=（A1−A2）×1.975×200/（30×m）[15]，m代表质量，A1和A2代表吸光度。

（四）小鼠

昆明小鼠（雄性：雌性=1:1，20-25g）购自北京维达动物技术有限公司。所有小鼠都是特定的无病原体等级，温度为22±1℃，光/暗循环为12小时，相对湿度为55±5%，允许标准饮食和水。小鼠在实验前接受3天的适应性喂养。实验由厦门大学动物伦理委员会批准（伦理号 XMULAC20170361）。

（五）急性实验

根据GB15193.3-2014国家标准方法，进行了急性口服试验。荷蓬茶源素设置了五个剂量组（12、14、17.7、20.2、24g/kg）（n=10）。进行了两次间隔为4小时的灌胃。口服后，持续观察动物在14天内的表现，包括其中毒迹象（程度和持续时间）以及动物死亡的数量和时间，然后用寇式方法计算致命剂量中位数（LD50）。

我们使用方程：$\lg LD_{50} = \sum[(X_i + X_{i+1}) \times (P_i + 1 - P_i)/2]$ 来计算LD50。X_i 和 X_{i+1} 是两个相邻组的剂量对数。P_i+1 和 P_i 是两个相邻组的死亡率。

（六）亚急性用药实验

根据中国GB15193.3-2014国家标准方法，进行了为期28天的亚急性试验。荷蓬茶源素产品的规格为每包2g（1g糊精和1g红茶提取物）。成年人每天服用1包，剂量是33.3 mg/kg/d。从人类到小鼠的剂量转换系数为12.33[17-18]。因此，小鼠的灌胃剂量为400 mg/kg/d（中剂量）。根据

10次的梯度设置了（低剂量）和4000 mg/kg/d（高剂量）的两种剂量。使用无菌水作为比较。每组由20只小鼠组成，一半是雄性，一半是雌性。经过28天的治疗，处死小老鼠。收集血液以检测其血液生化指标，并收集小老鼠器官并进行后续实验。

（七）血清学分析

使用离心机从全血中分离血清15分钟，然后用Cobas 8000 c702模块分析仪（Roche，Rotkreuz，瑞士）测量血清生化指数，测定指标包括天冬氨酸氨基转移酶（AST）、丙氨酸氨基转移酶（ALT）、尿酸（UA）、血糖（GLU）、血尿素氮（BUN）、肌酐（CREA）、碱性磷酸酶（ALP）、甘油三酯（TG）、白蛋白（ALB）、球蛋白（GLO）、总蛋白（TP）和极低密度脂蛋白（VLDL）。

（八）肾脏染色

肾脏样本固定在4%的多聚甲醛中24h，包裹在石蜡中。将石蜡块切成5微米厚。使用苏木精和伊红（HE）对切片进行染色，并用显微镜对其进行成像。根据之前的文献方法[19]，使用软件（日本东京奥林巴斯）计算肾小球的数量以及肾小球和肾小管的相对面积。

（九）统计分析

所有数据都是从至少三个独立实验中获得的，并使用均数±标准误差进行统计分析。使用GraphPad Prism 7.0（美国加利福尼亚州圣地亚哥）进行t检验。$P<0.05$ 具有统计学意义。器官体细胞指数＝器官重量/体重×100%。

三、结果

（一）荷蓬茶源素成分测定

结果显示，荷蓬茶源素含有79%的茶褐素。此外，茶多酚和咖啡因是茶产品中最重要的活性物质[20]。结果显示，荷蓬茶源素含有8.46%的TP和2.76%的咖啡因。

（二）急性口服实验

实验设计和结果见表1。仔细观察服用荷蓬茶源素4小时和12小时后小鼠的毒性体征或症状，然后每天1次，持续14天。临床观察发现，小鼠死前活动减少，体温较低。在服用荷蓬茶源素14天内，幸存小鼠没有任何不良反应。荷蓬茶源素的LD50值及其95%置信限值为21.68g/kg（21.06-24.70g/kg）（表1）。它的LD50远高于5g/kg。根据食品国标，荷蓬茶源素被认为是一种无毒物质。

表1 急性毒性反应中的剂量、对数、性别和死亡率汇总表

剂量	对数	性别	鼠数	存活率	比率
12	1.0792	♂	5	0	0%
		♀	5	0	
14	1.1544	♂	5	0	0%
		♀	5	0	
17.7	1.2297	♂	5	0	0%
		♀	5	0	
20.2	1.3049	♂	5	1	10%
		♀	5	0	
24	1.3802	♂	5	5	100%
		♀	5	5	

（三）亚急性口服给药情况

1. 荷蓬茶源素组对体重变化和器官指数的影响

在亚急性口服给药实验中，低剂量、中剂量和高剂量的荷蓬茶源素组的雌性小鼠的体重变化均显著低于对照组（图1a）。然而，雄性小鼠的体重没有明显的变化（图1b）。低剂量、中剂量的荷蓬茶源素组与对照组相比差异无统计

学意义（表2）。在高剂量的荷蓬茶源素组，雌性小鼠肾脏体细胞指数显著下降（图1c）。结果显示，低剂量、中剂量的荷蓬茶源素组对小鼠体重变化和器官指数没有任何影响。

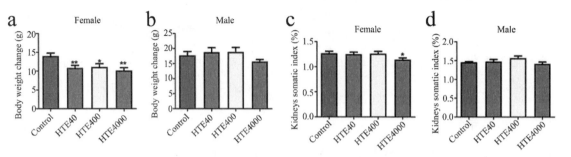

图1　亚急性给药研究中荷蓬茶源素对体重和肾脏躯体指数的影响

注：（a）雌性在第28天的体重变化。（b）雄性在28天内的体重变化。（c）雌性肾脏躯体指数。（d）雄性肾脏躯体指数。

2. 荷蓬茶源素组对血清生化指标的影响

与对照组相比，高剂量的荷蓬茶源素组雌性小鼠和雄性小鼠的尿素氮水平显著下降（图2a、e）。雄性小鼠的尿素氮/肌酐水平显著下降（图2g）。高剂量的荷蓬茶源素组，雄性小鼠的极低密度脂蛋白值显著下降。当中剂量和高剂量荷蓬茶源素组，甘油三酯水平显著下降（表3）。此外，与对照组相比，低剂量、中剂量荷蓬茶源素组雌性和雄性小鼠的其他血清生化指标差异无统计学意义（表3）。结果表明，低剂量、中剂量荷蓬茶源素组暴露对小鼠血清生化指标没有任何不良影响。

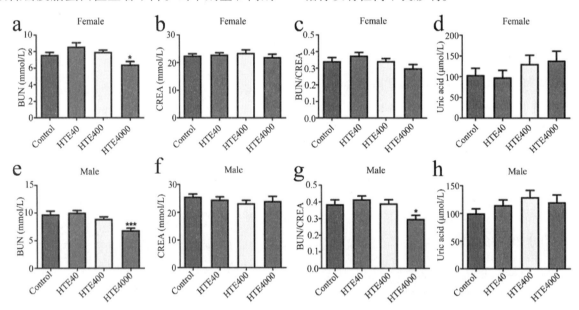

图2　亚急性给药研究中对肾血清生化指标的影响

注：（a）雌性小鼠的尿素氮水平。（b）雌性小鼠的肌酐水平。（c）雌性小鼠的尿素氮/肌酐水平。（d）雌性小鼠的尿酸水平。（e）雄性小鼠的尿素氮水平。（f）雄性小鼠的肌酐水平。（g）雄性小鼠的尿素氮/肌水平。（h）雄性小鼠的尿酸水平。

表2　亚急性毒性试验结束时荷蓬茶源素的器官体细胞指数

器官指数	性别	对照	低剂量	中剂量	高剂量
肝脏	♂	4.04±0.07	3.84±0.1	3.83±0.07	3.86±0.09
	♀	3.90±0.18	3.97±0.15	4.11±0.19	4.01±0.12
脑	♂	1.15±0.03	1.14±0.03	1.13±0.04	1.12±0.01

续表

器官指数	性别	对照	低剂量	中剂量	高剂量
	♀	1.32±0.04	1.46±0.02*	1.40±0.03	1.33±0.03
脾脏	♂	0.21±0.01	0.22±0.01	0.21±0.01	0.20±0.008
	♀	0.30±0.02	0.32±0.03	0.31±0.02	0.28±0.02
胰腺	♂	0.51±0.07	0.47±0.05	0.52±0.09	0.57±0.07
	♀	0.62±0.05	0.66±0.05	0.66±0.03	0.64±0.40
肺	♂	0.54±0.008	0.54±0.01	0.52±0.01	0.54±0.02
	♀	0.54±0.01	0.55±0.01	0.54±0.01	0.54±0.03
心脏	♂	0.62±0.02	0.66±0.02	0.62±0.04	0.54±0.02
	♀	0.50±0.04	0.52±0.05	0.57±0.05	0.47±0.03
睾丸	♂	0.60±0.006	0.56±0.005	0.55±0.008	0.60±0.006
附睾	♂	0.18±0.02	0.17±0.02	0.18±0.01	0.18±0.03
卵巢	♀	0.10±0.01	0.08±0.01	0.06±0.01	0.09±0.01
子宫	♀	0.29±0.02	0.33±0.02	0.34±0.03	0.27±0.05

表3 亚急性毒性研究结束时荷蓬茶源素的血清生化参数、血糖和甘油三酯

指数	性别	对照	低剂量	中剂量	高剂量
ALT（U/L）	♂	39.1±3.3	39.5±1.8	38.8±3.7	37.3±3.6
	♀	35.0±3.6	36.2±2.1	33.3±2.8	34.3±1.6
AST（U/L）	♂	128.9±6.1	127.0±9.3	134.3±11.4	124.8±10.6
	♀	130.4±9.6	139.1±12.5	130.6±13.9	134.0±11.4
AST/ALT	♂	3.4±0.2	2.8±0.3	3.5±0.2	4.0±0.4
	♀	3.8±0.3	3.3±0.2	3.9±0.1	3.5±0.2
ALB（g/L）	♂	49.1±0.7	47.0±0.7	47.0±0.7	49.8±1.3
	♀	49.4±0.7	51.8±1.7	48.5±0.7	48.2±1.0
GLO（g/L）	♂	21.2±0.3	20.6±0.5	21.7±0.4	19.8±0.9
	♀	17.1±1.0	16.3±0.3	18.7±1.1	16.2±0.8
ALB/GLO	♂	2.3±0.04	2.2±0.06	2.1±0.06	2.5±0.09
	♀	2.94±0.1	3.1±0.09	2.6±0.1	3.0±0.1
TP（g/L）	♂	70.3±0.89	67.7±1.02	67.2±0.86	69.7±1.9
	♀	66.6±1.5	68.2±0.7	67.3±1.4	64.5±1.6
ALP（U/L）	♂	186±17.4	146.5±13	141.7±13.9	157.7±10.4
	♀	211.3±12.0	192.4±7.2	183.6±8.3	212.2±11.6
GLU（mmol/L）	♂	6.6±0.3	5.4±0.4	6.5±0.6	7.7±0.4
	♀	4.99±0.3	4.88±0.2	5.81±0.4	7.59±0.4***
VLDL	♂	0.81±0.05	0.84±0.07	0.61±0.08	0.49±0.05***
	♀	0.68±0.06	0.56±0.03	0.54±0.05	0.50±0.05

续表

指数	性别	对照	低剂量	中剂量	高剂量
TG（mmol/L）	♂	1.79±0.1	1.84±0.1	1.35±0.1*	1.09±0.1***
	♀	1.51±0.1	1.24±0.08	1.19±0.1	1.19±0.1

3. 肾脏的组织病理学检查

在对照组、低剂量、中剂量和高剂量的荷蓬茶源素组之间，肾脏组织形态学没有差异（图3a-b）。在低剂量、中剂量的荷蓬茶源素组，肾小球的数量和面积或相对肾小管面积没有显著变化（图3c-e）。在高剂量的荷蓬茶源素组中，雌性小鼠相对肾小管面积显著增加（图3d）。结果进一步表明，高剂量的荷蓬茶源素组可对肾脏造成轻微损害。

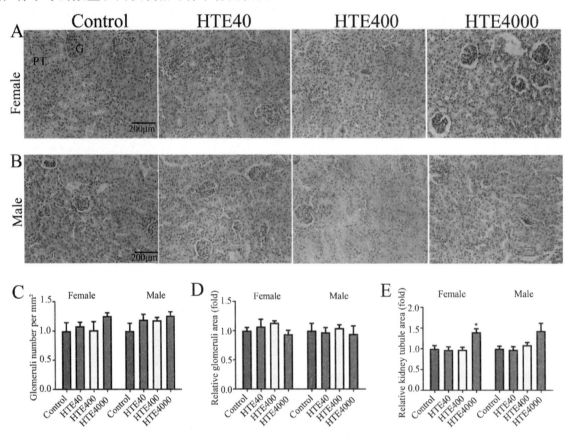

图3 荷蓬茶源素亚急性给药研究中肾脏的组织病理学检查

注：比例尺 = 200 μm。G 和 PT 分别代表肾小球和近端肾小管。（a）雌性小鼠肾切片 HE 染色的图像。（b）雄性小鼠肾切片 HE 染色的图像（c）雌性和雄性的肾小球数。（d）雌性和雄性肾小管相对面积。（e）雌性和雄性的肾小球相对面积。

4. 高剂量的荷蓬茶源素组暴露通过激活肾脏 NF-κB 信号通路促进炎症反应

如图4所示，高剂量的荷蓬茶源素组，小鼠肾脏中炎症因子的水平显著升高。据此，我们探讨了其可能的肾毒性机制。核转录因子（NF-κB）蛋白家族在炎症中的关键作用已被充分证明为[21]。我们检测了肾脏中 NF-κB 信号通路相关蛋白的表达水平。与对照组相比，高剂量的荷蓬茶源素组雄性小鼠中 IKKα/β 的相对蛋白表达量显著下降。同时，雄性小鼠中 IKKα/β 的磷酸化水平显著增加。雄性小鼠中 IκBα 的相对蛋白水平显著下降，雌性小鼠 p-IκBα 的相对蛋白水平显著升高。p-P65 在雌性和雄性中的相对蛋白表达量显著增加（图4a-b）。这些结果表明，高剂量的荷蓬茶源素组组可引起 NF-κB 介导的炎症反应。

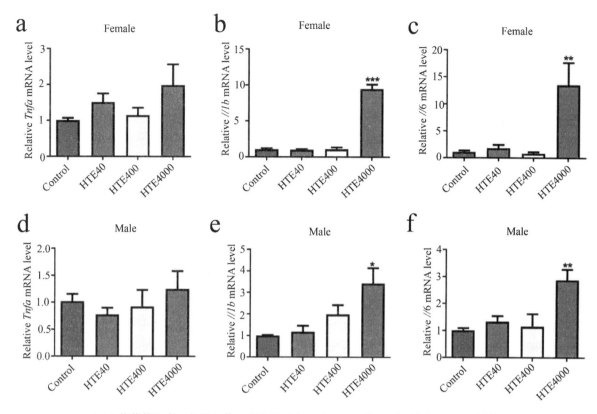

图 4 荷蓬茶源素亚急性给药研究中肾脏中 Tnfa、Il1b 和 Il6 的相对 mRNA 表达量

注：雌性小鼠中（a）Tnfa、(b）Il1b、(c）Il6 的 mRNA 表达水平。雄性小鼠（d）Tnfa、(e）Il1b 和（f）Il6 的 mRNA 表达水平。

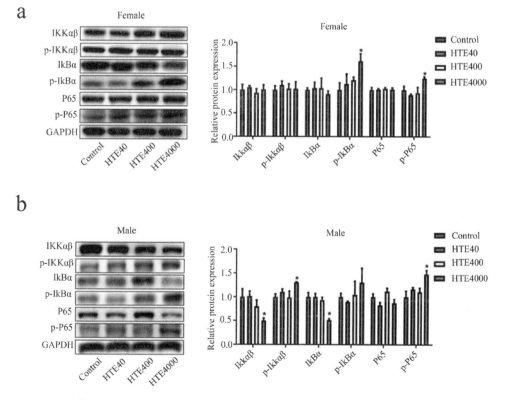

图 5 荷蓬茶源素亚急性给药研究中小鼠肾脏上 NF-κB 信号通路的相对蛋白质表达

注：(a）NF-κB 信号通路相关蛋白在雌性小鼠中的表达。(b）NF-κB 信号通路相关蛋白质在雄性小鼠中的表达。

四、讨论

茶是全世界最受欢迎的饮料之一[22]。全发酵红茶的主要成分是茶褐素[23]。在这项研究中，HTE 是一种完全发酵的红茶产品。我们的结果表明，荷蓬茶源素组含有高比例的茶褐素，而高茶褐素茶对健康更有益[24]。因此，荷蓬茶源素可能具有多种潜在的健康益处和营销前景。在分析了荷蓬茶源素组的化合物后，为了评估 HTE 的安全性，我们对小鼠进行了急性和亚急性口服研究。茶多酚和咖啡因的半数致死剂量（LD50）分别为 2640 和 127-248 mg/kg/d[25]。之前的一项研究表明，三种典型的云南普洱茶的半数致死剂量（LD50）值分别为 9.7、11.2 和 12.2g/kg[26]。在我们的急性口服研究中，荷蓬茶源素的半数致死剂量（LD50）值为 21.68 g/kg。根据这些研究，荷蓬茶源素安全性非常高。

在亚急性口服研究中，小鼠服用低剂量、中剂量和高剂量的荷蓬茶源素 28 天。在这三组中，低剂量、中剂量荷蓬茶源素组中没有发现任何毒性特征，且中剂量荷蓬茶源素组雄性小鼠的甘油三酯水平显著下降。在之前的一项研究中发现，茶褐素和发酵茶可以降低小鼠总甘油三酯水平[27]。此外，另一项研究还表明，红茶可以改善果糖诱导的高脂血症[28]。因此，我们推断荷蓬茶源素也可能具有抗高脂血症作用，值得在未来进行更充分的研究。

当服用高剂量的荷蓬茶源素时，小鼠的肾脏体细胞指数和肾功能指数表现出轻微损害。这种剂量并不反映人体的任何实际摄入量，因此观察到某些毒性是正常的。尽管如此，我们探索了高剂量的荷蓬茶源素导致轻度肾毒性的可能机制。炎症反应在肾脏疾病中起着关键作用[29]。NF-κB 信号通路与炎症水平的增加密切相关[30]。NF-κB 在正常状态下不活跃，当细胞受到包括炎症因子的刺激时，NF-κB 被激活，P65 进入细胞核[31-32]。P65 可以与炎症因子启动子区域的核苷酸序列结合，并参与炎症因子的转录，从而增强它们的表达[33-34]。

在这项研究中，高剂量的荷蓬茶源素可以通过激活肾脏 NF-κB 信号通路诱导炎症反应。荷蓬茶源素作为一种复杂混合物，其哪些成分导致高剂量的荷蓬茶源素轻度肾毒性？研究报道，服用高剂量的茶多酚和咖啡因会产生某些副作用[35-36]。可以推断，高剂量的荷蓬茶源素引起的肾毒性主要是小鼠服用的茶多酚和咖啡因剂量过高。

五、总结

总之，我们的目标是评估荷蓬茶源素的生物安全性。在急性口服毒性研究中，荷蓬茶源素的半数致死剂值为 21.68 g/kg，这表明荷蓬茶源素实际上是无毒的。在亚急性毒性研究中，低剂量、中剂量荷蓬茶源素组是无毒的，高剂量的荷蓬茶源素组中的肾毒性作用可能会激活 NF-κB 信号通路介导的炎症反应。这项研究充分证明荷蓬茶源素在推荐的食用剂量下是安全无毒的。

参考文献

[1] Chen D, Dou QP. Tea polyphenols and their roles in cancer prevention and chemotherapy[J]. Int J Mol Sci, 2008, 9（7）: 1196-1206.

[2] Lee L S, Kim Y C, Park JD, et al. Changes in major polyphenolic compounds of tea（Camellia sinensis）leaves during the production of black tea[J]. Food Sci Biotechnol, 2016, 25（6）: 1523-1527

[3] Hayat K, Iqbal H, Malik U, et al. Tea and its consumption: benefits and risks[J]. Crit Rev Food Sci Nutr, 2015, 55（7）: 939-954.

[4] Li Y, Shibahara A, Matsuo Y, et al. Reaction of the black tea pigment theaflavin during enzymatic oxidation of tea catechins[J]. J Nat Prod, 2010, 73（1）: 33-39.

[5] Huang F, Zheng X, Ma X, et al. Theabrownin from Puerh tea attenuates hypercholesterolemia

via modulation of gut microbiota and bile acid metabolism[J]. Nat Commun, 2019, 10 (1): 4971.

[6]Gong JS, Tang C, Peng CX. Characterization of the chemical differences between solvent extracts from Pu-erh tea and Dian Hong black tea by CP-Py-GC/MS[J]. J Anal Appl Pyrol, 2012, 95: 189-197.

[7]Wang D, Xu K, Zhong Y, et al. Acute and subchronic oral toxicities of Pu-erh black tea extract in Sprague-Dawley rats[J]. J Ethnopharmacol, 2011, 134 (1): 156-164.

[8]Xu J, Yan B, Zhang L, et al. Theabrownin Induces Apoptosis and Tumor Inhibition of Hepatocellular Carcinoma Huh7 Cells Through ASK1-JNK-c-Jun Pathway[J]. Onco Targets Ther, 2020, 13: 8977-8987.

[9]Gu XP, Pan B, Wu Z, et al. Progress in research for pharmacological effects of Pu-erh tea[J]. Zhong Guo Zhong Yao Za Zhi, 2017, 42 (11): 2038-2041.

[10]Wang Y, Zhang M, Zhang Z, et al. High-theabrownins instant dark tea product by Aspergillus niger via submerged fermentation: α-glucosidase and pancreatic lipase inhibition and antioxidant activity[J]. J Sci Food Agric, 2017, 97 (15): 5100-5106.

[11]Wang Q, Gong J, Chisti Y.et al. Production of the abrownins using a crude fungal enzyme concentrate[J]. J Biotechnol, 2016, 231: 250-259.

[12]Tang GY, Meng X, Gan RY, et al. Health Functions and Related Molecular Mechanisms of Tea Components: An Update Review[J]. Int J Mol Sci, 2019, 20 (24): 6196.

[13]Wang D, Xiao R, Hu X, et al. Comparative safety evaluation of Chinese Pu-erh green tea extract and Pu-erh black tea extract in Wistar rats[J]. J Agric Food Chem, 2010, 58 (2): 1350-1358.

[14]Gardner EJ, Ruxton CH, Leeds AR. Black tea—helpful or harmful? A review of the evidence[J]. Eur J Clin Nutr, 2007, 61 (1): 3-18.

[15]Wang L, Lin X, Wang LX, et al. Determination and analysis of multifunctional components in tea[J]. J Food Saf Qual, 10 (22): 7779-7786.

[16]Wang Q, Peng C, Gong J.2011. Effects of enzymatic action on the formation of theabrownin during solid state fermentation of Pu-erh tea[J]. J Sci Food Agric, 91 (13): 2412-2418.

[17]Nair AB, Jacob S.A simple practice guide for dose conversion between animals and human[J]. J Basic Clin Pharm, 2016, 7 (2): 27-31.

[18]Wojcikowski K, Gobe G. Animal studies on medicinal herbs: predictability, dose conversion and potential value[J]. Phytother Res, 2014, 28 (1): 22-27.

[19]He C, Ruan F, Jiang S, et al. Black Phosphorus Quantum Dots Cause Nephrotoxicity in Organoids, Mice, and Human Cells[J]. Small, 2020, 16 (22): e2001371.

[20]Sun L, Zhang Y, Zhang W, et al. Green tea and black tea inhibit proliferation and migration of HepG2 cells via the PI3K/Akt and MMPs signalling pathway[J]. Biomed Pharmacother, 2020, 125: 109893.

[21]Biswas DK, Da ISC, Cruz A, et al. The nuclear factor κB (NF-κB): a potential therapeutic target for estrogen receptor negative breast cancers[J]. Proceedings of the National Academy of Sciences of the United States of America, 2001, 98 (18): 10386-10391.

[22]Wang J, Wei Q, Wan X. Does Tea Drinking Promote Health of Older Adults: Evidence from the China Health and Nutrition Survey[J]. J Prev Alzheimers Dis, 2021, 8 (2): 194-198.

[23]Xie G, Ye M, Wang Y, et al. Characterization of pu-erh tea using chemical and metabolic profiling approaches[J]. J Agric Food Chem, 2009, 57 (8): 3046-3054.

[24]Wang Y, Zhang M, Zhang Z, et al. High-theabrownins instant dark tea product by Aspergillus

niger via submerged fermentation: α-glucosidase and pancreatic lipase inhibition and antioxidant activity[J]. J Sci Food Agric, 2017, 97（15）: 5100-5106.

[25]Wu WL, Lin Y, Liu ZH. Research on Acute and Subacute Toxicity Evaluation of Liupao Tea[J]. J Tea Sci. https: //doi: 10.13305/j.cnki.jts

[26]Liu QJ, Chen WP, Bai WX. Acute Toxicity Evaluation of Pu'er Tea[J]. J Tea Sci, 2003.

[27]Deng X, Hou Y, Zhou H, et al. Hypolipidemic, anti-inflammatory, and anti-atherosclerotic effects of tea before and after microbial fermentation[J]. Food Sci Nutr, 2021, 9（2）: 1160-1170.

[28]Huang HC, Lin JK. Pu-erh tea, green tea, and black tea suppresses hyperlipidemia, hyperleptinemia and fatty acid synthase through activating AMPK in rats fed a high-fructose diet[J]. Food Funct, 2012, 3（2）: 170-177.

[29]Komada T, Muruve DA. The role of inflammasomes in kidney disease[J]. Nat Rev Nephrol, 2019, 15（8）: 501-520.

[30]Lawrence T. The nuclear factor NF-κB pathway in inflammation[J]. Cold Spring Harb Perspect Biol, 2009, 1（6）: a001651.

[31]Liang H, Yang X, Liu C, et al. Effect of NF-κB signaling pathway on the expression of MIF, TNF-α, IL-6 in the regulation of intervertebral disc degeneration[J]. J Musculoskelet Neuronal Interact, 2018, 18（4）: 551-556.

[32]Ramos C, Cañedo-Mondragón R, Becerril C, et al. Short-Term Exposure to Wood Smoke Increases the Expression of Pro-Inflammatory Cytokines, Gelatinases, and TIMPs in Guinea Pigs[J]. Toxics, 2021, 9（9）: 227.

[33]Xu M, LiuS, WanR, et al. Combined treatment with sinomenine and acupuncture on collagen-induced arthritis through the NF-κB and MAPK signaling pathway[J]. Oncol Lett, 2018, 15（6）: 8770-8776.

[34]Tsai PK, Chen SP, Huang-Liu R, et al. Proinflammatory Responses of 1-Nitropyrene against RAW264.7 Macrophages through Akt Phosphorylation and NF-κB Pathways[J]. Toxics, 2021, 9（11）: 276.

[35]Goodin M G, Bray BJ, Rosengren RJ. Sex-and strain-dependent effects of epigallocatechin gallate（EGCG）and epicatechin gallate（ECG）in the mouse[J]. Food Chem Toxicol, 2006, 44（9）: 1496-1504.

[36]Nehlig A, Debry G. "Potential teratogenic and neurodevelopmental consequences of coffee and caffeine exposure: a review on human and animal data" [J]. Neurotoxicology and Teratology, 1994, 6（16）: 531-543.

浅谈中医药酒文化及中药植物精油在大健康领域中的应用

陈 龙

（广州白云山维一实业股份有限公司 510000）

指导老师：山东中医药大学张文高教授

摘要：药酒是一种历史悠久的传统剂型，其外用的部分属于中医外治法的范畴，具有益气扶正、活血祛瘀、化浊解毒、祛风除湿、舒筋通络、行气止痛等作用。中药植物精油是根据经典古方，经由高纯度提炼的中草药精油搭配组方而成的配方精油，与中医药酒剂在制取工艺、成分配伍、健康应用等方面有很多共通之处。本文从药酒文化及其配伍，论述了中药植物精油的制备工艺、市场应用、使用方法、注意事项等，为中药植物精油的推广应用提供参考。

关键词：药酒；精油；外治法；临床应用

经过几千年的发展，中药本草的剂型逐渐演化，出现了汤药、膏药、酒剂、丸剂、胶囊，到现在又采用最新科技提炼出有效纯度更为集中的中药精油剂型。其中药酒和中药植物精油在临床应用和健康保健方面也得到广泛应用，两者在制取工艺、成分配伍、健康应用等方面有很多共通之处。

《灵枢·寿夭刚柔第六》记载"用淳酒二十升、蜀椒一升、干姜一斤、桂心一斤，凡四种，皆咀渍酒中。用绵絮一斤，细白布四丈并内酒中……"。药酒是将中药有效成分溶解在酒中而制成的日常佳品，既发扬了酒的独特之处，又集中了中药的特异功效，被广泛应用于防病治病、养生保健等各个方面，已成为祖国医学的重要组成部分，其外用的部分属于中医外治法的范畴。

中药植物精油是根据经典古方，经由高纯度提炼的中草药精油搭配组方而成的配方精油，其成分高、药效快、渗透强、活性成分高，能经皮肤直接入经络、滋脏腑，可调节机体阴阳平衡及功能失调状态。随着社会以及科学技术的发展，在生产方面都得到了多向创新应用和提升，且其具有纯度高、剂型新、种类全等特点，越来越为消费者所喜爱，同时中药植物精油所承载的中医药经典文化在大健康领域的广泛应用也进一步传承和发扬了中医药文化。现将从以下几个方面进行阐述。

一、药酒背景渊源

（一）药与酒的结合

药酒如同丸、散、膏、丹等剂型一样应用于防治疾病，是一种传统剂型且历史悠久。从古至今，一直广泛应用于民间和医药行业[1]。古代有"医酒同源""药酒同源"的说法。在现存最早的方书《五十二病方》中，记载了40多种药酒方，且用酒种类多样、方法颇多，开创了酒与药相结合治病的先例。《黄帝内经》有"汤液醪醴论篇"，专门讨论药酒之道。《素问》中有"上古圣人作汤液醪""邪气时至、服之万全"的论述，这是药酒治病的较早记载。可见早在先秦时代药酒已在治疗疾病方面占有了非常重要的地位。张仲景在《伤寒论》与《金匮要略》中用酒的方剂也颇多，如瓜蒌薤白白酒汤、红蓝花酒等，同时对于药酒的煮服方法也有相关记载。唐代孙思邈《备急千金要方》《千金翼方》所记载的药酒方临床应用范围较为广泛，涉及内、外、妇、五官诸科，其中《备急千金要方》中也较全面地论述了药酒的制法、服法。王焘在其所著《外台秘要》中不仅载有虎骨酒等药酒，还载有用药酒治疗外科疾病的方法，如治疗痔疮方。《本草纲目》中"附诸酒方"共记录71首药酒方，可治疗风湿瘙痒、虚损、风疹、风癣、中风等50余种病症；其载药1892种，其中与酒同用者达95%以上；还载有酒的外治方法，如洗、熏、浴等[2]。古人谓"酒为诸药之长"。酒可以使药力外达于表而上至于巅，使理气行血药物的作用得到较好的发挥，也能使滋补药物补而不滞。

（二）药酒制取工艺

酒善行药势而达于脏腑、四肢百骸之性，有"通血脉、行药势、温肠胃、御风寒"等多种作用，被奉为"百药之长"。"药借酒行，酒增药性"，药酒是将中药有效成分溶解在酒中而制成的产品，其善排毒去浊，调补机体，可散寒祛湿疏风、活血化瘀、通络止痛、调节脏腑气血阴阳，促进机体健康。

古人制备药酒主要采用浸渍法，以冷浸法和热浸法居多。随着药酒酿造技艺的不断提升，一些效率低、操作烦琐的古法工艺已经逐渐被提取效率高、生产周期短的新型提取技术取代。药酒制备工艺从传统工艺逐渐扩展到利用萃取、浸提和生物工程等高新化技术，提取药材中的有效物质，制成有效成分含量高、疗效突出的功能性药酒。

（三）常见药酒中草药

《本草纲目》中"附诸酒方"共记录酒方71首，其载药1892种，其中与酒同用者达95%以上。药材和酒是药酒制备的主要原材料，其质量对药酒的功效有直接的影响，不同产地的药材质量、药材中各有效成分的含量均存在差异，应根据不同疾病和所需功效而选择最佳药材[2-3]。其中天麻，味甘性平，功效为息风止痉、平肝阳、祛风通络；当归，味辛，性凉，以补血活血、调经止痛、润燥滑肠为用；过山龙，味辛，性热，效以祛风除湿、散瘀消肿为用；鸡血藤，味苦、微甘，性温，功效为活血舒筋、养血调经；红花，味甜，气微香，性平，以凉血、活血、调经、清肝、强身、止痛、消肿为功；木香，味辛、苦，性温，功效为行气止痛、健脾消食、调中导滞；川芎，味辛，性温，以活血祛瘀、行气开郁、祛风止痛为功；远志，味辛、苦，性微温，擅宁心安神、祛痰开窍、解毒消肿；积雪草，味苦、辛，性寒，可清热利湿、活血止血、解毒消肿；羌活，味苦、辛，性平，功效为散表寒、祛风湿、利关节、止痛；薄荷，味辛，性凉，长于散风热、清头目、利咽喉、透疹解郁；人参，味微苦，性微温，功为大补元气、补脾益肺、生津止渴、安神益智；党参，味甘，性平，功效为健脾补肺、益气生津；白术，味苦、甘，性温，擅健脾益气、燥湿利水、止汗安胎；菟丝子，辛甘性平，以补肾益精、养肝明目、固胎止泄、消风祛斑为用。上述药物中用当归、川芎、鸡血藤以活血化瘀；天麻、过山龙、羌活以祛风除湿止痛；木香、川芎以行气止痛；人参、党参、白术以健脾益气。诸药共奏益气扶正、活血祛瘀、化浊解毒、祛风除湿、舒筋通络、行气止痛之功。

（四）不同症状的药酒成分配伍

药酒在亚健康预防及慢性康养领域作用具有重要意义，尤其适用于痹症、高血脂、高血压、高血糖、高尿酸等人群。

1. 痹症

《黄帝内经》中提出了"风寒湿三气杂至，合而为痹也。其风气胜者为行痹，寒气胜者为痛痹，湿气胜者为着痹也"。叶天士认为"正气为邪所阻，脏腑经络，不能畅达，皆由气血亏损，腠理疏豁，风寒湿三气得以乘虚外袭，留滞于内，致湿痰浊血，流注凝涩而得之"，提出正气内虚为发病主因，并根据"经热则痹，络热则痿"的观点提出久病络瘀为痹症发展的最终阶段[4]。

药酒的配伍可适当添加当归、川芎、鸡血藤等活血化瘀之品，天麻、羌活等祛风除湿止痛通络之药，再配伍木香、薄荷等芳香辛散之品以宣通脉络，使诸药补而不致壅滞血络中的气机。同时配伍人参、党参、白术，有祛邪与扶正兼顾之功。

2. 代谢性疾病

关于代谢性慢病防治方面，从现代医学的角度讲，高血脂、高血压、高血糖、高尿酸血症等慢病的发生与糖脂代谢失调等相关。而中医认为，这类疾病发生与浊毒密切相关。《丹溪心法》中载有"浊主湿热，有痰，有虚"之说。古代有人称浊为害清之邪气。湿与浊性质相近而又有不同，湿轻浊重，积湿成浊，湿易祛而浊难除。浊为阴邪，浊为湿之渐，其性重浊黏腻，缠绵难去，胶着难愈，反复日久，阻滞脉络，耗伤元气。浊毒互结，浊以毒为用，毒以浊为体，胶着难愈，邪壅经络，气血津液运行不畅，化生为痰浊瘀血，痰浊、瘀浊相互搏结，则耗伤脏腑气血津液，从而导致机体气血阴阳失调出现高血脂、高血压、高尿酸、高血糖等多种疾病[5]。

药酒的配伍可添加人参、党参、白术以健脾益气，扶助正气，脾气健运则可枢转水液，升清降浊，防止水液停聚，则湿去浊化。远志化痰开窍，又能解毒，当归、川芎、鸡血藤、穿山龙、积雪草等一派活血化瘀药物可清除体内毒邪，进而对高血脂、高血压、高尿酸、高血糖等起到预防与改善效果。

二、浅议中药植物精油

（一）中药植物精油的特点及应用

中国古代药油炼制的历史可以追溯到 2000 多年前的《本草纲目》，其中提到了多种把植物、动物和矿物油脂精炼而成的药油。而宋代的《灵枢本草》更是将药油炼制的方法开展得更为全面和系统，探讨了油脂的特性、精加工技术、炼制要领、制剂的药理作用等内容，并编纂了一些具体的药品处方，使中国古代药油炼制的技术有了进一步的发展。

中药植物精油的常见制备工艺是从中草药的花、叶、茎、根或果中，通过水蒸气蒸馏法、挤压法、冷浸法或溶剂提取法提炼萃取的植物精粹，药性比普通草药浓。随着科技的发展，中药植物精油的生产加工工艺得到了有效的提升，一方面其遵循古法炮制技艺，其中包括拣精去杂、修正切制、过滤萃取等，同时有机结合现代工艺精制加工，如自动化生产线计算机管理、生物医药级高分子生产设备、草本精华萃取技术、雾化加工技术，并对洁净度、微生物、温度湿度进行严格管控，进而保证提取工作流程科学、精准。

中药植物精油是根据经典古方，采用的是中医理论，遵循本草性味、阴阳、归经，根据"君臣佐使"的原则，提取植物的药用性，可以补泻兼施，即虚可补、实可泻，直接作用于气血、脏腑、经络的循环，以功效为主。经由高纯度提炼的中草药精油搭配组方而成的配方精油，依据经典古方配伍组方的中药配方精油，针对性强，效果比较显著；侧重点在药性的功效，能直接入经络产品作用，经由皮肤直接入经络、滋脏腑，具有舒筋活络、运行气血、调理十二经络，补充十二经络能量，调节阴阳及各种代谢活动同时还能舒缓精神及身体的作用。从古至今，中医善于通过按摩、沐浴、外涂等途径将中草药中的药效及芳香成分作用于机体，起到治病和保健作用；一般多有提神醒脑、辟邪逐秽、除瘟疫、驱蚊虫的作用，还有通经活络、抗皱护肤之功，除此之外，外伤美容也广泛应用该法[6]。

中药植物精油成分的分子结构较小，因此

极易渗透皮肤，并具有很强的渗透力，可迅速透过皮肤并深入皮肤组织到达血液、淋巴等循环系统，且可使中药植物精油的品质更加精纯，精油的活性保持也更完美。另一方面，所有的精油都具有疏水性和亲脂性两个特征，而机体皮肤又属于脂肪组织，所以皮肤吸收精油较为迅速。在临床中可通过按摩、吸入、热敷、浸泡、蒸熏等方法，使精油溶入人体血液及淋巴液中，起到调节作用，从而达到扶正固本、安神醒脑等功效[7]。在中医"辨证论治"及"经络学说"理论指导下，将中药精油吸入内服或按摩人体，可达到调理阴阳气血、扶正祛邪，防治并举[8]。

随着时代的发展，中药植物精油产品的生产工艺得到了提升，在多个领域开展了创新应用，主要特点为传承中医药经典文化、采用现代生产工艺精制加工、精准科学配比、凝练草本植物精粹，而其核心技术则主要包括以下几点：①采用先进生产工艺，将多种中草药植物提取物进行配制以凝练草本植物精华，成分较为安全科学；②具有良好的渗透特性：精油的分子结构较小，渗透能力好；③按摩热能赋活：可通过搓揉、拍击、抚触、按压等方式进行按摩，通过按摩等途径可加速皮肤吸收与渗入体内；④细密喷雾类型：相关产品采用喷雾型设计，精准控制取量，操作灵活简便，轻按即用。

（二）中药植物精油常见的使用方法

中药植物精油的适用人群较为广泛，其中包括长时间伏案久坐、经常熬夜、工作压力较大、亚健康人群等。中药植物精油的功能部位、使用方法也是多种多样的。日常中可使用中药植物精油的部位主要为肩颈部、肩膀、腰部、手肘部、腿部、足部，覆盖面较广。而具体的用法则多根据不适的时间及程度所决定，可能会因年龄、体质、身体状况、用量不同而存在差异。其具体的使用方法较为灵活简便，根据产品的外观设计可选用多种操作方法：1）瓶身主要为喷头按压式的设计，可选择轻按喷涂所需部位；2）瓶底部平坦，可选择用平坦处轻按喷涂部位，可加速渗透吸收；3）基座采用刮痧板设计，可根据个人所需力度并以舒适为原则，在所需部分进行刮痧操作；4）在盆中喷洒适量精油可进行沐足浴手。

（三）常见中药植物精油的注意事项及使用禁忌

中药植物精油使用时应注意几下几点：1）使用之前建议施展肌肉放松动作；2）使用时可用手挡住喷头，避免呛鼻；3）使用过程中根据个体差异可能会出现局部发热发烫等情况；4）如若出现热辣的情况请勿拍打；5）为加速渗透吸收，可以空心掌轻拍相关部位，不可用实心掌拍；6）可使用瓶底轻推或刮拨相关部位；7）喷涂后可在相应部位敷保鲜膜以持续吸收；8）本产品为妆字号，不承诺对任何亚健康或其他疾病有治疗功效；9）本产品为外用，不可内服。

使用禁忌：1）开放性伤口禁用，如需使用请先做好伤口防护措施，以免精油与伤口接触；2）生理期腰腹部禁用，其他部位可以使用，若因寒凝胞宫而引起痛经、月经不调、手足冰凉等症状，可以喷涂腹部和腰部；3）孕期、哺乳期禁用；4）皮肤对酒精过敏者禁用；5）2岁以下幼儿禁用，5～6岁的儿童需稀释后并在成人监护下谨慎使用；6）原发性心脏病和高血压患者慎用，距离心脏较近部位以及背部反射区禁用，其他部位请谨慎使用，高血压患者若血压在160/95mmHg以下的应先按摩几分钟后少量试用，患有白血病、肾病、癫痫、恶性肿瘤的人群禁用；7）严重拉伤、扭伤严重的患者请勿立即使用，如若病情需要，应先冰敷24～48小时，肿胀消退后使用，骨折骨裂请勿立即使用；8）体内有内置钢板螺丝的患者禁用，术后3～4个月组织皮肤对钢板仍然有排斥反应情况的，需要等钢板拆除后再酌情使用；9）化脓感染患者禁用，患有足部真菌感染或腱鞘炎、腱鞘囊肿、跟腱炎、滑膜炎等无菌性炎症可酌情使用；10）眼睛及身体敏感部位禁用，若不慎入眼，请立即用大量清水冲洗。

三、结语

综上所述，药酒和中药植物精油对促进人体健康具有良好的理论基础和应用空间，作用全面，两者不仅传承中医药文化经典，还将古法炮制技艺与现代生产工艺有机结合，提取出中草药物精华，使其中各成分的配比精准科学。

中药精油的药源丰富、品种繁多，并具有较高的药用价值、工业价值及食用价值，是天然精油的重要组成部分，也是中药本草的文化与产业延伸。目前我国中药精油的开发利用正处于起步阶段，大部分的中药精油精油仍未被开发或存在开发程度不足的问题，如研究集中在化学成分分析，抗菌、消炎、杀虫、抗氧化等方面，缺乏对复方中药精油的开发，忽视了对中药精油的功能性的创新研究，主要应用在保健养生等方面。中药植物精油可参考药酒在不同症状的成分配伍以及在疾病调理作用机理与基础研究方面进行深入研究，以及在药性提取和成品制备方面加以融合与借鉴，在不断创新中实现发展，其市场和相关行业具有广阔的前景。

参考文献

[1] 温桂花，李艳，范玲玲，等.中国药典药酒方中的药用植物[J].中药材，2020，43（11）：2657-2662.

[2] 周然，柴智，樊慧杰，等.药酒的历史沿革及现代发展与应用[J].中医杂志，2017，58（23）：1989-1993.

[3] 赵婷，国大亮，刘洋，等.药酒的制备与应用研究[J].现代食品，2019（18）：96-99.

[4] 朱文，汪悦.《临证指南医案》痹症诊疗特色分析[J].中国中医基础医学杂志，2019，25（10）：1358-1359，1480.

[5] 李佃贵，朱峰，刘建平，等.浊毒论治探讨[J].山西中医，2008（11）：1-3.

[6] 张慧，张杰，刘明.芳香疗法溯源及中药精油的研究进展[J].中医研究，2005，18（10）：62-64.

[7] 阿贝乐（Abel GLASER）.《黄帝内经》经络理论与精油疗法外用的研究[D].成都：成都中医药大学，2012.

[8] 梅家齐.十四经腧疾症与芳香疗法的应用研究[C]//第七届中国香料香精学术研讨会论文集.2008.

（整理者：北京中医药大学　王梓凝）

陨石水营养价值及应用前景

陈旭东

（上海驰宇文化发展有限公司　200072）

摘要：陨石是起源于外太空，撞击到地球表面后残存的天然物体，具有较强的磁性，含有多种微量元素和矿物质。在我国古代早已有相关"石头"养生防病的记载。本文通过综述陨石水应用的历史背景，观察陨石水对小白鼠的免疫功能、生存时长以及安全性等的影响，探讨陨石水在增强免疫功能方面的营养价值及作用机制，并展望其推广应用前景。

关键词：陨石；陨石水；磁场；矿物质；免疫

陨石是天体、小行星等撞击地球表面后残存的物体。这种来自"天上"的石头，对于现代的人们来说其物理、化学特性或许并不陌生，但在日常生活中的应用却较为罕见。在我国古代典籍中，对于金石类物质在医药保健领域的应用有着丰富的记载。本文从文献和实验角度，就陨石对机体健康的影响及可能作用机制进行探讨。

一、中医药对陨石的认识及应用背景

在我国古代，民间有玄石、女娲石（即陨石）放在水井里造"神水"治病的故事。祖国医学对金石类药物防病保健的认识源远流长，虽然在历代医籍中没有陨石的记载，但根据其物理、化学特性，在中医药中可以归为"磁石""玄石"的范畴。我国第一部中草药专著《神农本草经》记载有"慈（磁）石味辛酸寒，主治周痹风湿，肢节肿痛，不可持物"。南宋陶弘景引《名医别录》中磁石"养肾脏、强筋骨、益精除烦、通关节、小儿惊痛等"，从而进一步扩大了磁石的治疗范围。明代李时珍在《本草纲目》中记载慈石毛（磁石毛）可"去疮瘘，长肌肤，常饮令人有子，易入酒"，玄石可"主治大人小儿惊痫，女子绝孕，小腹冷痛，少精身重。服之令人有子《别录》"[1]。有学者研究发现，《本草纲目》中具有轻身延年的矿物类药物共28种药物，除却石芝、石中黄子、雄黄、雌黄、朴硝、矾石等没有明确说明具有补益功效外，其他药物大都具有补益之功[2]。肾为先天之本，主骨生髓，与人体的生、长、壮、老、已有着密切关系。因此，在中医学中陨石具有类似温阳补肾、通经活络等功效。

二、陨石水的实验研究

选取浙江省中医药研究院实验动物中心提供的清洁级ICR小鼠，9月龄，随机分为神域星石陨石水组和自来水对照组，每组20只，雌雄各半。小鼠自由饮食，在实验不同阶段分批对小白鼠进行抗疲劳、免疫功能相关指标以及安全性检测，并观察其生存时间。

依据《保健食品检验与评价技术规范》中"缓解体力疲劳功能检验方法"。以神域星石陨石水和自来水为干预措施，观察对小鼠负重游泳试验的影响。在实验第170天，记录各组小鼠负重游泳开始至死亡时间。与自来水对照组相比，神域星石陨石水组小鼠在实验初期、中期和末期体重的差异均无显著性（$P > 0.05$）。与自来水对照组相比，神域星石陨石水组能显著提高小鼠负重游泳时间，差异有统计学意义（$P < 0.01$）；对雌性小鼠负重游泳时间提高更为显著，差异有统计学意义（$P < 0.01$）；对雄性小鼠负重游泳时间有升高的趋势，差异无统计学意义（$P > 0.05$）。

记录小白鼠自然死亡事件。与自来水对照组相比，神域星石陨石水组老年小鼠生存率明显提高，差异有统计学意义（$P < 0.01$）；神域星石陨石水组老年小鼠生存时间显著提高，差异有统计学意义（$P < 0.05$）。

在实验第160天，进行ConA诱导小白鼠脾淋巴细胞增殖实验（MTT法）实验。与自来水对照组相比，神域星石陨石水组小鼠脾脏和胸腺指数、血清中免疫球蛋白（IgG）含量明显升高，差异有统计学意义（$P < 0.05$）；神域星石陨石水组可明显提高ConA诱导的小鼠脾淋巴细胞增殖能力明显提升，差异有统计学意义（$P < 0.05$）。

在实验第120天，检测小白鼠血清血红蛋白、红细胞、白细胞、总蛋白含量，称量心、肝、脾、肺、肾脏器质量，并进行病理学检查。与自来水对照组相比，神域星石陨石水组小鼠淋巴细胞、血红蛋白、红细胞、白细胞、总蛋白含量无明显差别，差异无统计学意义（$P > 0.05$）。各组小鼠心、肝、脾、肺、肾脏器的病理组织学检查未见明显异常改变。

通过上述实验证明，神域星石陨石水对小白鼠具有较显著的缓解体力疲劳、增强免疫功能、延长小鼠生存时间的作用，且安全性较好。

三、陨石水的营养价值及作用机制

陨石是各种不同的地外物质，其成分从类似太阳的原始球粒陨石到来自破裂小行星核的岩浆Fe-Ni物质，含有多种微量元素和矿物质。陨石具有磁性，绝大部分陨石的磁性较强，其中磁性物质含量超过1%[3]。故基于陨石的物理和化学性质，探讨陨石水在小白鼠试验中提升免疫功能的相关作用机制。

磁场是一种肉眼无法感知，但却是客观存在的非实体的特殊物质。磁场的作用原理为产生感应电流，引起体内离子分布、移动，改变膜电位，从而改变细胞膜的通透性，对细胞产生影响。现代医学认为磁疗可以利用高科技的磁性材料作用于人体的经络、穴位和患病部位，通过磁场使磁力线透人体组织深处，以达到预防及治疗疾病的效果[4]。

在我国古代，磁疗是利用天然磁石或其他含有磁性的药物为原料，达到平肝潜阳、安神镇惊、聪耳明目、纳气平喘作用的一种疗法。中医认为经络内连脏腑、外络肢节，将人体各部有机地联系成一个整体，故人体阴阳一旦失衡，则引起疾病。而磁场作用于机体的物理刺激产生了相应的生理效应，通过输入的电磁信号传递，起到"通其经脉，调其血气"效果，达到治疗疾病的目的[5]。有学者认为磁疗和针疗有诸多相似之处，且常表现出一种良好的双向调整作用，具体表现为：①可使细胞膜的通透性增加，血管扩张，血液循环加快，而起消肿镇痛作用；②通过对组织生理、生物化学反应的影响而起消炎止痛的作用；③抑制中枢神经功能兴奋，改善睡眠状态，延长睡眠时间，缓解肌肉痉挛，降低血压而起镇静作用；④高强度磁场作用可抑制某些癌的生长与转移；⑤低强度的磁场作用，可延迟衰老过程等[6]。

目前，陨石中发现的矿物有295种，其中含有人体必需的微量元素，如硒、锶、锌、铁、锰、碘、钼等40种微量元素。矿物质又称无机盐，它们是构成机体组织细胞和维持正常生理活动的重要物质，与维生素类似，虽然人体需求相对较少，却对人体免疫系统的正常运作非常重要。研究发现，微量元素缺乏时会直接造成机体免疫器官、免疫细胞等的损伤，并影响其分化，导致免疫缺陷；另一方面，会影响机体免疫器官和组织以外其他组织的营养代谢和生长发育，间接引起机体免疫功能下降[7]。在陨石水实验研究中，神域星石陨石水组小鼠免疫功能明显高于自来水对照组。究其原因可能为，陨石中的矿物质溶于水，小鼠摄入必需的微量元素，进而提升免疫功能。因此，矿物药中含有人类所需的微量元素，陨石水通过补充机体缺少的微量元素可达到一定的提升免疫力作用。

唐以前的药学理论大多受当时崇尚金石之风的影响，《神农本草经》中收入大量金石药，有学者统计有46种金石矿物药，其中如丹砂、玉泉等药列为上品，认为它们有主五脏百病、安魂魄等功效[8]。正如《本草纲目·序例上》"十剂·涩剂"中言"古人以服石为滋补故尔"。已有大量研究显示，补益类中药和复方药抗衰老、抗疲劳与免疫学有着密切关系[9]。故推断陨石具有补益的功效。

在陨石水实验研究中，神域星石陨石水组小鼠生存时间、生存率以及免疫相关指标明显高于自来水对照组，而陨石水的延缓衰老作用可能与免疫功能的增强有关。在机体衰老的过程中，免疫功能呈进行性改变，包括机体对感染的应答能力和持久免疫记忆能力，涉及免疫器官、免疫细胞、免疫分子、免疫应答类型及水平等系列改变[10]。免疫系统是衰老过程的主要调节系统，免疫应答及免疫功能的紊乱、低效或无效，均可直接导致机体感染、肿瘤和自身免疫性疾病等的发生率和死亡率的增加[11]。因此，陨石水通过增强小鼠免疫功能可延缓衰老。

疲劳是机体失去其完成所从事的正常活动或工作能力的现象，是机体内所发生的一系列复杂的生化过程，其产生与机体中能源物质消耗、代谢产物堆积、内环境稳定性失调、免疫功能下降等因素密切相关[12]。疲劳最直接和客观的表现是运动耐力下降。相关研究显示，中医药可通过改善免疫功能，增强机体的抗病能力，使机体能够承受大运动量的训练，延缓疲劳出现[13]。在陨石水实验研究中，神域星石陨石水组小鼠其负重游泳时间明显高于自来水对照组，说明陨石水对小鼠有明显的抗疲劳的作用，究其原因可能与陨石水能够提升小鼠免疫功能有关。

综上，陨石水有增强免疫系统功能的作用，可能与陨石自身磁性作用、矿物质中微量元素等有关。通过提升免疫功能，进而可以发挥延缓衰老、抗疲劳的功效，并且安全、可靠。

四、总结及展望

当前，人类由于环境污染的加剧、食品添加剂的泛滥、社会竞争的激烈、心理压力的增加，各种疾病肆虐泛滥，在中国目前社会的老龄化、亚健康、慢性病都居世界首位，国家以及人民对健康也越来越重视。来自宇宙的陨石具有非凡的医学价值和科学价值，随着科技的飞速发展以及对陨石防病治病的深入研究，陨石神秘的面纱被逐步揭开。陨石水是一种具有增强机体免疫功能的功能性饮用水，有着广泛的、亲民的市场需求。

整体上，由于目前人类对于陨石的认识较为浅薄，尤其是在对于陨石作用于人类健康的原理研究尚处于萌芽前阶段，陨石在生命科学领域的更多研究亟待开展。陨石水对人体抗肿瘤、抗氧化等作用有待进一步研究发现。随着陨石相关生命科学研究和产业技术的深入，在完善的生产制度和检验标准的配合下，可促进陨石产生更多的附加价值，比如研发更多形式、种类的陨石相关产品，从而促进相关产业在海内外的深度布局和市场占有率。

陨石自身材质的优越性与传统医药保健产品形成鲜明的对比：非一次性，可以无限性循环使用，无须惧怕光线与高温，保存没有任何条件制约。面对陨石保健相关产业的发展，需要基于民生诉求的基本要求上，提供科学证据，打好市场基础，并不断完善产业链，建立具备规模化、标准化的集生产、研发、销售多位一体的产业链，形成更大的产业效应，不断发展。

参考文献

[1] 黄泰康.现代本草纲目[M].北京：中国医药科技出版社，2001.

[2] 杨芙蓉，王平，石和元，等.从《本草纲目》轻身延年药物探析衰老机制[J].时珍国医国药，2017，28（2）：482-484.

[3] 纪新林，潘永信.陨石磁学研究[J].地球物理学进展，2011，26（6）：1983-1992.

[4] 姜小秋，卢轩，陈泽林.中医磁疗发展考[J].湖北中医学院学报，2011，13（3）：67-68.

[5] 张秋臻.浅谈我国磁疗的起源与发展[J].生物磁学，2002（2）：39.

[6] 金和俊，冯春燕，张春红.磁疗的研究现状[J].医学综述，2008（18）：2832-2834.

[7] 卢香玲，贺婷婷，卢湘鸿，等.浅谈矿物质在动物营养中的免疫作用[J].中国牧业通讯，2011（2）：66-67.

[8] 齐佳，张雪亮."重可去怯"探讨[J].中华中医药杂志，2018，33（10）：4436-4438.

[9] 曹科，贺松其.中医药抗衰老的免疫学研究概况[J].国医论坛，2002，17（5）：55-56.

[10] Y Bo, C Xiao-Hua, LU Xue-Chun, et al. Research Progress on Immunocyte Senescence–Review[J]. Journal of Experimental Hematology, 2012, 20（3）: 782-787.

[11] 陈陆俊，杨焕凤，蒋敬庭.免疫细胞在衰老中的作用机制[J].临床检验杂志，2015，33（11）：4.

[12] NM Aboelmaaty. Effect of Chronic hypoxia on Carotid vascular responses to noradrenaline in rats[J]. African Association of Physiological Sciences（AAPS），2014，2（1）：27-35.

[13] 潘亚磊，彭博，白亚茹，等.小建中汤抗大鼠疲劳的作用机制初探[J].现代中西医结合杂志，2019，28（9）：917-919，927.

（整理者:《中华养生保健杂志》社　杨亚洁）

健脾养胃消食化积珍品"山麦鸡内金饮"

李顾芳

（天津御臻生物科技有限公司　300041）

摘要： 本文详细介绍了山麦鸡内金饮中配方组成药物的功效、化学成分、药理作用及临床应用，分析了山麦鸡内金饮的药物组成的配伍意义，并梳理了山麦鸡内金饮的应用范围。

关键词： 山麦鸡内金饮；山楂；麦芽；鸡内金；山药

一、脾胃为后天之本

《黄帝内经》对脾胃的形态、生理机能和病理变化等方面进行了相应的论述，为脾胃学说的发生发展以及脾胃为后天之本理论的提出奠定了理论基础[1]。脾位于腹中，在膈之下，与胃相邻。脾的主要生理机能是主运化，统摄血液。胃是机体对饮食进行消化吸收的重要脏器，主受纳腐熟水谷，有"太仓""水谷之海"之称。脾与胃同居中焦，"以膜相连"，由足太阴脾经与足阳明胃经相互络属，构成表里关系。脾胃是人体对饮食物进行消化、吸收并输布其精微的主要脏器。人出生之后，生命活动的继续和精气血津液的化生和充实，均赖于脾胃运化的水谷精微，故称脾胃为"后天之本"[2]。

张仲景在辨证和治疗疾病过程中十分重视脾胃，促进了脾胃学说的进一步形成以及临床运用[3]。其在《伤寒论》中指出，疾病的发生和传变与脾胃密切相关，在立法处方时应注重脾胃，在煎煮方法上提倡保胃气，判断预后时以胃气盛衰为依据，在调养护理阶段也应注重培护后天[4]。《伤寒杂病论》通过临床实践证明了在辨证、论治、预后和调养方面均不可忽视脾胃，为"脾胃为后天之本"的提出提供了强有力的佐证，并确立了脾胃病的基本治法，即补气、温阳、清热、养阴、消积、除痞、祛痰、解郁、升清降浊法，以及具体方药[5]。

李东垣在《脾胃论》及其他著作中提出了许多创造性、十分具有临床意义的理论观点，开创了中医脾胃学说的先河。"脾主五脏之气"首见于其《脾胃论·阴阳寿夭论》，认为"内伤脾胃，百病由生"[4]。李东垣明确指出了脾胃是滋养元气之根本，人体气机升降的枢纽，气血生化之源泉。其在《脾胃论·脾胃虚实传变论》提道："元气之充足，皆由脾胃之气无所伤，而后能滋养元气。"《脾胃论》卷下中有云："胃虚则五脏、六腑、十二经、十五络、四肢皆不得营运之气，而百病生焉""胃气一虚，脾无所禀，则四脏经络皆病"。可知李东垣认为胃气可以代表全身所有由水谷化生的气，而元气的充盛依赖着胃气的滋养。故治疗基本观点即为通过调养脾胃来补充元气。引领补土派的李东垣，从不同方面论证了脾胃对人体生命活动的重要性与主导性，由此创立了颇有影响力的治则治法，将脾胃学说推向成熟。在此之后，"脾胃为后天之本"理论伴随着脾胃学说的丰富和完善逐渐发展，广泛运用于临床，并有了长足的发展[1]。

饮食是人类赖以生存和维持健康的基本条件，是人体后天生命活动所需精微物质的重要来源。如若饮食失宜，可成为病因而影响人体的生理功能，导致脏腑机能失调或正气损伤而发生疾病。由于饮食物主要依赖脾胃的纳运作用进行消化吸收，故饮食失宜，主要损伤脾胃[2]。从"脾胃为后天之本"理论出发，健运脾胃，促进饮食物的消化吸收，不仅能使机体得到充足的营养，而且还可以防治疾病。

二、山麦鸡内金饮配方成分概要

山麦鸡内金饮的主要成分有山楂、麦芽、鸡内金、山药、麦芽糖等。

（一）山楂

1. 山楂的功效

山楂为蔷薇科植物山里红或山楂的干燥成熟果实。气微，味酸、微涩。以片大、皮红、肉厚、核少者为佳。生用或炒黄、炒焦用。药性酸，甘，微温，归脾、胃、肝经。功能消食健胃，行气散瘀，化浊降脂。

山楂酸甘，微温不热，功擅消食化积，能治各种饮食积滞，尤为消化油腻肉食积滞之要药。凡肉食积滞之脘腹胀满、嗳气吞酸、腹痛泄泻者，均可应用。如《简便方》即以单味山楂煎服，治食肉不消。山楂入肝经，能行气散结止痛，炒用兼能止泻止痢。如《医钞类编》治泻痢腹痛，即单用焦山楂水煎内服。山楂性温兼入肝经血分，能通行气血，有活血祛瘀之功。可用治产后瘀阻腹痛、恶露不尽或血滞痛经、经闭、胸痹心痛等。山楂能化浊降脂，现代单用生山楂或配伍丹参、三七、葛根等，用治高脂血症，以及冠心病、高血压病[6]。

2. 山楂的化学成分

山楂含有丰富的化学成分，类黄酮是山楂中含量最多、作用最广的一类化合物。类黄酮可进一步细分为几类，如黄酮、黄酮醇、黄烷酮、黄烷、花青素、异黄酮和查耳酮等[7]。

在山楂的有效成分中，有机酸的含量仅次于黄酮类化合物，高达4.1%。山楂中的有机酸主要包括酚酸和其他有机酸。酚酸包括苯甲酸、对羟基苯甲酸、没食子酸、原儿茶酸、茴香酸、香草酸、丁香酸和龙胆酸等[8]。

20世纪60年代对山楂首次研究就分离并鉴定了三萜类化合物及其衍生物，这些三萜类化合物分为四环三萜类和五环三萜类，例如熊果酸、去甲酚酸、库纳他醇、环戊烯醇、丁香酚等[9]。

糖类化合物，山楂果糖和葡萄糖被确定为山楂所有基因型中的主要糖，其含量因山楂种类的不同而有显著变化。山楂中的果糖属于东方隐球菌的基因型果糖[10]。

迄今为止，从山楂叶中分离出了12种含氮化合物。到1990年为止，分离出的含氮化合物有异丁胺、乙胺、二甲胺、三甲胺、异戊胺等[8]。从山楂中共分离出了4种类固醇[8]。山楂中还含有许多其他化合物，比如果胶、微量元素和甾体类等。

3. 山楂的药理作用

山楂具有广泛的药理活性，被用于治疗多种疾病。

山楂醇提液对大鼠的胃平滑肌有双向调节作用。山楂对活动亢进的兔十二指肠平滑肌有抑制效果，能轻微提高松弛大鼠胃平滑肌的收缩，说明山楂对消化道功能障碍有很强的调节作用，可以增强脾脏功能[11]。山楂中富含维生素C、维生素B2、胡萝卜素和各种有机酸，可以增强消化酶的分泌和胃内酶的活性。有机酸能够增强小鼠的胃肠运动，并可拮抗阿托品引起的肠平滑肌松弛[12]。

山楂中的原花青素是降压作用的主要成分，其降压作用主要是由外周血管舒张所导致的。总黄酮能够减少心律失常的程度，减少缺血和缺氧导致的心肌损伤后乳酸脱氢酶（LDH）的量。除此之外，总类黄酮能增强内源性氧气，清除系统并减少脂质过氧化，表明其具有缓解心肌缺血作用[13]。总黄酮还能明显降低血清总胆固醇（TC）和三酰甘油（TG）水平[14]。

山楂叶总黄酮在大鼠空腹时会降低胰岛素值和胰岛素抵抗指数。此外，山楂果提取物还可促进2型糖尿病小鼠肝脏中腺苷酸活化蛋白酶的氧化，降低磷酸烯醇式丙酮酸羧激酶的表达和葡萄糖的生成，从而达到降血糖的目的[15]。

此外，山楂中梭状芽孢杆菌的提取物可以抑制各种杆菌和球菌。从山楂中提取的多糖能够增强脾脏、胸腺和巨噬细胞的吞噬活性，促进小鼠溶血素和溶血斑的形成[12]。多种山楂提取物具有抗氧化活性，可能与低聚原花青素和总黄酮有关。

4. 山楂的临床应用

温志歌等[16]通过总结经典名方以及古今医家临床应用山楂的经验，总结出汤剂中山楂临床用量范围为5～30g，常用剂量为10～20g，丸剂常用量为0.57～14.10g。根据疾病、证型、症状，选择山楂最佳用量与配伍。如山楂消食去滞助运、消积、疏肝利胆治疗消化系统疾病，常配伍乌梅、莱菔子、丹参、益母草、香附、红花，用量多为5～15g；活血化瘀、降浊治疗内分泌疾病常配伍泽泻、虎杖、荷叶，为15～30g（煎剂）、0.57g（丸剂）；活血化瘀通络治疗妇科疾病常配伍香附、红花，为7.4～30g；化痰、活血、定眩治疗眩晕常配伍丹参，为15～30g。

（二）麦芽

1. 麦芽的功效

麦芽为禾本科植物大麦的成熟果实经发芽干燥的炮制加工品。气微，味微甘。以芽完整、色淡黄、粒大、饱满者为佳。生用、炒黄或炒焦用。药性甘，平，归脾、胃经。功能行气消食，健脾开胃，回乳消胀。

麦芽甘平，功能行气消食、健脾开胃，尤善促进淀粉性食物的消化。主治米面薯芋类饮食积滞，脘腹胀满。麦芽有回乳消胀之功，故可用于妇女断乳，或乳汁郁积之乳房胀痛。麦芽能疏肝理气解郁，用治肝气郁滞或肝胃不和，胁肋、脘腹疼痛[6]。

2. 麦芽的化学成分

麦芽的化学成分包括多糖类、酶类及生物碱类。多糖类成分主要是麦芽糖。麦芽糖具有耐高温，保温及热稳定性好，抗结晶，清凉透明等优良性能。麦芽糖主要是由淀粉水解转化而成[17]。

麦芽内主要含有α淀粉酶与β淀粉酶。β淀粉酶能将淀粉完全水解成麦芽糖，α淀粉酶则使之分解成短直链缩合葡萄糖即糊精，后者可再被β淀粉酶水解成麦芽糖[18]。

麦芽中所含淀粉酶为消食的主要成分之一[19]，也含生物碱类，有大麦芽碱、胆碱、白瓜蒌碱、甜菜碱等。其他含量较少的化学成分有α-科酮、蛋白质、氨基酸、细胞色素C等[20]。

3. 麦芽的药理作用

麦芽煎剂对胃酸与胃蛋白酶的分泌似有轻度促进作用[21]。麦芽可以调节肠道菌群，麦芽中的异麦芽低聚糖在体内和体外均能起到调节双歧杆菌生长的作用[22]。麦芽通过防止高脂血症及抗氧化从而起到保护肝脏的作用[23]。麦芽可干预雄性小鼠的性轴从而影响其性激素水平[24]。麦芽中含有的麦角类化合物有拟多巴胺激动剂样的作用，以调节泌乳素分泌。

4. 麦芽的临床应用

用大麦芽茶送服坤乳宁颗粒治疗乳腺增生，较单用坤乳宁颗粒有更好的效果[25]。麦芽用于回乳已有百年历史。麦芽回乳和催乳的双向作用关键不在于炒与否，而在用量的差异，小剂量消食化滞，疏肝解郁而催乳（用复方），麦芽催乳，剂量在30g以下；大剂量消散之力强，耗散气血而回乳（用单方），剂量在60g以上[26]。

Hanai H等报道麦芽作为一种维持疗法药物可延长结肠溃疡病人缓解期的症状，且麦芽组未见副作用，由此可推断麦芽是一种安全有效的维持疗法药物[27]。取大麦低温发芽的幼根（长约5cm左右）干燥后磨粉制成糖浆内服用治急慢性肝炎，可不同程度地改善肝痛、厌食、疲倦等症状，尤其对消除厌食更显著；有效病例的肝肿大有不同程度的缩小，转氨酶亦有不同程度的下降[28]。

（三）鸡内金

1. 鸡内金的功效

鸡内金为雉科动物家鸡的干燥砂囊内壁。气微腥，味微苦。以色黄、完整不破碎者为佳。生用、炒用或醋炙用。药性甘，平，归脾、胃、小肠、膀胱经。功能健胃消食，涩精止遗，通淋化石。

鸡内金消食化积作用较强，并可健运脾胃，故广泛用于米面薯芋乳肉等各种食积证。病情较轻者，单味研末服即有效，如《千金方》独用本品治消化不良引起反胃吐食。鸡内金可固精缩尿止遗，用治遗精、遗尿。鸡内金有化坚消石以及通淋之功。《医林集要》以本品"烧存性"，治小便淋沥，痛不可忍。现代用治砂淋、石淋或胆结石[6]。

2. 鸡内金的化学成分

鸡内金主要由胃蛋白酶、淀粉酶、类角蛋白等构成，其中蛋白酶、淀粉酶是其中不可缺少的活性蛋白。利用碱法提取鸡内金中的蛋白，提取量达60%，含多种必需氨基酸，是人体的必需营养成分，在生物代谢过程中起到关键的作用[29]。氨基酸总量为86.924%，其中必需氨基酸占30.264%，鲜味氨基酸占43.018%[30]。

鸡内金体外多糖由鼠李糖、葡萄糖、岩藻糖、甘露糖和半乳糖构成[31]。

鸡内金中富含钾、镁、钙、锰、铜、锌、铁等金属元素，通过原子吸收光谱法进行含量测定，其含量比重为 Fe > K > Mg > Ca > Cu > Zn > Mn[32]。

3. 鸡内金的药理作用

健胃消食是鸡内金最主要的功能之一，有研究表明，2种鸡内金炮制品水煎液按20g/kg剂量，连续灌胃大鼠7天，与空白组进行比较，各给药组的胃液量和胃蛋白酶排出量均显著增加[33]。有研究显示，800 mg/kg的鸡内金提取物冻干粉可以加速小鼠肠道蠕动，加快肠道排空率，从而对肠道起到保护作用[34]。

在逍遥散中加入生鸡内金，二者联合使用，可以有效减轻肝郁脾虚证乳腺增生病大鼠乳头直径和高度增大的症状，缓解乳房小叶和腺泡的数量增多和扩张等病理变化[35-36]，证明生鸡内金与逍遥散配伍对乳腺增生大鼠有良好的治疗效果。

从鸡内金中提取得到的酸性多糖PECGp，能显著降低心肌缺血模型大鼠ST段抬高，防止心肌形态学异常改变，逆转血流动力学异常和血液流变学参数，改善超氧化物歧化酶、一氧化氮合酶、一氧化氮、丙二醛、肌酸激酶、肌酸激酶MB和乳酸脱氢酶水平[37]。

有研究建立高血脂大鼠模型后，用鸡内金多糖灌胃给药，在给药剂量为20mg/kg和80mg/kg时，均能有效调节大鼠血脂水平，调节载脂蛋白水平，明显改善高血脂大鼠血液黏度、红细胞变性特征以及机体和肝脏中抗氧化防御体系，表明鸡内金多糖能有效预防高血脂大鼠脂代谢紊乱，提高机体脂代谢能力，改善血液流变学异常指标，降低其氧化应激水平[38]。

4. 鸡内金的临床应用

鸡内金中的胃泌素可以起到加快胃肠蠕动和促进消化系统分泌的作用。健康人口服炙鸡内金粉5g，隔1h后胃液分泌量可增高30%～37%，胃液酸度呈明显升高的趋势，胃蠕动增强[39]。

鸡内金在治疗婴幼儿腹泻方面取得了良好的疗效，鸡内金中包含的胃激素、角蛋白、维生素、抗坏血酸等，能有效改善婴幼儿消化功能差以及脾胃失和导致的腹泻，增强婴幼儿消化功能，加速痊愈[40]。

鸡内金善于化坚积消结石，为治疗石淋之要药。多以水煎服鸡内金，用量9～15g，可渐消结石，同时以大量清热利尿的金钱草配伍鸡内金，可以更好地达到化坚消积石的效果[41]。

生鸡内金联合桂枝茯苓胶囊为观察组，对确诊子宫肌壁间肌瘤患者给药，观察超声所示肌瘤的体积变化及雌二醇、孕酮、血流变等指标，结果表明观察组的总有效率高达93.3%。可见，生鸡内金对女性子宫肌瘤的生长起抑制作用，生鸡内金联合茯苓桂枝胶囊可有效治疗子宫肌瘤[42]。

（四）山药

1. 山药的功效

山药为薯蓣科植物薯蓣的干燥根茎。味淡、微酸，以粉性足、色白者为佳。生用或麸炒用。药性甘，平，归脾、肺、肾经。功能益气养阴，补脾肺肾，涩精止带。

山药甘平，能补脾气，益脾阴，又兼涩性，能止泻、止带。适用于脾气虚弱或气阴两虚，消瘦乏力，食少便溏或泄泻，及妇女带下等。因其富含营养成分，又容易消化，可作为食品长期服用，对慢性久病或病后，虚弱羸瘦，需营养调补而脾运不健者，不失为一味调补佳品。山药能补肺气，兼能滋肺阴，可用治肺虚久咳或虚喘。山药能补肾气，兼能滋肾阴，并兼收涩之性。适用于肾气虚的腰膝酸软，夜尿频多或遗尿，滑精早泄，女子带下清稀及肾阴虚的形体消瘦，腰膝酸软，遗精等症。山药既补脾肺肾之气，又补脾肺肾之阴，可治疗消渴病气阴两虚者[6]。

2. 山药的化学成分

山药多糖是主要活性成分之一，多糖的组成及结构较复杂，山药多糖包括均多糖、杂多糖及糖蛋白，其糖基组成和含量也各不相同[43]。

山药中含有18种氨基酸成分，8种是人体必需氨基酸，其中含量最高的是谷氨酸，非必需氨基酸中含量由高到低依次为精氨酸、丝氨酸和天冬氨酸[44]。

王勇等[45]利用气相色谱-质谱联用技术对脂肪酸甲酯化产物进行分离鉴定，共检测27种脂肪酸类成分，其中18种饱和脂肪酸，占脂肪酸总量的51%，十六烷酸为最主要成分；9种不饱和脂肪酸，占总脂肪酸量的49%，主要为亚油酸、亚麻酸和油酸。山药素类成分为山药较为特殊的一类化学成分，山药素Ⅰ、Ⅱ、Ⅲ、Ⅳ、Ⅴ最早由日本学者在1987年从零余子中分离鉴定出来[46]。

文庆等[47]采用HPLC法对山药中尿囊素进行含量测定，发现不同样品中尿囊素含量范围为0.21%～0.82%。

山药中富含微量元素Zn、Fe、Mn、Cu、Se和常量元素Ca，其中Zn、Fe可直接和间接影响蛋白质和核酸的合成及细胞繁殖功能，同时参与调节细胞免疫功能[48]。

淀粉是山药中的主要碳水化合物，含量较高，一般为16%～20%，其组成及含量在山药生长过程中受环境影响较大[49]。

此外，山药中还含有3，4-二羟基苯乙胺、多酚氧化酶、黄酮、蛋白质、甾醇类化合物及盐酸多巴胺[50]。

3. 山药的药理作用

大量研究表明山药多糖具有显著降血糖作用。Li等[51]采用地塞米松诱导的胰岛素抵抗性葡萄糖/脂质代谢糖尿病小鼠模型，评价不同浓度山药多糖混合物和不同分子量山药多糖的降血糖作用，发现山药多糖能够显著降低模型小鼠空腹血糖、胆固醇及甘油三酯，表明山药多糖具有显著降血糖作用。何云等[52]发现山药多糖的剂量和其对糖尿病大鼠的降糖作用在某种程度呈一定的正比关系，且有保护胰岛功能的作用。

山药淀粉成分被认为具有降血脂作用，PREMA P等[53]研究山药对于动脉粥样硬化模型小鼠的作用，发现小鼠喂养提纯山药淀粉，其血清中类脂质浓度、主动脉和心脏中的糖浓度显著降低[54]。研究表明山药对正常大鼠的胃排空及血清淀粉酶的分泌有抑制作用，可增强小肠的吸收功能[55]。

山药多糖与黄酮类成分发现具有不同程度抗氧化作用，王丽霞等[56]研究山药蛋白多糖体外抗氧化作用，发现山药蛋白多糖具有明显的抗氧化作用，能够清除自由基。

山药多糖被认为是山药抗肿瘤主要活性成分，具有免疫调节和增强白细胞吞噬作用，对肿瘤治疗具有潜在作用。徐增莱等[57]研究发现，山药多糖可增强小鼠淋巴细胞的增殖能力，促进机体抗体的生成，增强小鼠碳廓清能力。

4. 山药的临床应用

将山药磨成细粉口服用以治疗小儿腹泻，伴脱水患儿可同时服补液盐；对照组口服乳酸菌素。结果显示治疗组显效47例，有效59例，无效4例，总有效率96.3%；对照组显效11例，有效7例，无效12例，总有效率为60%[58]。

张景义等[59]用山药降糖丸治疗糖尿病，临床观察中大多数患者"三多一少"症状及检测指标有所改善，86例患者中，显效80例，总有效率93%。

应瑛[60]以淮山药为主，辅玄参、白术等其他药材组成复方，临床观察治疗40例慢性阻塞性肺气肿患者的情况，经过1个月的治疗，绝大部分患者咳痰量下降，肺的通气和换气功能好转，总有效率为95%。

张文菲[61]总结发现山药一般治疗蛋白尿用15～30g，多配伍补气之黄芪、党参，健脾之白术，祛湿之苍术等；治疗早期糖尿病肾病，山药可单用，剂量可增至30～60g；张锡纯理血汤对血尿阴虚内热证效果明显，山药一般用15～20g；对于慢性肾功能衰竭，山药多用15g，常配伍补气药、活血疏肝药、化湿药等。

邸莎[62]总结现代医家应用山药临床经验，汤剂中山药用量多为9～50g，急证、重证、救脱可用至100～200g甚至200g以上，治疗一切羸弱虚损的薯蓣粥中，生山药用量可达500g。因此，应根据疾病、证型、症状选择山药之最佳用量及配伍。

（五）麦芽糖

麦芽糖的传统制法是用含有淀粉的谷物经麦芽酶糖化制得，所以叫麦芽糖，民间俗称糖瓜、糖稀。早在1500年以前，我国就有麦芽糖的生产。麦芽糖多为透明黏稠的液体，也有浓缩冷却结晶成固体的，是很有发展前景的低热值、低甜度糖类之一。麦芽糖浆用途广泛，用于食品行业的各个领域，固体食品、液体食品、冷冻食品、胶体食品果冻等无所不及。麦芽糖浆在食品中不仅是甜味剂，而且是添加剂、保鲜剂、保湿剂[63]。

三、山麦鸡内金饮配方分析

胃司纳谷，脾主运化，胃宜降则和，脾宜升则健。若饮食不节，过食酒肉油腻之物，脾胃运化不及，则停滞而为食积。方中以山楂为君药，可消一切饮食积滞，尤善消肉食油腻之积。山楂酸温性紧，善消腥膻油腻之积，行瘀破滞，为克化之药，故以为君。臣以麦芽咸温消谷，消食和胃，而行瘀积，以之为辅。佐以鸡内金，可以强健脾胃功能，使脾健运而食积消，食积消则脾自健。脾胃虚弱，胃虚不能纳谷，脾虚水谷失于运化，故食少难消、大便溏薄，使以山药，健脾止泻。山楂、麦芽、鸡内金均有消食化积的功效，山楂擅长消除油腻肉食积滞，麦芽擅促进淀粉性食物的消化，鸡内金可以强健脾胃功能，三者配伍增强消导积滞的作用。鸡内金、山药都有健脾的作用，二者配伍增强健运脾胃的功能。山麦鸡内金饮配方，健脾与消食并举，为消补兼施之剂，补而不滞，消而不伤。

四、山麦鸡内金饮的应用

山麦鸡内金饮是一种预包装食养药膳产品固体饮料，每包5g。成人建议服用量每次2～3袋，每日2～3次；儿童建议服用量每次1～2袋，每日2次。按照山麦鸡内金饮诸食药物质的功效与组方，本品适宜于以下几个方面。

（一）强健脾胃，用于脾胃虚弱、脾胃不振者

脾胃为后天之本，气血生化之源，脾胃虚

弱，受纳与健运乏力，则饮食减少。山麦鸡内金饮中鸡内金、山药都有健脾的作用，健运脾胃以复其运化受纳之功，可以用于脾胃虚弱、脾胃不振者，如食欲减退、食欲不振、不思饮食。

（二）消食化积，用于饮食停滞、脘腹胀满者

脾胃虚弱，运化失常，食积停滞，食积阻滞气机，故脘腹胀满。山麦鸡内金饮中山楂、麦芽、鸡内金均有消食化积的功效，鸡内金、山药都有健脾的作用，消食与健脾并举，可用于食积停滞、脘腹胀满者。

（三）健运脾胃，用于脾虚失运、食少难消或伴有泄泻者

脾胃虚弱，纳运乏力，故饮食不化；水谷不化，清浊不分，故见肠鸣泄泻。山麦鸡内金饮中鸡内金能健运脾胃，山药健脾益气，兼能止泻，山楂、麦芽、鸡内金均有消食化积的功效，故可用于食少难消，或伴有泄泻者。

（四）消疳积，用于小儿疳积、营养不良者

疳积是小儿时期由于喂养不当或由多种疾病的影响使脾胃受损而导致全身虚弱、消瘦、面黄、发枯等一系列症状的慢性病证。现在的疳积多由盲目加强营养，加重脾胃负荷，伤害脾胃之气，积滞中焦，导致营养缺乏、营养失衡。山麦鸡内金饮中既有健运脾胃的鸡内金、山药，又有消导积滞的山楂、麦芽，用于小儿疳积者，可以攻补兼施，使脾运健，积滞消，而疳积除。

五、结语

"脾胃为后天之本"，健运脾胃，促进消化吸收，对养生强身"治未病"有重要意义。山麦鸡内金饮的主要成分为山楂、麦芽、鸡内金、山药等食药物质，具有健运脾胃、消食化积之效，适宜于脾胃虚弱、饮食积滞，或兼脾虚泄泻者，也有益于小儿疳积、营养欠佳者，实属健脾养胃消食之珍品。

参考文献

[1] 缪雨希，李水芹. "脾胃为后天之本"理论源流及发展 [J]. 四川中医, 2021, 39（2）: 15-18

[2] 孙广仁. 中医基础理论 [M]. 北京：中国中医药出版社, 2011.

[3] 蔡淦, 马贵同. 实用中医脾胃病学 [M]. 上海：上海中医药大学出版社, 1996.

[4] 许潮松. 脾胃为后天之本说再探讨 [D]. 南京：南京中医药大学, 2007.

[5] 张俐敏. 中医脾胃学说形成的四个关键 [J]. 山西中医, 2000（5）: 56-57.

[6] 钟赣生. 中药学 [M]. 北京：中国中医药出版社, 2016.

[7] Nabavi S, Habtemariam S, Ahmed T, et al. Polyphenolic composition of Crataegus monogyna Jacq: From chemistry to medical applications[J]. Nutrients, 2015, 7（9）: 7708-7728.

[8] 张祺嘉钰, 赵佩媛, 孙静, 等. 山楂的化学成分及药理作用研究进展 [J]. 西北药学杂志, 2021, 36（3）: 521-523.

[9] Wu J, Peng W, Qin R, et al. Crataegus pinnatifida: Chemical constituents, pharmacology, and potentialap-plications[J]. Molecules, 2014, 19（2）: 1685-1712.

[10] Muradoglu F, Gürsoy S, and Ylldlz K. Quantificationa-nalysis of biochemical and phenolic composition in haw-thorn（Crataegus spp.）fruits[J]. Erwerbs-Obstbau, 2019, 21（2）: 1589-1599.

[11] 崔亮, 华二伟, 薛洁. 山楂对消化系统影响的研究进展 [J]. 新疆中医药, 2012, 30（1）: 78-79.

[12] Yang B, Liu P. Composition and health effects of phenolic compounds in hawthorn（Crataegus spp.）of different origins[J]. J SciFoodAgric, 2012, 92（8）:

1578-1590.

[13] 喻斌,李宏轶,张良,等.山楂叶总黄酮对麻醉犬冠脉结扎所致心肌缺血的保护作用[J].中药新药与临床药理,2008,19(6):461-464.

[14] 刘全亮,杨中林.不同纯度山楂叶总黄酮降血脂作用的比较研究[J].海峡药学,2008,20(2):23-25.

[15] Chang Q,Zuo Z,Harrison F,et al.Hawthorn[J].J Clin Pharmacol,2002,42(6):605-612.

[16] 温志歌,邵蒙苏,赵林华.山楂的临床应用及其用量探究[J].长春中医药大学学报,2021,37(4):741-744.

[17] 徐丽霞,扶雄,黄强,等.酶法高纯度麦芽糖的生产[J].食品工业科技,2007,11(28):234.

[18] 辛卫云,白明,苗明三.麦芽的现代研究[J].中医学报,2017,32(4):613-615.

[19] 方向梅,吕红叶.麦芽的研究进展[J].中国伤残医学,2010,18(5):167-169.

[20] 王雄,吴金虎.大麦芽的研究概述[J].中药材,2010,33(9):1504-1507.

[21] 杨延超.大麦芽活性多糖的分离及结构解析[D].无锡:江南大学,2012.

[22] 王春敏,李丽秋,马淑霞,等.异麦芽低聚糖在体内和体外对肠道菌群的调节作用[J].中国老年杂志,2008,28(2):174-175.

[23] 郑虎占,董泽宏,佘靖.中药现代化研究与应用[M].北京:学苑出版社,1998:2087-2091.

[24] 陈荣.麦芽对雄性小鼠性激素水平的影响[J].中国药房,2008,19(27):2087-2088.

[25] 张惠,孟瑞雪,高淑丽,等.大麦芽茶送服坤乳宁颗粒治疗乳腺增生临床观察[J].河北医药,2013,35(8):1254-1255.

[26] 王晓飞,周金影,金向群,等.麦芽的药理研究及临床应用[J].中成药,2007,29(11):1677-1678.

[27] Hanai H,Kanauchi O,Mitsuyama K,et al.Germinated barley food stuff prolongs remission in patients with ulcerative colitis[J].Int J Mol Med,2004,13(5):643-647.

[28] 江苏新医学院.中药大辞典[M].上海:上海科学技术出版社,1986:1021.

[29] 王宝庆,郭宇莲,练有扬,等.鸡内金化学成分及药理作用研究进展[J].安徽农业科学,2017,45(33):137-139.

[30] 李泽鸿,陈丹,李振华.鸡内金中氨基酸及营养元素含量的测定[J].氨基酸和生物资源,2002,24(4):20-21.

[31] Xing Q P,Li X,Zhou R Z,et al.Extraction,characterization and antioxidant activities of polysaccharides from E.Corneum Gigeriae Galli[J].Carbohydrate Polymers,2014,108(1):247-256.

[32] 胡炬红,胡久宏,周炳,等.火焰原子吸收光谱法测定鸡内金中的金属元素[J].中国实验方剂学杂志,2011,17(21):104-106.

[33] 李飞艳,李卫先,李达,等.鸡内金不同炮制品对大鼠胃液及胃蛋白酶的影响[J].中国中药杂志,2008,33(19):2282-2284.

[34] 迟玉森,马成印,邵允琪,等.鸡内金有效成分的提取及其改善肠道保健功能的研究[J].食品工业科技,1999,20(4):23-24.

[35] 刘元新.生鸡内金在治疗乳腺增生病症中的应用和机制研究[J].江西医药,2016,51(5):424-426.

[36] 胡建平,李珊珊,刘元新.生鸡内金对乳腺增生病大鼠的作用研究[J].实用中西医结合临床,2015,15(12):81-83.

[37] Xiong Q,Jing Y,Li X,et al.Characterization and bioactivities of anovel purified polysaccharide from Endothelium corneum gigeriae Galli[J].Int J Biol Macromol,2015,78:324-332.

[38] 蒋长兴,蒋顶云,熊清平,等.鸡内金多糖对高脂血症大鼠血脂、血液流变学及氧化应激指标的影响[J].中药药理与临床,2012,28(5):75-78.

[39] 薛铁所.鸡内金可以消食积[N].健康报,2018-10-10(4).

[40] 张志强. 双歧杆菌四联活菌片联合小儿复方鸡内金咀嚼片治疗小儿消化不良性腹泻 [J]. 黑龙江中医药, 2021, 50（1）: 60-61.

[41] 许浩辉, 冯松杰. 冯松杰运用排石方治疗石淋经验 [J]. 中国中医药信息杂志, 2015, 22（12）: 102-103.

[42] 王小萍, 崔英. 生鸡内金对子宫肌瘤患者血流变及性激素的影响 [J]. 实用中西医结合临床, 2013, 13（6）: 39, 62.

[43] 王珺, 徐俊杰. 山药多糖的组成及其药理作用的研究进展 [J]. 吉林医药学院学报, 2018, 39（4）: 304-306.

[44] 宋君柳. 山药品种资源及化学成分研究进展 [J]. 长江蔬菜, 2009（6）: 1-5.

[45] 王勇, 赵若夏, 白冰, 等. 怀山药脂肪酸成分分析 [J]. 新乡医学院学报, 2008, 25（2）: 112-113.

[46] HASHIMOTO T, TAJIMA M. Structures and synthesis of the growth in-hibitors batatasins Ⅳ and Ⅴ, and their physiological activities[J]. Phytochemistry, 1978, 17（7）: 1179-1184.

[47] 文庆, 聂平, 丁野, 等. HILIC-HPLC 法测定山药中尿囊素的含量 [J]. 中南药学, 2014, 12（2）: 169-171.

[48] 孔晓朵, 白新鹏. 山药的活性成分及生理功能研究进展 [J]. 安徽农业科学, 2009, 37（13）: 5979-5981, 5984.

[49] 李来玲. 山药的质量评价研究 [D]. 济南: 山东中医药大学, 2011.

[50] 陈梦雨, 刘伟, 俞桂新, 等. 山药化学成分与药理活性研究进展 [J]. 中医药学报, 2020, 48（2）: 62-66.

[51] LI Q, LI W Z, GAO Q Y, et al. Hypoglycemic Effect of Chinese Yam (Dioscorea opposita rhizoma) Polysaccharide in Different Structure and Molecular Weight[J]. Journal of Food Science, 2017, 82（2）: 2487-2494.

[52] 何云, 戚玉敏, 刘景升, 等. 山药多糖对糖尿病大鼠胰岛素及血小板数的影响 [J]. 河北北方学院学报（医学版）, 2009, 26（1）: 29-31.

[53] PREMA P, DEVI K S, KURUP P A. Effect of purified starch from common Indian edible tubers on lipid metabolism in rats fed athero-genicdiet[J]. Indian J Biochem Biophys, 1978, 15（5）: 423-425.

[54] PREMA P, KURUP P A. Effect of feeding cooked whole tubers on lipid metabolism in rats fed cholesterol free & cholesterol containing diet[J]. Indian J Exp Biol, 1979, 17（12）: 1341-1345.

[55] 姜红波. 山药的药理活性研究及产品开发现状 [J]. 化学与生物工程, 2011, 28（4）: 9-12.

[56] 王丽霞, 刘安军, 舒媛, 等. 山药蛋白多糖体外抗氧化作用的研究 [J]. 现代生物医学进展, 2008, 8（2）: 242-245.

[57] 徐增莱, 汪琼, 赵猛, 等. 淮山药多糖的免疫调节作用研究 [J]. 时珍国医国药, 2007, 18（5）: 1040-1041.

[58] 仇兆丰. 山药粉治疗婴幼儿腹泻 110 例 [J]. 青岛医药卫生, 2007, 9（3）: 206.

[59] 张景义, 卢忆兰, 张景华. 山花降糖丸治疗糖尿病 86 例 [J]. 陕西中医, 2003, 24（9）: 773-774.

[60] 应瑛. 重用怀山药治疗慢性阻塞性肺气肿 40 例 [J]. 浙江中医杂志, 1997, 32（11）: 512.

[61] 张文菲, 王钢. 山药在慢性肾脏病中的临床应用经验总结 [J]. 湖北中医杂志, 2015, 37（3）: 51-52.

[62] 邸莎, 赵林华, 谭蓉, 等. 山药临床应用及其用量 [J]. 吉林中医药, 2019, 39（7）: 865-869.

[63] 任鸿均. 有发展前景的麦芽糖和麦芽糖醇 [J]. 化工科技市场, 2002, 25（2）: 18-22.

（整理者: 天津中医药大学　张　萌）

简溏芤药膳对糖尿病人群健康调养的促进作用

李光明[1]　曾醉娥[1]　邓文彬[1]　吉　军[2]

（1. 广州市群马生物科技有限公司　510240）
（2. 中国中医科学院　100700）

摘要：依据现代药理学研究以及中医药药食同源理论，研制开发简溏芤（"苦瓜虫草肽多糖片"和"植物多肽营养素"）药膳，针对糖尿病未病人群药膳干预进行疾病预防和体质调养，从而达到糖尿病前期"未病先防"的目的，针对糖尿病已病人群药膳干预进行降糖调脂、免疫调节，达到糖尿病"既病防变"的预期，促进糖尿病已病人群的健康恢复。

关键词：糖尿病；中医药膳；预防；调养；药食同源

糖尿病是基于多基因遗传和环境因素的相互作用，导致内源性胰岛素分泌缺陷和（或）胰岛素作用缺陷的一组以慢性高血糖为特征，以多饮、多食、多尿及体重减轻等为典型症状的常见内分泌代谢性疾病[1]。糖尿病已经成为目前严重威胁人类健康的慢性疾病之一，长期的血糖升高使得大血管、微血管受损，并危及大脑、心、肝、肾、足、眼睛等重要器官，导致心脑血管疾病、肾衰竭、视网膜病变、糖尿病足等并发症发生，甚则死亡。糖尿病既影响患者生活质量，又威胁患者的生命安全，2013年我国心血管死亡人数归因于糖尿病前期和糖尿病的分别为11.99万和13.97万[2]。因此，提高对糖尿病的认知、及早发现并预防，对降低糖尿病的发病率和死亡率有重要意义。

一、中医研究背景

糖尿病属于中医消渴病范畴，"消渴"病名首见于《素问·奇病论》，其云："有病口甘者……此五气之溢也，名曰脾瘅……此人必数食甘美而多肥……故其气上溢，转为消渴。"早在《太平圣惠方》首次提出"三消"的概念，即为消渴、消中、消肾，而在《景岳全书·杂证谟》中："上消者，渴证也，大渴引饮，随饮随渴，以上焦之津液枯涸……中消者，中焦病也，多食善饥……下消者，下焦病也，小便黄赤，为淋为浊，如膏如脂……故又名肾消也。"可见上消为肺、中焦为脾、下焦为肾的功能失常，消渴病的三消与肺、脾、肾密切相关。中医很早就认识到饮食对于消渴病发病的影响，中医通过饮食来治疗糖尿病最早可追溯到唐朝名医孙思邈。孙思邈指出少饮酒、少房事、少咸，还特别说明如能从这三点来注意，即使不用药治疗身体也会有好转[3]。

"药食同源"的概念[4]，在《黄帝内经太素》中记载为"空腹食之为食物，患者食之为药物"。药膳发源于我国传统的中医食疗文化，早在《素问·五常政大论》中有云："大毒治病，十去其六；常毒治病，十去其七；小毒治病，十去其八；无毒治病，十去其九。谷肉果菜，食养尽之。"2021年国家卫健委颁布了《按照传统既是食品又是中药材的物质目录管理规定》，正式将"药食同源"界定为"食药物质"，"食药物质是指传统作为食品，且列入《中华人民共和国药典》的物质"。因此，有些食物类也可以用作药物调节人体功能，近年来对"药食同源"中药的降糖作用引起了许多研究人员的重视[5]，可见食疗是预防和调养糖尿病的重要部分。

简溏芃即是基于中医"三消"理论以及中医药食同源理论，在中医理论的指导下将食材与食药物质进行相配，组成药膳，充分利用食药物质的特性，"寓医于食"，既将药物作为食物，又将食物赋以药用，二者相辅相成对促进糖尿病人群的健康恢复具有积极作用。

二、简溏芃

简溏芃由广州市群马生物科技有限公司研制生产。在苦瓜和蛹虫草膳食生产品前期应用的基础上，通过文献检索和充分调研，研究出了适用于糖尿病未病人群（已病人群须在中医师指导下应用）的中医药膳"苦瓜虫草肽多糖片"和"植物多肽营养素"。

（一）苦瓜虫草肽多糖片

1. 组成

"苦瓜虫草肽多糖片"成分为苦瓜、蛹虫草、玉竹、葛根、人参、黄精、小麦等食物及食药物质，具有健脾益肾、清热泻火、养阴润肺、生津止渴、补精益髓之效，通过对肺、脾、肾三脏功能调理，通过药食同源之效共同缓解、改善糖尿病各类症状。

2. 功效

蛹虫草：为麦角菌科、虫草属真菌，是一类开发价值极高的新资源食品。蛹虫草始载于《新华本草纲要》，别名北冬虫夏草（吉林），《中华药海》亦有对其的记载，其主要活性成分与冬虫夏草相似，有的成分甚至远高于冬虫夏草[6]。蛹虫草性平、味甘，主归肺、肾经，具有补精益髓、润肺补肾、止血化痰的功效，是能同时调节阴阳平衡的中药之一[7]。蛹虫草中含有大量的蛋白质，蛋白含量为26%[8]。现代医学和营养学研究也表明了蛹虫草含有虫草素、虫草多糖、虫草多肽等活性成分，"蛹虫草多糖"是其主要的活性物质之一，具有降血脂、降血糖、抗氧化、免疫调节等多种药理作用[9]。有研究表明，蛹虫草降血糖作用机制与清除体内自由基，提高机体和胰腺的抗氧化能力，修复受损的胰岛β细胞有关[10]。因此，蛹虫草可广泛地应用于预防"三高"疾病，对于糖尿病的预防及治疗具有很好的食用和药用价值。

苦瓜：为葫芦科、苦瓜属植物，果味甘苦，可作蔬菜，亦可入药。王孟英《随息居饮食谱》中论述了苦瓜的食疗养生作用："苦瓜清则苦寒，涤热，明目，清心。可酱可腌。中寒者（寒底）勿食。熟则色赤，味甘性平，养血滋肝，润脾补肾。"苦瓜主治热病烦渴引饮、消渴，味苦，性微寒，归肺、心、脾三经，具有清热泻火、除烦止渴、清暑益气、清心明目功效。"苦瓜多肽"是从新鲜的苦瓜籽胚芽中提取的一种生物活性物质，由17种166个氨基酸组成，又称植物胰岛素，通过刺激活性β细胞分泌胰岛素、类胰岛素作用，提高胰岛素的有效利用率来调节血糖[11-12]。苦瓜作为日常食物安全性好，"苦瓜多肽"为糖尿病患者及血糖偏高人群提供了一种安全的血糖调节方案，其通过提高胰岛素利用率来实现调节血糖的作用。

玉竹：为百合科黄精属植物，属于药食同源物质，入药为干燥根茎。在《神农本草经》中被列为上品，是中医治疗"消渴病"的常用药物。味甘、性微寒，归肺、胃经，具有养阴润燥、生津止渴的功效[13]。玉竹多糖是玉竹中主要的有效成分之一，现代药理学研究认为，玉竹有强心、扩张血管、降血压、降血糖、降血脂和增强免疫功能的作用。

葛根：是豆科植物，属于药食同源物质，入药为野葛或甘葛藤的干燥根。《神农本草经》记载其有"主消渴，身大热，呕吐，诸痹，起阴气，解诸毒，葛谷，主下利"等功效，葛根是用于治疗糖尿病最常用的药物之一[14]。味甘、辛，性凉，归脾、胃、肺经，具有解肌退热、生津止渴、透疹、升阳止泻、通经活络、解酒毒之效。葛根主要含有皂苷类化合物和异黄酮类化合物等生物活性物质，现代药理研究发现其通过改善胰岛素抵抗、保护胰岛β细胞、促进糖代谢、改善氧化应激等多途径发挥治疗糖尿病的作用，且能够保护心肌、肾脏、视网膜，具有延缓糖尿病心肌病变、视网膜病变、糖尿病肾病等并发症发生的作用[15]。

人参：为五加科植物，属于药食同源物质，干燥根和根茎入药。早在《神农本草经》就有所记载。味甘、微苦，性微温，归脾、肺、心、肾经，具有大补元气、复脉固脱、脾益肺、生津养血、安神益智之功效。现代医药学研究发现，有降血糖功效的成分包括人参提取物、人参皂苷、人参多糖、人参多肽等；现代药理研究表明，人参通过促进胰岛素分泌、增加胰岛素的敏感性、促进外周组织和靶器官对糖的利用、延缓肠道对葡萄糖的吸收来调节血糖，并且具有调节免疫力、改善微循环等作用[16]。

黄精：为百合科黄精属植物，属于药食同源物质，入药为干燥根茎。黄精始载于《名医别录》，别名为"仙人余粮""救命草""老虎姜"等。其味甘、性平，归脾、肺、肾经，具有补气养阴、健脾润肺益肾之效。有研究表明，黄精的化学成分包括多糖、甾体皂苷、黄酮、木脂素等，其中多糖是其主要化学成分。黄精中的多糖、皂苷及黄酮类成分可通过改善胰岛功能，调控糖代谢，减少炎症反应及氧化应激损伤，调控肠道菌群组成发挥降血糖作用，并能改善糖尿病肾病、糖尿病肝脏并发症、糖尿病心血管和糖尿病性视网膜病变等糖尿病并发症的临床症状[17]。

（二）植物多肽营养素

1. 组成

"植物多肽营养素"包含蔬菜、水果及药食同源药物，具体成分为绿茶、枸杞子、山药、南瓜、胡萝卜、猕猴桃、蘑菇、菠菜、苹果、番茄、葡萄皮、梨、绿豌豆等，共同作用提供给人体植物多肽和各类营养素。

2. 功效

植物多肽：由植物中分离得到的多种氨基酸以不同组成和排列方式构成的各种结构的生物活性肽，其来源广泛，种类较多，获取成本低，营养价值高，具有多种人体代谢和生理调节功能[18]。植物多肽具有促进免疫、抗菌、抗病毒、降血脂、降血压、激素调节等作用[19-21]，且易消化。如"豌豆肽"，豌豆是世界上第四大豆类作物，富含矿物质、蛋白质、维生素和膳食纤维等多种物质。有研究表明，豌豆肽可调节T2DM小鼠肝脏PI3K/AKT/FOXO1信号通路，降低肝细胞损伤，改善糖原积累，对缓解胰岛素抵抗形成积极作用，促进血糖调节[22-23]。有研究表明，茶叶多肽可通过RAGE和NF-KB信号通路改善糖尿病肾病[24]。

食物营养素：是指包含在食物中一些化学成分，它们能够为人体提供能量、构成机体、修复组织或调节相应生理功能，是维持机体繁殖、生长发育和生存等一切生命活动和过程，需从外界环境摄取的物质。来自食物的营养素种类繁多，根据其化学性质和生理作用将营养素分为七大类，主要包括蛋白质、脂类、碳水化合物、维生素、无机盐、膳食纤维和水[25]。营养素在体内具有促进生长、保持代谢平衡、调节生理功能、维护内环境稳态等多重作用，人体营养素缺乏，损伤的机体就难以得到修复。糖尿病人群由于胰岛素缺陷或胰岛素抵抗，糖原分解受限造成机体重要器官的营养缺乏，使得机体功能下降，导致机体缺少自我修复的动力，胰岛素的产出及有效利用将会被遏制，形成恶性循环。所以，糖尿病机体需及时补充营养素，以促进各个生命系统的恢复，增强体质，实现有效的健康恢复。"植物多肽营养素"选用的枸杞子、山药等食药物质，猕猴桃、苹果、葡萄皮、梨等水果，南瓜、胡萝卜、蘑菇、菠菜、番茄等蔬菜含有丰富的维生素、矿物质以及氨基酸等营养素，能够均衡糖尿病患者的营养结构，补充缺失的营养素。

表1 各类营养素在T2DM中的降血糖作用及机制[26]

营养素 Nutrients	影响的基因 Genes	涉及的功能 Functions
多酚类化合物		
绿原酸	脂联素	抑制胰岛素抵抗
槲皮素	IFN-γ；Cdlknla	促进胰岛素分泌
EGCG	Akt；Irs2	促进胰岛素分泌
	Bcl-2	促进β细胞存活
	L-Cpt-1	促进胰岛素分泌
柚皮苷	Pparγ	抑制胰岛素抵抗
芹菜素	iNos	促进β细胞存活
木犀草素		
花青素	GLUT4	抑制胰岛素抵抗
膳食脂肪类		
HFD	Gpxl	抑制β细胞的抗氧化
PUFAs	NLRP3	抑制空腹血糖
维生素		
维生素D	IL-1；IL-6	促进β细胞存活
维生素B	IL-6	抑制细胞因子诱导的炎症
氨基酸		
亮氨酸	mTor	促进细胞增殖
牛磺酸	Sur-1；GLUT 2	促进胰岛素分泌
其他生物活性化合物		
齐墩果酸	抗氧化酶系统；NF-κB	促进β细胞存活
盐酸小檗碱	Cyp7al	抑制胰岛素抵抗
白藜芦醇	MCP-1	促进胰岛素分泌
姜黄素	NF-κB；JNK	促进胰岛素分泌

三、舒曼波活化水

中国古医家对治病组方的用水早有研究，李时珍云："凡服汤药，虽品物专精，修治如法，而煎药者鲁莽造次，水质不良，火候失度，则药亦无功。"可以看出，药效的发挥不仅仅取决于药物本身的质量、组方，煎药用水的选择也至关重要。陈嘉谟亦言："药之治病也，贵择水而煎汤液，若非合其水性，则药制虽妙，亦难收愈病之全功。"因此，煎药用水不仅仅是溶解药物有效成分的溶剂，亦是组方的组成部分，水的选择不可随意。服用简溏芡使用的水为舒曼波活化水，其与中医"甘澜水"异曲同工。有学者认为中医的甘澜水为含饱和状态溶解氧的水，此理解主要为甘澜水在制作过程中能增加空气中溶解氧达饱和状态。舒曼波活化水类似中医学的甘澜水，其黏度比日常饮用水（矿泉水、自来水等）的黏度低，进入体内后，细胞吸收水分的速度和效率有效提升，有助于食品营养的充分吸收。

四、结语

简溏芡是基于药食同源中医理论、结合现代药理学研究基础，研制开发的一种适合糖尿病患者防治的药膳，其中"苦瓜虫草肽多糖片"的多糖、多肽具有激活胰岛素、类胰岛素作用，且能够修复受损的胰岛β细胞，配合药食同源中药促进胰岛素分泌及减少胰岛素抵抗，并且从中医角度兼顾润肺、健脾、补肾的功效，配合"植物多肽营养素"通过植物多肽调节血糖、补充人体必须营养素，以及使用舒曼波活化水促吸收。因此简溏芡是一款针对糖尿病未病（已病）人群开发的具有疾病预防、体质调养、降糖调脂、免疫调节、营养补充等目的的药膳食疗方，从而达到糖尿病"未病先防""既病防变"的预期，促进糖尿病已病人群的健康恢复。

参考文献

[1] 倪青. 糖尿病中医循证治疗学 [M]. 北京：科学技术文献出版社，2015.

[2] 曹雪，亢玉婷，田奕欣，等. 中国不同地区糖代谢状态的心血管疾病归因死亡研究 [J]. 中国心血管杂志，2022，27（1）：60-65.

[3] 李子云. 从孙思邈的养生"十二少"想起 [J]. 现代养生，2003（3）：5.

[4] 郝莉雨. 辅助降血糖药食同源类药材古今应用情况调查及活性初探 [D]. 北京：北京中医药大学，2020.

[5] 杨艳，韦炎龙，方峰. 药食同源中药的生物活性成分降血糖作用的研究进展 [J]. 中医临床研究，2020，12（36）：57-59.

[6] 黄年来，林志彬，陈国良，等. 中国食药用菌学 [M]. 上海：上海科学技术文献出版社，2010：1761-1762.

[7] 左锦辉，贡晓燕，董银卯，等. 蛹虫草的活性成分和药理作用及其应用研究进展 [J]. 食品科学，2018，39（21）：330-339.

[8] 张承旭，张驰. 富硒蛹虫草的生物活性及产品应用研究进展 [J]. 北方园艺，2022（10）：124-129.

[9] 张柏惠. 蛹虫草碱提多糖结构解析及降脂活性研究 [D]. 哈尔滨：哈尔滨商业大学，2022.

[10] 徐雷雷，王静凤，唐筱，等. 蛹虫草降血糖作用及其机制研究 [J]. 中国药理学通报，2011，27（9）：1331-1332.

[11] 盛清凯，姚惠源. 苦瓜中植物胰岛素的分离及其降糖作用研究 [J]. 食品科学，2005，26（1）：223-225.

[12] 张文姬. 苦瓜降糖多肽的研究 [D]. 上海：华东理工大学，2011.

[13] 国家药典委员会. 中华人民共和国药典（一部）[M]. 北京：中国医药科技出版社，2020.

[14] 陈光耀，方锦颖，郑思思，等. 中药葛根对糖尿病的相关研究进展 [J]. 时珍国医国药，2017，28（11）：2716-2718.

[15] 张洪敏，曹世杰，邱峰，等. 葛根和葛根素治疗糖尿病及并发症的研究进展 [J]. 天津中医药大学学报，2019，38（6）：607-615.

[16] 薛涛，夏朝霞，邬丽莎，等. 人参降糖作用的研究进展 [J]. 中国现代中药，2014，16（5）：428-432.

[17] 吴倩，陈文明，陈柱梁，等. 黄精干预糖尿病及其并发症的研究进展 [J]. 中医药导报，2022，28（4）：180-185.

[18] 龚涛，徐娇. 植物多肽的分类及其研究进展 [J]. 广东化工，2022，49（7）：90-91，100.

[19] DALIRIEB, OHDH, LELEEBH. Bioactive Peptides[J].Foods，2017，6（5）：1-21.

[20] MAZORRA-MANZANO M A, RAM REZ-SUAREZ J C, YADA R Y. Plant proteases for bioactive peptides release[J].Crit R ev Food Sci Nutr,2017：1-17.

[21] MARVTINEZ O F, AGBALE C M, NOMIYAMA F, et al. Deciphering bioactive peptides and their action mechanisms through proteomics[J]. Expert Rev Proteomics，2016，13（11）：1-10.

[22] 王赛，孙婉婷，王猛，等. 豌豆低聚肽对2型糖尿病小鼠肝脏PI3K/AKT/FOXO1信号通路的调节作用 [J]. 现代食品科技，2021，37（2）：21-27.

[23] 崔欣悦，张瑞雪，周明，等. 豌豆肽缓解胰岛素抵抗形成效果探究 [J]. 食品工业科技，2019，40（12）：145-148.

[24] 陈旭慧. 绿茶多肽缓解2型糖尿病db/db小鼠肝肾损伤作用及其机制研究 [D]. 江门：五邑大学，2022.

[25] 耿越. 食品营养学 [M]. 北京：科学出版社，2016.

[26] 许飞，陈林军，聂志妍，等. 膳食营养素在2型糖尿病中降血糖作用及其机制的研究进展 [J]. 生物学杂志，2020，37（3）：96-101.

（整理者：北京市东城区建国门社区卫生服务中心　焦巍娜）

太岁的研究进展及应用前景

刘 斌

（河北岁神本草肉灵芝生物科技有限公司　071025）

摘要： 太岁常被赋予神秘的色彩，关于太岁的本质问题虽然存在一定争议，但太岁确实具有一定的食养价值。随着现代技术的发展，太岁的应用前景也越来越广泛。本文总结了关于太岁本质的研究，探讨了太岁的食养价值，并列举了太岁的应用实例——"岁芝源"口服液和"康尔"口服液，以促进太岁的深入研究和开发应用。

关键词： 太岁；成分鉴定；应用前景；岁芝源；康尔

"太岁"常被赋予神秘的色彩和丰富的药用价值。《宣室志》中记载了服用"太岁"后人体能够焕发生机、发挥神奇的疗效，使得后世之人争相追寻长生不老之药——"太岁"[1]。尽管长生不老之说并不存在，但太岁确实具有一定的食养价值与应用前景。

一、太岁的研究进展

"太岁"始载于先秦时期《山海经·海外南经》，唐代《宣室志》"地下肉芝"中，术士称之为"太岁"。《本草纲目》第五十一卷兽部中，李时珍将"太岁""视肉"及"封"归为一物。历代本草著作对"太岁"的记载较少，《本草纲目》中李时珍认为"太岁"可以食用，形态似肉，颜色较黑，大小如小儿手臂，有肚无嘴及眼，属于虫、鱼之属。同时，考证"太岁"的别称"肉芝"，《抱朴子内篇》称"凡此又百二十种，此皆肉芝也"。古籍中对"肉芝"一类的描述较为夸张，且除"太岁"外，"肉芝"中还包括"万岁蟾蜍""千岁蝙蝠""千岁灵龟""小人乘车马"及"风生兽"等。晋代郭璞对先秦时期《山海经·海外南经》中所记载的"视肉"注释，其具有食之无尽、能够复原的特征。以及唐代《酉阳杂俎》中记载了"太岁"具有"蠕蠕而动"的生命活动特征[1]。由此可以看出，古籍中记载的"太岁"是一种具有肉样特征的生命体。

然而太岁究竟为何物仍是一个存在巨大争议的问题。有专家通过高倍显微镜观察发现，组成"太岁"的是非常多的菌体，而且品种各异。结合"太岁"的个体带有一定弹性，还不时分泌出有丝性的黏物等现象，当时专家的结论是，所谓的"太岁"应该就是一种"特大型罕见黏菌复合体"，既有原生质生物的特点，也有真菌的特点，是活的生物体。专家判断该黏菌是以细菌、酵母菌、霉菌孢子等其他微生物为食，以纤维素、几丁质、甲壳质等为营养，含有蛋白质、核酸、酵母菌和霉菌等。吉林大学微生物专家解释，"太岁"是介于原生物与真菌之间的粘细菌，生活于土壤中，生命力极强。南开大学白玉华教授将"太岁"切片后放在显微镜下观察，发现其体内具有菌丝，初步确定为高等真菌。中科院微生物所形态学专家茆晓岚多年前曾研究发现，该物体含大量的水，做蛋白质实验，没有蛋白质反应，也没有核酸反应，而放于火上烧，能闻到呛鼻的味道，据此估计有醛基、醇基或羟基成分，因为黏菌必须具备蛋白质和核酸成分，因此判断其不是黏菌群复合体[2]。

太岁具有呼吸、修复自身的功能，其子实体和菌液富含有机锗、核酸、多糖类、维生素及氨基酸、卵磷脂、辅酶等营养成分。其有效生物活性成分在抗癌、抗菌、细胞毒性、生理调控等方面的作用逐步被发掘，但其作用机理还有待阐明。太岁已应用于微生态制剂，如王远洋等研发的Hony Well太岁强峰活菌液作为EM制剂升级替代品，具有无须活化、增强免疫等综合调节的作用[3]。

太岁不腐不臭可能与其含有抗性菌株有关，谷硕发现其中主要微生物成分黏菌可通过自身分泌的抑菌酶吞噬细菌，这预示其在食品添加剂和食品保鲜剂方面有开发应用前景。某些黏菌的孢子可以用来对外伤进行消毒。Rezanka等从Fuligo cinerea中提取得到的二苯并呋喃衍生物Fulicineroside对革兰氏阳性菌和冠瘿瘤具有高度活性。迄今已从4个目共27种黏菌中分离得到脂肪酸、氨基酸、生物碱、萘醌、酯类化合物及它们的衍生物等近100种化学成分，黏菌有望成为获得天然活性物质的新资源。目前，国内对于太岁中的微生物群落结构进行了一定研究，但总体来说比较粗浅，主要集中在细菌和真菌方面，而对于黏菌的研究较少[4-5]。

西北大学的戴璐利用有饲培养方法，从太岁中分离出疣孢钙皮菌和扁垫双皮菌2株黏菌。目前已知的黏菌多归于绒泡菌目，所描述黏菌的生活周期多是通过实验室培养这一目的黏菌完成的。黏菌因其个体小，较难培养，目前认知的黏菌只有900种。对太岁中黏菌的分离、选育、特性研究和开发应用，必须依靠先进的理论和方法，如酶工程、细胞工程、代谢工程等理论及分子生物学方法，才能更好地促进太岁的开发应用。

太岁中优势菌株的分离鉴定，对优化太岁发酵工艺具有重要意义。王欣从太岁样品中分离出黏质沙雷氏菌、产酸克雷伯氏菌、铜绿假单胞菌等7种细菌，丰富了太岁菌种的鉴定。其中，黏质沙雷氏菌会引起病人术后感染，铜绿假单胞菌在机体免疫力下降时引起菌血症和心内膜炎，该菌的耐药特征可指导临床合理使用抗菌药物。

太岁微生物中有益或有害的成分并没有得到科学证实，其食用安全性及功能成分还需进一步分析研究。林涧等从2种不同来源的太岁样品中分离出细菌根癌农杆菌，该菌可趋化性地感染大多数双子叶植物或裸子植物的受伤部位，中微生物的种类决定了其代谢产物的品质，所以筛选菌株进行工业发酵就显得尤为重要[6-7]。

太岁中微生物的种类及其比例对太岁的生长有何影响，以及不同功能的菌种能够混合生长有较深的生物学机理需要分析。

二、太岁的成分鉴定与营养价值

白婷婷等对实验室保藏的7种不同的"太岁"样品进行初步定性定量分析鉴定，具体包括：粗多糖含量、粗蛋白含量、粗脂肪含量、核酸含量、粗灰分含量、水分含量、微量元素含量，初步研究"太岁"的组成成分及含量。其研究结果表明7种"太岁"样品之间各种组分并无明显的规律，可能是由于各自生存环境的差异所引起。总体来看，"太岁"除含水量较高以外，是一种高蛋白、低脂肪，含有丰富的钙、铁、锌等微量元素的生物体。其组成成分中还含有重要的微量元素，微量元素不仅可与蛋白质和其他有机基团结合形成酶、激素、维生素等生物大分子，发挥重要的生理生化功能，也是人体内重要的载体和电子传递系统的重要组成。该实验结果表明，7种"太岁"样品的微量元素总体看来，钙、铁含量较高，镉含量最低；"太岁"的微量元素鉴定结果显示，"太岁"中钙和铁含量很高，而钙和铁2种元素是人体所必需的微量元素，这也为"太岁"有一定的保健作用提供了一定的理论依据[2]。

朱春玉等以钒钼酸显色法测得 7 种太岁样品中核酸含量为 2.053～35.1286 μg/g，太岁中含有的核酸及其降解物核苷酸，如胞苷二磷酸-胆碱可作为治疗脑意识障碍和脑昏迷抢救药物，其中核酸会使分解物 ATP 增多，提高皮肤组织的活动能力，通过皮肤组织的分裂增生达到修复疤痕的效果。饲料中添加酵母核酸能够提高动物食欲和增加体质量，对于太岁中核酸的利用，目前仍需动物试验验证其食用安全性，然后通过控制培养成本、提高产品品质等改善太岁中核酸抽提工艺。

朱春玉等测定的太岁样品中多糖含量为 14.48%，研究发现混菌产生的胞外和胞内多糖抗肿瘤活性均优于单菌。保健品（如灵芝）中的多糖具有降血糖、抗肿瘤、提高免疫、抗衰老等功效。朱清华等发现"神秘肉团"（太岁）有抑制小鼠肿瘤生长，包括使小鼠肿瘤生长减缓或使个别动物的移植肿瘤细胞不能生长的作用；进一步分析太岁中多糖的提取纯化方法及测定多糖结构，利用免疫指标分析其生物活性及免疫机理对鉴定其药用功能具有重要意义。

太岁中生物活性成分微量元素的研究为其营养价值提供了理论基础，朱春玉发现太岁含有丰富的钙、铁、锌等微量元素，分析显示微量元素是中药的基本成分和有效药理的核心组分。微量元素在人体细胞中新陈代谢起着重要作用，补充适量维生素有抗衰老的功效。可采取特殊工艺来制取富含微量元素的菌株，添加到食品中作为补充微量元素的来源。郑科研等经红外光谱、核磁共振等现代分析仪器测定 2 种太岁样品提取物，发现主要化学成分为聚乙烯醇，对于不同来源地太岁生物化学成分分析，显示各成分之间并无明显联系，说明对于太岁的研究还有较多开创性工作要做[3]。

三、太岁的应用前景

有研究以原生太岁为菌种结合中药制备的太岁肉灵芝，具有生长快速、培养条件可控等优点。但对于太岁中污染物含量、真菌毒素含量、致病性微生物的数量是否符合国家食品安全标准体系，目前并无详细报道，这是限制太岁不能大规模应用的重要因素。至于综合太岁所产生的功能是否利大于弊，还需要进一步的探究和试验验证。

"岁芝源"口服液在太岁肉灵芝的基础上添加人参、山药、茯苓、白术、薏苡仁、莲子等物质，具有补脾益肺、利水降脂、益肾固精、潜阳滋阴、消渴的作用。河北大学医学院通过检测口服液试验于荷瘤小鼠的结果表明，"岁芝源"口服液可提高机体白细胞介素 2（IL-2）的水平。IL-2 主要生物学功能有：1）促进所有 T 细胞亚群的增殖及产生细胞因子；2）促进 NK 细胞毒活性及产生细胞因子；3）激活单核巨噬细胞并增强其杀伤肿瘤细胞的活性。IL-2 是参与免疫应答的重要细胞因子，并参与抗肿瘤、抗感染及炎症反应。

"康尔"口服液在太岁肉灵芝的基础上添加黄芪、白术、鸡内金、无花果、百合、蒲公英等物质，具有补气固表、清热解毒、敛疮生肌、健脾益气、燥湿利水、健胃消食、涩精止遗、润肺止咳、清心安神的作用。"康尔"口服液通过"采用 MTT 法检测康尔口服液体外对肿瘤细胞及正常胃黏膜上皮细胞的细胞毒性"进行体外抗肿瘤作用的研究得出结果：不同浓度的康尔口服液对 Hela 细胞的增殖均有一定的抑制作用，且随着浓度的加大，抑制作用增强；1∶10、1∶20、1∶40 的康尔口服液对正常胃黏膜上皮细胞 GES-1 的活性有一定抑制作用，但 1∶80 的康尔口服液则对 GES-1 细胞的增殖有一定促进作用；同一个浓度的康尔口服液对 Hela 细胞的抑制作用明显强于对 GES-1 的抑制作用，并且 1∶80 的较低浓度的康尔口服液对 GES-1 细胞的增殖还有一定的促进作用，该结果提示康尔口服液对肿瘤细胞的细胞毒作用抑制较强，而对正常细胞有较小的毒性，且低剂量则可促进正常细胞的增殖。

四、小结

由于生物技术、检测方法及太岁来源地的不统一，目前各研究单位对不同来源地太岁微生物没有做系统分析，对太岁中不同活性成分的免疫机理及药理和毒理性检测尚缺乏全面了解。基于上述成果，以下4个方面的研究很有价值：1）首先确认太岁是否符合国家食品安全标准体系的通用法则，其次选择其他具有抗癌、增强免疫的保健品做对照，通过药理和毒理性验证其功效，同时指出太岁保健作用效果、剂量；2）从生物途径、生理途径、分子途径研究太岁免疫活性机理；3）从1949年蕈菌的深层培养获得成功，许多具有食用或药用功能的蕈菌通过发酵获取其菌丝体来代替利用率低、生长周期长的子实体，提示能够大规模培养太岁并分离鉴定出优势菌株，观察其在生长周期中代谢产物的产率，综合分析各项指标，找出适合获取太岁有效活性成分的培养时期；4）太岁活性成分分离纯化，分别对太岁活性成分多糖、蛋白质等纯化后研究其免疫活性，开发出具有保健功能的产品；5）开发绿色的新型饲料添加剂来代替抗生素是目前我国养殖业发展的方向，太岁代谢过程中产生的多种成分，可从核酸、多糖、能量转化等多方面干扰病原微生物的代谢，从而有效地抑制、杀灭细菌。控制太岁培养成本，提高产品品质，改善发酵工艺是目前探究太岁的发展方向。总之，开发利用太岁，还有许多开创性的工作要做。

参考文献

[1] 赵雅秋，段金廒，黄璐琦."太岁"古今之考辨[J].科学通报，2018，63（13）：1199-1204.

[2] 白婷婷."太岁"的生物学特性及部分基因组测量的研究[D].沈阳：辽宁大学，2011.

[3] 李海月，黄继红，冯军伟，等.太岁的研究进展[J].农产品加工，2015（6）：73-75.

[4] 谷硕.黏菌主要种原质团的培养、生物学特性及其对细菌吞噬作用的研究[D].长春：吉林农业大学，2011.

[5] 朱鹤，王琦.黏菌化学成分的研究进展[J].菌物研究，2009，7（Z1）：201-206.

[6] 冯文亮.维生素C发酵中混菌机制及新型伴生菌系的研究[D].石家庄：河北科技大学，2008.

[7] 林涧，熊向华，葛欣，等.2种太岁样品中微生物的分离和鉴定[J].生物技术通讯，2013，24（6）：825-827.

（整理者：北京中医药大学　王泽平）

益气活血维护心血管健康——焕芯炁产品探析

宋怡成　邓文彬

（正壹中医药科技有限公司　510240）

摘要： 心血管病是我国发生率及致死率较高的疾病。根据《中国心血管健康与疾病报告》，针对心血管病采取合理的预防措施所带来的收益优于对已病患者进行治疗，报告着重强调了控制饮食对预防心血管病的重要作用。研究表明，食药物质在心血管病的预防中具有积极作用。焕芯炁压片糖果以人参、桃仁、乌梅、百合、荷叶为主要配料制成，具有益气养阴、活血祛瘀、清心生津、化浊降脂之效，有助于保护心血管系统，"治未病"和冠心病等心血管疾病的辅助调理。本文对其配方、原料与作用机制进行探讨分析。

关键词： 心血管病；焕芯炁；预防；机制

心血管病是我国发病率及致死率较高的一系列病症。据统计，2019年农村、城市中心血管病致死因素分别占总死因的46.74%和44.26%，每5例死亡中就有2例死于心血管病[1]。2021年《中国心血管健康与疾病报告》[2]指出，控制心血管疾病危险诱因，预防心血管疾病的发生，是减少罹患心血管病或因其死亡的重要措施。报告着重强调心血管病的社区防治，强调了预防高血压、糖尿病、肥胖、减油减糖减盐饮食的重要性。通过合理的食养，可以有效地预防心血管病。研究表明，按照传统既是食品又是中药材的物质（食药物质）在心血管病的预防中具有积极作用。食药物质的合理应用应当以中医病因病机等基本学术理论为指导。焕芯炁压片糖果就是在中医药基本理论指导下，以食药物质类中药为主要配料，通过科学合理的工艺研制而成的。

一、焕芯炁配方分析

《素问·阴阳应象大论》云："年四十，而阴气自半也，起居衰矣。"《本草纲目》卷五十二："故曰气者血之帅也。" 气具有推动血液运行、固摄血液于脉内的作用。从病理角度来说，中老年人常患之冠心病、缺血性中风等心脑血管病的中医病因病机多为气虚而致血瘀，故益气扶正、活血化瘀是其基本调治方法。另外，研究表明情绪也是影响心血管病患者病情发展及预后的重要因素，在心血管病病程中应注意情绪的调护[3]。在此基础上，焕芯炁压片糖果配方以载入《中华人民共和国药典》2020版的5种物质（4种食药物质及新资源食品人参）为主要配料，将重点聚焦于心血管病多虚多瘀的病理基础，以益气活血为主，同时针对患者可能出现的阴虚燥热、心烦不安等兼证进行综合调理。

焕芯炁压片糖果以人参、桃仁、乌梅、荷叶和百合为主要配料，其中人参（5年及5年以下人工种植）为新资源食品，桃仁、乌梅、荷叶、百合为国家卫健委公布的食药物质。配方中人参为君药，发挥大补元气、养心补脾益肺之功；桃仁为臣药，活血化瘀，逐旧而不伤新；乌梅生津液、止烦渴，荷叶化湿降浊、升发清阳，百合养阴润肺、清心安神，三者共为佐使。

诸品配伍合理，扶正祛邪，标本兼顾，共奏益气养阴、活血祛瘀、清心生津、化浊降脂之效，从而既有助于扶助正气、滋养阴津，补养心、脾、肺等脏器功能，又能祛除瘀血浊脂，促进血脉、经络畅通，有助于冠心病等常见心血管病的防治和调理。

二、焕芯炁原料探讨

1. 人参

人参味甘、微苦，性微温，入心、脾、肺、肾经，具有大补元气、复脉固脱、补脾益肺、生津养血、安神益智之功效，在心系疾病出现气虚证时应用广泛。如心悸心血不足证，常以归脾汤治疗，方中以人参补益心气脾气；胸痹心痛气阴两虚证及心肾阳虚证，常用人参大补元气，以其益气之功起到推动血液运行、固摄血液于脉内的作用。

人参具有双向调节血压、保心强心的作用。人参具有药用价值的化学成分主要包括两类，即皂苷类和多糖类，而人参对于心血管系统的作用主要来自皂苷类[4]。人参皂苷 Rg1 可以促进心肌局部缺血组织分泌 G–CSF，从而诱导骨髓细胞聚集在缺血部位，并进行自我复制和分化，进而促进血管内皮或其他缺血组织的再生，起到改善心血管功能、缩小心肌梗死面积的作用[5]。人参二醇组皂苷可以有效调节血清一氧化氮与一氧化氮合酶的平衡，从而调节实验动物冠状动脉血管张力，增加心肌血流灌注量，减少心肌梗死面积[6]。实验证明人参茎叶皂苷药理性预适应可提高自发性高血压大鼠心肌缺血再灌注时超氧化物歧化酶活性，抑制丙二醛生成，减轻细胞脂质过氧化反应。同时人参茎叶皂苷可以促进心肌细胞内兔抗热休克蛋白 70 的表达，使肝脏和心肌金属硫蛋白含量升高，因而推测人参茎叶皂苷可能通过类似于缺血预适应的方式，发挥保护心肌细胞的作用。[7]

2. 桃仁

桃仁味苦、甘，性平，归心、肝、大肠经，具有活血祛瘀、润肠通便、止咳平喘的功效，是治疗瘀血阻滞的要药，可以用于治疗胸痹心痛，风痹血痹。徐灵胎言：“桃之生气，皆在于仁，而味苦又能开泄，故能逐旧而不伤新也。”胸痹心痛最常见心脉瘀阻证，方用血府逐瘀汤加减，即以桃仁、红花等活血祛瘀、行气活血药物针对瘀血治疗。

桃仁具有保护心脏及心血管，改善动脉纤维化等作用。桃仁对于心血管疾病的有效成分尚未分析完全，目前已知的有效成分包括桃仁蛋白、苦杏仁苷等。血管紧张素转化酶抑制肽可以降低血管紧张素发挥的收缩血管作用，有效预防高血压的发生。研究表明，桃仁中的桃仁蛋白具有良好的抑制血管紧张素的作用，进而降低高血压发生的风险，并有助于降低血压[8]。调节性 T 细胞在动脉粥样硬化中起到重要的免疫反应调节功能，而不良的免疫炎症反应常是冠心病发生发展的原因。桃仁中的苦杏仁苷可以通过抑制炎症反应和促进调节性 T 细胞的免疫调节功能来减轻动脉粥样硬化的发展。苦杏仁苷还可以使冠状动脉管腔面积扩大，粥样硬化斑块消失[9]。c–jun N 端蛋白激酶 1（c–Jun NH2–terminal kinase，JNK1）信号分子可以通过影响瞬时受体电位通道 C 亚族而对心肌组织造成损伤[10]。据武海阔[11]等研究表明，桃仁中的某些有效成分可以抑制 JNK1 基因的表达，改善血液循环，减缓血管内皮细胞凋亡，进而起到抑制动脉纤维化的作用。

3. 乌梅

乌梅味酸、涩，性平，归肝、脾、肺、大肠经，用于肺虚久咳、久泻久痢、虚热消渴、蛔厥呕吐腹痛等，能生津液、止烦渴。乌梅是治疗厥阴病的要药，《伤寒论》中厥阴病的治疗以乌梅丸为代表方剂。厥阴经包括手厥阴心包经和足厥阴肝经，二者经气相通，针对厥阴经分别可以治疗血分和心系疾病[12]。肝经或心包经受到邪气侵袭，都可能导致患者出现胸痹心痛的症状。另外，《伤寒论》认为，厥证手足逆冷的原因是阴阳气不相顺接，而乌梅丸具有散结通阳、交通水火之功，因而心肾阴阳不交导致的胸痹心痛、眩晕、心悸都可以以乌梅丸进行治疗。[13]

乌梅具有保护心肌细胞、减少心肌纤维化和预防心肌细胞凋亡的作用。乌梅有机酸是乌梅具有药用价值的主要活性成分。TGF-β/Smad 信号通路可以调控成纤维细胞增殖及组织纤维化的发生发展。在糖尿病心肌病病理过程中，TGF-β1 表达增强，Smad3 磷酸化随之增强，诱导了成纤维细胞活化增殖，进而引发心肌纤维化。实验表明，乌梅有机酸可下调细胞 TGF-β1 及 p-Smad3/Smad3 的表达，而以乌梅有机酸和 TGF-β1 联合处理高糖诱导的新生大鼠心肌成纤维细胞，可以减少实验大鼠心肌纤维化的发生[14]。心肌细胞的缺血再灌注产生损伤的同时，也通过 Nrf2-ARE 信号通路激活心肌细胞的应激损伤保护机制[15]，乌梅有机酸可以增加心肌缺氧复氧过程中心肌细胞存活的概率，并且通过激活 Nrf2-ARE 信号通路发挥保护心肌细胞免受 H/R 损伤、减轻心肌细胞氧化应激损伤、降低心肌酶水平和抑制细胞凋亡的作用[16]。

4. 荷叶

荷叶味苦，性平，归肝、脾、胃经，有凉血止血之功效，常用于血热吐衄、便血崩漏等血证。《本草纲目》云："荷叶能升发阳气，散瘀血，留好血。"《本草分经》言："荷叶苦平，裨助脾胃而升发阳气，能散瘀血留好血。"荷叶入肝经而味苦涩，能够泻肝经而清金固水，故具有活血之功效。另外，荷叶具有良好的清热利湿功效。火热炼液为痰，易阻滞经络，形成血脉瘀阻，荷叶以其清热利湿之功效，祛痰通络，可以起到疏通血脉的作用。

荷叶中所含有的生物碱具有很强的降血脂功能，可以起到保护心血管的作用。实验证明，荷叶碱能够显著减轻高脂饮食小鼠体重并且不会降低实验小鼠食欲，其机理在于荷叶碱能够改善高脂饮食导致的糖代谢紊乱，并可能通过增强小鼠基础代谢率提高小鼠在光照环境中的能量消耗，达到降脂效果[17]。对于基因突变等遗传问题导致的自发性肥胖，荷叶碱可以通过抑制摄食量、增加糖耐量、提高胰岛素敏感度来达到减脂效果[17]。荷叶碱可以增加肠道菌群中拟杆菌门、艾克曼菌属细菌丰度，抑制厚壁菌门细菌的生长，上调肠道组织中紧密连接蛋白 Occludin 和 ZO-1 的表达，对肠道菌群具有良好的调节作用，从而起到改善机体糖代谢的作用[18]。荷叶碱还能够显著减少细胞内总胆固醇、胆固醇酯和游离胆固醇水平，说明荷叶碱能够减少细胞内脂质水平，降低细胞脂质蓄积，进而降低冠状动脉粥样硬化风险[19]。

5. 百合

百合味甘，性微寒，归心、肺经，具有养阴润肺、清心安神的作用。百合能够养心阴，清心热而安心神。百合病是一种中医情志疾病，其发病机制为肺气不舒，郁闭伤阴，虚火扰神，临床出现焦虑、抑郁、精神失常等症状，常以百合地黄汤为底方进行治疗[20]。

冠心病等心血管病常由于疼痛、心悸等症状导致患者出现焦虑抑郁，而百合有效成分具有抗抑郁、降血糖、降血脂的功效，可以起到改善心血管病预后的作用。百合皂苷可以增大抑郁模型大鼠进食量，表明百合皂苷可以改善抑郁患者生活质量；百合皂苷可以提高大脑皮层单胺类神经递质的含量，抑制下丘脑-垂体-肾上腺轴，具有抗抑郁的作用[21]。百合多糖 LP-1 和 LLP-2 具有促进胰岛 β 细胞增殖的作用；百合多糖可以有效增强胰岛素蛋白的分泌，进而增大机体糖耐量[22]。据常银子等[23]实验表明，百合膳食纤维具有降血脂和减肥的功效，高浓度的百合膳食纤维降血脂和减肥效果更为显著。推测其机制为百合膳食纤维中含有的水溶性果胶类物质、树胶和部分半纤维素，可以阻止脂肪被机体吸收，并且能够吸附胆汁酸，降低胆固醇和甘油三酯。

三、讨论

心血管病的预防是中国慢病预防长期关注的方向。据统计，2005-2015年，脑卒中、心血管病和糖尿病给中国带来的经济损失约5500亿美元[24]，其中心血管病占比最大。为了降低心血管治疗负担，近年来食药物质预防心血管病的研究进展迅速，许多食药物质都被发现有心血管保护作用，如桑叶中含有的槲皮素通过降低核因子κB的转录活性，发挥扩张冠状动脉、增加冠脉血流量的作用[25-26]；丁香中的异水菖蒲二醇、α-杜松醇、异水菖蒲酮可与靶点PTGS2发生相互作用，β-木香醇可与靶点PTGS1发生相互作用，丁香通过上述相关靶点发挥预防或治疗心痛的作用[27]。如前面第2部分资料分析，本配方中的5种食药物质类成分均可通过不同靶点和途径发挥心血管系统的调节与保护作用。

焕芯焭的配方以食药物质为主，采用压片糖果作为配方的载体，具有其独特的剂型优势。由于压片糖果中的原料多以粉末直接压片或制粒压片形式添加[28]，因此压片糖果可以保留大部分有效成分，并能够保证较高的摄取率。目前已经有许多关于压片糖果的研究，如枸杞桑椹黑豆压片糖果[29]、牡丹花山茱萸复合压片糖果[30]等。随着科学技术的发展，压片糖果新剂型在心血管疾病预防食品领域有望得到进一步开发应用。具有益气养阴、活血祛瘀、清心生津、化浊降脂之效的焕芯焭压片糖果，有助于保护心血管系统，"治未病"和冠心病等心血管疾病的辅助调理，具有很好的推广应用前景。

参考文献

[1] 中国心血管健康与疾病报告2021概要[J].心脑血管病防治，2022，22（4）：20-40.

[2] 中国心血管健康与疾病报告（2021）节选一：心血管病社区防治[J].心脑血管病防治，2022，22（5）：5-7，14.

[3] 李媛妮.认知功能及情绪与老年心力衰竭预后的关系[J].国际精神病学杂志，2022，49（4）：656-658.

[4] 黎阳，张铁军，刘素香，等.人参化学成分和药理研究进展[J].中草药，2009，40（1）：164-166.

[5] 王宁元，吕传江，陈学海，等.人参皂苷Rg1诱导骨髓干细胞游走分化促进家兔心肌梗死后心肌血管内皮细胞再生的研究[J].中国中西医结合杂志，2005（10）：916-919.

[6] 刘洁，刘芬，王秋静，等.人参二醇组皂苷对心肌梗死犬血清一氧化氮、一氧化氮合酶水平的影响[J].中国实验方剂学杂志，2008（4）：46-49.

[7] 宋清，张晓文，徐志伟，等.人参茎叶皂苷预适应对自发性高血压大鼠心肌缺血再灌注损伤的保护作用[J].中国药理学与毒理学杂志，2008（1）：42-48.

[8] 王乐.桃仁蛋白源血管紧张素转换酶抑制肽的分离纯化、消化稳定性及应用研究[D].长沙：中南林业科技大学，2022.

[9] Deng J G, Li C, Wang H L.Amygdalin mediates relieved atherosclerosis in apolipoprotein E deficient mice through the induction of regulatory T cells[J].Biochem Biophys Res Commun,2011,411（3）:523-529.

[10] 刘旭峰，吴伟，刘晓亮，等.JNK1信号分子参与调控糖尿病大鼠心肌细胞肥大和纤维化[J].现代生物医学进展，2017，17（31）：6018-6023.

[11] 武海阔，张荣荣，王军，等.JNK1在2型糖尿病大鼠股动脉纤维病变中的表达及中药桃仁干预研究[J].天津中医药，2019，36（5）：486-490.

[12] 孙罕，吕彬，吴荣.吴荣主任运用乌梅丸治疗心系疾病的经验总结[J].中医临床研究，2022，14（15）：73-75.

[13] 刘伟.从"水火既济"论乌梅丸证[J].河南中医，2015，35（3）：457-458.

[14] 代天，刘敏，杨萍，等.乌梅有机酸基于TGF-β/Smad信号通路对高糖诱导心肌纤维化的

保护作用[J].山西医科大学学报,2021,52(11):1430-1435.

[15] 杨文捷.基于Nrf2-ARE信号途径探讨DJ-1抗心肌细胞缺氧/复氧所诱发氧化应激损伤的分子机制[D].南昌:南昌大学,2016.

[16] 代天,杨萍,邹勇,等.乌梅有机酸对缺氧/复氧心肌细胞氧化应激损伤的影响及其机制[J].现代医学,2021,49(1):28-33.

[17] 许瀚元.荷叶碱在预防肥胖和减肥中的作用及其机制的研究[D].北京:北京协和医学院,2022.

[18] 陈畅,谢永艳,黄丽萍.荷叶碱药理作用的研究进展[J].南京中医药大学学报,2021,37(4):619-624.

[19] 邹瑾,赵真旺,吴洁,等.荷叶碱对巨噬细胞源性泡沫细胞ABCA1表达与胆固醇流出的影响及机制[J].中国动脉硬化杂志,2018,26(9):872-876,924.

[20] 王安冉,潘光花,史素娟.百合病发病机制与治疗[J].中医学报,2020,35(2):273-277.

[21] 郭秋平.百合的质量研究及抗抑郁作用探讨[D].广州:广州中医药大学,2009.

[22] 李玉萍,皮小芳,刘成梅,等.百合多糖降糖作用机理的体外研究[J].时珍国医国药,2012,23(8):1964-1966.

[23] 常银子,仲山民,曹玉成,等.百合膳食纤维对大鼠调节血脂和减肥功能的影响[J].食品科技,2007(9):245-247.

[24] 成呈.我国老年心血管病患者疾病经济风险及影响因素研究[D].武汉:武汉大学,2017.

[25] 翟广玉,颜子童,渠文涛,等.槲皮素:有益于健康的天然化合物[J].食品研究与开发,2015,36(7):118-122..

[26] 冯亚莉,李浩,刘娟,等.槲皮素研究进展[J].中国中药杂志,2021,46(20):5185-5193.

[27] 格根珠拉,高雅,斯特格乐,等.基于GC-MS技术和网络药理学方法探讨紫丁香治疗心刺痛的作用机制[J].中国中药杂志,2022,47(3):836-845.

[28] 王亚宁,张高鹏,叶松梅,等.压片糖果的制备方法及产品开发研究进展[J].食品工业科技,2022,43(10):426-433.

[29] 王振东,刘世娟,杨晓筱,等.枸杞桑椹黑豆压片糖果的加工工艺[J].食品工业,2021,42(12):1-5.

[30] 李冰,张立攀,胡桂芳,等.牡丹花山茱萸复合压片糖果研制及工艺优化[J].河南化工,2021,38(3):22-26.

(整理者:北京中医药大学 彭馨瑶)

石斛干细胞食药价值及应用前景

张凤华　吴孟华　王家治

[韩中植物干细胞技术（长春）有限公司　130000]

摘要：石斛是一味历史悠久的珍稀中药，其自然繁殖率较低、价格昂贵，难以满足市场和临床需求。植物干细胞是一种未分化细胞，具有很强的自我更新和持续分裂能力。利用植物干细胞分离培养技术获得石斛干细胞，可充分发挥石斛的食药作用，提高石斛中多糖、氨基酸等重要活性成分的含量。本文探讨了石斛及石斛中多糖、氨基酸的食药价值，总结分析了石斛干细胞的实践应用，并展望其推广应用前景。

关键词：石斛；植物干细胞；石斛多糖；氨基酸；食药价值

石斛是一种名贵的中药，属于中药补益类药物中的补阴药，具有滋阴清热、生津益胃、润肺止咳等功效。石斛的药用历史可追溯至两千多年前的《山海经》，书中石斛是以"仙草"作称，养生经典《道藏》也将石斛列为中华九大仙草之首。

一、石斛干细胞应用背景

石斛能够补养五脏阴精之不足，对人体脏腑的调理作用较为理想。中医古籍中有详细记载，比如《药性论》中记载石斛能"补肾积精、养胃阴、益气力"，《本草纲目》中"补五脏虚劳羸瘦，强阴益精。久服，厚肠胃"，《神农本草经》中"久服铁皮石斛，益肠胃，延年益寿"以及《本草内经》的"养胃益津，为无上妙品"，由此可见石斛具有良好的调理脾胃以及补肾益肾的功效。肾脏为先天之本，脾胃为后天之本。石斛咸可入肾，甘能补脾，先后天兼顾，滋补养生功能卓著。此外，石斛还有驻颜、美白以及乌发等美容养颜功效，正如《本草经注》所载"铁皮石斛长肌肉，逐皮肤邪热痱气"。

两千多年的临床经验基础，遇上现代先进的科学技术手段，使得石斛在医药、保健、化妆品等领域受到广泛重视。由于石斛资源的开发与利用受限，市场上出现了诸多石斛伪品，如报春石斛、齿瓣石斛，严重影响了其药效和临床用药安全性。植物干细胞是具有自我更新能力并能够不断产生各种分化细胞的原始细胞。近年来，植物干细胞的分离鉴定及培养技术已日趋成熟。目前，我国学者已能够通过石斛干细胞技术，实现石斛及其重要活性成分的开发。

二、石斛中多糖和氨基酸的食药价值

石斛中含有多糖、氨基酸、生物碱、联苄类和菲类化合物以及黄酮醇类化合物等有效成分，因而具有抗氧化、抗衰老、抗肿瘤、抗菌、促进胃酸分泌和胃肠蠕动等药理活性。现就石斛中的主要活性物质石斛多糖和氨基酸的功效、相关机制和实践运用总结如下。

（一）石斛多糖

多糖类物质是石斛中最重要也是最主要的活性成分物质，从石斛茎部提取的水溶性多糖可高达 367 mg/g，且其中以甘露聚糖为主要成分，可达 257 mg/g[1]。铁皮石斛作为药用石斛的代表之一，多数研究指出其内的多糖含量也较高，含量多介于 20%～50% 之间[2]。石斛多糖具有良好的抗氧化、抗癌、抗衰老、调节胃肠功能、降血糖、护眼、美容和提高免疫力等功效。

1. 具有抗氧化作用

石斛多糖具有显著的抗氧化活性。石斛多糖能够提高雌性小鼠血清中谷胱甘肽过氧化酶、超氧化物歧化酶、总抗氧化能力，还可上调心、肝、肾、脑组织等组织中超氧化物歧化酶水平，从而起到维持器官相应的功能及抗衰老的作用[3]。石斛多糖可降低小鼠血清中谷丙转氨酶和谷草转氨酶活性，调控抗氧化物质的表达，减少肝细胞坏死，从而起到防治肝损伤的功效[4]。石斛多糖还可以通过活化血红素加氧酶-1 抑制细胞凋亡和炎症来减轻慢性肾病中的血管钙化[5]。石斛多糖的抗氧化作用是石斛发挥多种养生保健功效的重要机制之一。

2. 具有调节肠道菌群作用

肠道菌群的相对平衡是保证机体正常免疫功能的关键，肠道菌群的失衡可引起肠道微生物异常，诱发肠道黏膜屏障的损伤，从而诱发自身免疫性疾病。研究指出石斛多糖的组分有助于增加小鼠肠道内的有益细菌，特别是肠道菌群中产丁酸菌的数目，以维持肠道内环境稳态平衡[6]。此外，石斛多糖还有助于增加肠道微生物的多样性，提高包括乳酸菌属、普雷沃菌属、副拟杆菌属和卟啉单胞菌属的相对丰度，降低梭菌属以及螺杆菌属的相对丰度，增加结肠挥发性脂肪酸浓度和肠道黏膜紧密连接蛋白的表达，从而起到改善肠道物理屏障的功能[7]。石斛多糖对肠道菌群的作用，提示其具有调理肠胃疾病的潜力。

3. 具有免疫调节作用

石斛多糖可以通过直接和机体的免疫细胞如巨噬细胞或淋巴细胞表面的多糖受体相结合，进而直接起到调节机体免疫功能的作用[8]。研究指出，石斛多糖可以通过直接结合 Toll 样受体4（TLR4）而激活其介导的磷脂酰肌醇激酶（PI-3K）/蛋白激酶 B（PKB/Akt）信号通路、核因子 κB（NF-κB）信号通路等，从而激活巨噬细胞，起到抗炎、调节免疫的作用。

4. 具有成骨作用

石斛多糖有助于促进成骨细胞的增殖、分化和矿化[9]。有研究利用斑马鱼颅骨模型，发现石斛多糖可增加该模型骨量的相对荧光强度，起到促进成骨的作用[10]。

5. 具有抗肿瘤作用

石斛多糖可明显抑制多数肿瘤细胞的生长。体内实验发现石斛多糖可通过抑制 8-羟基-脱氧鸟苷的活性，同时激活抗氧化通路的表达来上调细胞的抗氧化能力，从而起到预防 1-甲基-3-硝基-1-亚硝基胍诱导的胃癌癌前病变和随后的肝肾损伤的作用[11]。此外，石斛多糖还可增加直肠癌小鼠肿瘤微环境中细胞毒性 T 淋巴细胞的代谢功能，减少相关的线粒体损伤和相关免疫抑制因子死亡受体的表达，恢复肠屏障功能，增强肠道抗肿瘤免疫反应，从而起到抑制结直肠癌的作用[12]。

6. 具有保护心脑血管作用

石斛多糖可增加神经标志物的表达、抑制 Notch 信号通路来促进骨髓间充质干细胞的神经元分化，从而起到改善大鼠脑卒中的作用[13]。此外，有研究利用过量饮酒和高糖/高脂肪饮食诱导的大鼠代谢性高血压模型，发现石斛多糖可以通过激活肠道 SCFAs-GPCR43/41 途径来改善血管内皮功能，从而起到调治高血压的作用[14]。

（二）石斛氨基酸

石斛中氨基酸组成丰富，营养价值较高。石斛茎中共含有 17 种左右的氨基酸，必需氨基酸占氨基酸总量的百分比与石斛种类相关，但氨基酸总量大体介于 4.337%～27.969% 之间。

常见的铁皮石斛中氨基酸总量为 40.983 mg/g，必需氨基酸的总含量为 13.338 mg/g，必需氨基酸占氨基酸总量的 32.55%，其中所含氨基酸以精氨酸（8.432 mg/g）、谷氨酸（5.371 mg/g）、天冬氨酸（4.396 mg/g）、亮氨酸（3.171 mg/g）含量较高[15]。作为石斛氨基酸中的主要成员之一，天冬氨酸也称作天门冬氨酸，是组成人体蛋白质的 21 种氨基酸之一。多数研究指出，天冬氨酸可以关键参与者的身份联合多种氨基酸而发挥重要的生物活性。

1. 具有调节血管内皮作用

天冬氨酸可与精氨酸和甘氨酸形成精氨酸-甘氨酸-天门冬氨酸（RGD）的短肽。人工合成的环形 RGD 肽或 RGD 肽类似物可以通过抑制整合素的表达来起到抑制内皮细胞与细胞外基质的作用，从而阻止肿瘤新生血管的形成[16]。

2. 具有促进毛发生长作用

天冬氨酸可与丝氨酸一同组成天冬氨酸-丝氨酸-丝氨酸（DSS）序列，这是一个牙本质磷蛋白的重复序列，由该系列重复组成的多肽 8DSS 有很强的结合钙离子的能力，并且可通过激活 PI3K/AKT/GSK-3β 信号通路来发挥诱导毛囊周期性再生作用，从而促进毛发生长[17]。这提示 8DSS 或可用于脱发疾病的治疗，而石斛或可作为防脱发保健品的原材料。

三、石斛干细胞的分离培养及特征鉴别

植物干细胞也可以称为植物分生组织，是植物生长发育的中心。作为一种未分化细胞，植物干细胞具有自我更新复制能力和分化潜能，而且还可以通过自我凋亡功能起到防止遗传性损伤的作用，这有助于避免将植物中的缺陷 DNA 遗传，提高植物的质量。为充分发挥石斛的营养保健功效，提高石斛的应用价值，可通过植物干细胞技术，选取石斛根茎部组织培养获得石斛干细胞。

（一）石斛干细胞的分离培养

1. 分离培养

采用石斛主根组织中的形成层进行分离培养，本质上是未分化的形成层分生组织细胞（cambial meristematic cells，CMCs），同时培养石斛子叶愈伤组织的去分化细胞（plant dedifferentiated cells，DDCs）作为对照。来源于形成层的细胞 CMCs 处于天然固有的未分化状态，作为对照的子叶愈伤组织去分化细胞 DDCs 原本是子叶组织的已分化细胞。来源于形成层的细胞 CMCs 可以进行继代培养，具有较快的生长速度。来自形成层细胞系在烧瓶中培养倍增时间为 5 天，在生物反应器中培养倍增时间为 3~4 天，且其培养增殖十分稳定；来自子叶细胞系的 DDCs 在烧瓶中培养倍增时间为 21 天，在生物反应器中培养倍增时间为 28 天。CMCs 在烧瓶中的生长速度比其他细胞系高出 3~5 成，CMCs 在反应器中的生长速度比其他细胞系高出 5~9 成。

CMCs 进行继代培养获得的细胞团呈淡黄色或白色且易碎，在连续培养 11 个月甚至更长时间内持续增殖，在细胞生长速率、生长模式和集聚程度方面仍保持稳定性而不会发生改变，显示出比石斛子叶愈伤组织的 DDCs 细胞系更高的生长速率。来自子叶的 DDCs 细胞系呈黄色（与 CMCs 细胞系显著不同），虽然前期培养中表现出很强的生长活力，但在培养 5 个月后，其生长率明显降低，在培养后期，除黄色细胞外，还出现白色细胞、浅灰色水样细胞、棕色细胞，并逐渐褐化死亡。

2. 诱导产生更丰富的次生代谢物

形成层的细胞 CMCs 经培养增殖后，需要通过诱导处理获得更丰富的次生代谢物和活性物质，充分发挥石斛的功效，增加石斛干细胞的功用。诱导剂可使用茉莉酮酸甲酯。对 CMCs 细胞中的未知活性有效成分，也可进行诱导探索。

3. 制备制剂

来源于形成层的细胞 CMCs 经培养增殖后，可直接应用细胞增殖物，也可通过热风干燥、冷冻干燥、破碎、提取、溶解等手段，制备成适当制剂，供口服或其他方面的应用。考虑到培养基中亦含有石斛的相关次生代谢物和活性物质，也应纳入相应制剂。

4. 测定活性物质和特征物质的含量及指纹图谱

来源于形成层的细胞 CMCs 经培养增殖后获得的产物，应测定其中活性物质的含量，特别是石斛多糖的含量，并与其标准品进行对照测试，同时对包含未知活性成分在内的指纹图谱进行记载，这包括高效液相色谱及质谱的特征图谱。

（二）石斛干细胞的特征鉴别

1. 悬浮培养液中绝大多数呈现单细胞状态

形成层的细胞 CMCs 在悬浮培养基中以单细胞状态出现的占比达到 95% 左右，由数个细胞聚集呈现的小细胞团（400 μm <尺寸< 1000 μm）占比为 5% 左右，完全没有中等和大量细胞团的集聚。而来源于子叶的 DDCs 细胞在悬浮培养基中，90% 的细胞集聚为大细胞团（尺寸> 1500 μm），7% 的细胞集聚为中细胞团（尺寸=1000 μm），2% 的细胞集聚为小细胞团（400 μm <尺寸< 1000 μm），仅有 1% 的细胞为单细胞状态。

2. 细胞壁柔软，对剪切力不敏感

形成层的细胞 CMCs 在生物反应器中，因绝大多数细胞呈单细胞状态出现，且细胞壁为不含木质素的初生壁而比较柔软，对震荡培养或搅拌培养的剪切力不敏感，有利于在生物反应器中长期稳定培养和大规模培养，便于实现工业化生产。而来源于子叶的 DDCs 细胞容易集聚为大细胞团，且细胞壁有木质素沉积而相对坚硬，对培养中的剪切力敏感，不利于长期稳定培养和大规模生产。可用专门的染色技术（如间苯三酚）区分鉴别木质化和非木质化细胞壁。

3. 线粒体多且活性高

形成层的细胞 CMCs 含有较多的线粒体、具有较高的线粒体活性，通过线粒体专一染色技术（Janus green B），可呈现出明显的蓝绿色（线粒体中细胞色素氧化酶之氧化作用），其他已分化细胞因还原作用成为无色；来源于子叶愈伤组织的 DDCs 细胞含线粒体较少，染色后应与 CMCs 有明显区别。

4. 对辐射超敏感且死亡率高

形成层的细胞 CMCs 本质上是干细胞，无论动物干细胞还是植物干细胞，为保护基因组的总体完整性，在遭受电离辐射时，干细胞会特别敏感而导致死亡，这也是干细胞的主要特征之一。故此，所培养的 CMCs 在受到钴-60 γ 射线照射时，或施用类辐射药物吉欧霉素（博来霉素 zeocin）时，细胞死亡率会很高；作为对照，DDCs 细胞的死亡率则要低得多。

5. 超低温冷冻保存后仍有重新生长能力

形成层的细胞 CMCs 因具有干细胞活力，可通过低温冷冻保存（-80℃ 冰箱甚至 -196℃ 的液态氮，低温保存应配制专门的冻存液），CMCs 细胞在解冻复苏后，可以重新分裂增殖、分化生长，此项技术可保存初代分离的植物干细胞种源（防止连续培养的遗传漂变）及珍稀植物物种资源；作为对照，石斛子叶愈伤组织 DDCs 细胞在解冻后，会丧失重新生长的能力。

四、结语与展望

石斛作为一种珍贵的植物，拥有广泛的生物活性，多糖和氨基酸是目前石斛药理学研究的热点之一。目前，石斛已经广泛被开发应用于药品、食品、保健品甚至化妆品等领域。石斛的应用开发领域之广，需要石斛的优质品性加以保障。石斛干细胞具有分化明显、增殖快、周期短的优点，能够诱导生产石斛多糖、石斛氨基酸等石斛中的重要生物活性成分，有助于充分发挥石斛的食药价值。

对于一些生境特殊、培育难度高的珍稀濒危的药用植物来说，植物干细胞培养是获取次生代谢产物相对可行的选择。因此，石斛干细胞的发展应用，可以缓解石斛资源使用紧张局面，提高石斛的有效活性成分含量，解决由于不同栽培模式导致的多糖、氨基酸、黄酮等含量的差异问题，为优质石斛资源的保护及市场需求提供一定的支撑，可促进石斛产业的健康发展。

参考文献

[1] HE C, WU K, ZHANG J, et al.Cytochemical Localization of Polysaccharides in Dendrobium officinale and the Involvement of DoCSLA6 in the Synthesis of Mannan Polysaccharides[J].Frontiers in plant science, 2017, 8: 173.

[2] 熊文晢, 黄清俊, 黄金龙, 等.国内主要石斛种类茎部有效成分石斛多糖的含量比较[J].南昌大学学报（理科版）, 2022, 46（3）: 327-333.

[3] 梁颖敏.铁皮石斛对雌性衰老小鼠的抗衰老作用及其机理研究[D].广州: 广州中医药大学, 2011.

[4] 李志强, 周红秋, 欧阳臻, 等.不同生长年限霍山石斛的主要成分分析及其对急性肝损伤保护作用的比较研究[J].中国中药杂志, 2021, 46（2）: 298-305.

[5] WANGSHENG J, WENFENG R, ZHENGQIANG W.Dendrobium officinale polysaccharide inhibits vascular calcification via anti-inflammatory and anti-apoptotic effects in chronic kidney disease[J].FASEB Journal: official publication of the Federation of American Societies for Experimental Biology, 2022, 36（9）: e22504.

[6] LI M, YUE H, WANG Y, et al.Intestinal microbes derived butyrate is related to the immunomodulatory activities of Dendrobium officinale polysaccharide[J].Int J Biol Macromol, 2020, 149: 717-723.

[7] XIE S-Z, LIU B, YE H-Y, et al.Dendrobium huoshanense polysaccharide regionally regulates intestinal mucosal barrier function and intestinal microbiota in mice[J].Carbohydrate Polymers, 2019, 206: 149-162.

[8] 尚庆辉, 解玉怀, 张桂国, 等.植物多糖的免疫调节作用及其机制研究进展[J].动物营养学报, 2015, 27（1）: 49-58.

[9] 申雄成, 蔡小军, 董革辉, 等.石斛多糖DOP-1-1的制备及其体外促进骨形成的机制[J].安徽医科大学学报, 2022, 57（9）: 1360-1366.

[10] XIAOJUN L, QIAN Z, YUZHEN Z, et al.Structural characterization of a mannoglucan polysaccharide from Dendrobium huoshanense and evaluation of its osteogenesis promotion activities[J].International Journal of Biological Macromolecules, 2022, 211: 441-449.

[11] ZHAO Y, SUN Y, WANG G, et al.Dendrobium Officinale Polysaccharides Protect against MNNG-Induced PLGC in Rats via Activating the NRF2 and Antioxidant Enzymes HO-1 and NQO-1[J].Oxidative Medicine and Cellular Longevity, 2019, 2019: 9310245.

[12] LIANG J, LI H, CHEN J, et al.Dendrobium officinale polysaccharides alleviate colon tumorigenesis via restoring intestinal barrier function and enhancing anti-tumor immune response[J].Pharmacological Research, 2019, 148: 104417.

[13] RENGANG D, XUE L, XIULI K, et al.Dendrobium officinale polysaccharide-induced neuron-like cells from bone marrow mesenchymal stem cells improve neuronal function a rat stroke model[J].Tissue and Cell, 2021, 73: 101649.

[14] 张俊青.金钗石斛有效成分对脂多糖激活星形胶质细胞产生炎症因子的影响[D].遵义: 遵义医学院, 2010.

[15] 曲继旭，贺雨馨，陈龙，等.3种石斛氨基酸组成及营养评价[J].辽宁中医药大学学报，2018，20（2）：60-62.

[16] 周艳芳，邓宇斌.精氨酸-甘氨酸-天冬氨酸肽类似物与新生血管内皮靶向治疗[J].中国组织工程研究，2012，16（43）：8111-8116.

[17] 王欢.天冬氨酸-丝氨酸-丝氨酸重复多肽促进毛发生长作用及其机制研究[D].重庆：第三军医大学，2015.

（整理者：《中华养生保健杂志》社　杨亚洁）

人参干细胞食药价值及应用前景

张凤华　吴孟华　王家治

[韩中植物干细胞技术（长春）有限公司　130000]

摘要： 人参是一味重要的食药物质类中药，人参皂苷是人参中最重要的生物活性成分。人参干细胞是通过对人参贮藏根（主根）组织中的形成层天然未分化细胞进行分离获得的形成层分生组织细胞，采用生物反应器悬浮培养基进行培养增殖，能诱导产生人参皂苷等活性成分。本文探究了人参及人参皂苷应用的历史背景、食药价值，人参干细胞的实践应用，并展望其推广应用前景。

关键词： 人参；植物干细胞；人参皂苷；食药价值

人参又称亚洲人参或高丽参，是伞形目五加科人参属植物人参 Panax ginseng C. A. Mey 的根，作为一种名贵中草药在东亚国家有数千年使用历史。《神农本草经》记载人参属于上药，其"味甘微寒，生山谷，补五脏，安精神，定魂魄，止惊悸，除邪气，明目，开心益智。久服轻身延年"。我国卫生部 2012 年第 17 号公告将人参列为"食药物质类中药"，肯定其为新资源食品或普通食品、凉茶饮料原料。近年来，人参作为重要的滋补剂、保健品和食品添加剂被国内外广泛使用。

一、人参干细胞应用背景

人参中含有人参皂苷、人参多糖和人参烯醇等多种药用活性物质，人参皂苷是主要活性成分。人参皂苷在天然人参中含量较低，5～7 年生的人参中的人参皂苷总含量仅为 2%；而一些容易被吸收并能发挥较高生物活性的稀有人参皂苷（如人参皂苷 Rg3、Rg2、Rh2 和 CK 等）的含量则更加低微，含量仅有十万分之一左右，直接提取非常困难[1]。

药用植物干细胞是从药用植物分生组织及维管形成层中分离的能自我更新和多向分化、持续分裂能力强，生长快，能诱导产生对人体有保健养护功能成分的一类植物干细胞[2]。人参植物干细胞是指位于人参形成层分生组织中的、天然未分化的原始细胞，可称为形成层分生组织细胞（cambial meristematic cells，CMCs）。通过人参干细胞工程大规模生产药用人参皂苷，是生物合成人参皂苷的理想途径。

二、人参皂苷食药价值及作用

人参皂苷是人参的重要活性成分，属于三萜类糖苷化合物，根据其化学结构可分为原人参二醇组皂苷（PPD 型皂苷）、原人参三醇组皂苷（PPT 型皂苷）和齐墩果烷型。研究表明，已从人参根中分离出 40 多种人参皂苷[3]，其具有丰富的药理活性。通过人参干细胞技术可以诱导生产人参皂苷，解决其产量过低的问题。

（一）具有血管保护作用

内皮功能障碍是动脉硬化、血管收缩和舒张以及血小板和白细胞黏附改变的初始步骤。人参皂苷可增加 NO 生成，减少活性氧的生成，减轻内皮细胞凋亡并减少黏附分子表达，从而发挥对内皮细胞的保护作用。新生内膜增生是血管损伤后动脉狭窄的主要原因，人参皂苷可抑制血管平滑肌细胞增殖。动脉粥样硬化还与巨噬细胞凋亡和炎症以及泡沫细胞形成密切相关，人参皂苷可抑制巨噬细胞凋亡，抑制泡沫细胞形成，减轻巨噬细胞炎症，从而减轻动脉粥样硬化进展[1]。

（二）具有皮肤创伤修复作用

人参皂苷能抑制活性细胞增殖，减少血管生成和胶原合成，抑制病理性瘢痕成纤维细胞的迁移能力以及瘢痕成纤维细胞的侵袭能力，在抑制增生性瘢痕、糖尿病等引起的皮肤创伤修复均有较明显的作用[4]。

（三）具有神经保护作用

药代动力学研究证明，人参皂苷 R1 可以穿过血脑屏障，在皮质、海马和纹状体中发挥作用。多种人参皂苷单体能够增强突触神经可塑性，调节 β 淀粉样蛋白（amyloid β-protein, Aβ）诱导的病理性 tau 磷酸化和胆碱能系统，抑制氧化应激损伤，减轻神经炎症反应，从而发挥保护神经细胞的作用[5]。

（四）具有抗肿瘤活性

人参总皂苷及单体对抑制肿瘤细胞增殖，促进肿瘤细胞凋亡，抑制肿瘤细胞转移和侵袭，阻断肿瘤血管生成，增强机体免疫能力，抗氧化应激，与化疗药物协同增效等方面具有重要作用。体内及体外实验证实人参皂苷具有显著的抗肿瘤活性，其中人参皂苷 Rg3 已经用于肿瘤患者的辅助治疗[6]。

（五）具有防止纤维化的作用

人参皂苷包括多种天然单体，其通过多条信号通路表现出明显抗纤维化作用，可减缓组织纤维化的发生发展，对心肌纤维化、肝硬化、特发性肺纤维化等纤维化疾病具有防治作用[7]。

（六）具有免疫调节作用

人参皂苷对免疫细胞、免疫器官及组织都有促进作用，能够延缓免疫器官衰老，增强细胞吞噬能力，促进免疫细胞分化增殖，提高免疫力。并且，人参根中皂苷类成分可作为免疫佐剂使用，提高小鼠口蹄疫疫苗的免疫应答。

（七）具有抗病毒作用

人参皂苷对肝炎病毒（甲型、乙型、丙型）、呼吸道病毒（流感病毒、呼吸道合胞病毒、人鼻病毒）、疱疹病毒（单纯疱疹病毒、巨细胞病毒）、艾滋病毒、柯萨奇病毒、肠道病毒71型、动物源病毒均具有抑制作用。其可以通过直接杀灭病毒、干扰感染细胞信号传导途径、阻断病毒感染过程等机制发挥广谱抗病毒作用，还可以作为佐剂增强其他药物的抗病毒作用[8]。

（八）具有降血糖活性

实验研究发现，人参皂苷 Rg1 通过影响糖脂代谢过程以及改善胰岛功能来改善糖尿病。人参皂苷 Rg3 能够增加葡萄糖的吸收和利用，提高机体内胰岛素敏感性并提高胰岛细胞的胰岛素分泌量。人参皂苷 CK 还能够减少脂肪酸合成，增加脂肪酸氧化，改善糖耐量异常和脂肪肝[9]。

三、人参干细胞实践应用

（一）人参植物干细胞分离和培养

通过对人参贮藏根（主根）组织中的形成层天然未分化细胞进行分离获得 CMCs 同质细胞，采用生物反应器悬浮培养基对 CMCs 进行培养增殖；为鉴别分离培养物确为 CMCs 细胞系，以人参子叶（或其他器官）愈伤组织的去分化细胞（plant dedifferentiated cells, DDCs）作为对照。

(二)人参植物干细胞分离培养的技术要求和特征鉴别

（1）该细胞系来源于人参贮藏根（主根）组织中的形成层，为同源同质的CMCs，处于天然未分化状态；作为对照的DDCs来自子叶愈伤组织的类型，且并不完全相同的已分化细胞系。

（2）在形态学上，CMCs细胞内含有众多小液泡；而DDCs含有单一的或少数几个大的液泡。

（3）CMCs对渗透压不敏感且在激素诱导下依然具有分裂能力，因此，可通过分离获得CMCs，而后通过其增殖并进行收集。外植体中除了形成层之外的其他组织（外皮、韧皮、木质部、木髓）对渗透压敏感而在上述处理后坏死的可进行移除。

（4）根据韩国的专利技术，CMCs在烧瓶中的生长速度比其他细胞系高出3～5倍，CMCs在反应器中的生长速度比其他细胞系高出5～9倍。CMCs进行继代培养获得的细胞团呈淡黄色或白色且易碎，在连续培养11个月甚至更长时间内持续增殖，在细胞生长速率、生长模式和集聚程度方面仍保持稳定性无明显改变，显示出比DDCs细胞系更高的生长速率。来自子叶的DDCs细胞系呈黄色（与CMCs细胞系显著不同），前期培养中生长活力较强，在培养5个月后，其生长率明显降低，在培养后期，除黄色细胞外，还出现白色细胞、浅灰色水样细胞、棕色细胞，并逐渐褐化死亡。

（5）CMCs在悬浮培养基中有95%左右以单细胞状态出现，5%左右是由数个细胞聚集呈现的小细胞团；而来源于子叶的DDCs细胞在悬浮培养基中，90%的细胞集聚为大细胞团，7%的细胞集聚为中细胞团，2%的细胞集聚为小细胞团，仅有1%的细胞为单细胞状态。

（6）绝大多数CMCs在生物反应器中以单细胞状态出现，且细胞壁为不含木质素的初生壁而比较柔软，对震荡培养或搅拌培养的剪切力不敏感，有利于在生物反应器中长期稳定培养和大规模培养、便于实现工业化生产。而DDCs细胞容易集聚为大细胞团，且细胞壁有木质素沉积而相对坚硬，对培养中的剪切力敏感，不利于长期稳定培养和大规模生产。可用专门的染色技术（如间苯三酚）鉴别细胞壁是否木质化。

（7）CMCs细胞含有线粒体数量多、活性较高，通过线粒体专一染色技术（Janus green B），可呈现出明显的蓝绿色。而DDCs细胞含线粒体较少，染色后应与CMCs有明显区别，其他已分化细胞因还原作用呈现无色。

（8）使用钴-60γ射线照射，或施用类辐射药物吉欧霉素（博来霉素zeocin），CMCs细胞死亡率很高，而DDCs细胞的死亡率较低。

（9）CMCs因具有干细胞活力，可低温冷冻保存，在解冻复苏后，能够重新分裂增殖、分化生长；作为对照，DDCs在解冻后，会丧失重新生长的能力。

（10）CMCs经培养增殖后，需进行诱导处理获得更丰富的次生代谢物人参皂苷及其他活性成分。根据韩国云火公司的专利，诱导剂可使用茉莉酮酸甲酯。

（11）CMCs经培养增殖后，可直接应用细胞增殖物，也可通过热风干燥、冷冻干燥、破碎、提取、溶解等手段，制备成适当制剂，供口服或其他方面的应用。考虑到培养基中亦含有次生代谢物人参皂苷及其他活性物质，也应纳入相应制剂。

（12）CMCs经培养增殖后获得的产物，应测定人参皂苷特别是稀有人参皂苷的含量，并与其标准品进行对照测试，同时对包含未知活性成分在内的指纹图谱进行记载，这包括高效液相色谱及质谱的特征图谱。

四、总结及展望

人参是我国传统的天然滋补健康食材，具

有很高的药用价值，已有2000多年的食药同源历史，被称为"百草之王"。人参皂苷是人参的重要活性成分，具有调节机体免疫功能、抗肿瘤、抗病毒、抗纤维化、抗病毒、保护血管、调节中枢神经系统、修复皮肤创伤等作用。然而人参生长缓慢，种植年限长，投入大，对环境条件要求严格，栽培技术复杂，生产受到很大限制[10]。人参皂苷含量低，尤其是稀有人参皂苷具有极高而又独特的药理活性，但其天然含量极低，难以大量获得，无法满足临床和市场应用需求。研究显示，利用人参干细胞生产人参皂苷，发现其中的人参皂苷F2和七叶胆苷ⅩⅦ的积累量明显高于传统细胞培养[11]。

随着现代生物学技术的发展，植物干细胞培养及定向分化技术都将得到进一步的完善。植物干细胞具有无限分裂的能力，应用潜力令人振奋。人参干细胞培养生产人参皂苷与用传统人参种植相比，具有绝对的优势。人参干细胞的培养技术不受季节、土地资源的影响，对生态系统的影响小，不需要使用杀虫剂和除草剂等，并且可以通过标准化批次进行受控生产。

人参干细胞是提高人参皂苷生产的有效技术手段，能够解决稀有人参皂苷类产物直接提取成本高、收益极低等重要问题，从而缓解稀有人参皂苷的市场供给不足。通过从人参主根中分离并大量生产人参干细胞，积极开发天然新药及生物新原料，以食品、保健食品、药品及化妆品等为人类健康保驾护航。

参考文献

[1] 杨春昆，姜春云，王雪娇，等.人参皂苷对血管的保护机制[J].世界中西医结合杂志，2022，17（8）：1685-1690.

[2] 向丽，高冉冉，王梦月，等.全球药用植物干细胞库建设策略及展望[J].中国中药杂志，2022，47（11）：2841-2851.

[3] Ginsenoside Rh1：A Systematic Review of Its Pharmacological Properties[J]. Planta Medica：Natural Products and Medicinal Plant Research，2018，84（3）：139-152.

[4] 杨敏，丁传波，吴雅茹，等.人参皂苷对皮肤创伤修复研究进展[J].人参研究，2022，34（4）：37-39.

[5] 王超楠，赵大庆，严铭铭，等.人参治疗阿尔茨海默病药理作用及机制研究进展[J/OL].中华中医药学刊．https://kns.cnki.net/kcms/detail/21.1546.R.20220817.1318.034.html

[6] 王永宏，艾芷伊，张俊顺，等.人参皂苷抗肿瘤活性与机制研究进展[J/OL].食品工业科技．（2022-06-23）.https://doi.org/10.13386/j.issn1002-0306.2022030278

[7] 白羽，李傲寒，刘丽萍，等.人参皂苷治疗纤维化疾病的分子作用机制研究进展[J].中草药，2022，53（9）：2902-2911.

[8] 王宇晨，王小利，沈思嗣，等.人参皂苷抗病毒作用的研究进展[J].国际中医中药杂志，2018，40（7）：677-681.

[9] 尚杰，刘淼，梁洋，等.中药活性成分治疗糖尿病及其并发症的研究进展[J].世界科学技术-中医药现代化，2022，24（5）：1729-1737.

[10] 李辉，吴新荣，刘文山，等.我国人参保健食品的发展问题与对策[J].现代食品与药品杂志，2006（6）：3-6.

[11] 黄景嘉，罗眺，汤钦，等.药用植物人参愈伤组织的诱导培养与悬浮细胞体系建立[J].生命科学研究，2014，18（2）：121-123.

（整理者：《中华养生保健杂志》社　杨亚洁）

大豆肽的食养功效及应用

杨振峰

（魏县杨氏心脑血管医学研究院　056800）

摘要： 大豆肽是"肽基大豆蛋白水解物"的简称，是一种发展前景广阔的大豆产品，可发挥抗氧化、降血压、降血脂、降血糖、免疫调节及促进矿物质吸收等作用。本文探讨了大豆肽的食养功效与应用研究，并列举大豆肽的三种应用实例：等渗肽Ⅰ型、等渗肽Ⅱ型、等渗肽Ⅲ型，对于进一步提高大豆产品的营养功能、大豆蛋白产品的利用与附加价值具有重要意义。

关键词： 大豆肽；食养功效；应用研究；等渗肽；应用实例

中国是大豆的故乡，大豆是中国最重要的粮食作物之一，已经有五千年的栽培历史。因中国大豆资源丰富，栽培历史悠久，对大豆的研究和开发较为丰富。大豆最常用来制作各种豆制品、榨取豆油、酿造酱油和提取蛋白质。大豆中的蛋白质含量丰富，可达40%，且氨基酸组成和比例与动物蛋白非常相似，是膳食中植物性蛋白的重要来源。大豆肽是"肽基大豆蛋白水解物"的简称，是一种以大豆或大豆蛋白为原料，经酸解、酶解或微生物发酵制备得到的生物活性肽。大豆肽通常由3～6个氨基酸组成，相对分子质量主要分布在1000 U以下，具有高溶解、易吸收、低黏度等特性，其必需氨基酸组成与大豆蛋白质完全相同，其中还包括一些游离氨基酸和少量糖类，是一种发展前景广阔的大豆产品，可应用于养殖、化妆品、医药及食品领域。当大豆肽被应用于食养领域时，可发挥抗氧化、降血压、降血脂、降血糖、免疫调节及促进矿物质吸收等作用。本文主要探究大豆肽的食养功效及其应用价值。

一、大豆肽的食养功效

近年来植物蛋白质资源的开发利用得到了蓬勃发展。随着生物技术的进步，一些活性肽的结构和生理功能逐渐明确，促进了大豆肽的研究与开发。在20世纪70年代，美国DehownSpeciaties公司建成了年产5000吨的食用大豆肽工厂。日本不二制油公司、雪印和森永等乳业公司成功地将大豆肽用于食品与生物技术产业。我国于20世纪80年代中后期也开始了大豆肽的生产和应用研究，近几年也取得了一定的进展[1]。由于大豆肽具有比大豆蛋白更丰富的营养特性和生理功能，生产大豆肽已成为大豆蛋白深加工的一个重要方向，是目前大豆蛋白研究中的一个热点。在2004年国家颁布的大豆肽粉行业标准中，大豆肽粉定义为以大豆蛋白为主要原料，用酶解法或微生物发酵法生产的主要成分为肽且相对分子质量分布在10 000 U以下的粉末状产品。通常大豆肽定义为以大豆蛋白为原料，经水解、分离、精制等过程获得由3～6个氨基酸组成的相对分子质量低于1000 U的低肽混合物，肽类的相对分子质量主要在300～700 U范围内[2]。由于大豆肽加工和应用方向不同，产品质量也略有差异。目前我国大批量生产的大豆肽一般都是由多种不同相对分子质量组成的肽混合物，主要包括食用大豆肽和饲用大豆肽。因此大豆肽可理解为以大豆、豆粕或大豆蛋白为主要原料，用酶解法或微生物发酵法生产的且经过分离精制等处理得到相对分子质量在5000以下的低聚肽混合物，其中还包括一些游离氨基酸、糖类、水分和灰分等。大豆肽的主要作用包括以下几个方面：

（一）抗氧化作用

人体内氧自由基的堆积会导致衰老并增加心脑血管疾病、肿瘤、糖尿病等的发病率。大豆肽具有清除自由基、抑制脂质过氧化及与金属离子螯合的能力，具有一定的抗氧化特性。研究表明，大豆肽的抗氧化能力与水解用酶及大豆肽的分子量大小等有关，且碱性蛋白酶制备的大豆肽以及相对分子质量在1200～1400 U范围内的大豆肽抗氧化能力最好。大豆肽的抗氧化能力可作为天然的抗氧化剂添加到食品中，作为抗衰老食品或食养保健品，促进人体的健康。

（二）降血压作用

大豆肽能抑制血管中的血管紧张素转换酶（ACE）的活性，具有降血压的作用。血液中的ACE能使血管紧张素Ⅰ（AngⅠ）转换成AngⅡ，而AngⅡ能促进末梢血管收缩，增加外周蓄力，引起血压的升高。据报道，大豆肽抑制ACE的活性是通过降低血浆AngⅠ的水平实现的。此外，有动物实验也表明，通过灌胃自制的大豆肽，自发性高血压大鼠的肺、肾、大脑等组织中ACE的表达或激活被显著抑制。大豆肽作为一种天然食物来源的生物活性肽，其降压作用平稳，不会出现口服药物降压过程中的巨大波动，同时它不降低血压正常者的血压，适用人群广泛。

（三）降血脂作用

高脂血症是心脑血管疾病的独立危险因素，由于现代饮食结构的改变，高脂血症患者逐年增加。大豆肽具有较好的降血脂功能，实验表明，大豆肽可显著降低高脂血症大鼠的总胆固醇和甘油三酯含量。同样的，采用大豆肽对Wistar大鼠进行降血脂实验，发现Wistar大鼠血清总胆固醇、甘油三酯、低密度脂蛋白均低于对照组。此外，大豆肽可以通过促进胆汁酸排泄以降低血浆胆固醇水平，研究发现高脂饲料中添加大豆肽后，大鼠排泄粪便胆汁酸的量明显增加，特别是在实验末期大鼠的粪胆汁酸含量极显著地高于不添加大豆低聚肽组。与降血压作用相似，大豆肽对于胆固醇正常的人群不发挥降胆固醇的作用。

（四）降血糖作用

糖尿病已经成为危害人体健康的重要原因之一，其中2型糖尿病的人数占糖尿病总人数的95%，而大豆肽可以减轻和预防2型糖尿病。胰安肽是由37个氨基酸组成的大豆肽，通过动物实验证明，胰安肽可以显著地控制高血糖症状，提高口服葡萄糖耐量，增强葡萄糖的摄取量，调节2型糖尿病小鼠体内葡萄糖的平衡。韩国科学家用水对豆酱进行了提取，发现水提物中含有大量的小分子大豆肽。通过进一步研究发现豆酱的水提取物具有胰岛素增敏和刺激胰岛素分泌的作用。因此，大豆肽可以作为一种天然的辅助治疗糖尿病的功能性食品。

（五）免疫调节作用

大豆肽可以促进免疫系统维持自身生理平衡，保持机体健康状态。据报道，大豆肽可以增强大鼠肺泡吞噬细胞的吞噬有丝分裂能力，是免疫调节因子。大豆肽还可以调节白细胞数目，使之保持在一个相对平衡的状态。另外，大豆肽具有刺激中性粒细胞的吞噬功能，增强免疫能力。通过研究发现，大豆肽能提高小鼠的肝糖原含量，显著延长负重游泳时间，降低小鼠运动后血乳酸的含量，具有提高机体免疫力、抗疲劳的功效。因此，大豆肽可以作为体质较弱人群如老人、儿童等的营养补充品，提高机体抵抗力。

（六）促进矿物质吸收作用

研究表明大豆肽具有与钙及其他微量元素有效结合的活性基团，可以形成有机钙多肽络合物，使溶解性、吸收率和输送速度都明显提高，能促进钙的被动吸收。此外大豆肽还能与铁、铜、硒、镁和锰等多种微量元素结合形成有机金属络合肽，是吸收和输送微量元素很好的载体。Ashmead认为氨基酸和小肽螯合盐可能利用氨基酸和小肽的吸收机制。Zambonino等报道在海鲈苗日粮中添小肽后能极大减少骨骼的畸形现象，其原因可能是由于小肽具有金属结合性，能促进钙、铁、铜和锌的被动转运过程及在体内的储存。李永富等采用小肽螯合铁作为补铁剂，以妊娠和泌乳母猪以及乳猪为研究对象，结果表明乳猪补小肽螯合铁不但有较高的血红蛋白水平，而且体内铁储备量高于补右旋糖苷铁，可满足乳猪铁的需要。

总之，大豆肽在抗氧化、降血压、降血脂、免疫调节和促进矿物质吸收等方面均具有一定的食养功效，具有广阔的发展前景和巨大的应用价值[3-4]。但要注意的是，大豆肽目前仅能作为生物活性肽辅助疾病的治疗，具体疾病仍需在医生指导下进行科学合理的干预治疗。

二、大豆肽的应用研究

（一）在食品中的应用

大豆肽具有良好的溶解性，在高浓度下黏度低、对热稳定，在酸性条件下不产生沉淀，具有良好的吸湿性与保湿性，具有促进微生物生长代谢等特点，因此可用于生产酸性饮料、营养饮品、高蛋白食品，在焙烤食品中具有软化食品、改善风味、提高产品品质等优点。刘桂君等[5]利用复合蛋白酶将大豆蛋白水解为多肽，然后进行乳酸发酵，成功研制大豆多肽酸乳，为大豆深加工提供了一项新的技术。艾学东[6]介绍了以苹果醋为主要载体并配以一定数量的大豆多肽，然后与苹果汁、蜂蜜、低聚异麦芽糖、维生素B族、维生素C、果溶Ca等辅助成分进行科学调配生产苹果醋肽饮料。潘欣等[7]通过大豆多肽粉与小麦粉的配兑研制出营养全面、吸收率高的大豆多肽方便面。董文明等[8]以大豆分离蛋白为主要原料，采用木瓜蛋白酶水解SPI得到大豆多肽，添加适量的食品添加剂进行运动营养饮料的开发和研制，并对产品的最佳配方和加工技术进行了研究。

（二）在医药保健中的应用

大豆肽具有降血压、降胆固醇、调节免疫、抗肥胖等生理活性，可用于生产降胆固醇、降血压、防心血管系统疾病、防肥胖病等功能性保健品。另外大豆肽具有低抗原性、易消化吸收、能迅速给机体提供能量、促进脂质代谢和体力恢复等功能，因此可用于体育运动员和特殊病人营养剂，特别是消化系统肠道营养剂和流态食品，可供康复期病人、消化功能衰退老年人及消化功能未成熟的婴幼儿食用。Nikawa等研究发现喂食含20％大豆水解蛋白饲料大鼠在剧烈跑后，血浆肌酸激酶、腓肠肌肌球蛋白重链碎片明显低于喂食含20％酪蛋白饲料的大鼠，表明大豆水解蛋白能防止运动诱导的骨骼肌蛋白质的降解。一般认为胰岛素抵抗（IR）及其继发的代谢紊乱是产生冠心病、糖尿病（DM）、高血压等疾病的共同土壤。

三、大豆肽的应用实例

杨氏心脑血管医学研究院秉承着未病先防、既病防变、病后防复的理念，研发出了多种天然养生保健产品，其中以大豆肽为主要原料的各型等渗肽主要产品。大豆肽可不经胃肠消化，直接进入小肠被吸收，具有多种食养功效，包括抗氧化、降血压、降血脂、降血糖、增强免疫等。

（一）等渗肽Ⅰ型

等渗肽Ⅰ型的主要作用是排浊，适用于亚健康人群、具有家族遗传病史的人群或是没有任何症状的预防人群。主要成分：大豆肽粉、大豆肽、人参、山药、山楂、三七、阿胶、维生素、矿物质、无水葡萄糖、氨基酸、麦芽糊精。

（二）等渗肽Ⅱ型

等渗肽Ⅱ型的主要作用是排瘀，适用于确诊高血压、高血脂、糖尿病人群的食养辅助。主要成分：大豆肽粉、玉米肽、人参、山药、山楂、三七、阿胶粉、桃仁、白茅根、氨基酸、矿物质、维生素、麦芽糊精、无水葡萄糖。

（三）等渗肽Ⅲ型

等渗肽Ⅲ型的主要作用是排堵，适用于明显心脑血管症状、心肌缺血、脑中风后遗症引起的心慌胸闷、气短及重度血液瘀堵问题人群的食养辅助。主要成分：大豆肽粉、玉米肽、山楂、山药、三七、阿胶粉、人参、亚麻籽油、氨基酸、矿物质、维生素、无水葡萄糖、麦芽糊精。

四、总结

我国大豆资源丰富、价格低廉，且大豆蛋白质含量高、氨基酸平衡，优于其他植物蛋白，是一种重要的植物蛋白资源。由大豆蛋白质制备得到的大豆肽，可以有效改善原料蛋白的各项理化特性，同时还能赋予产品特殊生理活性。因此开发食用及饲用大豆肽产品，不仅可以增加大豆制品的附加值，丰富大豆制品的种类，同时也为油脂工厂大豆粕的综合利用提供了一条有效途径。随着科学技术的进步、人们认识的提高以及相关问题的解决，大豆肽将具有更为广阔的应用发展前景。

近些年来大豆蛋白质资源的开发利用得到全面的发展，为了进一步提高大豆产品的营养功能和大豆蛋白产品的利用价值与附加值，大豆肽的开发研究已成为国内外研究的热点。大豆肽作为一种天然生物活性肽，具有丰富的营养价值和药用价值，适用于多种人群，发挥着抗氧化、降血压、降血脂、降血糖、提高机体免疫力和促进矿物质吸收等作用。

参考文献

[1] 郭心义.我国大豆多肽生产现状及前景展望[J].粮油加工与食品机械，2004（5）：13-15.

[2] 蒋文强，孙显慧.大豆多肽的功能特性及其开发应用[J].粮油加工与食品机械，2004（7）：39-42.

[3] 李善仁，陈济琛，胡开辉，等.大豆肽的研究进展[J].中国粮油学报，2009，24（7）：142-147.

[4] 张连慧，贺寅，刘新旗.大豆肽的研究进展及其发展前景[J].食品工业科技，2012，33（22）：406-408.

[5] 刘桂君，岳丽.大豆多肽酸乳的研制[J].食品与发酵工业，2004（1）：140-141.

[6] 艾学东.苹果醋肽饮料的研制[J].饮料工业，2004，7（1）：35-37.

[7] 潘欣，应铁进，黄斌.大豆多肽方便面的研制[J].粮油加工与食品机械，2005（5）：77-78.

[8] 董文明，林奇，邵金良.大豆多肽功能饮料加工技术研究[J].饮料工业，2006，9（10）：30-32.

（整理者：北京中医药大学 王泽平）

地龙与地龙蛋白的研究进展及应用

杨振峰

（魏县杨氏心脑血管医学研究院　056800）

摘要：中药地龙药用价值越来越受到重视，临床应用日益广泛，其蛋白多肽类成分含量高、毒性低，具有多方面的药理作用。本文总结了地龙及地龙蛋白的研究进展，主要集中在抗血栓、抗凝血、降压、平喘、抗癫痫、抗肿瘤及免疫增强等方面，并列举了地龙蛋白的应用实例——等微健地龙蛋白复合粉，对于地龙及地龙蛋白的进一步研究与开发应用具有积极意义。

关键词：地龙；地龙蛋白；研究进展；等微健地龙蛋白；应用实例

地龙具有清热定惊、通络、平喘、利尿的功效，用于高热神昏，惊痫抽搐，关节麻痹，肢体麻木，半身不遂，肺热喘咳，水肿尿少等。现代研究发现地龙还有抗血栓、抗肿瘤、调节免疫、降压、抗心律失常、镇痛消炎等作用[1]。其药用价值越来越受到重视，临床应用也日益广泛。中药地龙资源丰富，其蛋白多肽类成分含量高、毒性低，具有多方面的药理作用，国内外学者对地龙蛋白多肽类成分的研究也日益深入和广泛，并开发出多种地龙蛋白多肽类产品，如地龙活性蛋白胶囊、地龙蛋白溶血栓胶囊、蚓激酶肠溶胶囊、多肽地龙蛋白等，这些产品都已应用于临床，并越来越多地在心脑血管、呼吸系统等疾病的预防和治疗中发挥作用。

一、地龙的研究进展

地龙（Pheretima）为环节动物门钜蚓科动物，根据2015年版《中华人民共和国药典》，地龙包括参环毛蚓、通俗环毛蚓、威廉环毛蚓或栉盲环毛蚓。地龙性寒、味咸，主治高热神昏、惊痫抽搐、关节痹痛、肢体麻木、半身不遂、肺热喘咳、水肿尿少等[2]。药理作用则重点研究其平喘、降压、抗血栓及抗肿瘤作用。

（一）平喘

地龙可松弛气管平滑肌、改善气道重塑，具有平喘止咳的功效。地龙发挥平喘作用的有效成分为琥珀酸和次黄嘌呤，其中琥珀酸为主要成分。由组胺引起的支气管收缩，地龙中的某种组分可阻滞组胺受体，对抗气管痉挛，对气管有较强的舒张作用[3]。王文英等[4]研究了五味地龙汤对喷入组胺致喘的豚鼠的平喘作用，结果表明五味地龙汤可使哮喘潜伏期显著延长，减少肺溢流量，对豚鼠离体气管片引起的收缩有着显著的舒张作用；推测五味地龙汤可能是通过改善哮喘气道机械应力、抑制气道重建及激动体内β受体而起到平喘的作用。

（二）降压

地龙常用于治疗原发性高血压，其降压机制可能与脊髓以上的中枢神经系统或某些内感受器反射影响有关。有研究表明，地龙降压的主要物质为降压蛋白和活性多肽。程能能等[5]从地龙脂质中分离得到一种类血小板活化因子物质，实验证实其有显著的降压效果，可能是重要的降压成分。李承德等[6]初步探讨地龙降压蛋白治疗自发性高血压的作用机制，发现其降压机制可能与降低血浆中血管紧张素Ⅱ、内皮素含量有关，还有可能与降低 SHR 血浆、肾脏局部醛固酮，升高血浆、肾脏局部 6- 酮前列腺素 F1α（6-Keto-PGF1α）的含量有关。

（三）抗凝血、抗血栓

地龙含有多种酶，其中纤溶酶、蚓激酶、蚓胶原酶等是抗凝血、抗血栓的主要活性成分。1983 年 Mihara 等首次从地龙提取物中分离出具有抗凝、溶栓双重活性的蛋白质，证实为蚓激酶。研究表明，地龙及其复方可用于糖尿病肾病的治疗，其主要是通过地龙的抗凝血、抗血栓作用和调节纤溶系统平衡等机制抑制血栓的形成，从而改善糖尿病肾病患者的血栓前状态[2]。

（四）抗肿瘤

研究表明，地龙具有良好的抗肿瘤作用，近几年地龙抗肿瘤研究已成为热点之一。地龙的抗肿瘤成分大多为蛋白组分，其抗肿瘤机制较多，主要包括促进细胞凋亡、抑制肿瘤生长、抗氧化、免疫增强等。Hrzenjak 等从赤子爱胜蚓中提取出糖脂蛋白混合物（G-90），发现其能明显地抑制肿瘤细胞的生长和促进细胞凋亡。Grdisa 等对 G-90 进一步研究发现，其同时具有纤溶酶活性及抗氧化酶作用[2]。

二、地龙蛋白的研究进展

现代研究表明，地龙化学成分主要有氨基酸、蛋白质、多肽、核苷、有机酸、脂质等，其中蛋白多肽类成分质量分数高达 55%～68%[7]，具有抗凝血、降压、抗脑卒中、神经保护等多方面的药理作用，因此受到人们的广泛关注。

（一）抗凝血、抗血栓

研究发现，地龙中含有的蚓纤溶酶、蚓激酶、蚓胶原酶等具有很好的抗凝血、促进纤溶蛋白溶解、改善血液循环等作用[8]。它们可以直接作用于纤维蛋白原和纤维蛋白，也可以通过激活纤溶酶原而发挥作用。另外，地龙中的这些酶还能够抑制血小板聚集，促进组织型纤溶酶原激活物的分泌，以及水解凝血酶[9]。段平等[10]通过实验发现地龙中的纤溶酶抗凝血效果具有剂量相关性，低剂量时能够降低纤维蛋白原水平和延长凝血酶时间，高剂量时能在此基础上延长凝血酶原时间和白陶土部分凝血活酶时间，并且还能够降解凝血因子Ⅱ、Ⅷ，从而产生强效抗凝的效果。

（二）降压

李承德课题组对地龙耐热蛋白 LHP 在降压方面的作用进行了深入研究，发现 LHP 对正常大鼠和自发性高血压大鼠（SHR）均有显著降压作用，LHP 能够升高血浆、肾脏局部 6- 酮 - 前列腺素 -F1a 的含量，抑制 SHR 肾脏血管紧张素 1 型（AT1）受体的表达，降低血浆、肾脏血管紧张素Ⅱ、内皮素及醛固酮的含量[11]。

（三）抗缺血性脑卒中

地龙中的蚓激酶（LK）具有类似纤溶酶原激活物的作用，能够使缺血性脑卒中患者纤维蛋白含量下降，从而抑制血栓形成，减小脑梗死面积，改善脑缺血区供血。Ji 等对 LK 抗脑缺血作用机制进行研究，发现 LK 能够升高环磷酸腺苷（cAMP）水平，减少钙离子从钙库释放，还能够抑制细胞间黏附分子 -1（ICAM-1）表达，从而起到抗血小板聚集以及抗血栓形成的作用，另外 LK 还能够激活 JAK1/STAT1 通路，产生抗细胞凋亡、保护脑缺血损伤的作用。临床上通过多中心、双盲、安慰剂对照的试验也证实了 LK 在缺血性脑卒中治疗及康复过程中具有良好的疗效[12]。

（四）抗癫痫

癫痫是一种神经系统综合征，具有突然发

生、反复发作的特点。中枢神经系统内的抑制性氨基酸和兴奋性氨基酸之间平衡失调是导致癫痫发作的重要原因，而 γ-氨基丁酸（GABA）和谷氨酸（Glu）分属于这 2 种氨基酸。研究发现地龙中 LK 能够提高 GABA 水平，并同时降低 Glu 含量，从而改善抑制性氨基酸和兴奋性氨基酸神经递质的平衡失调，产生与丙戊酸钠相仿的抗癫痫效果，并且随着 LK 剂量的增加，其作用呈现出优于后者的趋势[13]。

（五）免疫增强作用

QY-I 是从太平 II 号蚯蚓 Eisenia foelide 中分离得到 1 种糖蛋白，研究发现该蛋白能够显著提高荷瘤小鼠的胸腺指数和脾指数，增强小鼠巨噬细胞的吞噬功能。唐小云等[14]分离得到 1 种小分子活性多肽 LP，研究发现 LP 能够明显提高淋巴细胞增殖率和巨噬细胞及脾细胞分泌 NO 的水平，还能够增强巨噬细胞毒效应。

（六）抗肿瘤

体内外实验均证明地龙提取物对多种肿瘤有明显的抑制作用，其抗肿瘤成分主要为蛋白类成分。赵锐等从地龙中分离得到一组活性蛋白 D2（8），通过体外肿瘤细胞抑制实验证明 D2（8）具有抗肿瘤活性，并推测其对肿瘤细胞的作用可能与丝氨酸蛋白酶水解肿瘤细胞中某些结构蛋白，破坏肿瘤细胞结构完整性有一定的联系。陈学东等从背暗异唇蚓 Allolophora caliginosa Dugès 中分离得到一组相对分子质量在 3000～5000 的蛋白成分，动物实验发现该组蛋白能够抑制基质金属蛋白酶-9（MMP-9）表达，从而明显降低瘤体的体积与质量。林少琴等从地龙中分离得到一组具有清除自由基、抗脂质过氧化的糖蛋白，研究发现该组蛋白能够通过增强小鼠免疫功能，从而抑制肿瘤细胞的生长。Hrzenjak 等从地龙中提取得到一种糖脂蛋白混合物，发现其具有抗氧化作用、类似纤溶酶和抗氧化酶活性，并推测其具有较强的抑制肿瘤细胞生长和促进肿瘤细胞凋亡的作用[15-16]。

三、地龙蛋白的应用实例

杨氏心脑血管医学研究院秉承着未病先防、既病防变、病后防复的理念，研发出了多种天然养生保健产品，其中以地龙蛋白为核心研制的等微健地龙蛋白复合粉，由地龙蛋白粉、乌梢蛇提取物、人参提取物与平卧菊三七组成，适用于需要补充蛋白质的运动人群。君药地龙清热平肝、熄风止痉、平喘、利尿、通络除痹，有助于改善微循环、溶解血栓，能溶解新鲜及陈旧性血栓，提高人体自身的抗凝功能，能激活血管内皮细胞的分化特性，促进微血管再生，建立侧支循环，为病灶区的心脑组织开辟新的血液通路，修复坏死的脑神经细胞，从而达到持续溶栓的效果，臣药乌梢蛇为干燥全体，性味甘、平，归肝经，具有祛风、活络、止惊的功效，临床上用于风湿顽痹，麻木拘挛，中风口眼㖞斜，抽搐痉挛，破伤风，麻风，疥癣等疾病的治疗；臣药人参大补元气、固脱生津、安神，现代医学认为，人参对神经系统，心血管系统、内分泌系统、消化系统、生殖系统、呼吸系统及外科疾病等都有明显的作用，久服可以延年益寿，并能增强体力，同时具有增强人体表面细胞的活力、抑制衰老等作用；佐使药平卧菊三七具有清热解毒、止血止咳、活血通络、提高人体抗病毒能力、补钙、抗感冒、降三高、提高免疫力等功效，是一种无毒级的药食兼可的植物。四者合用，共奏平肝热、祛风湿、活经络、补元气、生津液之效，能够补充人体所需蛋白质并起到养生保健的作用。

四、小结

地龙资源丰富，提取成本低廉，提取物毒副作用低，疗效确切，因此，进行地龙的产品开发具有广阔前景。其蛋白多肽类成分含量高、毒性低，具有多方面的药理作用，国内外学者对地龙蛋白多肽类成分的研究也日益深入和广泛，并开发出多种地龙蛋白多肽类产品，如地龙活性蛋白胶囊、地龙蛋白溶血栓胶囊、蚓激酶肠溶胶囊、多肽地龙蛋白等，这些产品都已应用于临床，并越来越多地在心脑血管、呼吸系统等疾病的预防和治疗中发挥作用。

参考文献

[1] 刘文雅，王曙东.地龙药理作用研究进展[J].中国中西医结合杂志，2013，33（2）：282-285.

[2] 黄庆，李志武，马志国，等.地龙的研究进展[J].中国实验方剂学杂志，2018，24（13）：220-226.

[3] 襄萍，徐朝晖，战光绪，等.药对麻黄地龙配比及平喘作用机制的研究[J].中国中药杂志，2006，31（3）：236-239.

[4] 王文英，张德新，杜亚明，等.五味地龙汤平喘作用研究[J].四川中医，2007，25（1）：44-46.

[5] 程能能，马越鸣.地龙中降压的类血小板活化因子物质[J].中国中药杂志，1993，18（12）：747-749.

[6] 李承德，康白，毛淑梅，等.地龙降压蛋白对自发性高血压大鼠降压作用及其机制的影响[J].中华中医药杂志，2008，23（5）：450-452.

[7] 张玉，董文婷，霍金海，等.基于UPLC-Q-TOF-MS技术的广地龙化学成分分析[J].中草药，2017，48（2）：252-262.

[8] 毕燕芳，马书林.中药地龙中溶栓成分研究进展[J].上海中医药杂志，2004，38（8）：60-62.

[9] 杨新，刘欣，万明，等.地龙抗凝血活性物质研究进展[J].江汉大学学报（自然科学版），2017，45（1）：83-88.

[10] 段平，胡淑丽，曾耀辉.蚯蚓溶栓酶对大鼠凝血及纤溶指标的影响[J].时珍国药研究，1997，8（1）：19-21.

[11] 张兰娥，康白，李承德，等.地龙耐热蛋白降压作用的研究[J].实用医学杂志，2008，24（11）：1886-1887.

[12] 刘巧，毕启瑞，谭宁华.地龙蛋白多肽类成分的研究进展[J].中草药，2019，50（1）：252-261.

[13] 马艳春，韩宇博，贾晓聪，等.地龙有效成分对戊四氮慢性点燃大鼠海马区Glu、GABA含量的影响[J].中医药学报，2013，41（6）：54-56.

[14] 唐小云，许静，梁再赋，等.地龙肽免疫药理作用的实验研究[J].细胞与分子免疫学杂志，2004，20（2）：249-250.

[15] 林少琴，余萍，兰瑞芳，等.蚯蚓抗肿瘤成分的研究[J].海峡药学，2000，12（3）：59-61.

[16] 余艳秋，陈洪.蚯蚓提取物抗肿瘤作用的研究进展[J].临床肿瘤学杂志，2007，12（3）：232-234.

（整理者：北京中医药大学　王泽平）

基于肠道菌群理论探讨益生菌防治疾病的作用及应用

陈 龙

（广州白云山维一实业股份有限公司　510000）
指导老师：山东中医药大学张文高教授

摘要：益生菌是一类通过合理摄取后能够对机体产生有益作用的活性微生物，其生理作用广泛，可以对肠道菌群发挥多种生物学作用，维持正常肠道菌群和抑制病原菌，改善和维持肠道功能，参与营养和代谢，影响机体肠道微生物的代谢，对机体肠道健康具有积极作用。益生菌目前在防治疾病、促进机体健康方面发挥着越来越重要的作用，本文基于肠道菌群理论对益生菌的作用、常见益生菌制品的使用等方面进行了阐述。

关键词：肠道菌群理论；益生菌；益生菌制品；菌株

《国人肠道健康白皮书》（2021版）中指出，我国患肠道问题人群占比高达90%以上。人体所需要的大部分营养物质都由肠道消化吸收，且人体80%以上的毒素由肠道排出体外。肠道是人体最大的免疫器官，担负着人体70%以上的免疫功能，同时相当于人体的第二大脑，具有与大脑数量相当的神经细胞（1000亿个左右），并比大脑产生更多的神经递质。因此，肠道菌群平衡稳定对于人类健康具有重要作用。肠道菌群失调则会使宿主体内平衡紊乱，引起宿主代谢失调，破坏肠道上皮细胞并引起炎症，从而引发疾病[1]。益生菌是保障机体健康不可缺少的活菌或有益微生物，其可以对肠道菌群发挥多种生物学作用，维持正常肠道菌群平衡并有效抑制病原菌，改善和维持肠道功能，参与营养和代谢，调节免疫系统的功能，调节内分泌[2]。现将从以下几个方面进行阐述。

一、肠道菌群理论概述

肠道菌群是指正常人体肠道中存在的数量巨大、种类多样的微生物的总称，其依靠人体肠道生存，同时肠道微生物本身及其代谢产物又帮助宿主完成多种生理功能[3]。其细胞总数是人体细胞总和的10倍，多以厌氧菌为主。诺贝尔医学奖获得者、被尊称为"乳酸菌之父"的梅契尼科夫曾提出：肠道健康的人身体才健康，肠道菌群产生的毒素是人体衰老和疾病产生的主要原因。肠道菌群与机体健康之间具有密不可分的关系，在人体各种生理活动和病理过程中都有所体现，是保障机体健康非常重要的组成部分。生理情况下，肠道各菌种与宿主相互依存、相互制约，维持一种动态的生态平衡，一旦受到宿主及外环境变化的影响，平衡状态就会被打破，形成破坏生理性组合、生成病理性组合，从而造成肠道菌群失调[4]。引起肠道菌群失调的原因多种多样，其中主要包括药物、饮食习惯、年龄、精神情志因素、肠道动力异常及免疫功能障碍等。临床中肠道菌群失调主要表现为腹泻（稀水便或黏液便，有时带有脓血）、腹痛、腹胀、肠鸣，同时可伴有发热、恶心、呕吐、水电解质紊乱、低蛋白血症，重症患者可出现休克症状。其中最常见的原因是抗生素的不合理使用，尤其是广谱抗生素的长期应用[5]。

二、益生菌的作用

益生菌是一类通过合理摄取后能够对机体产生有益作用的活性微生物[6]，益生菌主要通过定植来调节肠道微生物，其可以对肠道菌群发挥多种生物学作用，维持正常肠道菌群和抑制病原菌，改善和维持肠道功能，参与营养和代谢，调节免疫系统的功能，调节内分泌，影响机体肠道微生物的代谢，对机体肠道健康具有积极作用[2]。中医认为，脾胃为后天之本，脾胃运化水谷，升清降浊，化生气血，主肌肉，实四肢，充百骸，对于人体生命及其重要。如《灵枢》曰"脾坚则脏安难伤"；《金匮要略》曰"四季脾旺不受邪"；李东垣在《脾胃论》中认为"百病皆有脾胃衰而生也"。脾胃对机体的重要意义体现在对饮食的消化、吸收、排泄功能上。而现代研究表明，人体消化、吸收、排泄功能依赖于肠道中的有益菌群，在各种益生菌的作用下，各种复杂的生物过程得以实现，因此，脾主运化功能的正常发挥有赖于肠道中益生菌的动态平衡。

益生菌对女性生殖健康具有重要作用。相关统计资料显示80%以上的女性都会患有不同程度阴道炎，其发病率高、复发率高、病程长等特点严重影响女性生理、心理健康，降低生活质量。阴道菌群与女性生殖健康密切相关，阴道菌群失调会导致一系列妇科病包括细菌性阴道病、外阴念珠菌病、自发性早产和妇科肿瘤等。一般认为，健康女性阴道中以卷曲乳杆菌为代表的细菌占优，而惰性乳杆菌、阴道加德纳菌等与细菌性阴道病等相关。当益生菌数量因外部环境发生变化（如使用抗生素）而减少时，有害菌就会大量繁殖，当有害菌数量达到一定程度时，细菌性阴道炎往往会发作。目前，通过外源性补充益生菌来治疗细菌性阴道炎，利用益生菌来抑制有害菌的繁殖生长已经成临床中治疗细菌性阴道炎的一种新方法[7]。除此之外，益生菌可用于真菌感染的预防和治疗。如由念珠菌引起的口腔、阴道、肠道黏膜感染。临床研究表明，益生菌特别是乳杆菌菌株可竞争性抑制念珠菌定植、增殖从而减轻临床症状。

益生菌对儿童健康也具有积极意义，国内外大量研究表明，多数儿童腹泻存在一定程度的肠道菌群紊乱，应用益生菌制剂可有效防治腹泻[8]。轮状病毒性肠炎是儿童急性腹泻常见原因，有相关研究显示，尽早使用益生菌可显著改善轮状病毒导致的水样腹泻，对儿童轮状病毒性肠炎有确切疗效[9]。同时对于婴幼儿湿疹，除了局部治疗以外，益生菌作为全身辅助治疗，能够明显改善湿疹评分，提高疗效，降低复发率[10]。经研究证实，肠道菌群的多样性减少可能是过敏性疾病发生的原因之一，因此益生菌在改善儿童过敏性疾病具有重要作用[11]。

三、常见益生菌菌株及制品

常见益生菌如嗜酸乳杆菌LA-5、动物双歧杆菌BB-12、鼠李糖乳杆菌GR-1、罗伊氏乳杆菌RC-14、鼠李糖乳杆菌LGG等已被广泛应用于各种产品中，其中固体饮料制剂形式的益生菌产品具有口感好、便于携带等特点，深受消费者喜爱，如白云山维一复合益生菌固体饮料、白云山维一蔓越莓益生菌固体饮料、白云山维一益生菌固体饮料等。

（一）嗜酸乳杆菌LA-5与动物双歧杆菌BB-12菌株组合

1. 主要菌株

嗜酸乳杆菌LA-5以及动物双歧杆菌BB-12应用较早，自20世纪80年代以来就用作食品和保健品原料。嗜酸乳杆菌（Lactobacillus acidophilus，La）是来自科汉森乳酸菌种，其具有耐酸耐胆汁盐特性，一定数量的嗜酸乳杆菌可经口腔进入宿主消化系统内，因其可耐受胃部高酸、高胆汁盐环境而顺利到达肠道，从而进一步改善和维持机体肠道内微生物菌群的平衡，促进机体健康[12]。动物双歧杆菌BB-12同样具有强大的耐酸和耐胆汁功能，以及较好的肠道黏附能力，其在糖代谢中可产生L（+）乳酸，且在婴儿中耐受性好[13]。有研究表明动物双歧杆菌BB12可有效促进肠道菌群平衡，并提高人体免疫力[14]。

2. 适用人群

该益生菌菌株组合适用范围较为广泛，主要包括患有胃肠道疾病人群，如腹泻、便秘、消化不良；患有老年慢性病人群；具有不良生活习惯人群；饮食口味偏好人群；接受化疗或放疗的肿瘤患者；患有肝硬化、腹腔炎性疾病人群；长期服用西药和抗生素人群；乳糖不耐受人群。

（二）鼠李糖乳杆菌GR-1、罗伊氏乳杆菌RC-14及蔓越莓益生菌组合

蔓越莓是一种富含膳食纤维、植物化学素和多种维生素及矿物质的低热量水果，具有较高的营养价值[15]。蔓越莓中含有蛋白质、脂肪、碳水化合物、维生素、矿物质等营养成分[16]。因其含有多种矿物质如钾、钠、磷等，对维持人体正常生理功能具有重要作用。同时因钾的含量高，钠的含量较低，可保护高血压患者心血管功能，并起到降低血压的作用。维生素中维生素C含量为普通水果的6倍，可促进机体生长发育、增强体力、减轻疲劳和预防坏血病[17-18]。蔓越莓中能提取出大量具有生理活性作用的植物化学物质，这些物质大多具有抗氧化的作用，能对抗生物膜中不饱和脂肪酸的脂质过氧化，保护生物膜的结构和功能，防止衰老、肿瘤等各种退行性病变。其中主要生物活性物质包括原花青素、黄酮醇类物质、酚酸、花青苷等。蔓越莓化学成分中的花青素可能是目前被研究得最多的，而蔓越莓之所以呈现红色也与其含有花青素相关，更有研究发现它是让蔓越莓具有抗菌活性的主要物质之一[19]。此外，因为蔓越莓含有丰富的膳食纤维，能加快肠道蠕动，促进消化吸收，使体内排毒速度变快，因此对预防肠道疾病有很好的效果。同时蔓越莓还具有较强的抑菌作用，主要因为其所含的原花青素等物质对特定细菌的抗黏附作用。有文献显示，蔓越莓在预防尿道感染、抗幽门螺旋杆菌、抗氧化、抗肿瘤、预防心血管疾病等方面具有较好效果[20]。

1. 主要菌株

主要包含的菌株为鼠李糖乳杆菌GR-1、罗伊氏乳杆菌RC-14，相关研究发现，GR-1和RC-14菌株在防治女性阴道感染方面具有显著效果。GR-1和RC-14与抗生素或抗真菌剂联合使用，能辅助治疗细菌性阴道病和外阴阴道假丝酵母菌病感染，还能有效预防单独使用抗生素治疗所引起的阴道炎复发。这2种菌株均分离自健康女性体内，作为膳食补充剂长期在临床使用，未观察到任何不良反应，已获得欧盟食品安全局的安全资格认定[21]。

2. 适用人群

该益生菌菌株组合主要适用人群为女性，其中主要包括肠胃不适人群、长期口服抗生素人群、闭经的中老年女性、生理期女性以及患有皮肤相关疾病的人群等。

（三）鼠李糖乳杆菌LGG与动物双歧杆菌BB-12菌株组合

1. 主要菌株

有研究表明BB-12和LGG优异的耐胃酸胆盐能力高达80%，其中因鼠李糖乳杆菌LGG独特的菌毛结构，使LGG具有较强的肠道黏附力，若鼠李糖乳杆菌LGG失去其特有的菌毛结构则黏附力将大幅下降[22-23]。2020年版益生菌科学共识中提出，针对新属种的益生菌菌株的安全性评估，应基于全基因组测序生物信息分析[24]，而鼠李糖乳杆菌LGG与动物双歧杆菌BB-12皆已完成全基因组测序，基因序列明确

了菌株的独特性与安全性。

2. 主要作用

该益生菌菌株组合其作用较为全面，可调节肠道菌群、缓解急性腹泻、改善便秘情况、促进消化吸收，同时还可以抵抗轮状病毒、缓解过敏反应，除此之外，在降低感染发生、提高身体免疫等方面也具有重要作用[25-26]。

（四）益生菌制品食用方法及注意事项

1. 食用方法

益生菌制品常见食用方法主要分为两种，即开袋即食和冲饮。具体方法为取益生菌倒入杯中，加入适量35～40℃的温水，充分搅拌并尽快饮用。多数在餐后半小时或1小时服用，若空腹服用，胃酸可能会造成部分活菌失活，从而减弱益生菌效果。

2. 注意事项

益生菌不能与抗生素同服。如果必须服用抗生素，服用益生菌与抗生素间隔的时间不应短于2～3小时；冲调制剂，需使用温开水（35～40℃）服用，热水会降低益生菌的活性，并请及时服用，长期暴露会影响活性；对相关益生菌固体饮料过敏者禁用，过敏体质者慎用；儿童必须在成人的监护下使用；如服用过量或出现严重不良反应，请及时就医；营养膳食补充剂型的益生菌制品，不能代替药物；如在服用过程中出现不良症状，请停止服用；应置放于儿童接触不到的地方，避免儿童接触误食；需储存于阴凉干燥处，避免阳光高温直射，低温冷藏更佳。

四、小结

肠道菌群在胃肠道健康和疾病中起着重要作用，益生菌作为一种具有治疗和预防作用的活性微生物，目前在防治疾病、促进机体健康方面发挥着越来越重要的作用。现有研究表明，益生菌对于女性生殖系统疾病、成人及儿童的胃肠疾病具有治疗和预防作用，不同的菌株具有不同的作用效果。但在临床中尚存在着菌株稳定性差、在胃肠道难以定植以及发挥某种功效的作用机制尚不清楚等问题。此外，市场上的益生菌产品种类繁多，质量参差不齐，因此普通消费者更需要对益生菌产品有客观、清晰的认识。益生菌产品有着广阔的应用前景，其潜在价值有待进一步探索及研究。

参考文献

[1] BARKER A K, MAGAN D, SUSAN V, et al. A randomized controlled trial of probiotics for Clostridium difficile infection in adults（PICO）[J]. Journal of Antimicrobial Chemotherapy, 2017（11）: 11.

[2] 唐曼玉, 王晚晴, 强敬雯, 等. 益生菌与肠道菌群、免疫调节的相互作用与机制研究进展[J]. 食品工业科技, 2022, 43（16）: 486-493.

[3] 俞赟丰, 杨欣雨, 童柯轲, 等. 基于肠道菌群理论应用中医药干预高血压研究进展[J]. 河南中医, 2022, 42（1）: 154-158.

[4] 刘慧, 孙涛. 肠道菌群失调的研究进展[J]. 医学综述, 2014, 20（3）: 468-471.

[5] 杨泽冉, 辛毅, 侯洁, 等. 肠道菌群失调及其相关疾病研究进展[J]. 山东医药, 2016, 56（1）: 99-101.

[6] 阿热爱·巴合提, 武瑞赟, 肖梦圆, 等. 益生菌的生理功能及作用机理研究进展[J]. 食品与发酵工业, 2020, 46（22）: 270-275.

[7] 钱志祥, 陈代杰. 益生菌治疗细菌性阴道炎的临床研究及其相关机制[J]. 中国抗生素杂志, 2020, 45（10）: 974-981.

[8] 王文建. 国内儿科微生态制剂的临床应用[J]. 中国实用儿科杂志, 2010, 25（7）: 557-559.

[9] 赵紫楠, 陈丽, 金鹏飞, 等. 益生菌的临床研究进展[J]. 中国药业, 2021, 30（8）: 96-102.

[10] 陈洁, 程茜, 黄瑛, 等. 益生菌儿科临床应用循证指南[J]. 中国实用儿科杂志, 2017, 32（2）:

81-90.

[11] 郑跃杰. 益生菌在儿童过敏性疾病的应用[J]. 中国实用儿科杂志, 2017, 32 (2): 114-117.

[12] 张树海, 吴子健, 关利钊, 等. 益生菌素对嗜酸乳杆菌 LA-5 生长的影响 [J]. 食品研究与开发, 2013, 34 (3): 88-90.

[13] C.G. Vinderola; J.A. Reinheimer (2003). Lactic acid starter and probiotic bacteria: a comparative "in vitro" study of probiotic characteristics and biological barrier resistance. 36 (9/10), 0–904.

[14] Kajander K, Myllyluoma E, Rajilić-Stojanović M, et al. Clinical trial: multispecies probiotic supplementation alleviates the symptoms of irritable bowel syndrome and stabilizes intestinal microbiota[J]. Aliment Pharmacol Ther, 2008, 27 (1): 48-57.

[15] 魏燕, 詹子逸, 章宇. 蔓越莓生物活性物质及主要生理功能研究进展 [J]. 食品研究与开发, 2017, 38 (10): 219-224.

[16] 陈媛媛, 赵敏. 蔓越莓的营养保健功能和抑菌作用概述 [J]. 农技服务, 2021, 38 (7): 106-107, 111.

[17] 姚立君, 李赫宇, 李许伟, 等. 蔓越莓营养与保健功能研究进展 [J]. 食品研究与开发, 2013, 34 (8): 120-123.

[18] 郭佳, 丁庆波. 蔓越莓的营养与功能特性概述 [J]. 农产品加工 (学刊), 2011 (5): 100-104.

[19] 刘小涵, 王远亮. 蔓越莓中的植物化合物及其抑菌机理研究进展 [J]. 食品与机械, 2020, 36 (11):202-205, 210.

[20] 邹宇, 胡文忠, 姜爱丽, 等. 蔓越橘中生物活性物质及其功能特性研究进展 [J]. 食品工业科技, 2013, 34 (19): 396-399.

[21] 钟燕, Inge Tarnow, 隋龙. 鼠李糖乳杆菌 GR-1 和罗伊氏乳杆菌 RC-14 防治阴道炎的研究进展 [J]. 国际妇产科学杂志, 2013, 40 (5): 428-431.

[22] LEBEER S, CLAES I, TYTGAT H L, et al. Functional analysis of Lactobacillus rhamnosus GG pili in relation to adhesion and immunomodulatory interactions with intestinal epithelial cells[J]. Appl Environ Microbiol, 2012, 78 (1): 185-193.

[23] 岑秋宇, 庞日朝, 崔艳如, 等. 鼠李糖乳杆菌对炎症性肠病的影响机制研究进展 [J]. 中国全科医学, 2022, 25 (36): 4595-4600.

[24] 中国食品科学技术学会益生菌分会. 益生菌的科学共识 (2020 年版) [J]. 中国食品学报, 2020, 20 (5): 303-307.

[25] 张振, 王晓梅, 汤建桥, 等. 鼠李糖乳杆菌对感染人轮状病毒乳鼠空肠黏膜上皮细胞的保护作用 [J]. 华中科技大学学报 (医学版), 2012, 41 (1): 67-71.

[26] Saavedra JM, Bauman NA, Oung I, et al. Feeding of Bifidobacterium bifidum and Streptococcus thermophilus to infants in hospital for prevention of diarrhoea and shedding of rotavirus[J]. Lancet, 1994, 344 (8929): 1046-1049.

(整理者：北京中医药大学　王梓凝)

黄精文献荟萃及现代开发思路探讨

孙歆平

(九生堂中医药大健康有限公司　518000)

黄精在我国已经拥有两千多年药用史,该药性味甘平,可入肺、脾及肾经,具有补中益气、润心肺以及强筋骨等多种功效,中医多将其用于虚损寒热、肺痨咯血、病后体虚食少、筋骨软弱以及风湿疼痛等病症治疗中,属补阴精品。

一、黄精名称文献

黄精一名最早见于《文选》所收录的嵇康《与山巨源绝交书》:"又闻道士遗言,饵术黄精,令人多寿,意甚信之。"[1]黄精入药首载于《名医别录》:"黄精,味甘,平,无毒。主补中益气,除风湿,安五脏。久服轻身、延年、不饥。"[2]

黄精有许多的别名,《五符经》中云:"黄精获天地之淳精,故名为戊己芝。"黄精在《博物志》中被称为"太阳草",在《灵芝瑞草经》被称为"黄芝",在《广雅》被称为"龙衔"等,均为带有神话色彩的雅称。《抱朴子》记载:"黄精甘美易食,凶年之时,可以与老少代粮,人食之谓为米脯也",据其功名亦称作"余粮""救穷""救荒草"。黄精叶子外形似竹叶,又是野兔、野鹿爱吃的植物,所以有"菟竹""鹿竹"的别称;因黄精的根茎与生姜相似,在《本草蒙筌》中被称为"野生姜",在《本草备要》中被称为"山生姜",在《滇南本草》中被称为"生姜",在《全国中草药汇编》中被称为"老虎姜",在《广西通志》中被称为"野仙姜"等。此外,黄精还有马箭、笔管菜、鸡格等别名可见,不同医书记载黄精的称谓有很大的差异,但历代本草著作多以黄精为正名,如《证类本草》《本草纲目》《中华本草》等,《本草纲目》曰:"仙家以为芝草之类,以其得坤土之精粹,故谓之黄精。"

二、黄精功效文献

黄精作为常用补益药,有着两千多年的药用历史。《名医别录》将黄精列为药用之上品,谓"黄精味甘,平,无毒。主补中益气,除风湿,安五脏。久服轻身、延年、不饥"。《神农本草经疏》中对其功效进行了详细的论述:"味厚气薄土位乎中,脾治中焦,故补中。脾土为后天生气之源,故益气。中气强,脾胃实,则风湿之邪不能干,故除风湿。五脏之气皆禀胃气以生,胃气者即后天之气也,斯气盛则五脏皆实,实则安,故安五脏,脏安则气血精三者益盛,气满则不饥。久服轻身延年,著其为效之极功也,虽非治疗之所急,而为养性之上药,故仙经累赞其能服饵驻颜,久而弥盛矣。"[3]《本草乘雅半偈》中也提道:"故补中而益中气。为风所侵而土体失,濡湿泥泞而土用废者,黄精补土之体,充土之用,即居中府藏,亦藉以咸安矣。形骸躯壳,悉土所摄,轻身延年不饥,总属土事耳。"[4]《日华子诸家本草》记载除了上述的功效外,还进一步补充黄精可"补五劳七伤,助筋骨,耐寒暑,益脾胃,润心肺"。[5]

《滇南本草》记录黄精"补虚添精"。[6]《本草蒙筌》载:黄精"除风湿,壮元阳,健脾胃,润心肺。旋服年久,方获奇功。耐老不饥,轻身延寿。小儿羸瘦,多唉弥佳"。[7]《本草从新》

记载黄精："平补气血而润。"[8]此外，李时珍曰："黄精为服食要药。"《太平圣惠方》中也有记载："用黄精根茎不限多少，细锉阴干捣末。每日以水调服，任多少。一年内变老为少，久久成地仙。"[9]说明黄精具药食两用的特性。唐代，食用黄精曾经是一种流行风尚，如著名诗人杜甫吟诗赞曰："扫除白发黄精在，君看他年冰雪融。"可见，古人把黄精作为补益药使用。

黄精作为补益药而流传至今，当代中药典籍如《中华本草》《中药大辞典》《中药药理与应用》和《中国药典》同样把黄精作为补益药应用。如《中国药典》（2020版）载黄精："甘，平。归脾、肺、肾经。补气养阴，健脾，润肺，益肾。用于脾胃气虚，体倦乏力，胃阴不足，口干食少，肺虚燥咳，劳嗽咳血，精血不足，腰膝酸软，须发早白，内热消渴。"可见，现代黄精的功效与古代差异不大。

三、黄精炮制文献

黄精炮制的方法最早记载于南北朝时期的《雷公炮炙论》，记载有："凡采得，以溪水洗净后蒸，从巳至子，刀薄切曝干用。"[10]该炮制方法可总结为净制、蒸制和晒干。《千金翼方》中这样记载："九月末掘取根，拣肥大者去目熟蒸，微暴干又蒸，暴干，食之如蜜，可停。"[11]该法为重蒸法，一般可认为此法是"九蒸九晒"炮制法的基础。《食疗本草》记载："可取瓮子，去底，釜上安置，令得所盛黄精，令满，密盖，蒸之，令气溜，即曝之第一遍，蒸之亦是如此，九蒸九曝。蒸之，若生则刺人咽喉，曝使干，不尔朽坏。"[12]此法被认为是最早的"九蒸九晒"炮制方法。《重修政和经史证类备用本草》则记载："细挫阴干捣末，单服九蒸九曝，入药生用。"[13]此法沿用了上述的九蒸九晒的炮制方法，还对临床应用的剂型进行了规定。《太平圣惠方》则黄精的炮制方法进行了创新："取生黄精三斤，洗净，于木臼中捣绞取汁，旋更入酒三升，于银锅中以慢火熬成膏。"此法采用"酒蒸法"[9]。

自明清开始黄精的炮制基本都是沿用"九蒸九晒"的方法，如《救荒本草》记载："山中人采根，九蒸九暴，食甚甘美。蒸暴用瓮去底安釜上，装置黄精令满，密盖蒸之，令气溜即暴之，如此九蒸九暴，令极熟，若不熟，则刺人喉咽"[14]。《滇南本草》记载："洗净，九蒸，九晒，服之甘美。"[6]《本草蒙筌》云："洗净，九蒸九曝代粮，可过凶年，入药疗病，生者亦宜。"[7]《本草从新》记载："黄精去须，九蒸九晒用，每蒸一次，必半日方透。"[8]《本草纲目》记载："用黄精去皮，洗净，取二斤晒干，放在米饭上蒸到饭熟时，把药保存好，经常服食。"[15]综上所述，黄精的古法炮制以单蒸、酒蒸、九蒸九晒为主，炮制的主要目的一是为了去除"刺人咽喉"的口感，二是为了更好的贮存。

《中国药典》自1963年版至2020年版均记载有黄精饮片，主要有黄精（片）和酒黄精，黄精（片）炮制方法均为：除去杂质，洗净，略润，切厚片，干燥。酒黄精的炮制方法略有不同，《中国药典》2020年版规定的炮制方法为：取净黄精，照酒炖法或酒蒸法炖透或蒸透，稍凉，切厚片，干燥。1988年版《全国中药炮制规范辑要》中关于黄精的炮制方法有3种，其中黄精和酒黄精的炮制方法与《中国药典》一致，还收载有"蒸黄精"，其炮制方法为"取净黄精，洗净，蒸至色棕黑滋润时取出，切厚片，干燥"。

四、黄精的现代应用

随着生活水平的不断提高，人们追求健康的方式也越来越多，各种各样的中药材保健酒逐渐走进人们的生活。酒与中药材的结合，体现了我国酒文化的一大特色，同时也满足了越来越多的消费者追求养生的需求。保健酒在我国具有悠久的历史，是我国医药领域的一个重要组成部分。而利用中药材黄精来制作保健酒，至少已有200多年的历史。在《本草纲目》谷部第 25 卷谷之四记载，黄精酒具有壮筋骨、益精髓、治百病、滋阴补肾、乌发润燥、美容养颜、延缓衰老等作用。保健酒中的药物成分提取过程是将基酒加入中药材中，使基酒进入到中药材组织细胞里面，使药材的活性成分有效被浸提到基酒中。

五、开发思路探讨

中医药的学术精华蕴藏于大量的古籍之中。众所周知，受世界瞩目的中国科学家屠呦呦从中国古籍《肘后备急方》中得到启发，推进了抗疟药青蒿素的发现和研制，由此获得诺贝尔生理学或医学奖，这堪称是科学研究"古为今用"的一个经典案例。屠呦呦说："青蒿素是人类征服疟疾进程中的一小步，是中国传统医药献给世界的一份礼物。"《肘后备急方》记载用青蒿治疗疟疾寒热："青蒿一握。以水二升浸，绞取汁，尽服之。"虽然之前有人用青蒿进行了抗疟药实验研究，但是效果并不明显，于是就把青蒿从抗疟药原料中剔除了。屠呦呦重读古籍，仔细玩味，发现了问题所在——"以水二升浸，绞取汁，尽服之"，关键的一点，在于不能加热。前人用青蒿做的实验，大都把青蒿像普通的草药一样加热炮制，这导致了青蒿抗疟性能的下降乃至丧失。而在不加热的条件下进行提纯，就可以得到抗疟效果非常好的青蒿素，这就是青蒿鲜用以抗疟，"以水二升浸，绞取汁"的内涵和要义所在。青蒿素的发明即是深入研究古典医籍取得成果的最好例证，为此我们必须沉浸到古籍原著之中，继续挖掘精髓、寻找灵感，真正做到"继往圣之绝学"。

素有"仙人粮食"之美誉的黄精，被历代医家认为是抗衰老要药，也被我国第一部药学专著《神农本草经》列为"上品"。受屠呦呦先生科研之路的启发，我们有必要继续整理黄精的文献资料，深入挖掘其潜在内涵，发挥其更大的食药价值。具体思路有：①全面收集有关黄精的文献资料；②系统整理黄精文献，形成黄精的食药用史；③利用科学数理统计、文献分析等方法，分专题深入挖掘黄精内在涵义，形成分析报告。④将研究数据应用于产品开发。

➢ 参考文献

[1] 萧统，李善.文选[M].上海：商务印书馆，1936.

[2] 陶弘景.名医别录[M].尚志钧，校注.北京：中国中医药出版社，2013.

[3] 缪希雍.神农本草经疏[M].夏魁周，校注.北京：中国中医药出版社，1997.

[4] 卢之颐.本草乘雅半偈[M].张永鹏，校注.北京：中国医药科技出版社，2014.

[5] 日华子.日华子诸家本草[M].尚志钧，辑释.合肥：安徽科学技术出版社，2005.

[6] 兰茂.滇南本草[M].昆明：云南人民出版社，1959.

[7] 陈嘉谟.本草蒙筌[M].太原：山西科学技术出版社，2015.

[8] 吴仪洛.本草从新[M].太原：山西科学技术出版社，2015.

[9] 王怀隐.太平圣惠方[M].北京：人民卫生出版社，1958.

[10] 雷敩.雷公炮炙论[M].北京：人民卫生出版社，1957.

[11] 孙思邈.千金翼方[M].北京：中华书局，2013.

[12] 孟诜，张鼎.食疗本草[M].付笑萍，马鸿祥，校注.郑州：河南科学技术出版社，2015.

[13] 唐慎微.重修政和经史证类备用本草[M].北京：中国中医药出版社，2013.

[14] 朱橚.救荒本草[M].王锦秀，汤彦承，译注.上海：上海古籍出版社，2015：228-229.

[15] 李时珍.本草纲目[M].张守康，校注.北京：中国中医药出版社，1998.

第三部分
食养药膳及其应用篇

药膳研究与发展述评

荆志伟

（中国中医科学院 100700；中国药膳研究会 100091）

药膳是在中医学、烹饪学和营养学理论指导下，严格按药膳配方，将中药与某些具有药用价值的食物相配伍，采用我国独特的饮食烹调技术和现代科学方法制作而成的具有一定色、香、味、形、效的美味食品。"药膳"一词，是由"食疗"衍生而来，是中国传统的医学知识与饮食烹调技术相结合的产物，也是我国中医基础理论指导下特有的一种膳食形式。与其他"膳"食相比较，药膳兼具药物与食物双重作用，两者相辅相成。目前药膳研究主要集中在基础理论探讨、医籍膳方整理、组方配伍统计、药膳试验研究、临床应用效果观察、药膳产业化等方面。

一、药膳研究的现状分析

1. 药膳的理论研究

药膳学是中医学食疗养生的重要领域，是我们历代医家和各族人民群众集体智慧的结晶。药膳在我国的使用和推广已有3000余年的历史，对古代的药膳理法进行深入而系统地研究，对现代食疗事业的发展和功能食品的研究开发具有指导和借鉴意义。如何更好地继承古代药膳理论，通过古医籍整理探讨古代药膳理法思想不失为一个很好的研究方法。

早在20世纪80年代后期就有学者开展这一方面的研究，纷纷就古代医籍有关药膳食疗的描述记载，从各个方面进行探讨。《黄帝内经》明确了饮食五味对人体养生保健、祛病防病的重要性，根据五行理论提出了饮食宜忌并创立了药食结合的药膳方，这为以后药膳的发展应用奠定了理论基础[1]。后世医家对药膳的应用不断发展和完善，著有药膳专著，为目前药膳的规范化应用提供了依据。孙思邈则明确了食疗与药疗的关系，完成食疗一般原则、饮食禁忌、食疗方药等方面的研究，对饮食疗法逐步形成一门学科有承上启下的作用[2]。张仲景《伤寒杂病论》食疗思想对后世影响较大，设立了饮食禁忌专论和食禁专论，具有以药食为方名的名方如十枣汤、猪肤汤、猪胆汁汤、栀子豉汤、乌梅丸、蜜煎方等[3]。尤乘《寿世青编》为养生专著，重视食养食疗的调护作用，列"食疗秘方""饮食禁忌节要""服药忌食"等篇，体现了食能养生、食亦害生、食能防病、食能治病、食可愈病的食养食疗养生思想[4]。我国药膳研究仅仅停留在单纯复制古医籍中的药膳食疗方子是远远不够的，必须在中医基础理论指导下，对医籍药膳理论进行归纳总结，也只有充分继承古代药膳理法，才能更好地指导现代学者发挥药膳更大的作用。

2. 药膳的统计学分析

运用统计学手段对古籍膳方进行数据分析，有助于找到其配伍组方规律所在，在此基础上的数据挖掘整理才使得后人更好地开展药膳研究。运用统计学的相关知识对药膳组方进行筛选归纳，建立相应的数据库并进行数据分析，在可能的情况下完成数据挖掘。这一统计学研究的方法在古籍膳方的整理研究中占有很大比重。施洪飞等[5]用Visual FoxPro 6.0关系型数据库语言对《中国药膳大辞典》中补益类药膳食疗方配方中中药、食药及食物的使用情况等进行统计分析。杜雨等[6]通过对上海浦东新区惠南镇一般人群中医体质辨识调查发现，不同性别、年龄体质分型有所差异，针对不同体质的药膳，有助于改善中医体质，提高惠南镇居民健康状况。杨栋峰等[7]运用中医传承辅助平台（V2.5）构建阳虚体质药膳数据库，揭示《中国药膳大辞典》中阳虚体质药膳方的组方规律，药膳调养以温里助阳、佐以养阴为主，对不同脏腑的阳虚要辨证施膳，为新药膳的开发利用提供参考，为体质纠偏提供新思路。

3. 药膳的实验研究

药膳对常见多发疾病的辅助治疗作用逐渐受到临床医家的重视，研究人员开始着眼于药膳配方的合理性研究，逐步借鉴现代科学技术，从药物四气五味、组方配伍、作用机制、制作工艺等各个方面开展研究，希望通过现代科技手段从分子生物学等方面的探讨，实现药膳研究的科学化、系统化，为更多人所接受。

许多研究者认为目前药膳研究多为继承而缺乏创新，开始着眼于药膳配方的合理性研究和用现代方法创制药膳。马莉等[8]提出一种基于药性组合模式的药膳配方方法，通过分析药典所载中药及常见食物的药性组合模式，在辨证论治的基础上以经典方剂的药性组合模式为模板，利用贪婪算法将食物进行优化组合，从而得到与经典方剂药性特征相同的药膳配方。该文以治疗肺胃燥热型糖尿病经典方剂白虎人参汤为例进行药膳配方设计，共得到药膳配方18则，从中医学及营养学角度分析均具备一定的合理性，为个性化食疗保健开拓了新的思路，也为实现高水平的药膳产业开发及临床应用提供了理论依据及技术支持。

采用现代药物分析、药理学、药剂学的相关技术，从实验角度对药膳进行深入剖析，找寻其作用机制，优化其组方配伍，完善其剂型，才能对药膳古方去伪存真，摒弃糟粕，继承精华。

药膳的实验研究主要集中在药膳作用机制探讨，如膳方科学配比、制作工艺等方面。严济[9]曾自拟烧伤药膳，探讨其对烧伤机体免疫功能的调理作用，研究认为此药膳饮食对烧伤机体 T 淋巴细胞亚群、NK 细胞活性、血浆 IgA、IgG、IgM、补体 C3、C4 含量影响，旨在为严重烧伤机体临床防治感染提供新思路。范涛[10]以防治高血压的药膳"双色山药"为研究对象，采用正交试验筛选出该药膳的最佳配比和工艺参数，这一研究结果对该药膳的烹饪方法、造型、调味等工艺方面有很好的指导意义。

4. 药膳的应用研究

药膳涉及中药学、食疗学、营养学等多个学科，在中医学"寓食于药"思想的指导下，药膳应用于日常保健、临床疾病的干预治疗，改善体质，提高身体免疫机能，这类应用型研究在药膳研究中占有很大比重。江映红等[11]以中医学的"食养"与饮食治疗为基础理论，在糖耐量受损患者营养状况及饮食习惯的区域性调查基础上，结合食物的性味、功能等实验研究成果，根据不同人的体质、病症情况的差异，通过中医辨证论治，对糖尿病患者进行辨证施膳。

虽然有研究证实药物辅助治疗疾病且效果不错，能有效改善症状、提高患者机体免疫力，但在临床上药膳始终无法代替药物治疗疾病，药膳的应用研究应该始终围绕着如何改善患者症状、减轻患者痛苦等方面。颜斐斐等[12]采用常规治疗联合三豆饮加味药膳调理，加快了湿热蕴毒型手足口病患儿临床症候消退，降低住院费用，提高治疗效果。杨琼[13]对60例胃癌术后脾气虚型患者荷叶佛手米汤、木香砂仁粥药膳调理，结果显示对胃肠功能的改善优于常规饮食。时小艳[14]建立高脂血症小鼠模型，给予经过4周的山楂天麻药膳治疗，药膳高、低浓度组能有效降低 TC 含量、TG 含量、LDL-C 含量，结论认为以山楂、天麻、薏苡仁、皮肚等药物为主的纯天然药膳对于调节高脂血症具有良好的效果。张雷[15]在收集相关的药膳食疗专著和文献资料并进行归纳的基础上，结合药膳临床和餐饮行业实际需要，分析、总结出适合于普通大众的药膳食疗方，帮助人们更好的选用药膳。

5. 药膳的标准化研究

药膳标准化工作至关重要，在很多文件规划中有明确要求。《中医药发展战略规划纲要（2016—2030年）》提出"完善中医药标准体系。系统开展中医治未病标准、药膳制作标准和中医药保健品标准等研究制定"。中国药膳研究会牵头制订药膳制作技术标准，其中《常用特色药膳制作技术指南（第一批）》[16]包括17道常用特色药膳品种，得到业界推广和应用。

6. 药膳产业化发展研究

药膳研究目的是服务人类饮食健康，要落实到产品上。宋胜利等[17]在对鹿产品药膳食疗进行历史回顾，现状分析的同时就鹿产品药膳食疗产业化发展提出自己的建议。张莉等[18]以安徽省亳州市为例，探讨分析制约药膳餐饮企业发展的外部市场环境、企业内部产品开发和运营模式等方面存在的问题，提出加强从业人员培训、开发药膳产品、推进标准制定等对策建议。杨军等[19]阐述新型中医药膳的时代特征及其产业化、国际化发展方向。国际上对功能食品的开发路径值得国内产业开发参考[20]。

二、药膳研究存在的问题及建议

1. 药膳理论缺乏系统研究

药膳的发展过程一直是依赖于中医基础理论和饮食烹饪知识，正是这两种理论的相辅相成有机结合才成就了现代药膳学说。但是很长一段时间内，有关药膳的研究停留在介绍药膳食品的组成，讲解其加工制作过程，但对于指导其应用的理论知识以及蕴含其中的组方配伍规律、药物性能等内容欠缺思考，这样很难满足药膳学科的全面系统发展。药膳学作为中医学科一个比较重要的分支，由于资金投入、人员分散等因素的影响，中医药膳学基础研究较为薄弱，理论不能为学者所深入发展，至今未形成独立学科面向社会招生培养，药膳学教材也是在近些年才有形成，在有些中医类院校只是作为选修课对感兴趣的学生开展。

由于药膳学科基础理论研究未能及时全面开展，使得在许多地方人们对药膳的理解还仅仅停留在家庭作坊式的在烹饪食物过程中加入一些药材，这样的膳食就称之为"药膳"，这是片面的认识。包括我们一部分医务工作者还经常建议患者在服用的食物中加入某些药材以达到治病的目的，而往往忽视了药膳中"药"的选择始终是在中医基础理论指导下完成，把药膳过分地简单化，或者过分渲染药膳功效将其神化，都制约着药膳研究的进展，药膳应用应考虑中医角度对人体和疾病的认识[21]，即辨证施膳才更具有食养和食疗的效果。笔者以"药膳"为主题词检索中国知网数据库，发现有关文献有3411篇，但其中涉及药膳理论文献不足20%，这无疑是对药膳研究的一大误区。笔者认为，只有加强药膳基础理论的系统研究，培养专业的药膳研究人才，才能有效促进药膳学科的独立科学发展。

2. 药膳研究方法亟待系统化

药膳研究主要集中在理论探讨、医籍膳方整理、组方配伍、机制揭示、应用效果等方面，我们不难发现这些研究涉及了药膳的食养、食疗功能，但缺乏系统性，许多研究缺乏严谨而有中医特色的设计。如果将涉及某一领域的药膳在中医基础理论的指导下，首先完成膳方筛选，对其进行四气五味、归经、升降浮沉等药性探讨，然后完成数据统计，应用现代先进实验技术对其组方配伍进行科学配比，开展科学的临床流行病学研究设计方法观察应用效果，进而形成广泛共识、制定规范标准，最终使其形成学科规范发展和产业理性发展。

3. 药膳研究专业人才匮乏

基于"药食同源"的药膳学是中国传统医

学理论和烹饪技艺相结合形成的专门学科，是中医学和烹饪学在长期的发展过程中有机结合、共同孕育的产物。药膳学综合了这两门学科的理论和实践经验，其理论基础源于中医理论体系，其加工制作方法源于烹饪技艺，两者缺一不可。药膳学的渊源和特点决定了药膳学科的从业人员必须既具有深厚的中医理论造诣，又具备烹饪学、饮食营养学的专门知识。

对药膳研究文献进行分析[22]发现，药膳研究涉及理论探讨、作用机制探索等方面的作者多属于医药院校中医学专业，而涉及制作工艺、加工配比等方面的作者多属于烹饪专业，而产业化发展研究的作者其专业涉及经济学科。这样，研究者在进行药膳研究过程中仅会考虑到自己掌握的学科知识，而忽略了药膳的其他学科内容，制约着药膳研究的科学化发展。我们知道，在高等中医药院校中，药膳学作为选修课，其教学目的仅仅在于扩展学生的知识面，主要讲授药膳理论，对药膳操作技能少有涉及。烹饪专业的学生一般只是学习某些药膳的制作技艺，对药膳配方理论几乎全然不知。因此，培养兼具相关学科知识的专门人才是促进药膳学科纵深发展的必由之路。高等院校应该探索建立药膳学学科设置，创造条件促进学科的分化和独立发展。

4. 药膳长期食用的效果和安全性证据亟待获取

可用于药膳制作的药食同源物质的研究，尚缺乏朝向"长期食用的保健功能"的长程研究，致使这些国家药典记载的品种功用主治、鉴定学（药用部位）来源及所涵盖成分类型属于治疗范畴，而非保健食养功能。同时，药食同源物质的安全性需要深入研究，通过选择正确基源的药材或配伍减毒，食用安全的食养物质和药膳[23]。由于这方面的药膳研究缺乏数据支撑和可靠的循证证据支持，使得普通群众运用药膳的过程中难免会有盲目误补、蛮补情况，其选择药膳防治疾病、实现健康长寿的美好愿望还不能完全实现。

总之，药膳学科是我国传统医学的重要分支之一，其历史源远流长。药膳逐渐成为我国乃至全世界喜闻乐见的养生保健、防病保健的有效方法。当前，中医药和大健康领域面临的大好时机，正是药膳发展的良好契机，理论和技术的进步亟待业内人士抓住药膳理论、药食同源物质、食用效果、安全性等关键领域开展科学研究，朝向产学研结合，实现弘扬传统中医药文化和增进食养学术进步并举，为提高公众健康水平和中医食养药膳学术进步做出贡献。

参考文献

[1] 曹玉举，郭永昌.《黄帝内经》药膳理论和应用探讨[J].中国中医基础医学杂志，2012，18（11）：1185-1186，1190.

[2] 牛文民，刘智斌，郭靖辉，等.孙思邈饮食养生之概观[J].辽宁中医药大学学报，2019，21（3）：28-30.

[3] 王静，田思胜.《伤寒杂病论》中的食疗养生思想[J].山东中医杂志，2011，30（12）：886.

[4] 林基伟，徐峰，汪栋材，等.《寿世青编》食养食疗学术探讨[J].中国中医基础医学杂志，2021，27（4）：563-565.

[5] 施洪飞，项平.补益类药膳食疗方配方规律与烹饪特点研究[J].中华中医药杂志，2007，22（4）：215-218.

[6] 杜雨，李萍，黄军英，等.上海浦东新区中医体质辨识调查与药膳干预效果评价[J].医学信息，2019，32（2）：139-142.

[7] 杨栋峰，艾志福，童海涛，等.基于数据挖掘的阳虚体质药膳调养组方规律研究[J].江西中医药大学学报，2021，33（4）：35-38.

[8] 马莉，颜素容，李晓鹤，等.基于药性组合模式的药膳配方方法[J].中国中药杂志，2014，39（13）：2392-2395.

[9] 严济.药膳饮食对严重烫伤大鼠免疫功能素

乱调理的实验研究 [D]. 南昌：南昌大学，2006.

[10] 范涛. 防治高血压药膳的开发与研制：双色山药调味正交实验研究 [J]. 山东省农业管理干部学院学报，2009，23（6）：165-166.

[11] 江映红，黄秋云，夏焱. 中医辨证施膳防治葡萄糖耐量低减的临床观察 [J]. 现代中西医结合杂志，2009，18（5）：511-512.

[12] 颜斐斐，林文璇，蒋雪薇，等. 三豆饮加味药膳对湿热蕴毒型手足口病患儿临床疗效的影响 [J]. 护理研究，2019，33（18）：3203-3208.

[13] 杨琼. 药膳饮食对胃癌术后脾气虚证患者胃肠功能恢复的影响观察 [J]. 浙江中医杂志，2019，54（4）：260.

[14] 时小艳. 山楂天麻药膳对小鼠高脂血症的降脂作用研究 [J]. 农产品加工，2018（18）：55-58.

[15] 张雷. 药膳食疗系统的设计与开发 [D]. 重庆：重庆医科大学，2009：11.

[16] 中国药膳研究会标准. ZGYSYJH/T 1-17-2015. 常用特色药膳技术指南 [M]. 北京：中国中医药出版社，2015.

[17] 宋胜利，吴宝江，王哲. 中国鹿产品药膳食疗的历史、现状及建议 [J]. 特产研究，2005（4）：56-59.

[18] 张莉，汝子报."互联网+"背景下亳州市药膳餐饮企业现状分析 [J]. 现代盐化工，2019，46（3）：113-114.

[19] 杨军，薛焰."药食同源"物质基础研究是中医药膳产业化国际化的关键：关于新型中医药膳的思考（I）[J]. 时珍国医国药，2003，14（11）：694-696.

[20] 夏新斌，刘金红，谢梦洲，等. 日本功能性食品发展对中国药膳产业发展的启示 [J]. 食品与机械，2018，34（11）：205-207，220.

[21] 俞晓青，包晓萍，王青平，等. 不同中医证型药膳干预在老年功能性消化不良患者中的应用价值 [J]. 中华全科医学，2019，17（3）：483-486.

[22] 范丽丽，冯秋瑜，易蔚. 药膳研究的方法学探讨 [J]. 世界科学技术－中医药现代化，2014，16（8）：1862-1865.

[23] 卓少华，丘远聪，郑俊德. 岭南地区养生药膳毒性药材的分析 [J]. 医学食疗与健康，2019（12）：23-24.

食养药膳预包装食品产品研发相关探讨

张文高[1] 张 萌[2]

（1. 山东中医药大学 250014）

（2. 天津中医药大学附属保康医院 300073）

药膳是在中医药学、烹饪学和营养学理论指导下，严格按药膳配方，将中药（或某些具有药用价值的食物）与食材相配伍，采用我国独特的饮食烹调技术或现代食品生产技术制作而成的，具有一定色、香、味、形、效，达到养生保健、辅助防治疾病、延年益寿目的的美味食品。在大健康产业中，药膳产品的流通多数是以预包装食品形态实现的，而作为普通食品在市场流通的预包装食品药膳产品，应当是养生药膳产品。本文介绍食养药膳预包装食品产品的相关概念及其研发思路。

一、食养药膳预包装食品的相关概念

（一）食药物质

按照传统既是食品又是中药材物质简称食药物质（见2018年4月24日国卫办食品函〔2018〕278号）。按照《中华人民共和国食品安全法》规定，食药物质的目录由国务院卫生行政部门会同国务院食品安全监督管理部门制定、公布。目前已经公布的食药物质百余种，见另文《合理规范应用食药物质，推进食养膳食类健康产品高质量发展》。可以理解为食药物质是有食品和中药"双重属性"的物质，规范地认证其"双重身份"就要看其是否属于食药物质目录。

（二）药食同源物质

"药食同源"一词更多被民众和学界使用，其意义首先是指中药与食物的起源相同，另一层意思是既具有中药的属性又具有食品的属性，即具有"双重属性"，所以也称"药食两用"，或"药食兼用"。

"药食同源物质"包括三类：

（1）正式公布的食药物质。

（2）药典或药材标准收录中药，而又是公认食品（在国家食品标准之内），但尚未列入食药物质目录，如黑豆、大蒜、核桃仁、亚麻子（籽）等。

（3）未被药典或药材标准收录的具有一定功能性的食品（包括食品新原料、食品新资源、新资源食品），如洋葱、胡萝卜、苦瓜、羊肉、燕麦、荞麦、香菇、猴头菇、木耳、银耳、松茸、蛹虫草等。

以上这几类药食同源物质是养生保健的"食养药膳"或"功能性食品"的主要的物质基础。

药食同源类物质或产品既具备食品的安全无毒副作用的特性，性味平和适口，可以较长期安全服用，适于缓缓调养，又具备中药的补益、调理、扶正祛邪等功能。所以，既可以用于常人的养生、强身，又适合于亚健康或不同体质人士的调养、调理，也适合于不同健康状况人士的"治未病"调养、调理。

（三）食养药膳（养生膳，养生药膳）

用于日常养生保健。制作原料为具有一定

功能性的普通食材，或"按照传统既是食品又是中药材的物质"（简称"食药物质"），或普通食材加食药物质。安全性较强，可较长时间应用。可以制作普通食品产品，按照普通食品管理和流通。虽然食用安全，但也要强调因时、因人制宜。

（四）预包装食品

预包装食品定义：预先定量包装或者制作在包装材料和容器中的食品，包括预先定量制作在包装材料和容器中并且在一定量限范围内具有统一的质量或体积标示的食品。关于预包装食品有国家强制性标准《预包装食品标签通则》（GB7718-2011）。

预包装食品有两大特征：一是应当预先包装，二是包装上要有统一的质量或体积的标示。

通俗地说，所谓预包装食品即有包装的食品，目前市场上流通的食品除了生鲜、散装食品、鲜制现售食品外，多为预包装食品。

（五）食养药膳预包装食品

食养药膳预包装食品，即符合食养药膳条件的预包装食品。此类预包装食品的根本特点，就是制作原料为具有一定功能性的普通食材，或食药物质，或普通食材加食药物质。因而，此类预包装食品就具有了一定的功能性，也有称之为功能性预包装食品。

二、食养药膳预包装食品的科学基础

（一）食药物质的功能

食药物质往往是食养药膳预包装食品的主要或重要成分，食药物质及其功能当然是食养药膳预包装食品具有一定功能性的物质基础和科学基础。

食药物质都是《中华人民共和国药典》收载的，都有其药性（"性味与归经"），也都有明确的"功能与主治"。《中华人民共和国药典》是法定的，其中明文记载的"功能"等内容不容否定。例如，具有补气功能的食药物质有人参、黄芪*、党参*、西洋参*、灵芝*、山药、大枣、甘草、白扁豆等；具有补血功能的有当归、阿胶、桑葚、龙眼肉（桂圆）等；具有养阴功能的有玉竹、枸杞子、黄精、黑芝麻、铁皮石斛*、山茱萸*、百合；具有温阳功能的有益智仁、肉苁蓉*、杜仲叶*等；具有清热泻火功能的有夏枯草、鲜芦根、栀子、淡竹叶、菊苣、余甘子等；具有清热解毒功能的有金银花、山银花、蒲公英、马齿苋、青果、鱼腥草等（有*号者为试点）。至于每一种食药物质的具体功能也都有明确记载，如人参大补元气，复脉固脱，补脾益肺，生津养血，安神益智；茯苓利水渗湿，健脾，宁心；金银花清热解毒，疏散风热，等等。

（二）食药物质的现代机理研究

对食药物质人体效应与实验研究的大量科学研究成果、量研究论文报道，也是食养药膳预包装食品具有一定功能性的科学基础。综合研究报道显示，可以归纳为如下十几个方面。

（1）补充各类营养物质。包括补充基本的营养物质（蛋白质、脂肪、碳水化合物等），补充膳食纤维，补充各种维生素，补充钙等矿物质，补充铁、锌等微量元素等。

（2）清除自由基，抗氧化，延缓衰老。据报道，丁香、芡实、生姜、肉豆蔻、当归、人参、百合、山楂、益智、枸杞子、黄精和薏苡仁等34种食药物质均具有较强的抗氧化活性。实验研究显示，丁香、山楂、山药、玉竹、枸杞子、茯苓、黄精、姜黄、人参、玫瑰花、松花粉、当归等59种食药物质具有抗衰老作用。有实验研究表明，青果、丁香、诃子肉、花椒、砂仁、八角茴香、槐花等食药物质提取物显示出非常强的抗氧化能力。

（3）增强或调解免疫功能。据研究报道，人参、枸杞子、茯苓、山药、白扁豆、赤小豆、山楂、牡蛎、薄荷、金银花、当归、肉桂、薤白、黄精、玉竹、桑椹、酸枣仁、龙眼肉、阿胶、百合、大枣、莲子、薏苡仁、沙棘、姜黄、山楂、昆布、薄荷、蒲公英、罗汉果、白茅根、佛手、陈皮、橘红、木瓜、松花粉、蜂蜜、甘草等食药物质能够增强或调解免疫功能。

（4）抗疲劳。据文献综述，抗疲劳研究文献大于100篇的有22种食药物质：人参、枸杞子、甘草、蜂蜜、山楂、黄精、茯苓、山药、当归，酸枣/酸枣仁、粉葛、葛根、松花粉、菊花、沙棘、百合、橘皮/陈皮、麦芽、桃仁、木瓜、阿胶、肉桂。还有抗疲劳研究文献在1篇以上至100篇文献的有78种食药物质。

（5）调节血压。具有降血压或调节血压作用的食药物质有山楂、决明子、余甘子、牡蛎、莱菔子、枸杞子、夏枯草、栀子等。

（6）调节脂代谢与抗动脉粥样硬化。山楂、葛根、薏苡仁、决明子、百合、山药、白扁豆、莱菔子、桔梗、枸杞子、菊花、荷叶、蒲公英、桑叶、紫苏、红曲、余甘子、牡蛎等具有调节脂代谢与抗动脉粥样硬化作用。

（7）调节糖代谢，有助于降血糖。文献报道具有调节糖代谢、有助于降血糖的食药物质有桑叶、枸杞子、葛根、黄精、山药、玉竹、马齿苋、茯苓、薏苡仁、百合、沙棘、罗汉果、金银花、桑椹、蒲公英、乌梅、决明子、桔梗、白芷、菊苣、黑芝麻、赤小豆、鲜白茅根等。丁香、枸杞子、山药、茯苓、玉竹、桑叶、甘草、黄精、肉桂、葛根、杏仁、榧子12味食药物质的提取物对α-葡萄糖苷酶有抑制活性。

（8）降尿酸，防痛风。茯苓、薏苡仁、枳椇子、菊苣、木瓜、桑叶、葛根、荷叶、姜黄、山楂、山药、枸杞子、生姜、高良姜、栀子等食药物质具有降低尿酸作用，其中部分对黄嘌呤氧化酶有抑制作用。

（9）调节消化系统功能。山楂、麦芽、鸡内金等食药物质可改善消化功能；莱菔子、决明子、火麻仁、郁李仁、紫苏子、蜂蜜、桑椹、黑芝麻等改善便秘；山楂、枸杞子、余甘子等有助于保肝；茯苓、山药等改善脾虚证；牡蛎等保护消化性溃疡。

（10）镇静，改善睡眠。酸枣仁、百合、龙眼肉、茯苓、甘草、乌梅、牡蛎等具有一定的镇静催眠作用。

（11）抗骨质疏松。有研究表明，花椒、薄荷及青果的5个提取物具有相对较强的抗骨质疏松活性。

（12）抗辐射。生姜、枸杞、山楂、藿香、鱼腥草、陈皮、薏苡仁、葛根、甘草、阿胶、人参等食药物质具有保护机体免受辐射损伤的作用。

（13）抗肿瘤。有文献报告在百种食药物质中发现山楂、乌梅、玉竹、甘草、白芷、肉桂、肉豆蔻、余甘子、杏仁、沙棘、昆布、枣、枳椇子、枸杞子、栀子、茯苓、桃仁、橘红、益智仁、淡豆豉、菊花、紫苏子、葛根、蒲公英、薏苡仁、蜂蜜、人参、粉葛、当归、山柰、姜黄等具有一定的抗肿瘤活性。

三、食养药膳预包装食品产品的创新发展

食养药膳预包装食品是中国药膳在当前新时代学术发展、效益与影响不断扩大的必然，是中国药膳传承传统、守正创新的主要形式。

（一）食养药膳预包装食品创新发展思路

1. 传承精华，守正创新，研发推广符合时代要求的食养药膳预包装食品

传承中医药膳学术理论精华，坚定不移地走守正创新之路，才能够研发推广符合当今时代需求的、助力健康美好生活的优秀食养药膳产品。坚持中医药膳学术理论的原则与精华，具有中医药文化特色的基础上，又不拘泥于传统的形态、配方、风味等，应更适应现代社会消费者需求，更适合现代人的健康理念、审美

情趣、口味风味，更具有现代科技含量，更适合当代社会流通。

2. 借鉴现代科技，提升质量品质

借鉴利用现代科学技术提升预包装食养药膳产品的技术含量，充分利用诸如食材、食药物质的超微粉碎技术，食材、食药物质及其提取物的低温冷冻干燥技术，功效成分的超临界提取技术，诸多现代制剂工艺技术，以及保障质量所必需的检测设备技术等，提升和保障产品的质量品质。例如谷物等食材以及食药物质的超微粉碎，将动植物类物料细胞破壁，可将分布于细胞内和细胞间质中的有效成分充分释放出来，提高有效成分的溶出度和药效学作用，也有助于保留营养成分、改善口感品质等。基于此技术研发的"济南优谷超微粉破壁五谷系类产品"具有全成分、全营养，口感细腻，营养吸收更全面，食用更方便等优点。

3. 拓展膳品形态，启迪研发思路

传统工艺条件下，食养药膳产品的膳品形态包括鲜汁、汤饮、茶饮、药酒、露、蜜膏、粥、糊、羹、蜜饯和糖渍小食品、米面食品、菜肴等种类。

现代技术的引进和现代人的需求，不断拓展了药膳的膳品形态，如近年来颇受欢迎的压片糖果、代餐粥粉、固体饮料、谷物冲调粥粉、凝胶软糖以及巧克力、能量棒等等。融入养生药膳理念和成分的新形态的预包装食品深受市场欢迎。

4. 适应当代民众需求，注重研发功能性食品

从当代人民群众健康需求出发，当前食养药膳预包装食品产品，应是具备一定功能性的食品，故可称之为"功能性食品"。例如：轻身减肥，健脑益智，延年益寿，美容养颜，缓解疲劳，促进睡眠，调控抑郁焦虑，降低"四高"，季节时令养生，生发乌发，明目益视等等。

5. 注重养生实效，重视科学研究

作为助力健康美好生活的食养药膳产品，不仅要讲究色、香、味、形，优美和谐的感官效果和美的享受，作为特色健康饮食的代表，更要注重养生保健的实效，要使食用者确实能够感受到强健体质，增强抗病能力，促进康复，延缓衰老的实际效果。为此，应加强食养药膳产品产业相关学术理论的研讨；强化原料、配方、加工工艺、质量控制等研究；重视食养药膳产品相关标准化研究；探索食养药膳产品作用客观评价及其作用原理研究等。

6. 食养药膳预包装食品产品的标志

有以下7个方面：科学的养生理念指导；明确的养生功能作用；安全可靠；质量可控；作用机理基本阐明；消费者乐于接受（色香味形效）；成功的营销与社会、经济效益。

7. 食养药膳预包装食品产品的主要研发途径

（1）中医药食同源养生治未病，与现代医学营养学的有机结合；

（2）中医药养生功能与均衡营养相结合；

（3）中医的辨证施膳与精准医学调理相结合；

（4）"一体两翼"的新产品研发模式实现上述结合，是产品品质过硬的保证。

此外，大力发展培训，壮大食养药膳养生事业和产品产业所需人才队伍，也是食养药膳预包装食品创新发展的思路之一。

（二）食养药膳预包装食品产品研发重点

在国家中医药管理局、科技部印发《关于加强中医药健康服务科技创新的指导意见》提出创新发展中医药健康养生产品的指导下，食养药膳预包装食品产品研发重点主要包括，疲劳缓解，强身健体；解郁安神，促进睡眠；降脂减肥，控制体重；春夏秋冬四时与二十四节气养生；女性周期调节，更年期调理；儿童发育，健脑益智；亚健康与不同体质食养保健；学生与白领视力保护与改善；心脑血管病预防、辅助调理与康复；肿瘤预防、辅助调理与康复；糖尿病预防、辅助调理与康复；老年失智性疾病预防、辅助调理与康复等。

（三）创新驱动，"一体两翼"的新产品研发模式

早年的食养药膳预包装食品产品（称之为"第一代产品"），一般是多种普通食材的搭配，采用常规的加工技术，如普通粉碎技术，主要体现在营养学层面，而不是重视其功能。例如：黑芝麻糊、159等。"第二代产品"，体现在普通食材与食药物质的结合，重视食药物质的功能性，并重视采用某些现代加工技术的应用，如各种提取技术、超微粉碎技术、酶解工艺等，体现了中医药膳理念和部分现代技术概念。例如多种谷物、坚果的超微粉，结合食药物质（如枸杞子、山楂等）的超微粉或提取物的有机结合。

我们以创新驱动的理念，提出"一体两翼"食养药膳预包装食品新产品研发新模式，推出"第三代产品"，就是"一体两翼""普通食材＋食药物质＋功能因子"三者科学、合理、有机结合的新模式，并且深化多种现代科学加工工艺技术的应用，使用超临界等多种现代提取以及超微粉碎、低温真空干燥等技术、酶解工艺等。

"一体两翼"之主体，一般是基本的食材如谷物、薯豆等，保障基本、均衡的营养需求。

"一体两翼"之一翼，是食药物质，是食养药膳产品之养生保健功能的物质基础和功能性的体现。应在中医药膳理论指导下，辨证配方，体现君臣佐使的配方原则。

"一体两翼"之另一翼，是符合食品添加要求的"功能因子"，如益生元、益生菌、小分子肽、多糖、维生素等。多种功能因子的应用增强了功效性，增加了现代科技含量。例如黑米等谷物、蓝莓等水果的超微粉（主体），结合食药物质（如枸杞子、桑椹等）的超微粉或提取物（一翼），再结合胶原蛋白肽、益生元等（另一翼），可以制成代餐粥粉或固体饮料。

早在2016年中国药膳研究会专家委员会即为金木药业集团研制了茯苓山药粥等12个药膳养生营养餐产品配方。近3年中国药膳研究会专家委员会组织专家团队为恒大健康等26个合作企业进行140多个食养药膳预包装产品配方的设计或配方审核。其中大约占2/3以上是配方设计，绝大多数是按照"一体两翼"模式设计的预包装养生药膳新产品。期待与食养药膳预包装食品企业精诚合作，为大健康产业做出更大贡献！

（参考文献略）

药膳原料的应用研究

范文昌[1]　梅全喜[2]

（1.广东食品药品职业学院　510520）
（2.广州中医药大学附属中山医院　528401）

药膳（Health — protection Food）是在中医药理论指导下，利用食材本身或在食材中加入特定的中药材，使之具有调整脏腑阴阳气血生理机能以及色、香、味、性特点[1]。食材、药材和调味料，是组成药膳的三原料，食材是构成药膳的主体，药材是药膳发挥作用的灵魂。药膳食疗是一种有效且便于人们接受的养生方式，具有扶正祛邪、健体强身、美容养颜等功效。本文从药膳原料组成中的食材与药材入手，总结其应用的规律，根据功效进行归类整理，作出如下总结分析。

一、食材的功效分类

食材是构成药膳的重要成分，对于药膳的色、香、味、形等特点有着重要的意义。食材本身也具有其某些特定的药膳功效，通过不同功效的食材与药材的结合，使得食材本身的功效更得以体现。

1. 谷粟豆类

表1　谷粟豆类食物的功效分类

功效分类	食材名称	数量
健脾利水	黄豆、蚕豆、荞麦、黑大豆	4
健脾和胃	花生、小米、黑米、芋头、土豆、大麦	6
健脾止泻	粳米、糯米、高粱	3
利尿消肿	菜豆、玉米	2
止汗、催产	燕麦	1
清热消暑	绿豆	1

续表

功效分类	食材名称	数量
养心益肾	小麦	1
补中和血	红薯	1
和中下气	豌豆	1

从表1可以明显地看出谷粟豆类食物作为我们平常的主食，大多具有健脾和胃、利水消肿的功效，最多的是具有健脾和胃功效的食物，有6种。所以在药膳的配伍上，谷粟豆类食物可以与具有健脾和胃或利水消肿功效的药物配伍使用，比如山药、茯苓等等，可使得药膳整体的功效更强、更加显著。

2. 蔬菜类

表2　蔬菜类食物的功效分类

功效分类	食物名称	数量
清热利湿	蕨菜、卷心菜、豆芽菜、空心菜	4
清热解毒	黄瓜、莲藕、芹菜、苋菜、茄子、苦瓜、生菜、莴笋、茭白	9
清热生津	菠菜、芦笋、西葫芦、荸荠	4
清热化痰	丝瓜、冬瓜、竹笋	3
养胃安神	鸡腿菇、猴头菇	2
健脾开胃	香菇、番茄、蘑菇、胡萝卜	4
健胃理气	洋葱	1
清热明目	枸杞菜	1
通利肠胃	大白菜	1
补肝、益肠胃	金针菇	1
利尿消肿止血	黄花菜	1
补气养血	木耳	1
滋补生津	银耳	1

续表

功效分类	食物名称	数量
追风散寒	平菇	1
化痰软坚	紫菜、芥菜	2
温中补肾	韭菜	1
消食下气	白萝卜	1
解毒消肿	南瓜	1

从表2可以看出蔬菜类食物大多具有清热解毒、生津止渴、补益脾胃、化痰的功效，这是蔬菜类食物的共性，在选择药物与之搭配的时候，就可以选择同样具有清热解毒、生津、益脾胃功效的药物。比如海带冬瓜薏米汤[2]，其中的海带、冬瓜都具有清热化痰的功效，薏苡仁具有除湿的功效，三者的配伍使用，使得这道药膳清热化痰、利湿的功效更加显著。

3. 禽畜水产类

表3 禽畜水产类食物的功效分类

功效分类	食物名称	数量
补肾滋阴	猪肉、鸽肉、海参	3
益脾胃	牛肉、鲈鱼、鲤鱼、鲫鱼	4
补气健脾	猪肝、鹌鹑、鹌鹑蛋、黄花鱼、兔肉、鸡肉、鹅肉、带鱼、鲳鱼	9
滋阴润肺	燕窝、鸡蛋、鸭蛋	3
补益气阴	鸭肉	1
滋阴清热	鲍鱼	1
滋阴凉血	鳖	1
清热、散瘀	蟹	1
清热平肝	海蜇	1
清热利水	田螺	1
化湿除痹	青鱼	1
祛风除湿	鱿鱼	1
平肝祛风	草鱼	1
补肝肾	淡菜、鳝鱼、鸡肝、乌骨鸡	4
补肾壮阳	狗肉、羊肉、虾类	3
养心安神	猪心	1
活血止痛	鳕鱼	1

表3反映了禽畜水产类食物的功效分类，具有补气健脾功效的数量最多，有9种。这类食物没有特别明显的共性，但是在广东药膳的配伍中，因为广东人喜好汤类药膳，这类食物应用得比较多，且各有各的独特功效，使得与不同的药物搭配时能够有不同的功效。比如当归生姜羊肉汤，通过补血的当归、祛寒的生姜与温肾助阳的羊肉配伍使用，使得这道药膳具有散寒止痛、补中益气的功效。

4. 水果和坚果类

表4 水果和坚果类食物的功效分类

功效分类	食物名称	数量
生津止渴	梨、柠檬、杧果、西瓜、苹果	5
清热生津	甘蔗、李子	2
解热止渴	猕猴桃、菠萝、草莓、香瓜	4
益气、养血健脾	荔枝、栗子	2
补气血、强筋骨	葡萄	1
理气和胃	橘、橙子	2
生津、润肠	桃、香蕉	2
消食化痰	柚子	1
补脾益肾	樱桃、椰子	2
清热润肺	柿子	1
驱虫	石榴、南瓜子	2
透疹	葵花籽	1
润肺下气	枇杷	1

从表4可以了解水果坚果类食物的功效分类，这类食物多具有生津止渴、清热润肠的功效，其中具有生津止渴功效的最多，有5种。在药膳配伍上，辨证施膳，可与生津润燥的玉竹、百合、枸杞子或桑椹等搭配食用，用于阴虚火旺症状的预防，增强药膳方的功效。

二、药材的功效分类

药材在药膳的配伍上具有举足轻重的地位，药材的选择决定着药膳整体的功效，所以了解药材的功效是很有必要的。"药食同源"指既是药品又是食品的物品，主要分为解表药、清热药、润下药、祛风湿药、芳香化湿药、利水渗湿药、温里药、理气药、消食药、驱虫药、止血药、活血祛瘀药、化痰止咳平喘药、安神药、平肝息风药、补虚药、收涩药。"药食同源"在药膳中的应用频率最高，所以本文主要从"药食同源"药物入手，介绍其功效分类，总结其中的规律，为药膳配伍使用提供依据。

表5 "药食同源"药物的功效分类

功效分类	药材名称	数量
解表散寒	生姜、白芷、紫苏叶、香薷、芫荽	5
疏散风热	薄荷、桑叶、淡豆豉、菊花、葛根、粉葛、	6
清热泻火	决明子、栀子、淡竹叶、鲜芦根、夏枯草	5
清热解毒	金银花、山银花、青果、鱼腥草、马齿苋、蒲公英、	6
润肠通便	火麻仁、郁李仁	2
清热凉血	余甘子	1
祛风通络	乌梢蛇、木瓜、蝮蛇	3
化湿和胃	藿香、砂仁、草果	3
利水渗湿	茯苓、赤小豆、枳椇子、薏苡仁、菊苣、布渣叶、	6
温中散寒	丁香、八角茴香、小茴香、肉桂、花椒、干姜、高良姜、胡椒、荜茇、山柰	10
疏肝理气	刀豆、佛手、香橼、橘红、陈皮、代代花、薤白、玫瑰花	8
健胃消食	山楂、鸡内金、麦芽、莱菔子	4
杀虫消积	榧子	1
凉血止血	小蓟、荷叶、槐花、鲜白茅根、	4
收敛止血	松花粉	1
活血祛瘀	桃仁、西红花、姜黄	3
化痰	昆布、胖大海、桔梗、	3
止咳平喘	白果、苦杏仁、罗汉果、紫苏子	4
养心安神	酸枣仁	1
潜阳补阴	牡蛎	1
补脾益气	山药、甘草、大枣	3
和中健脾	白扁豆、白扁豆花	2
健脾消食	沙棘	1
补中润燥	蜂蜜	1
大补元气	人参	1
暖肾固精	益智	1
补血滋阴	阿胶	1
补血活血	当归	1
养阴润燥	玉竹、百合、桑椹、黄精	4
滋补肝肾	枸杞子、黑芝麻	2
涩肠止泻	乌梅、肉豆蔻	2
益肾固精	芡实、莲子、覆盆子	3

从表5可清晰明了"药食同源"药物的功效，在应用时可以根据症状，选择相应的药材与食材配伍，相似或相同功效的食材与药材配伍，使药膳整体的功效更佳。具有温中散寒功效的"药食同源"药物数量最多，有10种。这类药物就可以搭配温中散寒的食物，比如说八角茴香、肉桂等可与羊肉、狗肉搭配。例如大茴卤羊肉，可以用于脾胃虚寒所致的脘腹冷痛、口泛清涎、食少便溏等[2]。

三、总结

食物中谷粟豆类多具有健脾养胃、利水等功效，最多的是具有健脾养胃功效的食物；蔬菜类多具有清热解毒、生津止渴、益脾胃等功效；禽畜水产类有补气健脾、补肝肾、滋阴清热等功效，其中补气健脾的有9种；水果和坚果类具有生津止渴、清热润肺等功效，其中生津止渴功效的有5种。"药食同源"药物的功效比较多样化，具有解表散寒、疏散风热、养阴润燥、滋补肝肾等功效，其中数量最多的是具有温中散寒功效的药物，有10种，其次是具有疏肝理气功效的药物。"注重整体、辨证施食；饮食有节、适度有恒；正确处理好药疗与食疗的关系"是正确使用中国药膳的原则[3]。这句话说明药膳的应用要注重整体与辨证施膳，注重配伍关系，要做到这些原则，首先得了解药膳原料的功效，所以药膳原料的功效分类总结是必要的。药膳主要由食物、药物与调味品组成，食物与药物是配伍的重点，通过食物与药物功效分类的总结分析，能够更直观了解到各个食物或药物的功效，在搭配使用时更有效。药膳原料的功效总结分析，为药膳的配伍使用奠定基础，使之更有据可依。

参考文献

[1] 范文昌，林超敏，葛虹.药膳课程教学探讨[J].广州化工，2016，44（1）：210.

[2] 范文昌，梅全喜，葛虹.中医药膳食疗[M].北京：化学工业出版社，2017.

[3] 郑帅，郑艳，刘张林.中国药膳的发展与思考[J].现代药物与临床，2009，24（2）：95-97.

有助于抗氧化、延缓衰老的食药物质荟萃

石丹丹[1]　刘美霞[1]　张文高[2]

（1. 中国中医科学院西苑医院　100091）

（2. 山东中医药大学　250355）

衰老是不可抗拒的自然规律。衰老是多因素共同作用的结果，对衰老的机制研究假说众多，其中自由基氧化损伤学说是最经典的衰老假说之一。该假说认为机体自身抗氧化能力的降低是衰老的重要原因之一。正常情况下，机体可通过抗氧化防御系统清除自由基，随着机体的衰老，抗氧化能力下降，大量代谢产物丙二醛（MDA）的产生，自由基的产生与清除稳态失衡，形成堆积，与机体其他大分子物质如脂质、蛋白质、DNA 等发生反应，蛋白质羰基化，进而加速机体的老化[1-2]。随着社会的发展和生活质量的提高，如何延缓衰老逐渐成为全民关注的热点。中医药在预防老年慢性病方面具有明显优势。食药物质属于"按照传统既是食品又是中药材的物质"，其兼有食品性能与中药功能（《中华人民共和国药典》有明确记载）。按照我国食品安全法规定，由国务院卫生行政部门会同国务院食品安全监督管理部门制定、公布的食药物质目录已经有百余种。近年来对食药物质延缓衰老研究的报道越来越多，其发展前景广阔。本文对具有抗氧化、延缓衰老的食药物质进行归类分析探讨。

体内自由基 [包括超氧阴离子（$-O_2$）、羟自由基（$-OH$）、过氧化氢（H_2O_2）、过氧化脂质等] 动态平衡破坏，抗氧化物活力不足，自由基过多引起细胞结构功能受损和脂质过氧化损伤是造成衰老的重要原因。抗氧化剂分为抗氧化酶系和非抗氧化酶系，其中抗氧化酶包括超氧化物歧化酶（SOD）、谷胱甘肽过氧化物酶（GSH-Px 或 GPX）和过氧化氢酶（CAT），可协助清除自由基，减轻和消除氧化损伤。非抗氧化酶系主要包括谷胱甘肽（GSH），参与清除 ROS，防护氧化应激对机体产生的损伤。总抗氧化能力（T-AOC）作为反映机体总体抗氧化能力的评价性指标，可通过清除过高的活性氧，从而达到维持体内环境活性氧的动态平衡，间接反映机体的脂质过氧化损伤程度。MDA 是机体生物膜遭到自由基攻击时产生的代谢产物之一，反映氧自由基脂质过氧化的强度和速率，显示体内氧自由基的代谢变化。随着机体的衰老，抗氧化能力下降，过剩的自由基引发的氧化损伤会进一步加速机体的衰老。食药物质可通过抗氧化作用达到延缓衰老的功效，具体分为补虚、祛邪和其他方面三大类。

一、补虚类食药物质的抗氧化、延缓衰老作用

中医认为衰老主要是脏腑功能虚损、气血阴阳不足导致的，关键在于脾肾，因此，补虚是延缓衰老的重要方法。补虚治法为补气、养血、滋阴、温阳四类。

（1）补气的食药物质包括山药、甘草、白扁豆、白扁豆花、人参、沙棘、枣（大枣、酸枣、黑枣）、党参、西洋参、黄芪、蜂蜜。其中山药[3]、甘草[4]、人参[5-6]、沙棘[7]、大枣[8]、党参[9]、西洋参[10]、黄芪[11]主要通过提高抗氧化酶活性等发挥抗氧化、延缓衰老作用。白扁豆抗

氧化能力强,无延缓衰老研究。白扁豆花与菊花、金银花、槐花、代代花具有协调抗氧化作用[12]。蜂蜜抗氧化作用较弱,其机制目前仍在研究中。

(2)养血的食药物质包括龙眼肉(桂圆)、当归、阿胶。其中当归[13]、龙眼[14]、阿胶[15]可提高血中 SOD、CAT、GSH-Px 的活力,从而延缓衰老。

(3)滋阴的食药物质包括玉竹、百合、芝麻、枸杞子、黄精、桑椹、黑芝麻、铁皮石斛。其中玉竹[16]、黑芝麻[17]、枸杞子[18]、黄精[19]、铁皮石斛[20]通过提高抗氧化酶活性,从而发挥抗氧化、延缓衰老的作用。百合中的非淀粉多糖具有较强的抗氧化作用,关于衰老的研究暂无。桑椹中的总黄酮有抗氧化、抑菌作用,但缺乏相关的衰老研究。

(4)温阳的食药物质包括益智仁、肉苁蓉、杜仲叶。益智仁[21]、肉苁蓉[22]、杜仲叶[23]可通过增加抗氧化酶的活性来发挥延缓衰老的作用。

实验研究发现,补虚药主要通过清除氧自由基、提高内源性抗氧化酶的活性、增强机体免疫能力、保护脑组织神经元等作用机制发挥延缓衰老的作用,详见表1。

表1 补虚功效的食药物质抗氧化延缓衰老机理汇总

分类	食药物质	主要成分	药理作用	作用机制
补气药	山药	多糖	清除 DPPH 自由基、羟自由基以及超氧阴离子自由基活性;保护精子 DNA 完整性	清除氧自由基抗氧化;保护 DNA 完整性抗衰老;提高免疫力
	甘草	多糖	清除 DPPH 自由基、羟自由基和超氧阴离子自由基,T-AOC、GSH-Px、CAT 活性和 SOD 含量提高	清除氧自由基抗氧化;提高抗氧化酶活性;调节牛磺酸代谢抗衰老
	人参	皂苷	提高 SOD、CAT、GPx 及 GSH 水平,降低 MDA 水平	提高抗氧化酶活性,下调 MTH 基因表达水平,调控 SIRT1/eNOS/NO 通路
		多糖	提高 SOD、CAT、GPx 及 GSH 水平,降低 MDA 水平	提高抗氧化酶活性
	沙棘	黄酮	升高 SOD 活力,降低 MDA 含量	清除自由基抗氧化作用,提高氧化酶活性
	大枣	多糖	清除活性氧自由基,提高 SOD 含量,降低 MDA 产生	清除自由基抗氧化作用,提高氧化酶活性
	党参	多糖	清除 DPPH 自由基和超氧负离子,提高 SOD 及 CAT 活性	清除自由基抗氧化作用,提高氧化酶活性
	西洋参	皂苷	清除自由基,提高 SOD 活性	清除自由基;提高氧化酶活性;延缓神经细胞衰老,改善记忆
	黄芪	黄酮	清除 DPPH 自由基,提高 SOD、CAT 活性	清除自由基抗氧化作用,提高氧化酶活性
养血药	龙眼	多糖	提高 CAT、SOD、GSH-Px 的含量,降低 MDA 的含量	提高抗氧化酶活性;增强特异性免疫功能
	当归	多糖	增加细胞 T-AOC、降低 ROS 水平;抑制端粒 DNA 损伤,增强端粒酶活性	提高氧化酶活性;调节细胞周期调控蛋白表达,抑制端粒 DNA 损伤及端粒酶活性下降
	阿胶	—	提高 SOD、CAT、GSH-Px 活性,降低 MDA 水平	清除自由基抗氧化作用,提高氧化酶活性,调整衰老相关基因表达
滋阴药	玉竹	总黄酮	明显抑制 DPPH 自由基活性,提高血液中 SOD 活性,降低肝组织中 MDA 含量	清除自由基抗氧化作用,提高氧化酶活性
	黑芝麻	黄酮	增加血清中 GSH-Px 活力,增加脑组织中 T-SOD 活性,降低 MDA 含量	提高抗氧化酶活性;改善脑组织的损伤
	枸杞	多糖	清除氧自由基,提高 SOD、CAT、GST 和 GPx 酶活性,降低 MDA 水平	清除自由基抗氧化作用,提高氧化酶活性;调控凋亡相关基因
	黄精	多糖	清除自由基,提高 SOD 活性;促进 EPCs 端粒酶活性	提高氧化酶活性;调节细胞周期调控蛋白表达、促进端粒酶活性
	铁皮石斛	多糖	增强 SOD、CAT 活性,降低 MDA 水平	提高抗氧化酶活性

续表

分类	食药物质	主要成分	药理作用	作用机制
温阳药	益智仁	—	增加 CAT、SOD 活性，促进 DAF-16、SOD-3 基因表达	提高抗氧化酶活力；提高抗氧化基因的表达水平
	肉苁蓉	多糖	提高 SOD、CAT、GPx 及 GSH 水平，降低 MDA 水平；保护脑组织神经元	提高抗氧化酶活性；保护脑组织神经元，改善学习记忆能力
	杜仲叶	—	清除自由基；提高肝 SOD 活力，降低 MDA 和 LF 含量	清除自由基抗氧化作用，提高氧化酶活性

二、祛邪类食药物质的抗氧化、延缓衰老作用

中医认为衰老的病机为本虚标实，以五脏虚衰为根本原因，而血瘀、痰浊等实滞为重要影响因素。实邪瘀滞，精血运行受阻，影响其功能发挥，久则致经血衰耗，从而加速衰老的过程。

（1）利水渗湿的食药物质包括枳椇子、薏苡仁、茯苓、菊苣、肉豆蔻、草果、砂仁、藿香。中医认为，津液聚而生痰浊，或流溢于血脉，或走注于经隧、充塞于清窍，或泛溢于肌肤，或郁阻于脏腑肢节，而导致衰老。枳椇子[24]可增加体内抗氧化酶的活性，减少过氧化脂质的生成，提高机体抗氧化能力。薏苡仁[25]、茯苓[26]清除 DPPH 能力强，通过清除自由基从而提高抗氧化能力，延缓衰老。菊苣[27]能保护线粒体受到氧化应激损伤、上调 Nrf2/Keap1 信号通路下游相关抗氧化防御酶的表达，从而延缓衰老。肉豆蔻、草果虽然有较强的抗氧化能力，但是关于其延缓衰老作用暂无报道。

（2）理气的食药物质包括代代花、刀豆、佛手、香橼、橘红、橘皮、薤白、玫瑰花。中医认为气为血之帅，气滞则血停，久则生瘀血；津随气化，气滞则津停，久必化痰湿。痰湿瘀血等病理产物的形成会加重经络的瘀阻，五脏六腑形体官窍失去濡养，代谢能力下降，进一步加剧衰老进程。玫瑰花[28]可提高 SOD、CAT 活性，降低血清中 MDA 及脑组织中乳铁蛋白（LF）含量，从而发挥抗氧化、延缓衰老的功效。代代花、佛手具有较强的抗氧化活性，但是目前缺乏对延缓衰老的研究。香橼的抗氧化能力较弱，橘红、橘皮、刀豆、薤白则无抗氧化功能。

（3）活血的食药物质包括桃仁、西红花、姜黄。中医认为，血瘀阻碍气机的运行，气机运行不畅，血脉瘀阻，影响新血的生成，同时血瘀日久，经脉失养，人体出现失养衰惫、脏腑机能下降等衰老表现。西红花[29]能够提高的 SOD 和 GSH-Px 含量，并显著降低 MDA 含量，提高抗氧化能力从而延缓衰老。姜黄[30]的有效成分姜黄素可通过 Keap1/Nrf2/HO-1 或 Nrf2/TLR4/RAGE 信号通路，抑制中枢氧化应激来延缓衰老。桃仁乙醇提取物可通过增强免疫系统功能从而达到延缓衰老功效，但无抗氧化功能的研究。

（4）清热的食药物质包括马齿苋、决明子、青果、鱼腥草、赤小豆、金银花、栀子、淡竹叶、菊花、蒲公英、芦根、山银花、布渣叶、夏枯草。《黄帝内经》云："阳蓄积病死"。热性燔灼，易伤风动血，耗伤阴液，使筋脉失养，而出现手足颤动；又可灼伤血络，引起出血的病症，导致衰老相关慢性疾病的出现。清热药中马齿苋[31]可通过清除羟自由基活性，改善自由基代谢发挥其延缓衰老作用。决明子[32]可清除自由基，避免大分子物质交联，使机体氧化应激能力增强，改善衰老状态。菊花提取物[33]延缓衰老作用可能与抗氧化酶活性及 Nrf2/ARE 信号通路有关。蒲公英[34]能显著提高血清和组织中 SOD、GSH-PX、T-AOC 的活性，显著降低 MDA 的含量，显著上调抗氧化基因 SOD1、SOD2、GPX-1、GPX-4 的 mRNA 的表达量，从而抗氧化、延缓衰老。鱼腥草在体内外均有较强的抗氧化活性，但是缺乏延缓衰老的研究。赤小豆、金银花、栀子、淡竹叶、芦根、山银

花、布渣叶、夏枯草等有一定的抗氧化作用，但无延缓衰老方面的相关研究。

（5）温里的食药物质包括丁香、花椒、八角茴香、小茴香、肉桂、高良姜、黑胡椒、山柰、荜茇。中医认为寒为阴邪，易伤阳气，其性凝滞，侵袭人体时容易出现气血凝结、阻滞不通，引发疼痛；寒性收引，凝滞于经脉时表现出关节的拘急疼痛。经文献检索，丁香、花椒、肉桂、小茴香、八角茴香、高良姜、黑胡椒、荜茇等具有一定的抗氧化作用，但是缺乏延缓衰老作用的相关研究。山柰具有抗氧化、抗光老化活性。

（6）消食的食药物质包括余甘子、麦芽、山楂、莱菔子、鸡内金。中医认为老人脾胃虚弱，脾胃运化失司，导致食积，食积不仅会进一步影响脾胃的运化功能，又可阻滞胃肠的气机运行，容易伴见气滞证；食积久留又会蕴生邪热或形成痰湿，从而出现湿热互结的病证。研究表明余甘子[35]、山楂[36]延缓衰老的机制可能与其能增强机体的抗氧化功能、抑制自由基的产生及清除过量自由基有关。麦芽、鸡内金抗氧化功效暂无研究。莱菔子水溶性生物碱提高血清一氧化氮含量和 SOD 活性，降低 MDA 水平，从而发挥抗氧化功效。

（7）安神的食药物质包括酸枣仁、灵芝。中医认为"人精在脑"，脑藏神，脑虚则神衰，神衰则意识思维活动紊乱，脏腑功能不相维系。研究发现，酸枣仁有抗氧化作用，但是延缓衰老机制暂不明确。灵芝[37]可增强机体清除氧自由基的能力，减少脂质过氧化，提高机体免疫力，从而达到延缓衰老的目的。

三、其他类食药物质的抗氧化、延缓衰老作用

研究发现，一些有解表、收涩、止血、祛风除湿、泻下等功效的药物也可以抗氧化、延缓衰老，如白芷[38]、莲子[39]、山茱萸[40]、火麻仁[41]、天麻[42]、牡蛎[43]、生姜[44]、紫苏[45]、葛根[46]。火麻仁[47]能显著提高衰老小鼠血 SOD、GSH-PX 活力，显著降低血浆 MDA 水平，发挥延缓衰老的作用。薄荷[48]挥发油可提高抗氧化酶活性、增强老年小鼠免疫能力，发挥其抗氧化、延缓衰老作用。桑叶[49]不仅能有效清除体内的自由基，同时可通过改善衰老小鼠肠道菌群多样性，调整肠道菌群，从而延缓衰老。芡实[50]可显著提高 SOD、GSH-Px 和 T-AOC 水平，提高端粒含量及拮抗脑萎缩，具有良好的延缓衰老功效。荷叶水提物[51]可显著清除羟自由基及超氧阴离子自由基，具备较强的抗氧化作用。覆盆子[52]可改善衰老小鼠体内 SOD、GSH-Px、CAT、MDA 的生理指标，同时还能明显增加小鼠肾组织中抗衰老基因 Klotho 的表达量，具有明显的延缓衰老活性。松花粉[53]可改善 SOD 活性，抑制 MDA 生成，增强衰老小鼠的抗炎、抗氧化能力，从而发挥延缓衰老效应。香薷、紫苏籽、芫荽、淡豆豉、乌梅、肉豆蔻、小蓟、槐花、槐米、白茅根、白果、杏仁（甜、苦）、昆布、罗汉果、桔梗、木瓜、榧子具有抗氧化能力，但无延缓衰老功效的相关研究。粉葛、胖大海、黄芥子、乌梢蛇、蝮蛇抗氧化研究暂无。

四、小结

本文总结了食药物质抗氧化、延缓衰老的研究进展及作用机制。已有药理研究表明，49 种食药物质具有抗氧化、延缓衰老的作用，其作用机制包括清除多余氧自由基、提高抗氧化酶活性、减少过氧化脂质的生成、保护脑组织神经元、抑制 DNA 损伤、抑制端粒酶活性降低等。有助于抗氧化、延缓衰老的食药物质种类繁多，提醒我们在辨证施膳过程中还需从中医理论如中药的四气五味、性味归经、配伍禁忌等方面综合分析。食药物质在延缓衰老方面具有广阔的研究前景，但目前对于食药物质的研究与开发尚处在起步阶段，未来应加大科研投入及研发力度，运用现代生化技术等高科技手段，大力开展对衰老机制及延缓衰老相关食药物质的研究，为人类社会发展做出贡献。

参考文献

[1] Takako Yokozawa, Akiko Satoh, Eun JuCho. Ginsenoside - Rd attenuates oxidative damage related to aging in senescence - accelerated mice[J]. Journal of Pharmacy and Pharmacology, 2010(1).

[2] 原慧萍, 杨泽. 氧化应激与衰老研究进展[J]. 中国老年保健医学, 2015, 13(5): 14-17.

[3] 慎晓飞, 王丹丹, 宋俊杰, 等. 山药多糖药理应用研究进展[J]. 世界最新医学信息文摘, 2018, 18(24): 114-116.

[4] 李念虹, 化敏, 戴衍朋, 等. 甘草抗氧化现代研究进展[J]. 药学研究, 2020, 39(12): 717-721.

[5] 于雪妮, 冯小刚, 张建民, 等. 人参化学成分与药理作用研究新进展[J]. 人参研究, 2019, 31(1): 47-51.

[6] 王顺鹏, 韩翰. 人参多糖抗氧化延缓衰老作用研究进展[J]. 沈阳医学院学报, 2020, 22(1): 87-89.

[7] 赵二劳, 展俊岭, 范建凤. 沙棘黄酮抗衰老作用研究进展[J]. 基因组学与应用生物学, 2020, 39(10): 4882-4887.

[8] 苑妞妞, 王义翠, 温梅兰, 等. 大枣多糖的生物学功能及其在畜牧业中的应用研究进展[J]. 中国畜牧杂志, 2021, 57(12): 47-51.

[9] 张涛, 杨婉羚, 曹喻, 等. 党参多糖的分离纯化及抗衰老作用研究[J]. 江苏农业科学, 2018, 46(23): 235-237.

[10] 易骏. 国内西洋参抗衰老作用机制的研究概况[J]. 福建教育学院学报, 2000(4): 94-96.

[11] 乔玉琪. 黄芪水提物延缓果蝇衰老及其作用机制研究[D]. 太原: 山西大学, 2020.

[12] 余祥雄, 梁泽明, 肖性龙, 等. 五种药食同源花提取物体外协同抗氧化作用[J]. 食品工业科技, 2019, 40(8): 254-259.

[13] 张先平. 当归多糖调控造血干细胞衰老的机制研究[D]. 重庆: 重庆医科大学, 2013.

[14] 童辉. 龙眼肉多糖LGP50和LGP50S-1免疫调节及抗衰老作用研究[D]. 广州: 暨南大学, 2014.

[15] 张飘飘, 阎晓丹, 杜鹏程, 等. 阿胶的化学成分及其药理毒理学研究进展[J]. 山东医药, 2016, 56(9): 95-97.

[16] 陈地灵, 徐大量, 林辉. 玉竹总黄酮体内外抗氧化作用的实验研究[J]. 今日药学, 2008, 18(6): 13-14.

[17] 王荣, 赵佳, 冯怡, 等. 黑芝麻总黄酮的体内抗氧化作用研究[J]. 中国油脂, 2020, 45(7): 42-44.

[18] 栗鋆, 寇列玲, 沈兰珂. 枸杞多糖的抗氧化作用在眼科的研究现状[J]. 中国中医眼科杂志, 2021, 31(5): 369-372.

[19] 胡康棣, 李昌林, 李昌素, 等. 黄精功能成分的研究进展[J]. 安徽农业科学, 2021, 49(12): 16-18.

[20] 劳梓钊, 廖沣, 吴茂勇, 等. 铁皮石斛多糖延缓果蝇衰老与抗氧化作用研究[J]. 中药材, 2018, 41(7): 1740-1742.

[21] 杨帆, 肖曼, 陈柏岑, 等. 益智仁提取物延缓秀丽隐杆线虫衰老的研究[J]. 中华中医药学刊, 2022, 40(2): 43-46, 265.

[22] 姚辛敏, 周晓洁, 周妍妍. 肉苁蓉化学成分及药理作用研究进展[J]. 中医药学报, 2021, 49(2): 93-97.

[23] 唐晓玲. 杜仲叶药理作用新进展[J]. 光明中医, 2015, 30(7): 1565-1567.

[24] 汪海涛, 嵇扬, 徐永祥, 等. 枳椇子提取物对D-半乳糖致亚急性衰老小鼠氧化损伤的保护作用[J]. 中国药学杂志, 2008, 43(8): 591-593.

[25] 马小庭, 黄锁义. 薏苡仁抗氧化活性研究进展[J]. 食品研究与开发, 2017, 38(7): 188-191.

[26] 张年, 李兆星, 李娟, 等. 茯苓的化学成分与生物活性研究进展[J]. 世界科学技术-中医药现代化, 2019, 21(2): 220-233.

[27] 刁志君. 菊苣酸对体内抗氧化防御酶的调节作用及机制研究[D]. 咸阳: 西北农林科技大学, 2017.

[28] 柴莹莹, 何霞, 宫颖慧, 等. 玫瑰花色苷分子稳定性及其生物活性研究进展[J]. 中国野生植物资源, 2017, 36(3): 37-41.

[29] 汪群红, 章灵芝, 苏慧丽, 等. 西红花对D-半乳糖致衰老大鼠模型抗氧化能力的影响[J]. 中华中医药学刊, 2020, 38 (11): 18-21.

[30] 张萌, 李潭, 林韬, 等. 姜黄素抗衰老作用及分子机制研究新进展[J]. 中国医药导报, 2020, 17 (28): 40-43.

[31] 王天宁, 刘玉婷, 肖凤琴, 等. 马齿苋化学成分及药理活性的现代研究整理[J]. 中国实验方剂学杂志, 2018, 24 (6): 224-234.

[32] 吴宿慧, 刘亚敏, 李寒冰, 等. 基于自由基学说研究决明子水煎液对小鼠静止代谢率和抗氧化活性的影响[J]. 中成药, 2015, 37 (6): 1343-1347.

[33] 高源. 菊花提取物抗衰老作用研究[D]. 郑州: 河南大学, 2020.

[34] 刘佳人, 徐兴军, 康文锦, 等. 蒲公英黄酮对ICR小鼠体内抗氧化酶活性及相关基因表达的影响[J]. 基因组学与应用生物学, 2022, 41 (1): 41-48.

[35] 裴河欢, 张美凤, 李琦. 余甘子药理作用的研究与开发进展[J]. 当代医药论丛, 2020, 18 (12): 11-13.

[36] 李莉, 吕红, 庞红. 山楂叶总黄酮抗衰老作用的实验研究[J]. 时珍国医国药, 2007, 18 (9): 2143-2144.

[37] 刘丙进, 姚雪坤, 张王月, 等. 灵芝三萜类化合物延缓衰老作用的实验研究[J]. 海峡药学, 2011, 23 (3): 30-31.

[38] 王方, 王灿. 白芷醇提物延缓皮肤衰老与抗氧化作用的相关性研究[J]. 中国药房, 2012, 23 (7): 599-602.

[39] 苗明三, 徐瑜玲, 方晓艳. 莲子多糖对衰老模型小鼠抗氧化作用的研究[J]. 中国现代应用药学, 2005, 22 (1): 11-12.

[40] 胡志红, 林搏浩, 王晓娜, 等. 山茱萸果核水提取物对D-半乳糖致衰老模型小鼠抗氧化能力的影响[J]. 中国老年学杂志, 2016, 36 (16): 3906-3908.

[41] 张际庆, 夏从龙, 段宝忠, 等. 火麻仁的药理作用研究进展及开发应用策略[J]. 世界科学技术-中医药现代化, 2021, 23 (3): 750-757.

[42] 许廷生, 陆龙存, 黄子冬. 天麻有效成分的药理作用分析与临床应用研究进展[J]. 中医临床研究, 2020, 12 (21): 133-135.

[43] 王力, 肖嵋方, 陈弘培, 等. 牡蛎多肽组分OE-I抗氧化活性及其对秀丽隐杆线虫抗衰老作用[J]. 食品科学, 2022, 43 (3): 152-160.

[44] 曹亚军, 马建慧, 陈虹, 等. 生姜醇提取物对亚急性衰老小鼠抗脂质过氧化作用的研究[J]. 现代预防医学, 2007, 34 (12): 2253-2254.

[45] 王丽梅, 叶诚, 吴晨, 等. 紫苏油对衰老模型大鼠的抗衰老作用研究[J]. 食品科技, 2013, 38 (1): 280-284.

[46] 吴迪, 刘平平, 李萌, 等. 葛根水提液及葛根发酵液的体外抗氧化及抗衰老功效评价[J]. 食品工业科技, 2019, 40 (12): 285-290.

[47] 江兵, 宋国红. 火麻仁精油胶囊抗衰老作用的研究[J]. 四川中医, 2009, 27 (11): 56-58.

[48] 俞浩, 辛华夏, 陈浩, 等. 薄荷挥发油成分的气相色谱-质谱联用分析及抗衰老作用[J]. 中药新药与临床药理, 2021, 32 (1): 73-78.

[49] 黄思莹, 黄春萍, 刘旭, 等. 桑叶槲皮素对D-半乳糖致衰老小鼠抗氧化能力及肠道菌群的影响[J]. 四川师范大学学报(自然科学版), 2020, 43 (3): 373-377.

[50] 朱煜冬, 张余, 戚良号, 等. 芡实超微粉的小鼠体内延缓衰老功效[J]. 中国老年学杂志, 2019, 39 (15): 3732-3735.

[51] 邢峰丽, 封小强, 刘伟花, 等. 荷叶的药理作用研究概述[J]. 环球中医药, 2016, 9 (1): 115-118.

[52] 王亚萍. 覆盆子糖蛋白GP3抗衰老活性及其对Klotho基因表达的调控研究[D]. 郑州: 郑州大学, 2018.

[53] 侯晨晨, 沈蓉, 刘迪, 等. 松花粉药理作用及临床应用研究进展[J]. 中国中医药信息杂志, 2017, 24 (9): 124-127.

有助于降尿酸的食药物质荟萃

苏小艺[1] 王怡斐[2] 张文高[1]

（1. 山东中医药大学 250014）

（2. 山东中医药大学附属医院 250014）

高尿酸血症是一种由于嘌呤代谢紊乱引起的代谢性疾病。痛风是指由单钠尿酸盐（MSU）晶体诱导的局部炎性反应和组织破坏，与高尿酸血症直接相关的代谢性风湿病[1]。在国民饮食结构的调整下，以肉类为主的高嘌呤食物占比越来越高，高尿酸血症和痛风的发病率也随之逐年上升，发病年龄逐年下降[2]。对高尿酸血症现代医学尚乏根治之法，西药的诸多不良反应也使其应用受限。中药可以通过对脏腑功能的调节和标本虚实的辨证来改善导致尿酸升高的病理因素从而达到降尿酸防痛风的效果。中医学认为，痛风、高尿酸血症之类病证基本病因病机为饮食失节，脾胃失司，内生湿热，久则血瘀络阻，乃为本虚标实之证，脾肾亏虚为本，湿浊瘀痰为标。故调治当标本兼顾，健脾助运、清热利湿化浊为主，辅以化瘀通络、补益肝肾等法。中医药学药食同源的理论是祖国医药宝库的重要内容之一，理论核心是通过正常饮食摄入从而使机体达到健康状态，减少药物的伤害[3]。按照《食品安全法》，"生产经营的食品中不得添加药品，但是可以添加按照传统既是食品又是中药材的物质"。按照传统既是食品又是中药材的物质简称食药物质，其目录由国务院卫生行政部门会同国务院食品安全监督管理部门制定、公布。本文从痛风的发病机制出发，对筛选出的14种有助于降尿酸的食药物质的中药功能分类及降尿酸机制进行探讨。

一、有助于降尿酸食的食药物质的中药功能分类及降尿酸机制

1. 利水祛湿类

（1）茯苓

茯苓味甘、淡，性平，归心、肺、脾、肾经。有利水渗湿，健脾补中，宁心安神之功效。用于小便不利，水肿尿少，痰饮眩悸，脾虚食少，便溏泄泻，心神不安，惊悸失眠等。现代研究表明，茯苓有增强机体的细胞免疫功能，提高巨噬细胞吞噬功能，提高自然杀伤细胞活性，抗肿瘤，利尿，保护肝脏，预防胃溃疡、降低胃酸，强心，增加心肌营养性血流量，抗衰老，增白美容，抗病原微生物等作用。临床煎汤内服常用10～15g。梁丹灵[4]构造高尿酸模型大鼠并对其灌胃茯苓乙醇和水的提取物，试验结果表明，茯苓的乙醇和水提取物可有效降低高尿酸小鼠体内的尿酸并促进体内尿酸以尿液形式排泄出来，同时对部分肝肾损伤具有修复性。张双金等[5]研究发现茯苓水提物通过调节肾脏组织中尿酸转运体1（rURAT1）、有机阴离子转运体1（rOAT1）和有机阳离子转运体2（rOCT2）的表达，从而发挥促进高尿酸血症大鼠尿酸的排泄作用。茯苓多糖具有明显的抗高尿酸血症作用，可能是通过上调rOAT1的表达、下调rURAT1的表达，从而增加尿酸的排泄。

（2）薏苡仁

薏苡仁味甘、淡，性凉，归脾、胃、肺经。

功能利水渗湿，健脾止泻，除痹，排脓，解毒散结。用于水肿，脚气，小便不利，脾虚泄泻，湿痹拘挛，肺痈，肠痈，赘疣，癌肿等。现代研究有抗肿瘤，抗炎，镇痛，增强体液免疫，抑制实验性胃溃疡及腹泻，促进胆汁分泌，降血糖等作用。临床煎汤内服常用9～30g。马旭[6]构造高尿酸血症模型大鼠并筛选出具有降尿酸作用的中药薏苡仁、连翘、苍术，按最优配伍联用能有效降尿酸水平，其降尿酸机制为抑制肝脏 XOD、ADA 活性从而降低尿酸水平。徐家新等[7]观察到薏苡仁粥联合别嘌醇片治疗高尿酸血症其尿酸的降低显著优于别嘌醇片对照组，此方法简便易行、安全有效。

（3）枳椇子

枳椇子为鼠李科植物枳椇的带有肉质果柄的果实或种子，味甘、酸，性平，归脾经。功能利水消肿，解酒毒。枳椇子主要含黑麦草碱、枳椇苷、葡萄糖及苹果酸钾等成分。现代药效学研究表明，枳椇子有解酒、保肝作、利尿、降压、降尿酸等作用。临床煎汤内服常用10～15g。戴立珍[8]进行了枳椇子醇提物颗粒体外黄嘌呤氧化酶活性抑制实验，发现枳椇子醇提物颗粒抑制黄嘌呤氧化酶活性的效果不及别嘌醇，但枳椇子醇提物颗粒有副作用小、无毒害作用、来源广泛、制作经济实惠等优点。于俊俊等[9]通过给高尿酸血症小鼠灌胃枳椇子提取物，结果发现枳椇子醇提物中3，5，3'，4'，5'-五羟基二氢黄酮醇、杨梅素、二氢杨梅素3个化合物均为二氢黄酮醇，能显著降低尿酸水平，其作用机理可能与抑制黄嘌呤氧化酶活性有关。

（4）菊苣

菊苣味微苦、咸，性凉，归肝、胆、胃经。具有清肝利胆，健胃消食，利尿消肿之功能。用于湿热黄疸，胃痛食少，水肿尿少。菊苣主要含有酚酸类、香豆素、倍半萜等化学成分，有降尿酸、降血糖、降血脂、保肝等作用。临床煎汤内服常用9～18g。朱春胜等[10]构造高尿酸血症模型鹌鹑并对其灌胃菊苣提取物，有较稳定的降尿酸作用，同时抑制鹌鹑血清中黄嘌呤氧化酶（XOD）和腺苷脱氨酶（ADA）活性，其降尿酸机制可能与抑制 XOD、ADA 酶活性有关。邹丽娜等[11]通过进一步试验得出菊苣酸能够显著抑制尿酸转运体 GLUT9 的表达从而促进肾脏尿酸排泄。

（5）木瓜

木瓜味酸、涩，性温，归肝、脾、胃经。可升可降，敛中有散；舒筋活络，化湿和中，生津止渴。主治风湿痹痛，腰膝酸痛，筋脉拘挛，吐泻转筋，脚气肿满，津亏口渴。现代研究显示有抗肿瘤，保肝、促进肝细胞修复，免疫调节、抗炎、镇痛、祛风湿、抗菌、抗氧化、降血脂等作用。临床煎汤内服常用6～10g。张瑞等[12]提取木瓜果肉黄酮乙酸乙酯相 CSF-E，并从中鉴定得到8种黄酮类化合物，给高尿酸血症小鼠灌胃 CFS-E 两周，发现小鼠血清尿酸水平明显降低、肾功能明显改善，主要通过抑制黄嘌呤氧化酶活性和下调 mU R AT1 的蛋白水平减少尿酸重吸收，上调 mOAT1 的蛋白水平促进尿酸排泄两条途径实现。

2. 清热类

（1）桑叶

桑叶味甘、苦，性寒，归肺、肝经。功效疏散风热，清肺润燥，清肝明目。用于风热感冒，肺热燥咳，头晕头痛，目赤昏花等。桑叶有降血脂，解痉，抗炎，抗病原微生物，抗溃疡等药效学作用。临床煎汤内服常用5～10g。王珂[13]观察到 MLF 能降低高尿素病理状态下肌酐和尿素氮含量，桑叶黄酮对腺嘌呤致高尿酸大鼠的肾脏细胞具有保护作用，提示其降尿酸机制一方面是肝脏 XO 是 MLF 在体内的药物靶点之一，另一方面 MLF 通过影响磷酸戊糖途径使 UA 生成减少。

（2）葛根

葛根味甘、辛，性凉，归脾、胃、肺经。功能解肌退热，生津止渴，发表透疹，升阳止泻，通经活络，解酒毒。用于外感发热，头痛项强，热病口渴，消渴，麻疹透发不畅，热泻热痢，脾虚泄泻，中风偏瘫，胸痹心痛，眩晕头痛，酒毒伤中。葛根主要含葛根素、黄豆苷元、黄豆苷等黄酮类成分及香豆素类等。现代研究表明，葛根具有抗炎解热；扩张血管，降低外周阻力，减慢心率，降低血压；降血糖，降血脂，降尿酸；对心脏β1受体有选择性阻断作用，抗心肌缺血，强心，扩张冠脉血管和脑血管，增加冠脉血流量和脑血流量，降低心肌耗氧量，增加氧供应，保护心肌超微结构；改善微循环，抑制血小板聚集；抗氧化，改善记忆，抗肿瘤等作用，并能明显缓解大鼠痛风性关节肿胀程度。临床煎汤内服常用 10～15g。于瑞丽等[14]通过给高尿酸血症大鼠灌胃葛根水提液和葛根醇提液，得出结果均能明显降低高尿酸血症大鼠血清UA水平。王勇[15]的研究证实了葛根素等黄酮类化合物均能显著促进尿酸排泄，对PLA2活性有显著抑制作用，可减轻痛风引起的炎症反应，对高尿酸血症具有明显的治疗作用。

（3）荷叶

荷叶味苦，性平，归肝、脾、胃经。具有清暑化湿降浊，升发清阳，凉血止血等功效。用于暑热烦渴，暑湿泄泻，脾虚泄泻，血热吐衄，便血崩漏等。现代研究表明，荷叶有降脂、抗衰、抑菌、抗病毒、抗炎、抗过敏等作用。临床煎汤内服常用3～10g。王明星[16]实验研究荷叶碱的降尿酸作用和作用机制，证实荷叶碱有降尿酸和改善肾功能的作用，而其作用机制可能与调节HK-2有机离子转运表达有关。柯尊军[17]筛选出菊花、金银花、荷叶三种效果最好的水提物，并研究抑制黄嘌呤氧化酶的最优联配伍，进一步按最优组合进行小鼠体内研究，发现能有效降低小鼠尿酸水平且对肝肾器官无损害影响。

3. 活血化瘀类

（1）姜黄

姜黄味辛、苦，性温，归脾、肝经。功能破血行气，通经止痛。用于胸胁刺痛、胸痹心痛，痛经经闭，癥瘕，风湿肩臂疼痛，跌扑肿痛等。本品含有挥发油，主要成分为姜黄酮、芳姜黄酮、姜烯、水芹烯、香桧烯、桉油素、莪术酮、莪术醇、丁香烯龙脑、樟脑等，色素类主要为姜黄素、去甲氧基姜黄素。药效学研究表明，姜黄有抑制血小板聚集、降低血浆黏度和全血黏度、抗肿瘤、降血脂、抗炎、免疫调节、抑制细菌真菌、保肝利胆、保护胃黏膜、降血压、降尿酸等作用。临床煎汤内服常用3～10g。殷华峰等[18]观察到姜黄醇提物高、低剂量组均能明显降低高尿酸血症小鼠模型的血清尿酸值和黄嘌呤氧化酶活性，并促进尿液尿酸的排泄，证明姜黄具有双重途径的降尿酸作用。沈淇等[19]的研究证实了姜黄素有降低尿酸血症小鼠血清尿酸、保护肝肾功能的作用。

（2）山楂

山楂味酸、甘，性微温，归脾、胃、肝经。具有消食健胃，行气散瘀，化浊降脂的功效。用于肉食积滞，胃脘胀满，泻痢腹痛，瘀血经闭，产后瘀阻，心腹刺痛，胸痹心痛，疝气疼痛，高脂血症等。现代研究表明，山楂具有抗心肌缺血，降血压，降血脂，抗动脉粥样硬化，强心，抗心律失常，抗氧化，抗血小板聚集，促进消化，保肝，抗癌，增强机体免疫等作用。临床煎汤内服常用9～12g，脾胃虚弱而无积滞、胃酸分泌过多者慎用。赖锦兰等[20]让患者口服山楂消脂胶囊12周，结果发现对湿热体质肥胖症患者的尿酸有显著降低作用。张知贵等[21]研究山楂叶总黄酮对大鼠实验性高尿酸血症的影响，证明山楂叶总黄酮可以通过抑制黄嘌呤氧化酶活性来降低血尿酸值，通过升高一氧化氮水平、降低内皮素-1水平防治高尿酸血症导致的血管内皮功能的损伤。

4. 补益类

（1）山药

山药味甘，性平，归脾、肺、肾经。有补脾养胃，生津益肺，补肾涩精等功效。用于脾虚食少，久泻不止，肺虚喘咳，肾虚遗精，带下，尿频，虚热消渴，以及倦怠，虚劳羸瘦，气短自汗，腰膝酸软，眩晕耳鸣等。山药富含淀粉、多糖、蛋白质、游离氨基酸及多种酶。药效学研究有增强小肠吸收功能，调节肠道运动，预防、治疗实验性脾虚证，降血糖、降血脂、调整胃肠功能、促进细胞免疫和体液免疫，抗氧化、抗突变、抗衰老、抗肿瘤、耐缺氧等作用。煎汤内服常用15～30g。祁鑫等[22]通过给高尿酸血症小鼠灌胃山药甲醇提取物，结果发现此法可以显著抑制黄嘌呤氧化酶活性，显著降低血清尿酸水平。石玮等[23]通过研究发现山药对金钱草降尿酸有辅助促进作用，小鼠灌胃山药金钱草合剂后，相较于金钱草单剂出现的呕吐精神不振等情况明显改善。

（2）枸杞子

枸杞子味甘，性平，归肝、肾、肺经。有滋补肝肾，益精明目，润肺生津之功效。用于虚劳精亏，腰膝酸痛，眩晕耳鸣，阳痿遗精，内热消渴，血虚萎黄，目昏不明，以及虚劳咳嗽等。主要含枸杞子多糖及甜菜碱等生物碱类成分。现代研究有增强与调节免疫功能，抗氧化、延缓衰老，抗肿瘤，降血脂、降血糖，保肝，促进造血功能，抗疲劳，耐缺氧等作用。临床煎汤内服常用6～12g。孙铭等[24]构造高尿酸血症小鼠并对其灌胃枸杞提取物，观察到枸杞高、中剂量组均可抑制黄嘌呤氧化酶活性，降低小鼠血清中尿酸含量，并改善高尿酸血症造模导致的肾小球萎缩情况。

5. 散寒类

（1）生姜

生姜味辛，性微温，归肺、脾、胃经。功能散寒解表，温中止呕，化痰止咳，解鱼蟹毒。用于风寒感冒，胃寒呕吐，寒痰咳嗽，鱼蟹中毒等。本品含挥发油，油中主要为α-姜烯、β-檀香萜醇、β-水芹烯、6-姜辣素等多种姜辣素、生姜酚、姜醇、姜烯酮等。药效学研究表明，生姜可促进消化液分泌，保护胃黏膜，具有抗溃疡、促进胃肠运动、保肝利胆、调节免疫功能、强心、抑制血小板聚集、抗炎、解热、抗菌、镇痛、镇静、防晕、镇吐等作用。临床煎汤内服常用3～10g。祁鑫等[22]的研究证实生姜甲醇提取物可以显著降低血清尿酸水平，生姜醇提取物中有大量黄酮类物质，能抑制黄嘌呤氧化酶的活性从而降低尿酸水平。杨秋璇[25]研究发现[6]-姜烯酚原料药和[6]-姜烯酚自微乳均能通过抑制黄嘌呤氧化酶活性来降低血尿酸水平。

（2）高良姜

高良姜味辛，性热，归脾、胃经。有温胃止呕，散寒止痛，理气等功能。用于脘腹冷痛，胃寒呕吐，嗳气吞酸，以及呃逆，泄泻痢疾，寒疝，脚气，噎膈等。含挥发油0.5%～1.5%，油中主要成分为1,8-桉叶素、桂皮酸甲酯、丁香油酚、蒎烯、荜澄茄烯及辛辣成分高良姜酚等；尚含黄酮类高良姜素、山奈素、山奈酚、槲皮素、异鼠李素等。药效学研究表明，高良姜有镇痛、抗炎，抗实验性胃溃疡形成，止泻，利胆，调节胃肠功能，改善微循环，抗血栓，抗凝血，抑制血小板聚集，抗缺氧，抗菌等作用。临床煎汤内服常用3～6g。濮尊琴等[26]构造高尿酸血症小鼠模型并对其灌药高良姜素，发现高良姜素高剂量可降低高尿酸血症小鼠的尿酸水平、抑制XOD活性，其作用机制是抑制黄嘌呤氧化酶活性从而减少尿酸生成。卢昊等[27]进一步研究证实高良姜素可以降低血尿酸水平、保护肾脏，其作用机制是抑制黄嘌呤氧化酶活性和抑制NLRP3炎性小体激活。

二、讨论与思考

本文从百余种食药物质中选取14味降尿酸食药物质，其功能分类主要为清热类、利水祛湿类、活血化瘀类、补益类、散寒类，基本体现了痛风治疗中标本兼顾，以健脾助运、清热利湿化浊为主，化瘀通络、补益肝肾为辅的治疗原则。本文14味食药物质降尿酸中药在实验中均被证实有降尿酸、防痛风的作用，作用机制主要是通过抑制黄嘌呤氧化酶活性来实现，茯苓、桑叶、山楂、枸杞等对高尿酸血症导致的肝肾、血管损害兼有预防修护作用，可以长期稳定地服用。这相较于降尿酸西药而言有明显的优势，尽管降尿酸西药有着起效迅速、疗效佳等不可否认的优点，但其长期服用对患者皮肤、心血管、肝肾的不可逆损害不容忽视。但降尿酸食药物质的降尿酸机制研究尚不深入，更缺乏符合循证医学研究规范的临证证据，有待继续深入研讨。

食药物质具有食品与中药双重作用，长期服食也较为安全，降尿酸食药物质的开发应用具有广阔的发展前景。利用本文提供的资料，结合人群体质特点和辨证施膳原则，积极研制、推广适合于高尿酸威胁人群的食养药膳，进而研发相关的预包装食品等大健康产品，将为这部分人群的健康美好生活带来福音。

参考文献

[1] 冯文文，崔岱，杨涛.《中国高尿酸血症与痛风诊疗指南（2019）》要点解读[J].临床内科杂志，2020，37（7）：528-531.

[2] 倪青.高尿酸血症和痛风病证结合诊疗指南（2021-01-20）[J].世界中医药，2021，16（2）：183-189.

[3] 刘勇，肖伟，秦振娴，等."药食同源"的诠释及其现实意义[J].中国现代中药，2015，17（12）：1250-1252，1279.

[4] 梁丹灵.树舌灵芝和茯苓提取物改善高尿酸血症作用研究[D].广州：广州中医药大学，2019.

[5] 张双金，周燕，魏玉辉，等.茯苓水提物对高尿酸血症大鼠 rURAT1 rOAT1 和 rOCT2 表达的影响[J].西部医学，2016，28（12）：1648-1657

[6] 马旭.抗痛风中药复方的优选及其对高尿酸血症小鼠 XOD、ADA 的影响[D].石家庄：河北医科大学，2016.

[7] 徐家新，钟志戎.别嘌醇片联合薏苡仁粥治疗高尿酸血症40例疗效观察[J].河北中医，2011，33（7）：1118.

[8] 戴立珍.中草药中黄嘌呤氧化酶抑制剂的筛选及制剂研究[D].武汉：武汉工程大学，2010.

[9] 于俊俊，徐德平.枳椇子降尿酸功效成分[J].食品科技，2019，44（11）：227-231+237.

[10] 朱春胜，张冰，林志健，等.菊苣降尿酸有效成分及机制研究[J].中草药，2017，48（5）：957-961.

[11] 邹丽娜，王雨，姜卓希，等.基于肾脏尿酸转运的中药降尿酸活性成分筛选及评价：以菊苣酸为例[J].世界中医药，2021，16（1）：28-34.

[12] 张瑞.光皮木瓜籽油的亚临界萃取及果肉黄酮降尿酸作用研究[D].武汉：武汉轻工大学，2016.

[13] 王珂.桑叶黄酮提取纯化及其降血脂作用研究[D].上海：华东师范大学，2011.

[14] 于瑞丽，陈素红，吕圭源，等.葛根提取物对高尿酸血症模型大鼠尿酸及血脂的影响[J].浙江中医药大学学报，2011，35（3）：455-458.

[15] 王勇.杨梅素、葛根素对高尿酸血症的影响及其意义[J].内蒙古中医药，2010，29（19）：9-10.

[16] 王明星.荷叶碱对高尿酸血症状态下动物肾保护作用及其机制的研究[D].南京：南京大学，2015.

[17] 柯尊军.食药同源资源中黄嘌呤氧化酶抑制剂的筛选、组方及工艺优化[D].武汉：武汉轻工大学，2020.

[18] 殷华峰，戴平，陈旅翼，等.姜黄降尿酸作用的实验研究[J].药学与临床研究，2011，19（2）：134-135.

[19] 沈淇，杜先华，裴超颖，等.姜黄素对高尿酸血症小鼠的降尿酸及肝肾保护作用研究[J].食品工业科技，2020，41（4）：307-310，321.

[20] 赖锦兰，梁绮君，黄容，等.山楂消脂胶囊对湿热体质肥胖症患者的临床干预研究[J].天津医药，2017，45（9）：940-943.

[21] 张知贵，杨华.山楂叶总黄酮对高尿酸血症大鼠血尿酸及血管内皮细胞功能的影响[J].中国实验

方剂学杂志，2012，18（12）：259-261.

[22] 祁鑫，王昌禄，李风娟，等. 常见蔬菜提取物对黄嘌呤氧化酶抑制作用的筛选研究[J]. 现代食品科技，2011，27（5）：511-514.

[23] 石玮，陶梦君，袁婷婷，等. 金钱草单剂及合剂（山药）对高尿酸血症小鼠的影响[J]. 湖北科技学院学报（医学版），2017，31（2）：104-107.

[24] 孙铭，刘春雨，傅文绮，等. 枸杞提取物对慢性高尿酸血症的治疗作用及机制研究[J]. 中国民族民间医药，2017，26（24）：35-37.

[25] 杨秋璇. [6]-姜烯酚自微乳给药系统及其抗高尿酸血症研究[D]. 南京：江苏大学，2019.

[26] 濮尊琴，王启龙，徐希明，等. 高良姜素的分离纯化及降尿酸作用[J]. 江苏大学学报（医学版），2017，27（4）：338-343.

[27] 卢昊，陈曦文，要辉，等. 高良姜素防治尿酸性肾损伤的药理作用及细胞机制研究[J]. 中南药学，2020，18（7）：1098-1102.

食源性肽的现代研究与产品开发

王 振　张 栋　张义智

[金诃藏药（山东）健康产业有限公司　250102]

食源性肽是从食源性蛋白质中，经过酶解、分离、纯化等制成的新型的蛋白水解产物，能以完整肽的形式被肠道吸收或在肠道与受体结合发挥作用[1]。食源性肽来源广泛，且直接或间接来源于食用蛋白。根据蛋白质原料来源的不同，可分为动物源蛋白肽和植物源蛋白肽。动物源蛋白肽有海洋鱼皮胶原蛋白肽、骨胶原蛋白肽、草鱼蛋白肽、海参肽、牡蛎肽、酪蛋白磷酸肽等；植物源蛋白肽有大豆肽、小麦肽、玉米肽等。根据相对分子质量分布（简称分子量）不同，食源性肽又分为低聚肽（分子量小于1000 Da）和多肽（分子量大于1000 Da）。与蛋白质和多肽相比，食源性低聚肽具有好的水溶性、对热对酸有很好的稳定性，安全性可靠，在被机体吸收利用方面也有明显优势，同时也有良好的营养保健作用，是开发功能食品的最佳氮源[2]。

基于此，近年来国内外科研工作者对食源性肽做了大量的研究工作，已从不同食物蛋白质酶解产物中分离鉴定出具有各种生物活性的肽，如抗氧化肽、降压肽、抗血栓肽、免疫调节肽、抗菌肽等，开发出了以食源性肽为基础配方的多种营养食品。随着"健康中国"战略的推进、慢病优势病种的干预需求、民众自我保健意识的日趋增强，以食源性肽为基础的营养功能性食品研发将是未来健康市场的一大热点。

一、食源性肽的营养保健功能

大量研究表明，食源性肽不仅可以为机体提供丰富的营养，有些还具有多种营养保健功能。不同食源性肽发挥着不同的营养保健功能，而且大部分食源性肽依赖其来源蛋白质的性质。比如，来源于大豆蛋白的大豆肽氨基酸组成与大豆蛋白基本相同，组成合理，含量丰富，含有人体必需的8种氨基酸：赖氨酸、色氨酸、苯丙氨酸、甲硫氨酸、苏氨酸、异亮氨酸、亮氨酸、缬氨酸。故大豆肽在合成组织蛋白、提高免疫力、抗疲劳等方面具有显著的效果。表1为不同食源性肽具有的营养保健功能。

表1　部分不同食源性肽的营养保健功能

食源性肽名称	营养保健功能
大豆肽	提高免疫力、抗疲劳、抗氧化、降血脂、降血压
小麦肽	补充谷氨酰胺、抗氧化、提高免疫力、降血压、阿片样活性
玉米肽	解酒精毒性、抗疲劳、降血压、防止肝性脑病、抗氧化
海洋鱼皮胶原肽	改善皮肤水分、祛面部黄褐斑、促进钙吸收
骨胶原蛋白肽	促进人成骨细胞增殖
海参肽	抗氧化、抗疲劳、提高免疫力、抗菌、抗肿瘤
牡蛎肽	抗肿瘤、抗疲劳、抗氧化、降血压
酪蛋白磷酸肽	促进矿物质吸收、防龋齿、促进受精

1. 提高免疫力

免疫力是人体的一种生理功能，人体依靠这种功能识别"自己"和"非己"成分，从而破坏和排斥进入人体的抗原物质（如病菌等），或人体本身所产生的损伤细胞和肿瘤细胞等，以维持人体的健康。一旦机体内免疫力低下或亢进，就易导致机体生理状态被打破而生病。研究发现多种食源性肽在体外能够参与机体不同免疫细胞的交互作用，在动物体内能够发挥细胞免疫和体液免疫调节作用。比如，大豆蛋白质水解得到的特定大豆肽片段能够促进腹腔巨噬细胞吞噬作用、刺激血清溶血素分泌、提高碳粒廓清指数，具有免疫调节作用[3]。大豆肽可改善仔猪肠道微生物菌群结构、调控机体肠道免疫功能。从大豆蛋白中分离的具有抗癌、抗炎和免疫调节作用的多肽 - 露那辛（lunasin）已被广泛用于临床试验[4]。云芝糖肽可能通过下调环磷酰胺诱导的免疫抑制小鼠脾脏组织中免疫负调控分子 Foxp3、PD-1 和 IL-10mRNA 表达而发挥免疫增强作用[5]。海参肽可以通过对 T 淋巴细胞、B 淋巴细胞的增殖来提高免疫力低下小鼠的免疫功能[6]。

2. 抗疲劳

疲劳（Fatigue）是一种普遍的医学和神经学上的症状，指躯体在生理活动过程中不能开始或持续某一特定强度的活动状态，包括神经性疲劳、运动性疲劳及心理性疲劳。其中，运动性疲劳又称体力疲劳，多指人在进行重体力劳动、大运动量锻炼时，由于时间过长，肌肉过度紧张，生物能源消耗过多，导致机体产生疲劳感，表现为全身或局部酸、软、痛以及疲乏无力和"力不从心"。长期的体力疲劳会危害人体正常生理机能，导致内分泌紊乱，免疫力下降，继而出现器质性疾病，影响健康。食源性肽可通过为机体提供所需要的氨基酸以产生能量、清除机体内代谢产物和自由基等途径维持内环境稳定及酶活性，防止神经递质失衡，达到抗运动疲劳的目的。多肽比蛋白质更易于吸收，可迅速被利用从而产生机体能量，缓解运动性疲劳。研究证实[7]草鱼蛋白和草鱼蛋白多肽均能提高小鼠负重游泳的耐力，但多肽的效果比蛋白质好。玉米肽能增强小鼠游泳耐力、延长爬杆时间，降低血乳酸、血中尿素氮含量，提高肝糖原含量和肌糖原含量。玉米肽具有抗疲劳作用[8]。大豆肽针对急性疲劳小鼠模型主要通过提高 T-SOD 活性、减少疲劳产物、提高能源物质积累来达到缓解体力疲劳的作用[9]。服用大豆多肽对运动员血尿素氮、尿十项指标、体重和脉搏均无明显影响，通过测试 80% 最大负荷后蹲时腿部和腰部肌肉动态肌电信号的变化，可以发现大豆多肽对运动员肌肉工作效率的提高和抗训练疲劳能力有很好的作用[10]。

3. 抗氧化

人体在正常的生理代谢过程中会产生少量的活性氧（Reactive oxygen species, ROS），而活性氧的大量聚集可严重危害细胞结构，引起机体的氧化应激反应，诱发炎症，进而引发多种疾病。氧化应激是由自由基在体内产生的一种负面作用，并被认为是导致衰老和疾病的一个重要因素。食源性肽能有效地清除体内过剩的活性氧自由基，保护细胞和线粒体的正常结构和功能，防止脂质过氧化的发生，具有抗氧化作用。肽的抗氧化活性与其氨基酸序列、组成有着密切的关系。已有研究证实，当肽链中含有组氨酸残基时，这类肽能够螯合金属离子、淬灭活性氧和清除羟基自由基。苯丙氨酸同样可与金属离子螯合，是良好的辅助抗氧化剂。对乳清发酵产物的氨基酸分析发现，与抗氧化活性关系密切的疏水性氨基酸、芳香族氨基酸的含量占总含量的 70.17%，表现出显著的抗氧化活性[11]。食源性肽分子量小，比蛋白质更易于吸收利用，安全性更高。目前已从不同蛋白质中分离到玉米肽、鱼蛋白肽、乳清蛋白肽等多种抗氧化肽[12]。

4. 骨骼肌及骨关节保护

不适宜的运动方式（例如离心运动）、大强度的运动负荷，可以引发骨骼肌内部的超微结构改变，如肌节紊乱、Z 线扭曲变形等现象，进而导致肌肉酸痛、僵硬和肿胀、收缩能力下降等现象[13]。在运动员结束运动不久后，当其消化系统还未恢复正常工作时，通过补充食源性肽类，能够让肽快速酶解并促进氨基酸吸收，从而促进相关运动器官的迅速修复,促进代谢合成。《食品安全国家标准运动营养食品通则》(GB 24154-2015)也明确规定,运动后恢复类的运动营养食品以肽类为主特征成分,适用于中、高强度或长时间运动后恢复的人群使用。

胶原蛋白是许多结缔组织的结构性蛋白,例如关节、皮肤、骨骼等,而胶原蛋白肽就是胶原蛋白的酶解产物。胶原蛋白肽可以强化肌肉重量和收缩力,减缓运动性疲劳伤害,保障骨骼质量,减轻关节痛感,预防骨质疏松及应力性骨折[14]。例如研究发现草鱼鳞胶原蛋白肽通过减少骨质疏松小鼠血清炎性细胞因子的分泌,改善肠道菌群结构,辅助治疗骨质疏松[15]。此外,研究还发现补充大豆分离蛋白及大豆肽,均可减轻大鼠离心运动后骨骼肌组织形态学和超微结构的变化,减少血清酶 CK 和 LDH 的漏出。大豆分离蛋白和大豆肽对运动性骨骼肌微结构改变有保护作用,且大豆肽的作用效果有优于大豆分离蛋白的趋势[16]。

5. 其他

除上述活性外,食源性肽还具有许多其他重要的生理活性,如类吗啡样活性、激素和调节激素的作用、抗血栓、降胆固醇、抑制细菌、抗癌、调节神经、促进生长、调节食品风味口味和硬度等。

二、食源性肽的生产方法

目前,国内外生产食源性肽的方法主要有酶解法、分离提取法、化学合成法、基因重组法及微生物发酵法。不同的方法适合不同的目的,各有其优缺点。其中,酶解法以其技术成熟、投入较低、易规模化生产等优势,在食源性肽的制备中得到广泛应用。同时,国家卫生和计划生育委员会在 2013 年 5 月 14 日发布的《关于沙棘叶、天贝作为普通食品管理的公告》中明确指出,以可食用的动物或植物蛋白质为原料,经《食品添加剂使用标准》(GB2760-2011)规定允许使用的食品用酶制剂酶解制成的物质作为普通食品管理。由于此政策的支持,越来越多的生产厂家选用酶解法制备食用性肽。食源性肽的制备可选用多种酶,可用单种酶酶解,也可用多种酶复合进行酶解,不同水解酶的酶解最适宜条件不一样。通过控制酶解条件,可以得到分子量不同的成品。常用的酶解酶有胰蛋白酶、胃蛋白酶、木瓜蛋白酶、无花果蛋白酶、风味蛋白酶、碱性蛋白酶、中性蛋白酶。酶解产物一般是各种活性肽的混合物,活性效果也往往是多种肽段活性协作的结果,此外游离氨基酸亦可贡献某些生物活性。某些肽段经分离纯化并明确其一级结构与生物活性功能,此为严格意义上的活性肽。但是酶的酶解能力具有专一性,故单一酶水解效果受到局限,且因酶解法产生的苦味肽较多,酶解物的口感与风味不及水解产物[1]。

三、食源性肽的产品开发

1. 保健食品

保健食品是食品的一个种类,具有一般食品的共性,指具有特定保健功能或者以补充维生素、矿物质为目的的食品,能调节人体的机能,适于特定人群食用,但不以治疗疾病为目的。目前,我国批准受理的保健食品保健功能有 27 种,已批准了以大豆肽、酪蛋白磷酸肽、海洋鱼皮胶原低聚肽等为主要功能因子的保健食品。其中,大豆肽相关产品批准了增强免疫力、抗氧化、缓解体力疲劳、对化学性肝损伤有辅助保护等功能;酪蛋白磷酸肽相关产品主要批准了增加骨密度功能;海洋鱼皮胶原低聚肽相关产品批准了抗氧化、改善皮肤水分、增强免疫力、祛黄褐斑等功能。

2. 运动营养食品

运动营养食品是一类特殊膳食用食品,其主要目的在于补充和满足人体运动时的特殊生理需求的营养物质。由国家卫生和计划生育委员会发布的 GB 24154-2015《食品安全国家标准运动营养食品通则》中明确指出,对于运动后恢复类食品必须添加成分为肽类。可见食源性肽在运动营养食品中的重要性。目前我国运动营养食品中比较常见的原配料有果糖、乳清蛋白、大豆多肽、支链氨基酸、肌酸、谷氨酰胺、麦芽低聚糖等，常见的运动营养食品有营养棒、蛋白粉、功能饮料等。在该类产品中独占鳌头的是北京康比特体育科技股份有限公司，相关产品有肽能、快复能固体饮料，所用肽原料为大豆低聚肽及牛奶多肽。

3. 特殊医学用途配方食品

特殊医学用途配方食品（foods for special medical purposes，FSMP，简称特医食品）是为了满足进食受限、消化吸收障碍、代谢紊乱或者特定疾病状态人群对营养素或者膳食的特殊需要，专门加工配制而成的配方食品。特医食品在提高疾病的治疗效果和术后康复效果、改善患者的营养状况、增强机体自身抵抗力、提高患者的整体健康水平方面具有良好效果，但必须在医生和临床营养师的指导下使用。早在20世纪八九十年代，特医食品在国外就得到广泛应用，在欧美、日本等发达国家成为临床治疗中不可或缺的产品。在我国，随着人民物质生活水平的提高及老龄化的到来，特医食品将得到广泛应用。食源性肽因其良好的吸收性、低抗原性、低渗透压以及特定的功能调节性，使其在特医食品中拥有广阔的应用前景。目前我国已出台《特殊医学用途配方食品通则》，其中明确规定食源性的蛋白质水解物（肽类）可以作为蛋白质（氨基酸）组件的来源。

4. 功能食品

功能食品是指具有特定功能的食品，适宜于特定人群食用，不以治疗为目的，可调节机体的功能。目前，在我国功能食品按照普通食品管理。金诃藏药（山东）健康产业有限公司与中国药膳研究会合作，在专家委员会的指导下，将现代营养学理论与我国传统的药食同源理论相结合，以大豆肽、骨胶原蛋白肽、海洋鱼皮胶原低聚肽等功能因子，结合食药物质如人参、阿胶、黄精、枸杞、茯苓、山药等开发生产出了适宜肿瘤患者、术后恢复人群、骨伤及骨质疏松人群、糖尿病人群、肥胖及爱美人群等十余款产品，并已上市，在该领域处于领先地位。

四、展望

2017年1月5日国家发展改革委及工业和信息化部发布的《关于促进食品工业健康发展的指导意见》中明确指出，支持研究开发"功能性蛋白、功能性膳食纤维、功能性糖原、功能性油脂、益生菌类、生物活性肽等保健和健康食品，并开展应用示范"。可见，食源性肽必将在人类大健康事业中占有举足轻重的地位。

目前，食源性肽目前已经在食品、保健食品、化妆品开发中得到了较好的应用。由于肽在人体内的转化尚不完全明确，未来的研究将会一直持续。在肽基础上配合其他营养物质的"肽+"复合产品有着更高的营养附加价值，未来"肽+"生物工程的研究尤为重要，如"肽+氨基酸""肽+酵素""肽+益生菌""肽+食药物质"等功能食品，尤其需要关注。

参考文献

[1] 王睿晗，黄永震，王周利，等.食源性生物活性肽免疫调节功能的研究[J].基因组学与应用生物学，2019，38（1）：148-152.

[2] 潘兴昌，蔡木易.食源性低聚肽与特殊膳食食品的开发[C]//中国营养学会全国营养学术会议暨会员代表大会论文集.2008.

[3] 朱振平，韩晓英，程东.大豆肽免疫调节作用实验研究[J].预防医学论坛，2017，23（9）：3.

[4] 左伟勇，洪伟鸣，陈高，等.低分子质量大豆肽对断奶仔猪肠道免疫功能的影响[J].南京农业大学学报，2013，36（5）：108-112

[5] 吴鹏，黄睿，张俊，等.云芝糖肽对免疫抑制小鼠脾脏组织Foxp3、PD-1和IL-10 mRNA表达的影响[J].江苏医药，2015，41（13）：1502-1504.

[6] 乐卿清，廖翼江，汤桂秋，等.海参肽提高免疫力的功效评价[J].现代食品，2021（10）：111-114.

[7] 任娇艳.草鱼蛋白源抗疲劳生物活性肽的制备分离及鉴定技术研究[D].广州：华南理工大学，2008.

[8] 郑鸿雁.玉米肽抗疲劳作用的实验研究[J].中国粮油学报，2005，20（1）：4.

[9] 于亚莉，蒲奕灵，高绿莎，等.大豆肽缓解小鼠体力疲劳的功能评价[J].中国食品学报，2022，22（7）：10.

[10] 周丽丽，李素反，高红，等.大豆多肽对大强度训练举重运动员肌肉代谢的影响[J].中国食品学报，2006，6（1）：40-43.

[11] 王昕，侯聚敏，丛宪玲.具有抗氧化活性乳清发酵物的组分分析[J].吉林大学学报（工学版），2012，42（S1）：444-448.

[12] 盖莉莉，高丹丹，李明生，等.食源性抗氧化肽分离纯化方法研究进展[J].食品安全质量检测学报，2018，9（16）：4343-4348.

[13] 刘阳，王瑞元，康红哲.不同时程下[Ca^{2+}]$_i$介导骨骼肌微细损伤与修复的机制及针刺的干预作用[J].北京体育大学学报，2015，38（2）：54-60

[14] 薛斌，张志坚，李文峰.胶原蛋白肽运动营养食品对体育运动员的影响[J].中国食品，2022（13）：152-154.

[15] 杨平，王丽娟，徐昕，等.草鱼鳞胶原蛋白肽对骨质疏松小鼠骨微结构、血清TNF-α、IL-1β与IL-6和肠道菌群的影响[J].食品科学，2022，43（13）：118-124.

[16] 李世成，李跃纲，王启荣，等.补充活性肽对大鼠1次离心运动后骨骼肌微细损伤作用的形态学研究[J].中国运动医学杂志，2006（1）：31-36.

清代宫廷医药档案中的内服补益五脏膏方

孙 卓 刘龙涛 王松子

（中国中医科学院西苑医院 100091）

膏方，在《正韵》《博雅》中释为"润泽"之义，因其多有滋补之功效，故又有"膏滋"之谓，属于丸、散、膏、丹、酒、露、汤、锭八种剂型之一，是我国传统医药学方剂剂型的重要组成部分，亦是中医传统药膳的重要组成部分，有着相当漫长的发展历史。秦伯未在《膏方大全》中指出，"膏方者，盖煎熬药汁成脂液，而所以营养五脏六腑之枯燥虚弱者也，故俗称膏滋药"。

历代的膏方中有外用和内服两种，外用膏方是中医外治法中常用的药物剂型，有软膏和硬膏之分，其中软膏又称为药膏，是将药物细粉与恰当的溶质调和而成的黏稠度适当的半固体外用调剂；内服膏方多指煎膏，是指将一味或多味中药饮片加水多次煎煮，去渣取汁后，蒸发浓缩并加饴糖或阿胶等制成的半流质状内服制剂。千百年来，经过历代医家不断的实践、继承和发展，中医膏方由最早的外用膏药发展成内服及外用膏方并存，又由固定处方的成药膏方发展成为按个人不同体质需求辨证处方制作的个体化膏方。

内服膏方具有疗疾调理或滋补调养的作用，优点是体积小、含药量高、口味润滑、便于服用，一人一方，一人一料，特色明显，疗效肯定，多适用于慢性病和虚证患者等。中医膏方历史悠久，应用范围广，广泛地使用于内、外、妇、儿、伤骨、眼耳口鼻等科疾患及病后体虚者，其中不乏被大众熟知习用、享有较高声誉的名优膏方，如十全大补膏、龟苓膏、琼玉膏、益母草膏等成方膏剂，成为防治疾病、保健强身不可或缺的药品或食品。而近年来发展迅速的个体膏方，更是成为人们强身疗疾的重要内容，受到各界人士的欢迎。

膏方在清代宫廷中应用面广，数量较多，《清太医院配方》《慈禧光绪医方选议》等书中对于膏方的记载都有很多。通过《慈禧光绪医方选议》一书中内服膏方的分析，可以得出清宫使用内服膏方有三大特点。首先是清宫膏方组成较简单，药量不重，如菊花延龄膏、五味子膏、梨膏均只有一味药，而明目延龄膏、二冬膏只有两三味药而已，一般的膏方也只有十来味药。其次是膏方不局限于冬季才使用，只要于病有利，一年四季皆可服用。如调气化饮膏在此书中用于四月份，扶元益阴膏用于七月份，润肺和肝膏则用于九月份等等。再次是膏方数量众多，所治疾病极为广泛。如用于延寿的菊花延龄膏，用于补益的扶元和中膏，用于治疗眼病的明目延龄膏，用于止咳化痰理肺的二冬膏，用于治疗脾胃病的资生健脾膏，用于治疗肝病的清热养肝膏等等，不一而足。

清宫王公贵族多具有忧思过度、情绪抑郁、膏粱厚味、劳倦（房劳）过度等不良生活方式，容易出现五脏损伤的证候。五脏虚损，则应相应地选用五脏膏方以滋补调养，调和阴阳。

一、补肺类膏方

1. 加味二冬膏

组成：天冬二两　麦冬二两，去心　生地黄二两　石斛二两，研　谷芽一两，炒香，研　缩砂仁五钱，炒研细末制法：先将石斛、谷芽煎稠汤，去渣后，入天冬、麦冬、生地黄，熬成稠汁，量加蜂蜜三两，再入缩砂细面，搅匀成膏。

功效：消痰润肺，行气健脾，和胃消食。

主治：肺胃燥热，痰涩咳嗽，饮食积滞。

方解：二冬膏出自《张氏医通》，所谓冬主收藏，门主开转，二冬所以可消痰润肺，久服亦有补益之功。加生地黄、石斛滋肺阴，化痰降火；加谷芽、缩砂仁是恐补药过多以滋腻碍胃，故加之以行气健脾、和胃消食。

2. 加味枇杷膏方

组成：枇杷叶 五十六片，新鲜者更佳，洗净毛　秋梨 二筒，深脐者，去皮心，切片用　白蜜 半盅，大便干燥者多加，大便溏泄者以白糖代之　大枣 半斤　建莲肉 四两，不去皮

制法：先将枇杷叶方锅内，用河水多煎几滚，取汤用绢淋清汁。其煎过之枇杷叶弃之不用。后将梨、枣、莲肉、蜜同放锅内，铺平，然后将枇杷叶煎至清汁腌满略高些，盖好，煮半枝线香翻转，再煮半枝线香，用瓷罐收好，随意温食。其大枣煮熟时，乘熟去皮。

功效：清肺止咳，补益气血。

主治：气血两虚，身体羸瘦，四肢酸软，精神倦怠，腰疼脊痛，饮食减少，一切不足弱症并皆治之。

方解：本方组成与目前市面所售之枇杷膏多不相同，个别地区（如沈阳）所制者虽与本方药味相同，但治法则较本方为简，此或因本药方专为光绪帝服用之故。光绪帝二十五岁左右便常感"肢体倦怠，坐立稍久则腰膝酸痛"，且"咽痛干咳"等症状叠相出现。枇杷膏具有润肺健脾之功效，光绪帝应用此方似较适宜。枇杷叶、秋梨润肺止咳，白蜜补中润燥，大枣、建莲肉补益中气。

二、补心类膏方

1. 育神养阴安眠膏

组成：西洋参 三钱　朱茯神 八钱　焦枣仁 四钱，研　竹茹 四钱　中生地 六钱　生杭芍 五钱　朱麦冬 六钱　羚羊角 二钱　远志肉 一钱　五味子 二钱　淡苁蓉 五钱　甘草 二钱　老树橘红 三钱　鲜青果 十二个，研

制法：共以水煎透，去渣，再熬浓汁，兑炼蜜五两收膏，每服一匙，白开水冲服。

功效：育神养阴安眠。

主治：神虚肝旺，阴热上浮。

方解：西洋参、麦冬、五味子为生脉饮之意，配伍生地黄、白芍增加养阴柔肝之力，以酸枣仁、茯神、远志等安神助眠，与养阴清热育神膏相比，安神之力更胜，失眠是其主要适应证，故本方名将"育神"置于方首，并加"安眠"二字。

2. 潜阳益阴育神膏

组成：中生地 六钱　朱茯神 六钱　朱麦冬 四钱　藿石斛 四钱　西洋参 三钱　生杭芍 五钱　淡苁蓉 四钱　青竹茹 三钱　淡竹叶 三钱　老树橘红 三钱　肥知母 三钱　生粉草 二钱

制法：共以水煎透，去渣，再熬浓汁，兑蜜五两收膏，每晚服一匙，白开水冲服。

功效：潜阳抑阴育神。

主治：心气素弱，肝阴欠虚，热易上浮。

方解：老子有"万物负阴而抱阳，冲气以为和"之论，故阴虚则无以制阳，虚阳上浮，而生诸病。本方以中生地、朱麦冬、西洋参、生杭芍、藿石斛养阴益气、养心益肝，正所谓"壮水之主，以制阳光"；知母伍竹叶清热除烦，竹茹配橘红清热化痰，茯神宁心安神。在本方大队养阴药物中加苁蓉尤妙，此药甘、咸、温，具有补肾助阳之效，《本草汇言》谓可"养命门，滋肾气……温而不热，补而不峻，暖而不燥，滑而不泄"，可谓阴阳相济之论。

三、补益脾胃类膏方

1. 健脾阳和膏

组成：党参 二两　于术 一两五钱，炒　茯苓 二两，研　枇杷叶 二两，制，去毛　陈皮 一两五钱　厚朴

一两五钱，姜制　木香一两，研　草豆蔻一两五钱，研　三仙四两，炒黄　桔梗一两五钱　苍术一两五钱，炒　紫苏叶一两五钱

制法：共以水熬透，去渣，再熬浓，加炼蜜为膏，每用四钱，白水冲服。

功效：温运脾阳。

主治：脾阳虚弱。

方解：此方阳和，是指健虚弱之脾阳，故皆温运脾阳之品，而无温补肾阳之药。诸药合用，得以温运脾阳。

2. 理脾养胃除湿膏

组成：党参二钱　于术三钱，炒　茯苓三钱　莲肉三钱　薏苡仁三钱，炒　扁豆三钱，炒　藿梗一钱五分　神曲二钱，炒　麦芽三钱，炒　陈皮一钱五分　广砂一钱，研　甘草八分

制法：共以水熬透，去渣，再熬浓汁，少加炼蜜，成膏。每服二钱，白开水冲服。

功效：健脾和胃除湿。

主治：脾胃虚弱、饮食不消。

方解：本方由参苓白术化裁而来，去桔梗加神曲、麦芽功专理脾，易山药加藿梗以防滋腻。本方药性中和，无寒热偏胜之弊，对于光绪帝脾胃虚弱、饮食不消病症至为适宜，故亦常服用。

四、补肝类膏方

1. 和肝益血调气膏

组成：全当归三钱　陈皮三钱　抚芎三钱　扁豆四钱，炒　半夏曲四钱　杭芍三钱，炒　制草二钱　厚朴二钱，炙　云茯苓六钱　于术四钱　条芩二钱　壳砂二钱

制法：共煎浓汁去渣加蜜三两熬膏，每早晚各进一茶匙开水冲。

功效：和肝益血调气。

主治：疏肝养血，健脾和中。

方解：当归、白芍养血柔肝；白术、甘草、茯苓、扁豆健脾养心；陈皮、抚芎、厚朴、壳砂理气和胃；半夏曲理气燥湿化痰，健脾和胃；条芩清热燥湿。诸药合用，可收肝脾并治，气血兼顾的效果。凡属肝郁血虚，脾胃不和者，皆可化裁应用。

2. 养阴荣肤膏

组成：生地黄三钱　杭芍三钱　天冬二钱　朱麦冬三钱　紫苑一钱五分　百合三钱，炒　陈皮八分　北沙参三钱　茯神三钱，朱拌　枣仁三钱　焦壳砂一钱　金毛狗脊三钱，去毛

制法：共以水煎透去渣，兑炼蜜四两收膏，每用一茶匙，白开水送服。

功效：滋阴养血，补心安神。

主治：肝经血液不足，以致夜寐欠实。

方解：此为隆裕皇太后脉案所见，载"脉息左关弦象渐减，右寸沉滑。起居如常，饮食较可。脉胀腰痛、自汗潮热均好。惟肝经血液不足，以致夜寐欠实，形体未充。谨拟养阴荣肤膏调理。"方中百合、生地黄滋养肺肾阴液；天冬、麦冬、沙参助百合以养肺阴，清肺热；芍药养血和营，紫菀化痰止咳，陈皮、焦壳砂理气化痰，茯神、枣仁养血安神，因精血同源，故以金毛狗脊滋补肝肾；诸药合用，共成滋阴养血补心神之功。

五、补肾类膏方

1. 乾坤膏

组成：当归四两　熟地黄四两　黄芪四两　党参四两　桂圆肉二两　杞子二两　升麻二两　苁蓉二两

制法：用水煎透，炼蜜收膏。

功效：益气养血，滋补肝肾。

主治：荣卫虚弱，气血亏损，肌肉消瘦，倦怠嗜卧，肺虚气喘，饮食少思，颜色憔悴，洒洒恶寒，自汗盗汗，骨蒸劳热，寒热往来，常觉惊恐，男子遗精便血，妇人赤白带下。

方解：熟地黄与当归相配，一静一动，即可补益肝肾之阴，亦能养血活血；黄芪和党参相伍，不仅补益脾肺之气，更兼升阳固表；辅以枸杞、肉苁蓉，以滋补肝肾，阴阳双补；加

桂圆肉以补心脾、益气血，《滇南本草》谓可"益血安神，长智敛汗，开胃益脾"，适合心脾两虚所致之惊恐失眠等症。佐以升麻升举阳气，则气血得补、元气乃升。本方与李东垣之补中益气汤有类似之处，均以甘温之药补益气血，再辅以升阳之品。所异者，清代王子接于《绛雪园古方选注》中言"东垣以后天立论，从《黄帝内经》劳者温之，损者益之"，而本方补益五脏，阴阳双补，更制成膏剂，适宜五脏虚损、气血亏虚之人缓图治本。

2. 五味子膏

组成：五味子八两

制法：水洗净，浸半日，煮烂去滓，再熬似饴，少兑蜂蜜收膏。

功效：敛肺滋肾，生津敛汗，涩精止泻。

主治：益气生津。

方解：五味子性温，味酸、甘，入肺、肾二经，功能敛肺滋肾、生津敛汗、涩精止泻。单用有收敛及补益的作用，《本经》列为上品，谓其能"主益气咳逆上气，劳伤羸瘦，补不足，强阴，益男子精。"《千金方》杂补方三十首，用之者有十六首，孙思邈称："五月常服五味子以补五脏气"，"六月常服五味子以益肺金之气；在上则滋源，在下则补肾"，皆推崇其补益作用。据近代药理研究，五味子对中枢神经系统功能有调整作用，北五味子与人参相似，还有助于心脏功能，对循环衰竭者合人参、麦冬有调节或升压作用。现代用五味子酊、五味子糖浆等制剂，治神经衰竭失眠症颇有效。

以上所举膏方虽有诸多益处，但临证之时，应四诊合参，根据患者病情通过辨证论治来加减应用，切勿拘泥于方药本身。

基于中医体质学浅探适宜广东地区的时令汤膳

安卓佳

(北京中医药大学 100029)

随着王琦国医大师"中医体体质九分法"[1]的提出,体质被分为平和质、气虚质、阳虚质、阴虚质、痰湿质、湿热质、瘀血质、气郁质、特禀质九种并被中医学界广泛认可。现代将人体体质与中医药膳食疗有效结合,达到辨证养生、防病、治病的效果。本文结合广东地区地理、气候特点和饮食习惯,针对广东人常有的痰湿体质和湿热体质[2],结合四季养生原则,介绍常见药物、食物以及药食同源材料,浅探适宜广东地区的时令汤膳。

一、广东地区地理特点与体质的关系

广东省位于我国大陆最南部,地处低纬,北靠南岭、南临南海,北回归线贯穿中部。广东省海岸线长度位居我国首位,岛屿数量仅次于浙江、福建两省,位居我国第三。广东省地形复杂多样,地形以山地和丘陵为主,其山脉多为东北至西南走向,地势总体上呈现北高南低的走势。广东省是一个依山傍海的地区,一方面地处低纬,南临海洋,易受到海洋气流影响,长年潮气笼罩,湿气弥漫;另一方面北方燥风在跋涉途中因湿气浸润和山脉阻拦而变潮湿和被削弱,综合地理因素导致广东省长年潮湿。广东人因居处潮湿,积年累月,容易外感湿邪,在地理因素影响下易形成湿性体质。

二、广东地区气候特点与体质的关系

广东省内气候多样,以海洋性亚热带季风气候为主。广东地区降水充沛,台风频繁。春季(3～5月份)是过渡季节,乍暖还寒,气温上升,暖气流与冷气流接触后被冷却,水气凝结成雨,故春季潮湿多雨。夏季(6～8月份)光照充足,雨水充沛,暴雨频发,由于受海洋气团的影响,普遍吹偏冬南风,常有热带气旋影响甚至登陆,故夏季台风盛行。秋季(9～11月份)冷空气开始扩散,气温逐渐下降。此时降雨减少,开始进入干季,故秋季寒风料峭。冬季(12～2月份)普遍盛行东北风或北风,但风速偏小、气温偏高,冬季较温暖,个别年份出现霜冻天气,故冬季日暖风和。《素问·异法方宜论》中提道:南方者,天地所长养,阳之所省处也,其地下,水土弱,雾露之所聚也。由于广东地区夏长冬暖,气候炎热,四季淫雨,高温多伴随强降雨出现,炎热与潮湿伴行,湿从热化,极易形成湿热邪气,侵袭人体,故广东人在气候因素影响下易形成湿热体质。

三、广东地区饮食特点与体质的关系

广东人菜谱里最受欢迎的莫过于老火靓汤,其食材来源丰富,除鸡、鸭、鱼、肉之外,还有各式各样海产品。一方水土养一方人,广东地区海岸线长、海洋资源丰富,其居民多嗜食海鲜、河鲜等滋腻生猛之品,动物内脏也是一大餐桌特色。肥甘厚味,浓汤热粥,在热气沸腾之间成为湿热酝酿的温床,湿热互结,内蕴胃肠,热蕴而生湿化痰,从而加重脾胃运化负担。提到广东省另一特色饮食,不能避开广东凉茶,其代表凉茶除王老吉、加多宝之外,还有传统凉茶例如沙溪凉茶、源吉林甘和茶、神农茶等等。广东凉茶受温病学派影响,不同于偏温方剂，多采用药性寒凉中药[3]。凉茶少饮清热解渴，多饮寒凉伤脾，脾喜燥而恶湿，脾胃受损，湿浊内蕴，脾胃运化受阻。故广东人滋腻寒凉的饮食偏嗜也是导致当地人湿热体质和痰湿体质多见的因素之一。

四、适宜广东人普遍体质特征的时令汤膳

1. 春膳宜升补

"春三月，此谓发陈，天地俱生，万物以荣。"升，即升发肝气，舒畅气机。春季在脏属肝，肝主疏泄，且广东地区春季阴雨绵绵、潮湿氤氲，易困脾土，故春季饮食要养肝柔肝，健脾燥湿。制作汤膳常选用鲫鱼、山药、黄芪、大枣、防风、白芷、薏苡仁等。研究表明：白芷具有抗炎、镇痛、抗肿瘤、抗菌、美白等多种药理作用[4]。常见汤膳方有芎芷鱼头汤、葱豉豆腐汤、天麻炖鸡汤等。

汤膳代表：芎芷鱼头汤

原料：川芎10g、白芷10g、鱼头1个（约500g）、葱花10g、姜片5片、料酒10mL、食盐适量。

制作方法：清水浸泡川芎、白芷至软，洗净后切薄片。鱼头洗净，去鳃，剁成大块。将川芎片、白芷片、鱼头、料酒、葱花、姜片一同放入砂锅内，加清水1500mL，先用武火煮沸，再用文火炖煮35分钟，加入适量盐调味即可。

功效：川芎活血行气、祛风止痛；白芷解表散寒、祛风通窍、燥湿止带；料酒、葱花、姜片用于调味点缀。本汤膳具有行气活血、燥湿散寒的功效。

适用人群：气滞血瘀、关节疼痛人群。

2. 夏膳宜清补

"夏三月，此谓蕃秀，天地气交，万物华实。"清补之关键在于清。清，即清泻心火、清淡饮食。夏季在脏属心，心主神明、主血脉，且广东地区夏季暑气弥漫、暴雨频发，易伤心阴，易感湿邪，故夏季饮食要解暑利湿，养阴生津。制作汤膳常选用绿豆、苦瓜、丝瓜、莲子、赤小豆、麦冬、土茯苓等。研究表明：薏苡仁能治疗多种癌症、高血压、高血脂、脂肪肝、类风湿性关节炎等疾病，还能增强免疫、调节肠道菌群，可作为药膳辅助疾病治疗[5]。常见汤膳有冬瓜薏米老鸭汤、车前草赤小豆煲猪肚汤、苦瓜排骨煲鱼头汤等。

汤膳代表：冬瓜薏米老鸭汤

原料：冬瓜2000g、薏苡仁30g、赤小豆30g、老鸭750g、姜片2片、食盐适量。

制作方法：洗净薏苡仁、赤小豆，清水浸泡1小时。冬瓜洗净切开，刮去内瓤，带皮切块。老鸭清水洗净，斩大件，余水捞起。煮沸清水，放入老鸭、姜片、薏苡仁、赤小豆，先武火煮20分钟，改用文火煮1小时，加入冬瓜，继续用文火煮30分钟，加入调料调味，至老鸭肉嫩汁美即可。

功效：冬瓜清热消暑开胃；薏苡仁利水渗湿、健脾清热；赤小豆利水消肿；老鸭滋阴润燥；生姜调味去腥。本汤膳具有清热消暑、清热滋润的功效。

适用人群：痰湿肿胀、阴虚内热人群。

3. 秋膳宜润补

"秋三月，此谓容平，天气以急，地气以明。"润，即养阴润燥，生津润肺。秋季在脏属肺，肺为娇脏，喜润而恶燥，且广东地区秋季气候干爽，易伤肺阴，故秋季饮食要滋阴润燥，平补肺阴。制作汤膳常选用银耳、沙参、玉竹、知母、麦冬、天冬、百合等。研究表明：麦冬中含有的甾体皂苷、高异黄酮、糖类、挥发油和微量元素等有效化学成分，具有保护心血管、降糖降血脂、抗炎、抗氧化、抗肿瘤、抗衰老和免疫调节等药理学作用[6]。常见汤膳有参麦甲鱼汤、百合玉竹淮山炖甲鱼汤、川贝桔梗煲猪肺汤等。

汤膳代表：参麦甲鱼汤

原料：沙参10g、天冬15g、麦冬15g、甲鱼1只、枸杞子5g、百合10g、葱花10g、姜片2片、料酒、食盐适量。

制作方法：沙参、天冬、麦冬洗净切片。

甲鱼去头、内脏、爪、尾，洗净入锅，加水武火煮沸后，改用文火煮20分钟取出，剔除其上壳和腹甲，切成小块，与药片一同放入砂锅，加清水及料酒、葱花、姜片，煮至甲鱼熟透即可。

功效：沙参滋阴清肺；天冬养阴润燥、清肺生津；麦冬养阴润肺、益胃生津、清心除烦；枸杞子滋补肝肾；百合养阴润肺；甲鱼滋阴降火补肾；葱花、姜片调味点缀。本汤膳具有补益肝肾、滋阴养血的功效。

适用人群：肺气亏虚、肝肾阴虚人群。

4. 冬膳宜温补

"冬三月，此谓闭藏，水冰地坼，无扰乎阳。"温，即温热滋补，温散寒气。冬季在脏属肾，肾主藏精、主水，且广东地区冬季短暂、气候干燥，易致肾之阴阳气血亏虚，故冬季饮食要温补助阳，平补肺肾。制作汤膳常选用羊肉、甲鱼、杜仲、人参、附子、阿胶、当归。研究表明：当归具有抗菌、调节机体免疫功能、抗氧化等药理作用[7]。常见汤膳有当归生姜羊肉汤、羊肾杜仲五味汤、阿胶鹿茸炖甲鱼汤等。

汤膳代表：当归生姜羊肉汤

原料：当归15g、姜片5片、羊肉500g、陈皮3g、大枣（去核）5g、食盐适量。

制作方法：当归洗净切片，洗净羊肉切块。武火煮沸清水，将羊肉、料酒、姜片、葱花倒入沸水，煮去血水，捞出洗净。将羊肉放入瓦罐，加入当归、姜片，文火炖4小时，加入调料即可。

功效：当归活血补血、调经止痛、润肠通便；生姜温胃散寒、化痰止咳，同时可以祛除羊肉之腥膻之味；羊肉温中暖胃；陈皮理气健脾、燥湿化痰；大枣补中益气、养血安神。本汤膳具有温胃散寒、补中益气的功效。

适用人群：阳气不足、脾胃虚寒人群。

五、结语

广东地区地处我国南方，依山傍海，易受到大陆气候和海洋气候的双重影响。四季中夏季长、冬季短，暑气笼罩，四季淫雨，湿气弥漫，广东人多易外感湿邪形成湿热体质。广东特色的饮食文化也对广东人偏颇体质的形成产生了一定的影响：海鲜、河鲜等肥甘厚味滋腻碍胃；浓汤热粥内蕴脾胃生湿化痰；凉茶寒凉伤脾阻碍运化，湿热内停，广东人多因饮食偏嗜内感湿热邪气形成湿热体质、痰湿体质。汤膳在中国源远流长，作为药膳的一种主要形式，在中医药理论的指导下，结合中医体质学辨证，在春升、夏清、秋润、冬补的大前提下，利用食材本身或在食材中加入特定的中药材，探究和制作适宜大多数广东人体质特点的四季养生汤膳，发挥助食消化、治未病保健增寿、治已病补已所需的功效有着一定的意义。此外，通过结合汤膳养生理念和广东老火靓汤的独特制作方法，合理加减搭配汤膳材料，使得广东的汤文化得以多维度传承和发扬。

参考文献

[1] 王琦，朱燕波.中国一般人群中医体质流行病学调查：基于全国9省市21948例流行病学调查数据[J].中华中医药杂志，2009，24（1）：7-12.

[2] 莫润田，曾勇，吴定苏，等.岭南地区居住人群中医体质调查[J].江西中医学院学报，2010，22（2）：18-19.

[3] 饶原生.广州人的"为食三语"[J].同舟共进，2020（2）：90-92.

[4] 吉庆，马宇衡，张烨.白芷的化学成分及药理作用研究进展[J].食品与药品，2020，22（6）：509-514.

[5] 李晓凯，顾坤，梁慕文，等.薏苡仁化学成分及药理作用研究进展[J].中草药，2020，51（21）：5645-5657.

[6] 迟宇昊，李旸，申远.麦冬化学成分及药理作用研究进展[J].新乡医学院学报，2021，38（2）：189-192.

[7] 赵静，夏晓培.当归的化学成分及药理作用研究现状[J].临床合理用药杂志，2020，13（6）：172-174.

基于中医体质学探索适宜福建地区的药膳

陈一凡　温雅璐　张清怡

（北京中医药大学　100029）

体质是个体生命过程中，在先天遗传和后天获得基础上表现出的形态结构、生理机能和心理状态方面综合的相对稳定的特质。中医体质学是以中医理论为主导，研究人类各种体质特征、体质类型的生理、病理特点，并以此分析疾病的反应状态、病变的性质及发展趋向，从而指导疾病预防和治疗的一门科学。药膳则是在中医学、烹饪学和营养学理论指导下，按药膳配方，将中药与某些具有药用价值的食物相配伍，采用我国独特饮食烹调技术和现代科学方法制作而成的具有一定的色、香、味、形，且具有防病治病、保健强身、延年益寿功效的膳食。

由于体质的不同，人们对外环境的适应性、对疾病的易感性、对治疗的反应性及临床症状体征都存在一定差异，药膳食疗的应用也因此不同。因此，人们需要在正确辨别自己体质的基础上有的放矢地选用药膳进行养生保健，从而充分发挥药膳调整体质偏颇及防病保健之功效。笔者根据现有福建地区中医体质学相关调查，结合福建地区特色膳食，有针对性地推荐及研制适宜不同体质人群的药膳。

一、福建地区中医体质特征及其与饮食相关性调查研究概况

1. 福建地区中医体质学特征调查研究

苏全贵等2010年对福州地区大学生的体质分型进行问卷调查，发现562人中123人为平和质，439人存在体质偏颇，其中以气郁质、阳虚质、气虚质为多；严培晶等2011年以福建中医药大学在校一至三年级护理本科生为调查对象，结果显示平和质300例，偏颇体质92例，以阳虚质最多，其次分别为气虚质、阴虚质、瘀血质、湿热质、气郁质、特禀质、痰湿质；陈雪珍对2012年内在福建医院体检中心的411例纳入人群进行人口学基本资料、中医体质、生活方式等方面资料的调查与分析，结果显示单一体质占52.31%，兼夹体质占47.69%，主要体质分布依次是平和质、阳虚质、气虚质、湿热质，痰湿质在青年时期出现频率最高，平和质和湿热质在男性中比例较高，女性出现阳虚质的比例高于男性；危凌云等选择到福建中医药大学附属第二人民医院体检中心进行健康体检的人群为调查对象，共搜集7882份中医体质辨识报告，结果表明：在单一体质类型中，偏颇体质以阳虚质、气虚质、湿热质较为常见，在兼夹体质类型中，气虚质可能是除特禀质以外的6种偏颇体质的基础体质；郑学堂等2016～2017年对福建闽侯大学城健康状态下的大学生进行中医体质量表问卷调查，结果显示在416例闽侯大学城大学生中以平和质为主，其次为阳虚质、气虚质；宋丽珍等2016～2017年对315例福州大学生进行中医体质量表问卷调查，结果显示福州大学生中医体质主要分布依次是平和质、阴虚质、阳虚质、气虚质和痰湿质；郭明义等2016～2017年对福州地区大学生进行中医体质量表问卷调查，发现调查对象以平和质居多，偏颇体质以气虚质、阳虚质、阴虚质最为常见，不同性别大学生在平和质和瘀血质方面差异显著，气虚质为最常见兼夹体

质，阳虚质最易兼夹其他体质类型。

2.福建地区中医体质与饮食相关性调查研究

在郑承铎等对福州人饮食性味凉热和温度高低与体质关系的研究中，通过224例问卷调查及统计学分析相关性和规律性，发现：①女性恶热性饮食的发生率高于男性，说明女性对温热性质的饮食或药物耐受性较差；②年龄与恶低温饮食、恶凉性饮食及喜较烫饮食的发生率之间呈显著中度正相关，说明低温和寒凉性质的饮食或药物能遏制人体阳气，而较烫的饮食则有助阳之功；③既往慢性病症的发生率与恶低温饮食、恶凉性饮食、喜较烫饮食及恶热性饮食的发生率之间呈高度正相关，消化系统阳性率最高，呼吸系统疾病次之；④低温饮食和寒凉性质饮食引发不同系统症状的发生率之间呈高度正相关，主要诱发胃肠不适和咳喘；⑤热性饮食所引发的症状与中医对"火热"症状的表述相符；⑥恶低温饮食、恶凉性饮食、喜较烫饮食及恶热性饮食等不同体质状态，在同一人体中重叠出现率大于单独出现率，说明"体质下降"的本质是人体阴阳两方面的储备能力同时有不同程度的降低，在不同性质的外界因素诱导下，才会表现为不同性质的症状。而在宋丽珍等对315例福州大学生进行背景情况及中医体质量表问卷调查的研究中发现，痰湿质与饮食口味喜好偏咸呈正相关，阳虚质与饮食口味偏咸及偏辣、喜食肉类呈负相关。

二、福建地区常见体质人群适宜药膳探索

根据以上关于福建地区人群中医体质特征及与饮食相关性的调查可以得知，平和质、阳虚质、气虚质、湿热质、痰湿质、气郁质、阴虚质七种体质在福建人中占有较高比重，且与不同人群的饮食喜好有关。福建物产丰富，药膳资源丰富。其中，道地药材有龙眼肉、白花蛇舌草、青皮、狗脊、泽泻、南板蓝根、荔枝核、凹叶厚朴、穿心莲、绿衣枳壳、薏苡仁、莲子、乌梅、栀子、太子参、茯苓、青黛、麦冬等。福建位于中国东南部，海岸线漫长，河川广布，港湾众多，居民常年与水相伴，以鱼为食，又造就了独特的"海洋文化"。近现代，福建水产药膳借着闽菜的兴盛也出现在大众眼前，影响至今。结合福建地区气候环境及饮食文化等方面的特点，不同体质偏颇的人群应有针对性地选用不同药膳，以充分发挥其增强体质、预防疾病、促进康复、延年益寿等功效。

1.阳虚质人群适宜药膳

福建地处东南沿海，纬度低，湿度大，降水量多，冬季寒湿易伤阳气；而在炎热天气里人们贪凉饮冷，易引发脾阳损伤。另外，女子为阴柔之体，阴盛而阳弱，也易出现阳虚质。阳虚质人群常出现畏寒肢冷，倦怠乏力，面白自汗，少气懒言等不适，宜用味辛温热之品，如韭菜炒胡桃仁（胡桃仁、韭菜、麻油）、桂圆羊肉汤（桂圆肉、羊肉、生姜、葱、盐）、杞桃鳝鱼（鳝鱼、枸杞、核桃仁、鸡蛋、古田老酒、鸡汤、地瓜粉、葱、姜）等补肾温阳，健脾益气。

2.气虚质人群适宜药膳

小儿脾胃运化能力尚未健全，脾胃虚弱则气血生化无源；女子以血为本，以气为用，多易耗散，也会形成气虚质；陈直在《寿亲养老新书·饮食调治》中又指出："高年之人，真气耗竭，五脏衰弱，全仰饮食以资气血。"因此，各个年龄段均可见气虚质人群，常表现为四肢倦怠乏力，头晕目眩、心悸气短等不适，在饮食上注意滋养气血，常用山药、粳米、伏苓、党参、黄芪、芡实、砂仁、鳜鱼、乌鱼、鲫鱼、鲥鱼、泥鳅等补益脾胃之品，可制成鳜鱼补养汤（鳜鱼、黄芪、党参、淮山药、当归头）、黄芪炖鳝鱼（鳝鱼、猪瘦肉、黄芪）、紫蔻鲫鱼汤（鲫鱼、紫蔻、陈皮）、党参鲥鱼汤（党参、白术、山药、鲥鱼）、砂仁炖鲫鱼（鲫鱼、胡椒、陈皮、砂仁、荜茇、小茴香）、四神汤（茯苓、淮山药、莲子、芡实炖鸡、鸭、鸽或猪肚、猪小肠等）等。水生生物细腻易消化，掺以气味

芳香、健脾助运之品，疗效与口感兼顾，是福建特色食疗的代表。

3. 湿热质人群适宜药膳

福建为典型亚热带海洋性季风气候，夏季温暖湿润、雨量充沛，且夏长冬短，久居潮湿、炎热之地易形成湿热质；炎热天气里贪凉饮冷损伤脾阳，脾失运化则湿邪内生，久郁化热，亦可形成湿热体质；加之福建人喜食鱼、虾、蟹等海产品，更易产生湿热体质。针对湿热体质人群，福建地区将水产生物与当地具有清热解毒之效的青草药搭配，既可解鱼蟹毒，又可减轻浓重的草药味，相辅相成，形成福建特色药膳。例如，在客家药膳中，广受欢迎的茶籽油具有润燥润肠、生发润发、清热解毒、清利头目、清热利湿等作用。客家产妇坐月子时，即饮用茶籽油熬制而成的鲫鱼汤催乳同时又可清利湿热。另外，地胆头性苦辛寒，有清热利湿、凉血解毒的功效，被客家人广泛应用于各种药膳中，如地胆头鸡汤（地胆头、鸡肉、姜、红枣）、地胆头炖猪月展（地胆头、猪月展、姜、蜜枣、食盐）、地胆头瘦肉汤（地胆头、猪瘦肉）、地胆头薏苡仁猪瘦肉汤（地胆头、薏苡仁、猪瘦肉）等。

4. 痰湿质人群适宜药膳

福建人嗜食酸甜，善用糖、醋，"味过于酸，肝气以津，脾气乃绝"，脾虚则易生痰湿；随着福建地区经济发展，许多人过食肥甘厚腻之品，助湿生痰。痰湿质人群常出现胸闷、痰多、肢重、声浊等不适，宜燥湿化痰、健脾益胃，可选用莲子薏苡粥（莲子、薏苡仁、红枣、冰糖）、山楂决明红枣汤（山楂、决明子、红枣）、山楂红枣粥（山楂、枣、枸杞、葡萄干）、荷叶红枣粥（红枣、荷叶、白米、糯米、冰糖）、独脚金鲫鱼汤（独脚金、鲫鱼、稻米）等。其中，独脚金一物多生长在福建山区湿地、田边草丛中，味淡性平，主治消化不良、食欲不振、肝炎、小儿疳积等。

5. 气郁质人群适宜药膳

长期生活在高度学习、工作压力之下，情志不畅，易致肝气郁结；饮食失节，痰湿困阻脾胃，土壅木郁，形成气郁体质。此类人群常表现为胸胁胀痛、心烦易怒、精神抑郁等，宜疏肝解郁、调理气机，可选用桑椹枸杞子茶（桑椹、枸杞、陈皮、白糖）、冰糖绿豆苋菜粥（粳米、绿豆、苋菜、冰糖）、合欢花酸枣仁茶（合欢花、酸枣仁、白芍、柏子仁）等柔肝养阴，清肝泄热。

6. 阴虚质人群适宜药膳

福建地区气候湿热，日久可伤人体阴液；情志不畅，肝郁化火，火热伤阴；老年人荣养不足，真阴耗竭，亦可形成阴虚体质。常以腰膝疼痛、头晕眼花、五心烦热、潮热盗汗、午后颧红等为主要表现，宜选用甘凉滋润、养阴生津之品，如枸杞瘦肉汤（枸杞、猪肉、盐、大葱、姜、黄酒、胡椒粉、猪油）、制首乌炒猪肝（制何首乌、女贞子、生猪肝、枸杞子、水发玉兰片、豌豆、蛋清）、枸杞鱼肚鼋鱼汤（枸杞、鼋鱼、鱼肚、当归）、鳖鱼补肾汤（熟鳖肉、枸杞、淮山药、女贞子、熟地黄）、麦冬沙参粥（麦冬、沙参、大枣、陈皮、甘草、粳米）、桑椹枸杞酒（桑椹、枸杞、冰糖、白酒）等补益肝肾、滋养阴血。

三、小结与展望

福建地区因其所处地域特有的气候环境、物种资源、饮食习惯等特点而使不同人群具有不同的体质偏颇，同时也形成了福建特色的药膳食疗文化。随着现代对福建地区中医体质特征及药膳食疗运用的研究挖掘，人们逐渐意识到根据自己体质而有目的地选择适宜药膳的重要性。期望日后福建地区能针对不同人群需求，研制开发出更多具有福建特色的药膳菜肴、面食、糕点、饮品、药酒等，以充分发挥药膳调理脏腑、乌发润肤、美白养颜、滋补强身等功能，实现形式、功能多样化的福建特色药膳体系。

（参考文献略）

八种体质分型的药膳举隅

叶锦先 胡艺忠 叶赐富 夏昌干 林秋红

（福建中医药大学 350122）

根据众多体质分型研究，经过实践和医理结合提出常用体质主要特征、舌脉、宜忌食品，并将食疗药膳举要如下：

一、阴虚型体质药膳举要

1. 百合玉竹地黄汤

【原料与制法】鲜百合、玉竹各30g，生地黄15g，蜂蜜20g。先将百合剪开，剥取鳞片，洗净待用；剥取鳞片，再将玉竹、生地黄均洗净，切片，同置锅中，加适量的水稍浸泡，然后浓煎2次后，去渣滤液待用。洗锅后，重新倒入药液，加入鲜百合烧开片刻即可盛入碗中，待温凉后，兑入蜂蜜即可食用。

【功能与主治】滋养心阴，凉血安神。可治心阴不足、心悸心烦、失眠潮热、口干咽燥、舌红津少之症。

2. 麦冬沙参粥

【原料与制法】麦门冬、北沙参各30g，粳米100g，冰糖30g。先将麦冬、沙参洗净、切片，煎汤取汁待用。把粳米淘洗干净入锅，加水适量，用文火煮成稠粥，倒入麦冬沙参汁及冰糖，煮至浓稠适中，即可盛食。

【功能与主治】养阴生津，润肺益胃。可治肺阴不足、肺热燥咳、咽干声哑、虚劳烦热、舌红少津、便秘之症。

3. 桑椹枸杞酒

【原料与制法】桑椹50g、枸杞子40g、熟地黄50g，低度白酒1000mL。先将熟地黄洗净切碎，桑椹、枸杞子洗净凉干后，放入酒瓶中，注入适量的酒，密封瓶口，置荫凉处储存。每天振摇1至2次，浸泡两周，即可开始饮用，每次15毫升，1日2次。

【功能与主治】滋养肾阴，养血生津。可治肾阴不足，精血亏虚的头晕目眩、耳鸣耳聋、五心烦热、须发早白、腰膝酸软、虚劳羸瘦等症。

二、阳虚型体质药膳举要

1. 参附茯苓粥

【原料与制法】党参20g、熟附子8g、茯苓10g、粳米100g。将以上3味药洗净、滤干、煎汁待用；粳米淘净后，放入锅中，注入适量的水煮成稠粥状，兑入药汁，搅拌均匀，再煮3分钟可食。

【功能与主治】温补心阳，温通心脉。主治心阳虚衰、心悸气短，形寒肢冷，唇甲青紫，少气懒言等症。

2. 桂姜羊肉汤

【原料与制法】羊肉200g、肉桂2g、生姜15g、丁香2g、胡椒粉0.5g。羊肉洗净切块滤干，姜去皮切片备用。肉桂、丁香用纱布包好；洗锅烧热，下底油，投入姜片煸炒，再投入羊肉炒至金黄色时，淋入适当米酒继续炒香，然后注入适量的水，烧开后，去除浮沫，再投入药材包，煮至熟烂，调入精盐、味精、胡椒粉，即可食用。

【功能与主治】温补脾阳，散寒止痛。主治脾阳不振，脘腹冷痛，畏寒肢冷，大便稀溏等症。

3. 桂附烧香肉

【原料与制法】香肉（狗肉）500g、熟附子10g、生姜片30g；水发白笋片80g，酱油、精盐、老酒、白糖、醋、胡椒粉各适量，干辣椒5g，肉桂5g，胡椒粉0.5g，酱油、葱、小茴香、陈皮、大料各适量。将香肉洗净，切成块状，生姜切片、白笋切片。将所有药材用纱布包好备用。将香肉投入冷水锅中，烧沸倒出，用清水把羊肉血水冲洗干净滤干待用。洗锅烧，加热，注入适食油，加热后投入姜片煸香，然后投入香肉继续煸炒至金黄时，淋入老酒，炒至溢香时，倒入适量的水，烧开后除去浮沫，投入药材包、笋片；然后进行调味，倒入高压锅中，用中火烧压25分钟，至熟烂后，盛入碗中食用。

【功能与主治】温补肾阳，暖温腰膝。主治肾阳亏虚，畏寒肢冷、阳痿早泄、大便溏稀、不育不孕等症。

三、气血虚型体质药膳举要

1. 参芪糯米饭

【原料与制法】党参30g、黄芪20g、当归10g、桂圆肉25g，糯米250g。先将三味中药洗净，切片，入锅加水，浓煎取汁（备用）。糯米淘洗净，加桂圆肉（龙眼肉）及中药汁入锅，加水适量，煮成干饭可食。

【功能与主治】益气养血，健脾强身。主治气血两虚，面色萎黄，气短乏力，少气懒言，精神疲惫，健忘自汗，失眠多梦，食减纳差等症。

2. 八宝蒸公鸡

【原料与制法】仔公鸡1只、龙眼肉20g、荔枝肉15g、莲子20g、薏苡仁15g、虾仁15g、松子仁15g、去核蜜枣15g、葡萄干10g。将公鸡宰杀去毛及内脏。将上述八种食品洗净，浸泡10分钟后，分别放在鸡肉上。加葱、姜、骨头汤适量。上笼蒸熟烂，去姜、葱，加盐精即可食。

【功能与主治】气血双补。主治气血虚弱，面色淡白或萎黄，神疲乏力、心悸气短，头晕眼花，病后或妇人产后体虚等症。

3. 桂圆葡萄汤

【原料与制法】桂圆肉30g、葡萄干15g、去核蜜枣20g、鲜鸡蛋1只、白糖15g。先将三种果品洗净，加清水适量，以文火煮后，将鸡蛋打散搅匀后冲入，继续再煮至蛋熟，兑入白糖即可食。

【功能与主治】气血双补，心神共养。主治气血不足、头晕目眩，气短懒言，神疲乏力，失眠多梦，心悸怔忡等症。

四、痰湿型体质药膳举要

1. 藿砂鲫鱼羹

【原料与制法】鲫鱼100g，藿香、砂仁各6g，陈皮、辣椒、葱白、大蒜各12g，胡椒3g，酱油适量。先将鲫鱼刮鳞，去鳃，从背部开一刀，去除内脏、黑衣、血水，呈荷包状，滤干待用。将上述药材洗净，从鱼背填入腹中；洗锅烧热，下食油加热，把鱼煎至两面金黄时，淋入酱油，注入适量水烧沸，去除浮沫，鱼腹改用中小火煮至熟透、味出后，调味、出锅，即食。每日晚餐进食。

【功能与主治】健脾利湿，化浊祛痰。主治湿浊内停，虚胖臃肿、痰浊阻肺、咳嗽痰多等症。

2. 莲子薏米粥

【原料与制法】莲子（去芯）30g、薏苡仁20g、粳米100g。先将前2种洗净，粳米淘净，三品共煮成粥可食。

【功能与主治】健脾利湿，消肿健身。主治脾虚食减，浮肿湿浊等症。

3. 藿蔻槟榔粒

【原料与制法】槟榔250g，藿香、白豆蔻、砂仁、丁香各12g，陈皮25g。先将槟榔剁成黄豆大颗粒，并把其他五种中药同入锅内，加热炒香，加水适量，用武火（大火）煮沸，后用文火（小火）将药液烧干，取出槟榔颗粒，弃去其他药渣即放瓶内备用。每日三餐饭后嚼10～15粒槟榔。常服嚼，坚持月余方可取效。

【功能与主治】芳香化湿，醒脾理气。主治湿滞中焦、脘腹胀满等症。

五、瘀血型体质药膳举要

1. 当归三七鸡

【原料与制法】当归、三七各15g，丹参25g，老母鸡1只。母鸡宰杀放血、烫泡去毛，去内脏、洗净血污备用。将三种中药洗净，用砂布包好备用。将光鸡去除五尖，切成八大块待用。洗锅下冷水，投入鸡块，烧开后捞出来洗净；然后把鸡块、药材包投入炖锅中，加入适量的水炖至熟烂，调味、盛入碗中，喝汤吃肉，每日2～3次，不必多量食用。

【功能与主治】活血化瘀，通络止痛，扶助正气。可用于外伤、或血瘀引起的胁痛、腰痛、胃脘痛等症，能防治冠心病、脑血管病，还可用做老年人保健药膳。出血性疾病忌用。

2. 丹参桃仁粥

【原料与制法】丹参25g、桃仁15g、葱白3茎、粳米100g。先将丹参、桃仁放入砂罐中，加水煎煮，取药汁约800毫升，去渣。将葱白切丝。再用药汁同粳米煮粥，待粥熟时，再加入葱白丝搅匀即可食用。可长期食，早晚当饭食之。

【功能与主治】活血化瘀，通脉宣痹。主治各种瘀血证，尤其对冠心病、心绞痛、心脑血管疾病有效，并对胸闷、咳喘症有一定效果。

3. 三七红糖饮

【原料与制法】三七粉3g、山楂30g、红糖15g。先将鲜山楂洗净去籽后切片，放入电热杯里，加入三七粉及红糖，加入适量水，加热沸开5分钟后切断电源，待凉温之后，代茶饮，每日1剂，常饮取效。

【功能与主治】活血化瘀，消食健胃，止血定痛。主治跌打损伤，瘀血肿痛，心胃疼痛、妇人血崩，各种血瘀证的辅助治疗及老年人保健、消化不良、减肥轻身等防治。

六、气郁型体质药膳举要

1. 香蕉茉莉花

【原料与制法】香蕉、茉莉花12g。先将茉莉花放茶杯里，开水冲入，加盖放置5分钟。每日早晨空腹饮茉莉花开水配上1至2根香蕉。

【功能与主治】香蕉含钾能助人脑产生血清素，使人欢乐、平静，甚至有镇痛之效。茉莉花有舒肝解郁、理气之功，可辅助香蕉抗忧郁。香蕉又能润肠通便，可防治老年人习惯性便秘。若平素畏冷，患有脾胃虚症或慢性结肠炎患者，均不宜食香蕉，因为香蕉是寒凉之品，若多食则腹泻加重，并使嗳气、胃痛。本方主治肝气郁结所致的胸胁胀痛、胸闷不舒、喜太息、便秘，也可治妇人痛经、乳房胀痛等，尤其可减轻老年人在秋季里见到花木凋零带来秋令忧郁情感，防止秋愁的产生。

2. 合欢枣仁粥

【原料与制法】鲜合欢花40g、酸枣仁15g、核桃肉30g、大枣25g、粳米60g。将上述药品、食品洗净，同入砂锅内，加水适量，煮至米熟稠，早晚服食。

【功能与主治】合欢花有镇静、解郁、利尿和强壮等作用，酸枣仁安神，核桃补肾，大枣和中，四味合奏补益心肾、解郁和中之功能。主治精神抑郁、心神不宁、胸闷不舒、失眠多梦，也可治妇人更年期综合征由心肾亏虚引起的心悸、心烦、失眠、神志恍惚等症。

3. 笋虾莲子汤

【原料与制法】冬笋300g、河虾150g、通心莲子60g、白糖3g，酱油、食盐、香油、老酒、鲜汤各适量。冬笋切成条状，氽水待用；莲子浸泡、蒸熟捞干待用；虾洗净。洗锅烧热，下食油，投入虾爆香后，投入笋条继续翻炒片刻，再投入莲子，淋入老酒、酱油稍炒后，注入鲜汤，煮熟后进行调味，用湿淀粉勾芡，亮油出锅装盘，即可食用。

【功能与主治】和胃降气，清热化痰，解郁健脾。主治脘腹痞满、腹胀、嗳气、精神忧郁、胃纳欠佳等症，也可消油腻、解酒毒，特别是对饮酒过量或进食肥腻过多引起的脘腹饱胀者有治疗效果。

七、阳亢型体质药膳举要

1. 天麻鱼头汤

【原料与制法】天麻10g，茯苓、淮山药、枸杞各15g，川芎6g，鳙鱼头1个（1500～1600g）。调味品：酱油、精盐、味精、白糖、老酒、香油、干辣椒、葱、姜、水淀粉等适量。先将鱼头去鳞、腮，洗净黑衣、血污，对半切开待用。将中药茯苓、淮山药、川芎切片后，用第二次淘米水浸泡，再将天麻放入该米泔中浸泡5小时左右，捞出天麻置米饭上薰透，切成片备用。然后将天麻片、茯苓、淮山药、川芎及枸杞子用纱布包好，用适量水煎煮2次，滤渣留汁待用。鳙鱼头涂上少许酱油、姜葱汁、老酒腌渍10分钟，放入油锅中炸至金黄捞出滤油；洗锅烧热，下食油加热，放入锅中，淋入老酒、酱油少许，倒入煎煮好的药汁及适量的水、干辣椒，烹制熟透；然后调入清汤、糖、盐、香油等调料；在锅内勾芡，浇在天麻鱼上，把药材包取出，围在鱼头四周装饰即可装盘食用。每剂可服用2～3次，可吃天麻、鱼肉，喝汤。

【功能与主治】滋养肝肾，平熄肝风。主治肝肾阴虚、阳上亢的头晕目眩、头痛肢麻、烦躁失眠等症。但血压偏低者不宜服食。

2. 芹菜平菇炒肉

【原料与制法】芹菜250g、平菇150g、猪瘦肉100g、菜油30g、精盐3g、酱油15g、香油30g、葱末5g、姜末3g。将猪肉切成肉丁，芹菜洗净切粒，平菇洗净切粒，分别用开水焯一下。洗锅烧热，下食用油加热，先将姜、葱煸香，再下肉丁炒熟后下平菇、芹菜，翻炒入味，出锅装盘食用。

【功能与主治】平肝清热。主治肝阳偏亢、肝火上炎的头晕目眩、目赤耳鸣、肢体麻木等病症，也可降压，对轻度高血压、冠状动脉硬化也有一定防治疗效。

3. 钩藤菊花饮

【原料与制法】钩藤15g、菊花6g、枸杞子15g、荔枝60g、冰糖10g。先将上述中药加水煎煮，去渣取汁，最后加入冰糖即成。作饮料常饮，配鲜荔枝食之。若无鲜荔枝，可用荔枝干20g放入中药内煎后取汁。

【功能与主治】清肝明目。主治肝阳偏亢而头晕目眩、头痛头胀、视物模糊、目赤流泪等症，对肝阳上亢型高血压病（轻型）有一定效果。

八、中性型体质

平时选补气养血、滋阴益肾之药膳来加强抵抗力，增强体质，当发生某些疾病，可通过临证选膳施治。

气郁体质者提升免疫力的食养药膳粥与代茶饮便方

张文高[1]　张　萌[2]

（1. 山东中医药大学　250014）
（2. 天津中医药大学附属保康医院　300073）

重大传染病疫情往往会影响人的心理精神情绪，容易使人紧张、担忧、焦虑、郁闷，而体质属于气郁质者更容易受影响，这都会影响机体的免疫力，甚至于致使易于感染，或使感染加重，影响预后。食养药膳既可改善气郁、忧郁、焦虑等证候及情绪，又能够提升免疫力，增强抗病能力。下面简要介绍什么是气郁体质，气郁体质亚健康与慢病者如何饮食养生，如何通过简便易行的食养药膳粥或代茶饮提升自身的免疫力。

一、什么是气郁体质

气郁质是王琦院士中医体质学说中 9 种基本类型之一。其总体特征为气机郁滞，以神情抑郁、忧虑脆弱等气郁表现为主要特征。形体瘦者为多。常见表现有神情抑郁，情感脆弱，烦闷不乐，舌质淡红，舌苔薄白，脉弦。心理特征：性格内向不稳定，敏感多虑。发病倾向：易患脏躁、梅核气、百合病及郁证等。往往对精神刺激适应能力较差；不适应阴雨天气。（见王琦等起草的《中医体质分类与判定》标准）

除了上述基本特征之外，气郁者常有各种心理情志异常的一种或几种，如神情抑郁，忧虑烦闷，郁郁寡欢，情绪低落，焦虑恐惧，情感脆弱，敏感多疑，失眠多梦，急躁易怒，易于激动等，这类人多性格内向且不稳定，喜欢安静独处，莫名觉得心塞，无缘无故唉声叹气，往往将情绪憋在心里，不愿意与人交往交流，做事情容易思前想后，忧虑寡断。由于情志不畅，肝失调达，气机郁滞，往往肝经循行部位出现肝气郁结证候，如胸胁胀痛，妇女乳房胀痛，胃脘胀痛，腹部胀痛，泛吐酸水，呃逆嗳气，头晕目眩等。

气郁质者多由气机郁滞所致，应以疏肝行气、开其郁结为调理之大法。气郁质者的调理，首当调摄精神，调畅情志，放松身心，避免怫郁，饮食与养生药膳调理亦是其中重要的方法之一。

二、气郁质者如何饮食养生

气郁质者中医调理以疏肝理气、解郁调神为主，结合其他兼证或可配合益气扶正、健脾和胃、消食化积、清肝降火之品。在饮食养生调理方面注意以下几方面。

普通食品方面，气郁质者宜适当多食燕麦、小麦、牛奶、高粱、刀豆、蒿子秆、芹菜、洋葱、苦瓜、黄花菜、萝卜、芜菁、洋葱、橘子、金橘、橙子、胡荽、茴香苗、大蒜、豆豉、丝瓜、茉莉花等具有行气解郁、健胃消食作用的食物。

气郁质者可通过一些"食药物质"发挥较好的调理作用，如佛手、香橼、陈皮、玫瑰花、代代花、橘红、山柰、百合、薄荷、紫苏、山楂、麦芽、昆布、小茴香等。

气郁质者应少食收敛酸涩之物，如乌梅、泡菜、阳桃、杨梅、酸枣、柠檬等，以免影响气机调达顺畅。

注意忌食辛辣及油腻难消化之品，避免咖啡、浓茶等刺激之品，尤其是睡眠欠佳者睡觉前更应禁忌。

三、气郁质者适宜的食养药膳代茶饮便方

1. 玫瑰佛手代茶饮

玫瑰花3g，佛手2g，两者共为粗末。水煎煮沸数分钟后倾入茶壶或水杯，代茶饮；或开水沏，代茶饮。

功效：疏肝解郁，行气和血。

适宜于气郁质有肝气郁滞证候，或兼有血脉欠畅者。

2. 三红代茶饮

山楂5g，玫瑰花2g，橘红2g，三者共为粗末。水煎煮沸数分钟后倾入茶壶或水杯，代茶饮；或开水沏，代茶饮。

功效：疏肝解郁，活血化瘀，理气化痰。

适宜于气郁质而兼有血瘀及痰浊者。冠心病或兼血压、血脂偏高中医辨证属气滞血瘀者可作辅助调理养生茶饮。

3. 佛橼人参代茶饮

佛手3g，香橼2g，红参2g，三者共为粗末，大枣6g（切开）。水煎煮沸数分钟后倾入茶壶或水杯，代茶饮；或开水沏，代茶饮。

功效：疏肝解郁，补益元气，理气化痰。

适宜于气郁质有肝气郁滞而又正气不足者。

4. 佛橼枣仁代茶饮

佛手3g，香橼2g，炒酸枣仁6g，三者共为粗末。水煎煮沸数分钟后倾入茶壶或水杯，代茶饮；或开水沏，代茶饮。或睡前1小时左右服。

功效：疏肝解郁，养心安神。

适宜于气郁质而又失眠多梦者。

5. 玫瑰百栀代茶饮

玫瑰花3g，香橼2g，百合3g，栀子2g，四者共为粗末。水煎煮沸数分钟后倾入茶壶或水杯，代茶饮；或开水沏，代茶饮。

功效：疏肝解郁，行气和血，清心降火。

适宜于气郁质而又心烦急躁易怒者，或兼有血脉欠畅者。

四、气郁质者适宜的食养药膳粥便方

1. 佛香大枣粥

原料：佛手5g，香橼3g，大枣（切开）3～5枚，粳米100g。

制法：佛手、香橼浸泡，煎取汁，去渣后与粳米、大枣同入砂锅内煮粥。不忌糖者可于粥将熟时入冰糖适量再煮1～2沸即可。可供2～3人一日分2次服。

佛手、香橼也可以超微粉碎成微粉，加入煮成的粥内，混匀后再煮片刻。

功效：疏肝解郁，理气和中，补气养血。

适宜于气郁质有肝气郁滞证候，或兼中焦欠和，气血不足者可作辅助调理养生粥。

2. 山楂玫瑰粥

原料：山楂10g，玫瑰花5g，佛手5g，橘红3g，大枣（切开）3～5枚，粳米100g。

制法：山楂、玫瑰花、佛手、橘红浸泡，煎取汁，去渣后与粳米、大枣同入砂锅内煮粥。不忌糖者可于粥将熟时入冰糖适量再煮1～2沸即可。可供2～3人一日分2次服。

山楂、玫瑰花、佛手、橘红也可以超微粉碎成微粉，加入煮成的粥内，混匀后再煮片刻。

功效：疏肝解郁，行气活血，补中化痰。

适宜于气郁质而兼有血瘀及痰浊者。冠心病或兼血压、血脂偏高中医辨证属气滞血瘀者可作辅助调理养生粥。

3. 香陈人参粥

原料：香橼5g，陈皮3g，红参3g，大枣（切开）3～5枚，黑米50g，粳米50g。

制法：香橼、陈皮、红参浸泡，煎取汁，去渣后与黑米、粳米、大枣同入砂锅内煮粥。不忌糖者可于粥将熟时入红糖适量再煮1～2沸即可。可供2～3人一日分2次服。

香橼、陈皮、红参也可以超微粉碎成微粉，

加入煮成的粥内，混匀后再煮片刻。

功效：疏肝解郁，益气健脾，理气和中。

适宜于气郁质有肝气郁滞而又正气不足、脾胃不健者。

4. 玫瑰百枣粥

原料：玫瑰花 5g，香橼 4g，百合 6g，炒酸枣仁 12g，大枣（切开）3～5枚，粳米 60g。

制法：玫瑰花、香橼、百合、炒酸枣仁浸泡，煎取汁，去渣后与粳米、大枣同入砂锅内煮粥。不忌糖者可于粥将熟时入冰糖适量再煮 1～2 沸即可。可供 2～3 人晚上睡前 1 小时左右服。

山楂、桃仁、橘红、香橼也可以超微粉碎成微粉，加入煮成的粥内，混匀后再煮片刻。

功效：疏肝理气，解郁清心，养心安神。

适宜于气郁质而又失眠多梦者。

5. 佛香百栀粥

原料：佛手 5g，香橼 5g，百合 6g，栀子 4g，大枣（切开）3～5枚，粳米 100g。

制法：佛手、香橼、百合、栀子浸泡，煎取汁，去渣后与粳米、大枣同入砂锅内煮粥。不忌糖者可于粥将熟时入冰糖适量再煮 1～2 沸即可。可供 2～3 人一日分 2 次服。

山楂、桃仁、橘红、香橼也可以超微粉碎成微粉，加入煮成的粥内，混匀后再煮片刻。

功效：疏肝解郁，理气化痰，清心降火。

适宜于气郁质而又心烦急躁易怒者。

以上所有配方均只使用普通食材和"食药物质"，均含有疏肝解郁、疏肝理气等疏调气机的"食药物质"，而且每个配方都含有 1 种或多种经现代研究证实具有增强或调解免疫功能作用的"食药物质"。各方中"食药物质"的用量偏小，是考虑适合于较长时间安全地食用。煲粥所用粳米之类食材的选用和用量，可视个人饮食习惯酌定。不推荐孕妇应用含活血化瘀类食药物质的药膳。

参考文献

[1] 王琦，靳琦.亚健康中医体质辨识与调理[M].北京：中国中医药出版社，2012.

[2] 罗增刚.中医食养保平安：中医饮食养生[M].北京：中国中医药出版社，2018.

中医气郁质的养生药膳思想探讨

许 韵 冯 玲

(中国中医科学院广安门医院 100053)

日新月异的现代生活,同时也带来了更大的生活压力,社会生活工作环境的改变与精神压力的增大对现代年轻人体质改变有着重要的影响。年轻人多初涉社会,在面对工作、生活、个人前途及更为复杂人际交往的不同方面的压力较大,常不能处理好个人情绪及相关问题,故易导致气郁质。岑澔采用随机抽样方法对北京市人口中15岁以上的共2502人进行流行病学调查,其结果显示:气郁质峰值无论男女均集中于25～34岁组。王琦对全国9省市大样本的流行病学调查数据同样表明气郁质多见于年轻人,且女性明显高于男性。可见飞速发展的社会,处于各种生活和精神压力下的年轻人呈现出明显的体质偏颇,成为气郁质的高发人群,严重影响身体健康。高飞针对首都医科大学体检资料进行相关性分析,8种偏颇体质中,阴虚、湿热、血瘀、气郁四类偏颇体质的亚健康状态构成比均分别明显高于非阴虚、非湿热、非血瘀、非气郁体质的亚健康状态人数。

中医体质学认为,气郁质即长期情志不畅、气机郁滞而形成的以性格内向不稳定、忧郁脆弱、敏感多疑为主要表现的体质状态。气郁质在临床上多表现为:形体偏瘦,肌肉消瘦。性格内向且不稳定,敏感多疑,对精神刺激适应能力较差。平素忧郁面貌,神情多烦闷不乐,伴见胸胁胀满,或走窜疼痛,善太息,或咽中有异物感,睡眠较差,食欲减退,惊悸健忘,痰多,大便偏干。在中医基础理论的指导下,明确气郁质体质对人体相应脏腑的病理影响表现,将中医基础理论运用于药膳之中,发挥药膳食疗的独特作用,可为气郁质人群创造出符合自身且养生美味的膳食料理。

一、气郁成因

1. 志欲不遂,脏腑难安

现代人工作生活精神长期处于紧张状态,就业难、购房难等,加大了年轻人的生活压力,以及来自工作单位、社会交往等方面的压力,引发了较为普遍的焦灼情绪,遇事不遂又心烦意扰焦虑。今时随着科技的不断进步与知识的不断更新,社会发展的同时也带来了社会压力,工作强度大、细节要求多、程序多繁杂、要求创新多、脑力要求与消耗多,然常常想法与成果与工作目标仍有差距,长期处于焦虑抑郁状态。

神为无形,行为有形,神附于形,形依于神,形神一体,气血和畅,五脏调和,然形有所伤,神有所扰。气机郁滞者长期心情不畅,久则损及肝、心、脾三脏。肝主疏泄,五行属木,喜条达而恶抑郁,条畅全身气机,情志抑郁,主在伤肝,肝气不畅,气机难以畅达,气机郁结,可致两胁胀满疼痛、善太息等。《望诊遵经·变色望法相参》认为:"思则气结于脾。"脾在志为思,思虑过度伤脾,思则气结,气机郁结久则为滞,临床多表现为食欲不振。《医述·卷七》曰:"思则气结,结于心而伤于脾也。"《医学衷中参西录·资生汤》曰:"心为神明之府,有时心有隐曲,思想不得自遂,则心神怫郁,心血亦遂不能濡润脾土,以成过思伤脾之病。"心藏神为君主之官,为五脏六腑之大主,情志所伤,可伤及心神,故《灵枢·本身》提出:"心怵惕思虑则伤神",出现失眠、惊悸等症状。同时脾运化转输水谷精微,脾伤水谷精微运化不足,转输不能,心主血脉不能得其充分滋养,心血不足,心失所养,以致心气虚则悲,如此悲哀往复,情志更难遂人心意。忧思气结,气机不畅,肝气疏泄不能,脾失健运,肝木克于脾土,以致肝郁脾虚,肝血不得濡养,肝体不畅,其郁更甚。肝、心、脾三脏受损又相互影响,终致气机难畅,郁滞难解。

2. 饮食自倍,再伤形神

情志已伤,加之生活条件的大为改观,年轻人饮食不健康不规律,嗜食肥甘厚味,以致形神再伤。张志聪《黄帝内经素问集注》提出:"神气生于阴精,五藏之精生于五味;盖精神气血,皆由五味之所资生而资养者也。"《素问·六节藏象论》云:"五味入口,藏于肠胃,味有所藏,以养五气,气和而生,津液相成,神乃自生。"脾主运化,胃主受纳,饮食物入口,脾胃化生水谷精气以养其形,以养其神;嗜食肥甘厚味,其质多黏腻难以消化,黏腻之物本易阻滞气机,加之胃过度受纳腐熟而不及,甘入脾,过食甜腻之品,首伤本脏,伤及脾胃,饮食偏嗜如此,脾胃运化失司,易生痰化火热。脾者属土,居中央而长养四旁,化生水谷之精气资养诸脏,今脾胃所困,气之枢纽不利,亦影响诸脏正常生理功能运转。《灵枢·经脉》记载:"脾足太阴之脉……其心者,复从胃,别上膈,注心中。"脾经心经相连,脾土心火,母病及子,上扰于心,心神被扰不安,可见心烦急躁,上扰清窍,可发为头痛、眩晕。今脾胃不能,气机枢纽不利,五脏生理功能受碍,五脏之神易受影响,脾胃气机郁滞,难化生水谷精微转输至肝脏,肝脏气机亦受枢机不利影响,本就郁滞的气机更难以畅达。

二、调摄饮食以纠其偏

首当疏肝。《素问·举痛论》明确指出:"百病生于气也。"肝喜条达舒畅,疏肝养肝调畅气机,既可恢复肝正常生理功能,又可调节人体生理功能的平衡,气血津液的正常输布,使阴阳调和,病无以生。当首先疏肝养肝,可采用药食同源的菊花、玫瑰花、丁香、香橼、代代花、佛手等,其味多芳香,主入肝经,芳香通窍释情志达气机,畅达肝体,疏通郁滞。其味芬芳,药食同源入膳增香提味。

勿忘脾胃。《金匮要略》云:"夫治未病者,见肝之病,知肝传脾,当先实脾,四季脾旺不受邪,即勿补之;中工不晓其传,见肝之病,不解实脾,惟治肝也。"肝五行属木,脾五行属土,肝病最易克土,甚至于出现肝木乘土。故气郁质人群同样应当注重健脾,如白扁豆、大枣、山药、党参等药食同源之品,既可补益平时不当饮食所伤脾胃,恢复中焦气机及化生精微,滋养受损肝体,助肝调畅气机,又符合治未病理念,防止气机郁滞进一步损伤脾胃。

饮食息息相关与五味,五味饮食,才有滋味,气机郁滞,久则可为气逆,临床表现为遇事没有耐心、容易发脾气等,可用甘缓之味,甘能补、能和、能缓,可柔和肝体。肝喜条达,木郁达之,辛能行气走散,木曰曲直,其欲生发,辛可助其气而发之,能散郁滞之气机。酸味入肝,补肝体,养肝阴,使用酸味食物,又可引药入肝经。

气郁质药膳同时应当注重菜品外观,其形应赏心悦目,注重摆盘搭配,其应香味诱人,使人心情、食欲大开,方可事半功倍。

中华传统料理与中医理论、中药相合所成的药膳,兼有保健、医疗、食用价值,具有鲜明的中医特色和中华饮食文化。结合个人体质,将药食同源之品巧妙融于菜品,将药膳融入时代特色,在传统菜品的基础上加以改进和创新,迎合现代人口味,将药膳制作得美味又健康,养生治病又不失中医特色,是为个性化的养生措施。以人为本,注重个体差异,容易融入大众生活,创造出受大众欢迎且养生保健作用突出的新式菜品。

三、气郁质药膳示例

菜品名称:一骑红尘妃子笑

原料:鲜虾、山药、猪里脊,荔枝、蛋清、土豆淀粉、玉米淀粉、红曲粉、陈皮、佛手、玫瑰花、葱、姜、盐、糖、老抽、白醋、米醋、鲜薄荷叶。

做法:山药挖成山药球,放陈皮、佛手、玫瑰花、薄荷叶提前泡水出味,将山药球放入此水中煮熟后取出,后将荔枝在此水中浸泡;取虾肉打成泥加蛋清淀粉搅打上劲制虾滑,焯水成球状虾滑;里脊肉切稍厚点的片,十字花改刀,取葱姜水,加入土豆淀粉、玉米淀粉、玫瑰花瓣碎、佛手碎腌制,卷成卷装,油热,炸至金黄酥脆。提前用白醋、米醋、老抽、水淀粉、糖、葱姜丝调出料汁。炒锅留底油,倒入调好的汁,倒入炸好的里脊肉、山药、荔枝、虾滑也一起放进去,翻炒均匀。取浅盘,盛出堆成半圆状,鲜薄荷叶拍醒,上予点缀,在盘空白处稍做斜线状装饰。

气郁质人群宜选用理气解郁作用的食物。佛手、玫瑰清香味浓,能舒肝行气,适宜于有情绪抑郁、喜太息、胸胁胀痛等症状者。陈皮醒脾开胃,和山药补脾,和佛手、玫瑰助其疏肝理气、调畅气机。薄荷其味清凉芳香兼可疏肝理气。醋味酸入肝柔肝,甘味和缓肝体,葱姜其味辛,行散气机。菜品其味酸甜适口,既迎合了现代年轻人的口味,又发挥了中医药膳的独特调摄身体的优势。其名"一骑红尘妃子笑",藏"无人知是荔枝来"之意,其菜品形如荔枝,颇具滋味,食后心情畅然。

➢ 参考文献

[1] 岑澔,王琦.不同年龄人群体质分布的调查分析[J].中华中医药学刊,2007,25(6):1126-1127.

[2] 王琦,朱燕波.中国一般人群中医体质流行病学调查:基于全国9省市21948例流行病学调查数据[J].中华中医药杂志,2009,24(1):7-12.

[3] 高飞,王国玮,李健,等.健康体检人群体重指数与中医偏颇体质的相关性研究[J].世界中西医结合杂志,2010,5(2):126-129.

[4] 王琦.9种基本中医体质类型的分类及其诊断表述依据[J].北京中医药大学学报,2005,28(4):1-8.

血瘀体质亚健康与慢病者提升免疫力的食养药膳粥与代茶饮便方

张文高[1]　张萌[2]

（1. 山东中医药大学　250014）

（2. 天津中医药大学附属保康医院　300073）

《黄帝内经》曰："正气存内，邪不可干""邪之所凑，其气必虚"。大力扶助正气，提升自身免疫系统的免疫力，是抗御病邪、预防病毒感染最好的方法！注重日常平衡膳食、科学营养，同时有针对性的食养药膳可发挥重要作用。食养药膳也称养生膳、养生药膳，限定于使用五谷、果蔬等普通食材，以及"既是食品又是中药材的物质"（简称为"食药物质"），其安全性较强，可较长时间应用。对于身体虚弱、免疫力较弱者，在中医辨证施膳指导下，采用适当配方的食养药膳，当能有效地改善虚弱状态，扶助人体正气，提升免疫力，从而抵御瘟疫毒邪侵袭，或即使受到侵袭也能够使发病较轻，保护生命。

血瘀体质亚健康者容易罹患心脑血管病，血瘀体质的慢病患者常见冠心病心绞痛、心梗及脑梗（脑血栓）等，这些患者或亚健康者多为中老年，往往免疫功能也较差，容易被病毒性传染病感染，一旦感染，往往病情较重，预后较差。对于这一类人群，可以通过适当的食养药膳既改善血瘀体质，辅助防治心脑血管疾病，又提升免疫力，防止感染病毒性传染病，或者万一被感染也发病较轻，预后较好。下面简要介绍血瘀体质及血瘀体质亚健康与慢病者的常见中医辨证，及这部分人群如何通过比较简便易行的食养药膳粥或代茶饮提升自身的免疫力。

一、什么是血瘀体质

血瘀质是王琦院士中医体质学说中9种基本类型之一。其总体特征为血行不畅，以肤色晦暗、舌质紫黯等血瘀表现为主要特征。常见表现有肤色晦暗，色素沉着，容易出现瘀斑，口唇黯淡或青紫，舌黯或有瘀点，舌下络脉紫黯或增粗，脉涩。常见心理特征：易烦，健忘。发病倾向：易患癥瘕（肿块）及痛证、血证等。一般不耐受寒冷，寒冷时症状会加重。还会有某些其他表现，如皮肤较粗糙、眼眶周围发青发黑、牙龈易出血等。女性容易痛经，月经色暗，血块多；男性容易出现各种疼痛，尤其是局部刺痛的症状。血瘀质者容易罹患心脑血管病（如冠心病、脑动脉硬化及脑血栓等缺血性脑血管病），严重者可发生心肌梗死、脑梗死等心脑血管急症。

二、血瘀体质亚健康与慢病者的常见中医辨证

上述血瘀质的主要特征可以作为中医辨识血瘀质的要点。当然，不同的慢性病，其血瘀还有其特点，以常见的冠心病为例，胸痛、痛有定处、舌质紫黯或有瘀点、瘀斑，就可以判断血瘀。

人体是一个有机的整体，血瘀质一般不是孤立地存在，而是往往会有其他状态同时存在，

而且不同的状态又是相互影响的。例如，血瘀质的亚健康者或慢性心脑血管病者，常有气虚、阳虚、阴虚等"本虚证"，也常有痰浊、气滞、寒凝等"标实证"，本虚证与标实证往往同时存在并相互影响。参照《冠心病中医辨证标准》，部分常见本虚、标实证的辨证要点如下。

气虚者：疲乏，气短，舌质淡胖嫩或有齿痕，脉沉细。

阳虚者：疲乏，气短，身寒，肢凉，舌淡胖或有齿痕，脉沉细或迟。

阴虚者：口干，五心烦热，舌红少苔或无苔，脉细数。

痰浊者：胸脘痞满，舌苔厚腻，脉滑。

气滞者：胸闷痛，憋气，舌苔薄，脉弦。

寒凝者：胸痛甚，遇寒常发。

将这些基本的中医证候辨识清楚，才能够精准地辨证施治、辨证施膳。

三、血瘀者的食养药膳粥与代茶饮便方

1. 山楂桃菊代茶饮

山楂 5g，桃仁 2g，菊花 3g，3 者共为粗末。水煎煮沸数分钟后倾入茶壶或水杯，代茶饮；或开水沏，代茶饮。

功效：活血化瘀，消食化积，清肝明目。

适宜于血瘀质者，或兼肝火、食积者。冠心病、高血压、高脂血症者可作辅助调理养生茶饮。

2. 山楂沙棘粥

原料：山楂 10g，沙棘 5g，粳米 100g。

制法：山楂、沙棘浸泡，煎取汁，去渣后入粳米至砂锅内煮粥。不忌糖者可于粥将熟时入红糖适量再煮 1～2 沸即可。可供 2～3 人一日分 2 次服。煮粥忌用铁锅（下同）。

也可山楂（粗碎）、沙棘与粳米淘洗净，一同在砂锅中煮粥。

山楂、沙棘也可以超微粉碎成微粉，加入煮成的粥内，混匀后再煮片刻。

功效：活血化瘀，消食化积。

适宜于血瘀质者，或兼食积者。冠心病、高血压、高脂血症者可作辅助调理养生粥。

四、血瘀兼有气虚者的食养药膳粥与代茶饮便方

1. 红参山楂代茶饮

红参 2g，山楂 6g，两者共为粗末，大枣 1 枚（切开）。水煎煮沸数分钟后倾入茶壶或水杯，代茶饮；或开水沏，代茶饮。

功效：补气活血。

适宜于血瘀质而兼有气虚者。冠心病、缺血性脑血管病（脑梗死、脑血栓）者可作辅助调理养生茶饮。

2. 人参姜桃粥

原料：红参 3g，桃仁 3g，姜黄 2g，大枣（切开）3～5 枚，粳米 100g。

制法：红参、桃仁、姜黄浸泡，煎取汁，去渣后与粳米、大枣同入砂锅内煮粥。不忌糖者可于粥将熟时入红糖适量再煮 1～2 沸即可。可供 2～3 人一日分 2 次服。

红参也可以超微粉碎成微粉，加入煮成的粥内，混匀后再煮片刻。

功效：补益元气，活血化瘀。

适宜于血瘀质而兼有气虚者。冠心病、缺血性脑血管病（脑梗死、脑血栓）者可作辅助调理养生粥。

五、血瘀兼有阳虚者的食养药膳粥与代茶饮便方

1. 参桂桃仁代茶饮

桃仁 3g，人参 1.5g，肉桂 0.5g。共为粗末，混匀。水煎，代茶饮；或开水沏代茶饮。

功效：益气温阳，活血化瘀。

适宜于血瘀质而兼有气虚、阳虚者。冠心病、缺血性脑血管病者可作辅助调理养生茶饮。

2. 参桃益智粥

红参 3g，桃仁 3g，益智仁 3g，肉桂细末 1g，生姜 3g，大枣（切开）3～5 枚，粳米 100g。

制法：红参、桃仁、益智仁浸泡，与生姜一起煎取汁，去渣后与粳米、大枣同入砂锅内煮粥，粥将熟时入肉桂细末，混匀。不忌糖者可于粥将熟时入红糖适量再煮1～2沸即可。可供2～3人一日分2次服。

功效：益气温阳，活血化瘀。

适宜于血瘀质而兼有气虚、阳虚者。冠心病、缺血性脑血管病（脑梗死、脑血栓）者可作辅助调理养生粥。

六、血瘀兼有阴虚者的食养药膳粥与代茶饮便方

1. 杞玉桃仁代茶饮

枸杞子3g，玉竹3g，桃仁2g，共为粗末，西红花（番红花、藏红花）少许。水煎，代茶饮；或开水沏，代茶饮。西红花价格昂贵，可以不用。

功效：滋阴生津，活血化瘀。

适宜于血瘀质而兼有阴虚者。冠心病、糖尿病者可作辅助调理养生茶饮。

2. 山楂精玉粥

原料：山楂10g，黄精6g，玉竹6g，银耳10g，大枣（切开）3～5枚，粳米100g。

制法：银耳洗净泡发，山楂、黄精、玉竹浸泡，煎取汁，去渣后与粳米、银耳、大枣同入砂锅内煮粥。不忌糖者可于粥将熟时入冰糖适量再煮1～2沸即可。可供2～3人一日分2次服。

山楂、黄精、玉竹也可以超微粉碎成微粉，加入煮成的粥内，混匀后再煮片刻。

功效：活血化瘀，滋阴益气。

适宜于血瘀质而兼有阴虚者。冠心病、糖尿病者可作辅助调理养生粥。

七、血瘀兼有气滞者的食养药膳粥与代茶饮便方

1. 山楂玫瑰代茶饮

山楂5g，玫瑰花2g，两者共为粗末。水煎煮沸数分钟后倾入茶壶或水杯，代茶饮；或开水沏，代茶饮。

功效：活血化瘀，行气解郁。

适宜于血瘀质而兼有气滞者。冠心病或兼血压、血脂偏高者可作辅助调理养生茶饮。

2. 山楂香玫粥

原料：山楂10g，沙棘5g，香橼3g，玫瑰花3g，大枣（切开）3～5枚，粳米100g。

制法：山楂、沙棘、香橼、玫瑰花浸泡，煎取汁，去渣后与粳米、大枣同入砂锅内煮粥。不忌糖者可于粥将熟时入冰糖适量再煮1～2沸即可。可供2～3人一日分2次服。

山楂、沙棘、香橼、玫瑰花也可以超微粉碎成微粉，加入煮成的粥内，混匀后再煮片刻。

功效：活血化瘀，行气解郁。

适宜于血瘀质而兼有气滞者。冠心病或兼血压、血脂偏高者可作辅助调理养生粥。

八、血瘀兼有痰浊者的食养药膳粥与代茶饮便方

1. 山楂橘红代茶饮

山楂5g，橘红2g，桔梗2g，三者共为粗末。水煎煮沸数分钟后倾入茶壶或水杯，代茶饮；或开水沏，代茶饮。

功效：活血化瘀，理气化痰。

适宜于血瘀质而兼有痰浊、气滞者。冠心病或兼血压、血脂偏高者可作辅助调理养生茶饮。

2. 山楂橘香粥

原料：山楂10g，桃仁5g，橘红3g，香橼3g，大枣（切开）3～5枚，粳米100g。

制法：山楂、桃仁、橘红、香橼浸泡，煎取汁，去渣后与粳米、大枣同入砂锅内煮粥。不忌糖者可于粥将熟时入冰糖适量再煮1～2沸即可。可供2～3人一日分2次服。

山楂、桃仁、橘红、香橼也可以超微粉碎成微粉，加入煮成的粥内，混匀后再煮片刻。

功效：活血化瘀，理气化痰。

适宜于血瘀质而兼有痰浊、气滞者。冠心病或兼血压、血脂偏高者可作辅助调理养生粥。

九、血瘀兼有寒凝者的食养药膳粥与代茶饮便方

1. 桃仁干姜代茶饮

桃仁 3g，干姜 3g，薤白 3g，姜黄 2g。共为粗末，混匀。水煎，代茶饮；或开水沏代茶饮。

功效：活血化瘀，温里散寒，通阳止痛。

适宜于血瘀质而兼有寒邪凝滞者。冠心病心绞痛者可作辅助调理养生茶饮。

2. 桃仁二姜粥

原料：桃仁 5g，干姜 3g，当归 2g，高良姜 2g，大枣（切开）3～5 枚，粳米 100g。

制法：桃仁、干姜、当归、高良姜浸泡，煎取汁，去渣后与粳米、大枣同入砂锅内煮粥。不忌糖者可于粥将熟时入红糖适量再煮 1～2 沸即可。可供 2～3 人一日分 2 次服。

桃仁、高良姜、干姜、姜黄也可以超微粉碎成微粉，加入煮成的粥内，混匀后再煮片刻。

功效：活血化瘀，温里散寒，通经止痛。

适宜于血瘀质而兼有寒邪凝滞者。冠心病心绞痛者可作辅助调理养生粥。

以上所有配方均只使用普通食材和"食药物质"，均含有活血化瘀的"食药物质"，而且每个配方都含有 1 种或多种经现代研究证实具有增强或调解免疫功能作用的"食药物质"。各方中"食药物质"的用量偏小，是考虑适合于较长时间安全地食用于养生调理。煲粥所用粳米之类食材的选用和用量，可视个人饮食习惯酌定。不推荐孕妇应用含活血化瘀类食药物质的药膳。

➢ 参考文献

[1] 王琦，靳琦.亚健康中医体质辨识与调理[M].北京：中国中医药出版社，2012.

[2] 罗增刚.中医食养保平安：中医饮食养生[M].北京：中国中医药出版社，2018.

夏季养生食材与药膳便方选介

张　萌[1]　张文高[2]

（1. 天津中医药大学　300193）
（2. 山东中医药大学　250014）

《黄帝内经》指出"夏三月，此为蕃秀。天地气交，万物华实"。炎热之季，为一年阳气最旺之际，万物生长茂盛，机体的新陈代谢和能量需求更为旺盛，此时人体阳气也最易发泄。暑热季节又容易耗气伤津，容易发生脾胃运化功能减弱，食欲减退，所以夏季养生健身应注意顺应夏季的气候、自然环境特点及其对人体的影响。这一季节的饮食养生原则是：清热消暑，健脾助运。

一、夏季饮食养生要点

夏季的饮食调摄着重于清热消暑、健脾助运这两个方面，应以低脂、清淡、富含维生素、易消化为主，并宜适当多食绿豆、西瓜等甘酸清润食物以清热祛暑养津，少食辛甘燥烈之品以免伤阴，不宜过食油腻及辛燥助火之品。《饮膳正要》指出"夏气热，宜食菽，以寒之，不可一于热也"。这是指夏天宜食杂粮以寒体，而应避免过热的食物。《养生书》认为肥腻之品亦不宜食，指出"夏季后秋分前，忌食肥腻饼臛油酥之属"。《养生奉亲书》也指出"生冷肥腻，尤宜减之"。可适当多喝牛奶、多吃豆制品、鸡肉等瘦肉或鱼虾等，以及菌菇类。平时多吃蔬菜、水果及粗粮，增加纤维素、维生素、矿物质及微量元素的供给。由于夏季炎热而出汗多，体内丢失的水分多，脾胃消化功能较差，所以多进流质食物是夏季饮食养生的重要方法。如早、晚进餐时食粥，午餐时喝汤，这样既能生津止渴、清凉解暑，又能补养身体。

二、夏季养生食材与"食药物质"选介

1. 绿豆

味甘，性寒，归心、肝、胃经，有清热生津、消暑止烦、利水、解毒之效。《本草汇言》称绿豆可"清暑热，静烦热，润燥热，解毒热。"常用于暑热烦渴等证，既可单用煮水代茶作夏天防暑之饮料，亦可与薏苡仁等配用，以增消暑化湿之力。如《甘肃中草药手册》载方：绿豆30g，薏仁15g。水煎服。另外，绿豆粉及发芽绿豆的粉有降脂作用，可用于防治高脂血症。

2. 白扁豆

味甘、淡，性平，归脾、胃经，有健脾和中、消暑化湿等功效。《本草纲目》云："止泄痢，消暑，暖脾胃，除湿热，止消渴。"本品甘淡气和，能醒脾和胃、化浊升清，为祛暑化湿之要品，故常用于暑湿吐泻、烦渴胸闷等证。凡内伤暑湿，脾胃不和，食少便溏，体倦乏力，暑湿吐泻，烦渴胸闷者，可单用本品水煎服，亦可与香薷、厚朴配伍用，以祛暑化湿。健脾止泻宜炒用，消暑、解毒宜生用。

白扁豆花味甘，性平，归脾、胃经，功能清暑化湿、醒脾和中、解毒消肿。用于夏伤暑湿，发热泻痢等证。可用5～10g（鲜用加倍）煎汤服用。

3. 西瓜

味甘，性寒，归心、胃、膀胱经，有清热

解暑、除烦止渴、利尿之效。用于暑热烦渴，热盛伤津，咽喉肿痛，口疮，小便不利等证。

西瓜皮味甘、淡，性凉，归心、胃、膀胱经，功能清暑除烦、解渴利尿。《随息居饮食谱》曰："凉惊涤暑。"《饮片新参》称之："清透暑热，养胃津。"《本草再新》谓："能化热除烦，去风利湿。"故可用于暑热烦渴，小便短少，水肿，口舌生疮等。

4. 苦瓜

味苦，性寒，归心、脾、肺经，有祛暑止渴、清热明目、解毒消肿之效。现代研究表明，有降糖、免疫调节、抗肿瘤及抗病原微生物等作用。《滇南本草》称之："泻六经实火，清暑益气，止烦渴。"故可用于暑热烦渴，消渴引饮，风热赤眼，咽喉肿痛，腹泻痢疾，疮痈肿毒等。《泉州本草》载治中暑暑热方：鲜苦瓜截断去瓤，纳好茶叶再合起，悬挂阴干。用时取6～9g煎汤，或切片泡开水代茶服。

5. 莴苣

味苦甘，性凉，归肠、胃经，有清热利水、利五脏、通经脉、通乳汁之效，还能醒酒、洁齿、除口气。可用于脘腹痞胀，食欲不振，消化不良，食积停滞，大便秘结，小便不利，尿血，消渴，乳汁不通等。食用莴苣可增进食欲，促进消化液的分泌及肠胃蠕动，且莴苣富含钾离子，很适合老人、孕妇、长期卧床者及高血压、心脏病、消化不良、慢性便秘患者食用。

6. 莜麦菜

是以嫩梢、嫩叶为产品的尖叶型叶用莴苣。具有低热量、高营养的特点，营养价值高于莴苣，蛋白质含量高40%，胡萝卜素高1.4倍，钙含量高2倍，铁含量高33%，硒含量高1.8倍。具有降低胆固醇、清燥润肺、化痰止咳等功效。莜麦菜以生食为主，特别在夏天，可以凉拌，也可蘸各种调料。熟食可炒食、涮食或做汤，烹饪时间宜短不宜长，尽量不要用酱油。例如蒜蓉莜麦菜、干煸莜麦菜、豆豉鲮鱼莜麦菜。

7. 荷叶

味苦、辛、微涩，性凉，归心、肝、脾经，功能清暑利湿、健脾升阳、散瘀止血。可用于暑热烦渴，头痛眩晕，水肿，食少腹胀，泻痢，白带，脱肛，吐血，衄血，咯血，便血，崩漏等。《本草再新》曰："清凉解暑，止渴生津。治泻痢，解火毒。"本品能清暑热、利湿邪，故常用于暑热烦渴、头痛眩晕、水肿等证。凡夏伤暑湿、吐泻不止、神疲烦闷者，可与茵陈、佩兰、藿香等配伍，以清暑利湿、芳香化浊；若夏令外感风热、身无热而脉数者，可与金银花、竹叶、滑石、绿豆皮等同用，以清暑解表；若暑温发汗后，头胀目眩、余邪不解者，可与金银花、扁豆花、西瓜翠衣、竹叶心等相配，以清络散邪。

8. 菊花

味甘、微苦，性微寒，归肺、肝经，有疏风散热、清肝明目、清热解毒之功效。可用于外感风热或风温初起，发热，头痛，眩晕，目赤肿痛，疔疮肿毒。现代研究有降血压，扩张冠状动脉、增加冠脉流量，抑制胆固醇合成、加速胆固醇分解以及抗衰老、耐缺氧、镇静、解热、抗炎、抗病原微生物等作用。外感风热多用黄菊花，清肝明目多用白菊花。高血压、冠心病患者夏季可以菊花3g，开水沏代茶饮。

9. 金银花

味甘、微苦，性寒，归肺、心、胃经，功能清热透表、解毒利咽、凉血止痢。现代研究表明，有抗病原微生物，抗炎免疫，降脂，保肝等作用。可用于温热表证，发热烦渴，痈肿疔疮，喉痹咽痛，热毒血痢等。本品又能清暑热，若暑湿内阻，外感于寒，头痛身疼，发热恶寒无汗，面色红赤，口渴较甚，胸闷苔腻者，可与香薷、厚朴、扁豆花、连翘合用，以清暑化湿解表；若暑温汗后，余邪未尽，微感头胀，视物不清者，可用鲜品与西瓜翠衣、鲜荷叶等配伍用，以清络中未尽之邪。

10. 菠萝

味甘，性平，含有丰富的果糖、葡萄糖、

氨基酸、有机酸、蛋白酶、维生素C等维生素等。有清热解暑、生津止渴、健脾祛湿、消食止泻之效。可用于中暑，烦渴，消化不良，单纯腹泻，水肿等。为防止对菠萝过敏者发生过敏反应，应将菠萝削去果皮，修净后，切开果肉在稀盐水中浸渍后再食用。

11. 梨

味甘、微酸，性凉，归肺、胃经，有清热、生津、润燥、化痰、醒酒等功效。可用于暑热烦渴，热病伤津烦渴，消渴，秋燥干咳，热咳，痰热，便秘等证。生食、榨汁、熬膏、煲粥、煮汤皆宜。

12. 淡竹叶

味甘、淡，性寒，归心、肺、胃、膀胱、小肠经，有清热除烦、利尿通淋之效。可用于热病烦渴，口舌生疮，牙龈肿痛，小儿惊啼，肺热咳嗽，胃热呕哕，小便赤涩淋浊等。药效学研究表明，有解热、利尿、抑菌、抗肿瘤等作用。夏季用淡竹叶3g（鲜品加倍），开水沏代茶饮，有清心除烦作用。

三、夏季养生药膳便方选介

1. 双耳听琴

原料配方：木耳、银耳、芹菜、大蒜（不宜食大蒜者可不用）各适量。

制作方法：将木耳、银耳用温水泡开，淘洗净，摘去蒂，开水中浸烫片刻捞出，控净水，撕小片；嫩芹菜摘叶洗净，切小段，开水中浸烫片刻捞出，控净水；大蒜适量，捣碎成蒜茸。将木耳、银耳、芹菜、蒜茸各适量，混匀，以香油、食醋及少许食盐调味，装盘即成。

功效：益气扶正，滋阴润肺，养胃生津，平肝清脑，散瘀解毒。

适用人群：四季皆可常食用，夏季尤宜。成年人常食用有助于"三高"（血压高、血脂高、血糖高）的预防；受"三高"威胁的亚健康或健康中老年人群，可用作日常食养保健；高血压、高脂血症、糖尿病、动脉粥样硬化等慢性病患者养生、康复的辅助食疗之品。

2. 银菊代茶饮

原料配方：金银花3g，菊花2g，玉竹2g，桔梗2g，甘草2g。

制作方法：水煎代茶饮，或开水沏代茶饮。

功效：清热利咽，清头明目，滋阴生津。

适用人群：夏季炎热天气的养生茶饮。特别适合于天气炎热，头晕目眩，口干舌燥，咽喉不利者。

3. 荷叶双豆粥

原料配方：粳米50g，绿豆10g，赤小豆10g，鲜荷叶10g（或干荷叶5g）。（适合2～3人服食量）

制作方法：鲜荷叶切碎，榨汁。粳米、绿豆、赤小豆与适量水煮沸，转用文火煮成粥，加入荷叶汁，稍煮片刻即成。若无鲜荷叶，则以干荷叶切碎，加水浸泡，煎煮滤汁代替荷叶汁。

功效：清暑解热，化湿利水。

适用人群：夏季暑热气候的养生粥。特别适合于感受暑热，胸脘痞满，小便不利者。

4. 翠衣荷菊饮

原料配方：西瓜翠衣6g，荷叶3g，菊花3g，决明子3g。

制作方法：水煎代茶饮，或开水沏后代茶饮。

功效：清暑除烦，清利头目，利水化湿。

适用人群：夏季炎热天气的养生茶饮。特别适合于高血压、高脂血症者夏季饮用。

5. 清络代茶饮

原料配方：鲜荷叶边6g，鲜金银花6g，西瓜翠衣6g，鲜扁豆花一枝，鲜竹叶心6g。

制作方法：水煎代茶饮，或开水沏代茶饮。

功效：清暑热，除烦闷，祛水湿。

适用人群：夏季炎热天气的养生茶饮。适合于感受暑温后，身热烦闷，或有腹泻，小便短少者。

6. 荷苓薏仁粥

原料配方：粳米50g，荷叶6g（或鲜荷叶

12g），茯苓 6g，薏苡仁 10g，赤小豆 10g。（适合 2～3 人服食量）

制作方法：荷叶切碎，茯苓打碎，装纱布袋内扎口，加水浸泡，煎煮滤汁。粳米、薏苡仁、赤小豆与适量水煮沸，转用文火煮成粥，加入荷叶茯苓汁，稍煮片刻即成。

功效：清暑，健脾，化湿。

适用人群：夏季清暑祛湿的养生粥。适合于感受暑湿，不思饮食，胸脘痞满，舌苔厚腻，小便不利者。

7. 苦瓜玉精茶

原料配方：苦瓜 5g（鲜者 10g），玉竹 3g，黄精 3g。

制作方法：水煎代茶饮，或开水沏代茶饮。

功效：清暑祛热，生津止渴，益气养阴。

适用人群：夏季炎热天气的养生茶饮。适合于夏季暑热伤及气阴，而气短，倦怠乏力，口干欲饮者。尤其适合于糖尿病者作养生茶饮，现代研究表明这三者都有一定的降低血糖的作用。

8. 莴苣苹果汁

原料配方：莴苣 150g，胡萝卜 100g，荸荠 100g，苹果 1 个，柠檬汁适量。

制作方法：莴苣、胡萝卜、荸荠、苹果各洗净，去皮，切块，共置于榨汁机内榨汁，再加入适量柠檬汁，调匀，分次饮用。

功效：长期服食可清热润肺，养颜美发。

适用人群：可作为夏季养生蔬果汁饮料。

糖尿病药膳调理的研究进展

张芯雨

（北京中医药大学　142400）

糖尿病（DM）是一组由多病因引起的胰岛素分泌和（或）利用障碍所导致的以慢性高血糖为特征的代谢性疾病，主要症状为"三多一少"，即多饮、多食、多尿和消瘦，中医又称"消渴病"。药膳是在中医学、烹饪学和营养学理论指导下，将药材与食材相配而做成的美食，既将药物作为食物，又将食物赋以药用。药借食力，食助药威，二者相辅相成，相得益彰。周方圆等[1]认为饮食治疗作为糖尿病的基础疗法，在糖尿病防治工作中占有重要地位。合理有效安全长期的饮食治疗，可以改善患者的健康状况，纠正代谢紊乱，使血糖、血脂接近正常生理水平，预防和延缓各种急慢性并发症的发生。且糖尿病按照中医的辨证论治分为不同的证型，可针对不同的证型用不同药方组成的药膳。糖尿病可分为气阴两虚型、气虚型、阴虚型、阳虚型、阴阳两虚型、气虚血瘀型、湿热内阻型等不同证型，本文选取前五种常见证型糖尿病的药膳调理进行综述。

一、气阴两虚型糖尿病

气阴两虚型糖尿病主症为倦怠乏力，口渴喜饮，易饥多食，尿多而甜；次症为五心烦热，自汗或盗汗，气短懒言，心悸少眠，便秘，舌红少津，脉弦细[2]。

1. 药膳主食

（1）杞椹山药饼

徐志鹏[3]研制"杞椹山药饼"来调理气阴两虚型糖尿病，处方为：山药、枸杞子、桑椹、黄精、玉竹、百合、白扁豆，将药粉（50g/袋）与面粉250g混合均匀后揉面烤成饼。以此饼进行了为期3个月的临床研究。研究结果表明：杞椹山药饼尚不能认为其可以改善空腹血糖、餐后2小时血糖和糖化血红蛋白，但是可以明显改善糖尿病气阴两虚证型患者的临床症状，在短期（4周）治疗中即显现出临床疗效，随着时间的延长，疗效越好。数据分析显示在倦怠乏力、气短懒言、手足心热、大便干燥症状改善方面较明显。

（2）药膳馒头

龚光明[4]等观察糖尿病前期患者101例，随机分入治疗组（51例）和对照组（50例）。2组病例均采用糖尿病低盐、低脂饮食方案。治疗组另加以药膳馒头辅助治疗，处方含六味中药（桑椹、黄精、山药、薏苡仁、玉竹、山楂）。实验时间为期24周，食用馒头每周1次。本试验研究发现，在生活质量的疗效方面，对照组患者在MH、SF及VT三个维度上未见明显改善，治疗组在这3个维度则有着显著的改善；两组患者在GH、PF、RE、RP维度上均较治疗前明显改善，相对而言，治疗组GH、MH、RE、RP、SF及VT较对照组改善更显著。经本试验证实，药膳馒头不仅具有改善糖尿病前期临床症状、提高患者生活质量，并可有效降低血糖，对病情的发展起到一定控制作用。此次试验结果显示，加用糖尿病药膳馒头的治疗组患者中医证候疗效优于对照组，治疗后血糖水平低于对照组。试验结果显示：益气养阴活血作用的药膳馒头可有效改善糖尿病前期患者的中医症状与体征，有效平稳降糖。

2. 药膳汤粥

此外，储琴莉等[5]认为药膳汤粥可选以山药、西洋参、黄精、龙眼肉、南沙参、乌梅等益气养阴之品。如黄精粥（黄精50g，粳米100g）。

所以，气阴两虚型糖尿病患者主要以山药、黄精等益气养阴药材制成药膳馒头或药粥来调理疾病，有效降糖。因气阴两虚，故选择益气药物补气，选择滋阴药物养阴配伍成益气养阴类药膳使患者身体调整为平衡状态。在气阴两虚型中，山药的作用体现在本身平补三焦、气阴双补的功效，与西洋参、黄精等益阴效果良好的药材配伍后，使药膳整体益气养阴效果得到提高。

龚光明等[4]在临床试验的指标中不仅研究了主要临床症状体征、FPG和2hPG、糖化血红蛋白，尚记录了患者的生活质量指标（PF、RP、BP、GH、VT、SF、RE、MH），使观察药膳降糖作用的同时体现了药膳对于患者的生活质量的影响。

二、气虚型糖尿病

气虚是以元气不足，以疲乏、气短、自汗等为主要特征的证候类型。气虚型糖尿病患者容易疲乏，精神不振，舌淡脉弱，不耐受风、寒、暑、湿邪。

1. 药膳主食

黄慧等[6]研究60例患者，随机把所有患者分为治疗组和对照组各30例，对照组每日按要求遵守2型糖尿病前期常规生活干预原则，治疗组另需每日按要求服用药膳（红参2g，茯苓9g，白术9g，炙甘草6g，黄芪10g，山药30g，面粉50g）。遵守糖尿病前期生活干预原则及益气健脾法均能有效降低糖尿病前期属气虚质患者的FPG及2hPG水平，是治疗糖尿病前期疾病的有效办法。在改变不良生活习惯的基础上应用益气健脾法效果更佳。

2. 药膳汤粥

此外，储琴莉等[5]认为汤粥药膳可选择黄芪、山药、陈皮、当归、蘑菇、山楂、丹参等补气活血化瘀之品。如黄芪地龙桃仁粥。组成：黄芪60g，地龙2条，桃仁10g，粳米50g，白糖适量。

气虚型糖尿病患者主要以黄芪、山药等益气健脾法制成药粥或其他类型药膳。气虚型糖尿病患者多以气虚征象为主，而脾胃为气血生化之源，故多选择补益脾气的药物配伍成健脾益气药膳来调理此类糖尿病患者体内的平衡。黄慧等[6]认为补气健脾的方法可增强和恢复人体水谷运化功能，保证葡萄糖代谢的及时稳定。在气虚型中，山药的作用是平补三焦之气，更偏向于补益脾气，与黄芪这味补气圣药相配伍后，使药膳整体益气效果更佳。而补脾益气可使体内水谷精微物质得到充分运输布散，进而可以保证体内的葡萄糖代谢环境的及时稳定。

三、阳虚型糖尿病

阳虚是以畏寒肢冷、四肢不温、脉沉细舌淡胖或有齿痕等为主要表现的证候类型。阳虚型糖尿病患者还会伴有下肢水肿或兼有全身水肿。

1. 药膳主食

加味益脾饼

杨梅等[7]研究T2DM伴有胃肠功能紊乱的患者88例，采用随机分组的方法，46例为观察组，42例为对照组。对照组均予三餐前门冬胰岛素笔芯注射液联合睡前甘精胰岛素特充注射液降糖，观察组在此基础上应用中药药膳加味益脾饼（补骨脂90g、生白术60g、干姜30g、鸡内金30g、熟枣肉80g）联合八段锦双手攀足固肾腰，治疗60天后观察两组疗效。采用中药药膳联合气功功法的方式进行治疗的观察组患者治疗有效率高达84.78%，明显高于对照组（$P<0.05$）；患者便秘、腹痛、腹泻、恶心、腹

胀等胃肠功能紊乱症状，明显改善，同时空腹及餐后2小时血糖降低。

2. 药膳汤食

补火助阳汤

朱景毅[8]观察了病例40例，治疗组21例，对照组19例。对照和治疗两组都采用口服二甲双胍片常规处理，治疗组在常规治疗的基础上另予以补火助阳汤。方剂药物组成：熟附子、生黄芪、干姜、炙甘草、红参、茯苓、熟地黄、吴茱萸、柴胡、鬼箭羽、白芍各5g。食疗药膳方法：以上药物加水煎半小时，取汁500 mL煮鸡蛋，每日1个。主食以黄豆、玉米面粉为主。副食以洋葱、莲藕、豆腐、胡萝卜、黄瓜等。每日1次，15天1个疗程。两个疗程后观察效果，结果表明治疗组疗效优于对照组。

阳虚型糖尿病患者多施以附子、干姜、补骨脂等温补的药材以温补脾肾之阳来帮助糖尿病患者调理身体阴阳的偏差。阳虚型糖尿病多因脾阳、肾阳的亏虚，而阳虚是由气虚发展而来的证候类型，所以阳虚型糖尿病患者多施以益气的药物（如黄芪、白术）来补气，多加以温补脾肾之阳的药物（如补骨脂）来助阳。进而调理患者体内的阴阳，以达到阴平阳秘的状态。

杨梅等在研究加味益脾饼联合八段锦对糖尿病患者的作用时发现，该治疗方案不仅有降糖效果，患者肠胃功能紊乱也有所改善。这使药膳调理糖尿病在可以降糖的同时，也提供了药膳可以调理糖尿病患者肠胃功能及并发症的思路及可能性。

四、阴虚型糖尿病

阴虚以五心烦热、颧红、盗汗、舌红苔少、脉细数为主要表现的证候类型。阴虚型糖尿病患者多表现出咽干舌燥、烦渴多饮、溲赤便秘等症状。

1. 药膳主食

赵丽珍[9]按照随机分组原则，将糖尿病患者分为对照组和探究组均66例。对照组患者采取常规治疗和饮食护理，探究组患者在此基础上辅以主食药膳进行治疗，主食药膳由面粉、酵母、知母、槐花、玉米须、天冬、玉竹、芡实、淮山、天花粉以及黄精和麦冬制成，两周后比较其临床疗效，结果发现探究组糖尿病患者的临床治疗率明显优于对照组。

2. 药茶

张福华[10]收治2型糖尿病患者128例，按单双序号分为两组，每组64例。对照组实施临床常规护理，观察组加以中医护理干预。同时患者中属肺阴虚者用麦冬、鲜芦根，胃阴虚者用玄参，肾阴虚用枸杞子、生地黄，将其用于泡水饮用，或加入汤粥食用。药茶配合针灸及按摩推拿、情志护理的疗法，在为期六个月的干预之后，两组生活质量分数均有提升，但观察组得分提升显著高于对照组。

3. 药膳汤粥

储琴莉等[5]认为肺胃阴虚燥热者，药膳汤粥可以北沙参、天花粉、玉竹、龟肉、银耳、粳米等益胃生津、养阴清热之品作为原材料。如天花粉粥。组成：天花粉30g，粳米100g。肝肾阴虚者，药膳汤粥可选择山药、枸杞、山茱萸、鸽肉、羊肾、黑芝麻等补益肝肾之品。如淮山枸杞子粥。组成：枸杞子10g，山药15g，大米50g。

阴虚型糖尿病患者再辨证分为肺胃阴虚、肝肾阴虚等，根据分型去选用合适的药材，如天花粉、沙参、玉竹或枸杞子、山茱萸等做成主食、药茶或汤粥，可对患者的阴虚症状有所缓解。储琴莉等[5]认为肺胃阴虚者应益胃生津、养阴清热，肝肾阴虚者应滋补肝肾，以中医理论为指导配伍了药粥，但并未进行临床的对照实验，临床证据不足。张福华[10]做了药茶配合针灸及按摩推拿辅以情志护理的临床试验，但将患者辨证分为肺阴虚者、胃阴虚、肾阴虚、阴阳两虚四种证型后，每种的临床研究人数未在研究中体现且数据相对较少。因此，药膳研究调理阴虚型糖尿病中的脏腑辨证分型研究仍有不足。

五、阴阳两虚型糖尿病

阴阳两虚是以疲乏无力、腰膝酸软、形寒肢冷、舌淡苔白、脉沉等为主要表现的证候类型。

1. 药茶

张福华[10]认为阴阳两虚型患者可用金樱子、益智仁泡茶来调理。

2. 药膳汤粥

储琴莉等[5]认为药膳汤粥可选肉桂、韭菜、人参、黄精、羊肉、狗肉等温阳补阴之品。如桂黄粥。组成：肉桂3g，熟地黄10g，鲜韭菜30g，大米100g。

阴阳两虚型糖尿病患者大多选择阴阳双补的药膳予以调理，张福华[10]未在其研究中明确阴阳两虚型患者临床试验的数据；储琴莉等[5]在中医理论指导下研究出的汤粥配方仅有理论指导，以上两种药膳临床疗效仍有待观察。

六、其他

除研究具体证候类型的糖尿病的药膳调理以外，官杰等[11]研究了老年糖尿病患者的药膳，提到了糖尿病与"粥"和山楂的妙用。如黑米、黑豆、黑芝麻等均可入粥之品，浸泡后配合白米做成药膳蒸饭。魏丽萍[12]认为山药、枸杞子、人参、黄精、玉竹、黑芝麻、银耳、木耳、茯苓、薏苡仁、桑叶、葛根、山楂等性味和口感较好，现代药理研究又具有调节血糖和降糖作用，属"药食同源"之佳品。张尚智等[13]研究发现，糖尿病患者药膳的食材使用的特点总体来看，符合现代糖尿病营养学适当减少升糖指数高的食物，增加升糖指数低的食物比例要求。特别是杂粮富含维生素与膳食纤维，绿豆、鸡蛋、猪胰、黄鳝、莲藕、苦瓜等均对糖尿病病症具有改善功能。高频数使用药材主要有山药32次、枸杞子16次、黄连15次、薏苡仁15次、玉米须11次、黄精11次、麦冬10次、玉竹10次等。此研究的局限性在于，针对不同发病时期、不同病例数和不同疗程等条件下药膳辅助治疗糖尿病所用的食材与药材，未进行分组、对比和差异性分析研究，尚需要后续探讨。同时，周方圆[1]在综述里提道：目前已经证实了具有降糖作用的单味药有很多，如黄芪、石参、魔芋、茯苓、葛根、山药等。但根据中医辨证施膳、辨体质施膳的原则将其应用到糖尿病患者饮食中的研究不多，且缺乏广泛的、大样本的、多中心的临床随机对照研究。目前这些临床研究普遍存在一些问题，如干扰因素众多，纳入标准和排除标准不清楚，干预方法描述不清楚，评价指标主观等，因此这些研究结果的真实性值得商榷，在临床上应用也没有普及。

现代研究主要对2型糖尿病进行分型或者仅对糖尿病一大类的患者进行药膳调理辅助治疗，但各研究者对于2型糖尿病的分型研究并不完全统一，致使综述时分型有一定难度。同时，对于1型糖尿病药膳的研究目前处于空白状态。在所检索到的文献中，关于1型糖尿病患者的药膳调理仅检索到动物临床试验。苟婧琨等[14]选取26只雌性小鼠，随机分为模型组、药膳干预组和二甲双胍干预组，另设空白对照组，每组6只（2只建模失败）。药膳干预组投喂降糖药膳，二甲双胍干预组给药二甲双胍，其他各组正常喂养，均持续干预14天。药膳干预组小鼠血糖水平明显降低，小鼠摄食、饮水量均减少，而二甲双胍干预组血糖水平无明显变化，同时形态学分析发现降糖药膳可修复小鼠肝脏和胰腺损伤，表现降糖药膳对1型糖尿病小鼠有较好的干预作用。但该研究的不足之处为未明确降糖药膳的成分。

七、小结与展望

通过对以上各论文的检索、阅读及分类，将气阴两虚型糖尿病、气虚型糖尿病、阳虚型糖尿病、阴虚型糖尿病、阴阳两虚型糖尿病的药膳调理进行归纳总结，将前人研究的对降糖或缓解糖尿病患者症状有明显效果的药食同源的药物进行进一步罗列与归纳。结果显示出：有对照的实验表明药膳中医调理方法联合西药治疗的效果优于西药单独治疗的效果，中医药膳治疗糖尿病的种类界限不够清晰，仍有发展空间。药膳（或辅以针灸、推拿按摩、八段锦等疗法）联合日常基本护理的效果明显优于仅常规干预。部分用以调理糖尿病的药膳尚可降糖、调理胃肠功能。部分药膳未发现降糖功效或未进行临床试验，处于理论阶段。常用"药食同源"佳品可以选择应用或进行进一步研究。不足：仅检索了中文文献库（中国知网和SinoMed），且论文文献样本量不够大，临床证据不够有力。未来还需要大规模、多样本、多中心的临床试验进一步证实。

糖尿病患者的饮食保健应"总量控制，花样翻新"，即医生指导患者控制每日总热量使其每日总热量保持在一个标准体重下的恒定水平，以维持基本生命活动；同时，饮食种类要经常更换，食物品种齐全，以保证营养均衡，患者能够接受[15]。马莉等[16]提出"药性组合模式的药膳配方方法"，不失为药膳创新的一个思路，值得借鉴。综合本文结果显示，药膳辅助药物疗法对于糖尿病患者的恢复效果更佳。

▶ 参考文献

[1] 周方圆，陈璇.糖尿病中医饮食疗法的研究进展[J].上海护理，2014，14（1）：69-71.

[2] 刘珊.消渴丸治疗2型糖尿病气阴两虚证临床观察[J].实用中医药杂志，2021，37（6）：955-957.

[3] 徐志鹏.糖尿病药膳"杞椹山药饼"的研制与工艺研究[J].四川中医，2020，38（7）：74-77.

[4] 龚光明，刘桠，张翕宇，等.基于"治未病"理论以药膳馒头为主综合干预糖尿病前期的临床观察[J].成都中医药大学学报，2018，41（2）：25-28.

[5] 储琴莉，胡军，储全根，等.基于中医认识论药膳汤粥辅助治疗糖尿病[J].中医药临床杂志，2018，30（5）：830-833.

[6] 黄慧，张玉修，张敏敏.药膳干预糖尿病前期气虚质60例[J].中国中医药现代远程教育，2018，16（8）：105-106.

[7] 杨梅，刘小伟.中药药膳联合八段锦疗法治疗2型糖尿病患者胃肠功能紊乱的效果分析[J].医药前沿，2019，9（9）：205-206.

[8] 朱景毅.补火助阳食疗法治疗糖尿病40例临床观察[J].世界最新医学信息文摘，2017，17（91）：126.

[9] 赵丽珍.糖尿病应用主食药膳治疗的临床观察[J].医学信息，2015，28（46）：45.

[10] 张福华.中医护理干预在糖尿病患者中的应用价值分析[J].中国社区医师，2014，30（23）：141，143.

[11] 官杰，邹丽妍，朱丽萍，等.老年糖尿病病人药膳临床应用与思考[J].中西医结合心脑血管病杂志，2018，16（3）：376-377.

[12] 魏丽萍.中医药膳防治糖尿病研究概况和思考[J].山东中医药大学学报，2019，43（4）：421-424.

[13] 张尚智，张敏，王天玲.中医药膳辅助治疗糖尿病的食材与药材分析[J].中国初级卫生保健，2021，35（2）：85-87.

[14] 苟婧琨，杨彬，梁沨，等.降糖药膳对1型糖尿病小鼠的血糖调理效果[J].当代医学，2021，27（15）：1-3.

[15] 田彪，江智泉，管树桃，等.基于移动云环境下的糖尿病药膳及运动治疗方案研究[J].无线互联科技，2019，16（2）：157-158+161.

[16] 马莉，颜素容，李晓鹤，等.基于药性组合模式的药膳配方方法[J].中国中药杂志，2014，39（13）：2392-2395.

立足肝脾肾辨证施膳降血糖

暴雪丽　高思华

（北京中医药大学　100029）

"立足肝脾肾辨治糖尿病"是我们以中西医结合理念为指导，基于中医学对消渴病的病因病机认识以及现代医学对糖尿病的病理生理认识，根据前人及自身多年临床研究而提出的2型糖尿病防治的新观点[1]。近年来，以此观点为指导，在临床治疗糖尿病过程中取得了很好的效果。

一、"立足肝脾肾辨治糖尿病"的理论基础

现代医学认为糖尿病是胰岛素分泌相对或绝对不足，引起糖、脂肪、蛋白质三大营养物质代谢紊乱，而此三大营养物质在中医学里属于水谷精微，其运化输布依赖于脾之运化功能，其代谢失常则责之于脾之运化失职，且有研究发现脾不散津引起湿浊瘀血与胰岛素抵抗相关[2]，因此糖尿病病机之一为脾之功能失调。

现代医学研究发现，精神刺激等应激状态可诱发肾上腺髓质及皮质激素分泌过多、交感神经受刺激而引起糖代谢紊乱[3]，而中医学认为肝主情志，所有情志因素所致病皆责之于肝；且血流动力学研究发现糖尿病患者血液存在高凝倾向[4]，与中医学肝主疏泄、调畅气血运行功能失常相关，因此糖尿病病机之一为肝之功能失调。

糖尿病的典型症状是有糖自小便排出，按中医理论又当责之于肾的固摄失司。现代医学研究发现糖尿病具有明显的遗传易感性[5]，且其发病与生长激素、皮质醇的异常分泌有关[6-7]。而中医认为肾为先天之本，主生殖发育，故与遗传因素有关的疾病和与生长激素、皮质醇分泌有关的疾病的辨证当不离乎中医的肾，因此糖尿病病机之一为肾之功能失调。

可以看出，糖尿病是多脏腑功能失调所导致的以糖代谢紊乱为主要表现的代谢性疾病，结合中西医学对该病的认识，其基本病机应是肝、脾、肾三脏功能的失调，无论是何种原因先伤于肝、脾、肾任何一脏，均势必渐次波及其他两脏而形成三脏同病的状态，导致正虚与湿浊、血瘀、燥热互见而发为糖尿病。然肝脾肾各脏的失调又有正虚与邪实的不同，正虚有气血阴阳之分且程度不同，邪实有挟湿挟热挟瘀之异且轻重不一，其临床表现虽有规律，同时又千差万别。故临床一定要以中西医结合的思路为指导，抓住病本，把握肝脾肾三脏失调的孰轻孰重、孰先孰后和兼挟邪气的轻重缓急，主次分明地抑有余而扶不足，进行整体调节[8]。

二、糖尿病的辨证施膳

糖尿病的防治要通过心理、饮食、运动、针灸、药物等方面的综合调养来实现。而饮食疗法作为糖尿病治疗的一种基本防治方法，也是最重要的防治方法，与糖尿病的发生、发展及控制息息相关。但糖尿病患者在选择药膳时，应根据自身体质及病情而辨证用膳，方可取到降糖且改善症状之效，否则会使病情加重。糖尿病虽为肝脾肾三脏同病，但肝脾肾三脏的功能失调有孰轻孰重、孰先孰后的不同，证候特点有气虚、阴虚、阳虚、气阴两虚、阴阳两虚等的不同，更有兼挟湿浊、血瘀、燥热等的差

异，故药膳调理亦必须分清主次，辨证施膳。

1. 调脾为主的药膳方

适用于以脾虚为主要矛盾的患者。临床以形体偏胖、纳差、四肢乏力、腹胀或泄泻、舌胖质黯、舌苔白厚腻为主要表现。治疗上以健脾祛湿为主，调肾调肝为辅。予调脾为主的药膳方，例如参苓粥、黄芪鲤鱼汤等。

参苓粥

配方：人参5g、茯苓15g、白术10g、鲜怀山药60g、薏苡仁30g、粳米50g。

做法：人参切片，与茯苓、白术同煎煮，取药汁；将山药去皮切段，与药汁、薏苡仁、粳米同煮，文火煮至米烂粥稠后服用。

黄芪鲤鱼汤

配方：鲤鱼1条、生黄芪30g、茯苓30g、生山药30g、陈皮10g、冬瓜30g、砂仁6g、赤小豆30g。

做法：首先备制鲫鱼，去鳞及内脏，洗净，其他药材洗净后用纱布包好，与鲤鱼一起放入锅中加水大火煮沸后改为小火炖煮1个小时，去掉药包，加入葱、姜及少许盐调味即成。

临证加减：中焦虚寒者加肉豆蔻、干姜等；肝郁气滞甚者，选加香附、柴胡、郁金、玫瑰花等；肝肾阴虚者，选加枸杞子、山萸肉、生地黄等；阴虚热甚者，选加天花粉、玄参、地骨皮、麦冬之类；瘀血甚者，选加川芎、丹参、赤芍、三七等。

2. 调肝为主的药膳方

适用于以肝郁气滞或肝火偏盛为主要矛盾者。临床以急躁易怒、胁肋不舒、胸闷善太息、口干口苦、口唇青黯、舌黯红、苔黄为主要表现。治疗上以疏肝泻火为主，滋肾健脾为辅。予调肝为主的药膳方，例如疏肝素三丝、香附粳米粥。

疏肝素三丝

配方：茼蒿、菊花、胡萝卜。其中茼蒿具有疏肝之功，菊花平肝明目清热，胡萝卜清肝明目且含有丰富的维生素和番茄红素等，有利于机体糖代谢。

做法：清洗上述原料，胡萝卜切丝，三种原料凉拌在一起，加盐、醋适量即可。

香附粳米粥

配方：香附10g、丹参10g、柴胡10g、牡丹皮10g、当归10g、茯苓15g、生地黄20g、粳米100g。

做法：上述药材煎煮后去渣取汁，用药汁与粳米一起熬粥。

方中香附、柴胡疏肝理气，当归养肝补血，丹参、牡丹皮活血清肝，生地黄滋阴补肾，茯苓健脾祛湿，调肝为主，兼调脾肾，共奏养肝疏肝、健脾益肾、滋阴清热、活血祛浊之效，具有很好的调节血糖代谢作用。

临证加减：脾气虚甚者，可选加黄芪、黄精、生晒参、太子参等；湿邪甚者，可重用茯苓或选加薏苡仁、白术等；肝肾阴虚甚者，可选加枸杞子、山萸肉、山药等；阴虚热甚者，选加天花粉、玄参、地骨皮、女贞子、麦冬之类；瘀血甚者，选加赤芍、桃仁、三七等。

3. 调肾为主的药膳方

适用于以肾虚为主要矛盾的患者，临床以腰膝酸软、口干乏力、头晕头胀、两目干涩、视物昏花、手脚麻木、舌红、脉数为主要证候。治疗上以滋肾清热为主，健脾平肝为辅。予调肾为主的药膳方，例如枸杞桑椹粥、枸杞地黄鸭、荞麦降糖糕等。

枸杞桑椹粥

配方：枸杞子10g、桑椹10g、黑米100g、大米20g、糯米20g。

做法：先将黑米、大米、糯米入锅浸泡20分钟，再将桑椹熬出的药汁，加入米锅中文火熬煮至粥熟，加入枸杞子再煮5分钟即可。

枸杞地黄鸭

配方：鸭子一只（1000g）、丹参10g、枸杞子20g、生地黄20g、茯苓15g、桑椹15g，香菜、食盐适量。

做法：将丹参、茯苓、生地黄、桑椹熬煮，去渣取汁，用药汁炖鸭子，待鸭子炖熟后加入枸杞子再炖5分钟，以香菜、食盐调味。鸭子具有滋补肝肾之功，尤使用于肝肾阴虚老年人，亦可作为健康者平素预防糖尿病的药膳。

荞麦降糖糕

配方：荞麦面100g、怀山药20g、茯苓15g、枸杞子20g、芡实10g、桑椹30g。

做法：首先将桑椹煮水，取药汁备用；茯苓、山药、芡实三者打粉磨面；将桑椹水与面混合，并加入酵母粉和面；待面发好后揉进枸杞于面团内，上笼蒸熟即可。

临证加减：阴虚热甚者，可选加天花粉、玄参、地骨皮、女贞子、麦冬之类；脾气虚甚者，选加黄芪、黄精、生晒参、太子参等；湿邪甚者，可选加茯苓、薏苡仁、白术等；肝郁气滞甚者，选加香附、柴胡、郁金、玫瑰花等；肝火甚者，选加牡丹皮、栀子等；肝阳偏亢甚者，选加菊花、决明子等；瘀血甚者，选加赤芍、桃仁、三七、丹参、川牛膝等。

三、结语

立足于肝脾肾三脏同病的病机，主次分明地辨证施膳，三脏同调，对于改善糖尿病临床症状、控制血糖有着很好的疗效。因此，运用现代化科学技术，开创新型降糖药膳产品、开发制定个体化、多样化降糖药膳方案，是提高糖尿病防治疗效的重要手段之一。

参考文献

[1] 高思华，龚燕冰，倪青，等.肝脾肾同治法辨证治疗2型糖尿病的临床研究[J].中华中医药杂志，2009，24（8）：1007-1010.

[2] 陈霞波.糖耐量低减与脾不散精[J].浙江中医杂志，2005，40（3）：118-119.

[3] 穆塔里甫·吾布利哈斯木，木和塔尔·阿西木，热娜·艾则孜，等.2型糖尿病患者神经-内分泌-免疫网络有关指标的紊乱及其临床意义[J].科技导报，2010，28（8）：46-50.

[4] 高春艳，董卫军，赵丹威，等.血浆蛋白质Z及凝血4项检测在2型糖尿病并发症早期诊断中的意义[J].中国实验诊断学，2012，16（1）：88-90.

[5] Grant S F, Hakonarson H, Schwartz S. Can the genetics of type 1 and type 2 diabetes shed light on the genetics of latent autoimmune diabetes in adults？[J]. Endocrine Reviews, 2010, 31（2）: 183.

[6] Luger A, Mattsson A F, Thunander M, et al. Incidence of Diabetes Mellitus and Evolution of Glucose Parameters in Growth Hormone-Deficient Subjects During Growth Hormone Replacement Therapy: A long-term observational study[J]. Diabetes Care, 2012, 35（1）: 57.

[7] Duong M, Cohen J I, Convit A. High cortisol levels are associated with low quality food choice in type 2 diabetes[J]. Endocrine, 2012, 41（1）: 76-81.

[8] 高思华.糖尿病的辨治思路[C]// 中国中西医结合学会糖尿病专业委员会.第七次中国中西医结合糖尿病学术会议论文汇编.中国中西医结合学会糖尿病专业委员会，2004：3.

常用心悸药膳概述

杜天依[1] 高铸烨[2]

（1. 北京中医药大学　100029）
（2. 中国中医科学院西苑医院　100091）

药膳，是指在中医药理论的指导下，将中药与食物相配伍，运用传统的饮食烹调技术和现代加工方法，制成的具有保健和治疗作用的食品[1]。在中医药学漫长的发展历程中，药膳食疗的理论及应用经验被不断丰富，并已成为中医药学的一个重要组成部分。根据药食同源、养医同理的原则，运用营养学等相关知识，用于防治疾病、养生康复和延年益寿，是中医"上工不治已病治未病"的精髓所在[2]。

心悸又名"惊悸""怔忡"，是指心之气血阴阳亏虚，或痰饮瘀血阻滞，致心神失养或心神受扰，出现心中悸动不安甚则不能自主的一种病证。临床一般多呈发作性，每因情志波动或劳累过度而诱发，且常伴胸闷、气短、失眠、健忘、眩晕等症[3]。心悸归属于西医中由各种原因引起的心律失常。心律失常是心血管疾病中重要的一组疾病，它可单独发病，亦可与其他心血管病伴发[4-5]。该病的发生多数与器质性心脏病有关，临床还应对其急性发病予以正确识别与及时处理[6]。

如何在正确辨证的基础上，确立治则与治法，针对心悸具体证型，依据药物和食物的性能矫正脏腑功能之偏，是药膳食疗在心悸患者中应用的重点。本文就常见的几种防治心悸的药膳食疗方及其制作方法逐一介绍。

一、心胆气虚证

《济生方·惊悸论治》指出："惊悸者，心虚胆怯之所致也。"若患者平素心虚胆怯，突遇惊恐，忤犯心神，心神动摇，不能自主而心悸，可以选用菖蒲茶用来防治和调护[7]。取九节菖蒲1.5g，酸梅肉2枚，大枣肉2枚，赤砂糖适量。将菖蒲切片，放茶杯内，再把大枣、酸梅、赤砂糖一齐放入水内煮沸，倾入茶杯，杯盖紧密，15分钟后服。代茶饮。适用于平素心虚胆怯之人，突受外惊，致惊恐心悸，失眠健忘，不思饮食等症。

九节菖蒲味辛、性微温，具有芳香开窍、安神豁痰之功效[8]。现用其活血化瘀、通窍止痛之功效，临床上用于治疗冠心病、心绞痛等症。现代药理研究证明，九节菖蒲对中枢神经系统有镇静作用[9]。临床应用此药膳方时，一要区分九节菖蒲与石菖蒲，前者醒脑开窍及安神力强[10]；二要使用较小剂量的九节菖蒲[11]，以1.5g为宜，避免其毒性。酸梅，味酸、甘，具有生津止渴之功，与菖蒲、大枣合用能够安神定志、止惊定悸。

二、阴虚火旺证

《医医病书·五脏六腑体用治法论》曰："心为手少阴，心之体主静。本阴也，其用主动，则阳也。补阴者，补其体也，如龟板、柏子仁、丹参之类；补阳者，补其用也，如桂枝、人参、茯神之类。"[12]故在临床实践中，治疗心悸兼顾心之阴阳，补养心体，以滋阴潜阳、安神定志。对于心烦不宁、惊悸不安的心悸患者，宜选用茯苓粥[13]。取赤茯苓30g，麦冬15g（去心），粟米100g。生煎茯苓、麦冬，去渣，入米作粥，温食，功能滋阴宁神、定悸除烦。适用于阴津不足，心胸烦热，口干舌燥等症。

《续名医类案》云："心悸者，阴不主事，而阳内扰。"[14]若阳浮失守，阴不制阳，虚热扰心则发为心悸。赤茯苓是干燥菌核近外皮部淡红色部分，有行水、利湿热之功[15]。王好古《汤液本草》云："茯苓白者，入手太阴经、足太阳经、少阳经；赤者，入足太阴经、手太阳经、少阴经。"[16]南北朝陶弘景言茯苓"白色者补，赤色者利"[17]。结合现代研究考证可得：赤茯苓泻火利水之功著[18]，对心阴不足、阴虚火旺之心悸可起到一定疗效。麦冬，甘、微苦、微寒，归心、肺、胃经，具有清心除烦、养阴润肺、益胃生津等功效。现代医学研究发现，麦冬对心律失常有显著疗效，并对缺血心肌有保护作用[19]。因此，赤茯苓、麦冬、粟米合而煮粥，具有滋阴利水、清心除烦之功。

三、气血两亏证

《丹溪心法·惊悸怔忡》言："人之所主者心，心之所养者血，心血一虚，神气不守，此惊悸之所肇端也"[20]，可见气血不足是心悸发生的重要因素。心悸多因气血阴阳亏虚，兼夹痰浊、水饮、瘀血等病理因素导致心神失养，故辨证应以气血为本[21]。若患者多见心悸、气短、失眠、健忘等症，动则多汗而喘息，面色苍白少华，脉常见结代，可选用龙眼洋参茶[22]。取龙眼肉30g，西洋参6g，白糖3g，放入带盖的碗中，置锅内隔水反复蒸，成膏状。每用一匙，开水冲调，代茶徐饮。功能益智安神，适用于气血两亏证。

中医学认为，西洋参味甘微苦、性凉不燥，归肺、心、脾经，药性缓和，具有益气养阴、清解虚热之功。张锡纯在《医学衷中参西录》中指出："西洋参能补助气分，兼能补益血分，为其性凉而补，凡欲用人参而不受人参之温补者，皆可以此代之。"[23]西洋参与人参二者虽同为五加科植物，但人参温热峻补，西洋参能清解虚热、退败虚火，补而不过、补而不燥，有"清补""清退而不伤正"的特点，更适合日常保健使用[24]。现代药理学研究表明，西洋参具有降低心脏速率，抑制心肌肥大和心脏衰竭等心血管系统作用[25]。

四、心肝血虚证

《丹溪心法》载道："怔忡者血虚……怔忡无时，血少者多；有思虑便动，属虚。"[20]心为君主之官，肝为将军之官。《灵枢·本神》中曰："肝藏血，血摄魂……心藏脉，脉舍神。"从血液运行和精神意志两方面阐述了两脏在生理上的相互关系。肝属木，心属火，母病及子，肝血亏虚日久则伤及心阴，心阴不足，则血行有亏，心血失养，出现心悸。若心脉失养，肝血不足，则魂不守舍，心神失养，亦可发为心悸。症见胸闷隐痛，心悸烦热，失眠多梦，口干咽燥，头晕目眩，小便短赤，舌红苔黄，脉细或弦，可选用酸枣仁粥[26]。取酸枣仁15g（炒黄研末），粳米100g。粳米煮粥，临熟，下酸枣仁末，再煮。空腹食。功能宁心安神、补血益营，适用于心悸失眠、多梦、心烦。

酸枣仁，平、甘、酸，归肝、胆、心经。酸枣仁对心血管系统有抗心律失常、强心的作用[27]。炒酸枣仁与粳米合用可以补益心液、补养肝血，对心肝血虚证心悸患者确有疗效。

五、心脾两虚证

《黄帝内经》曰："心者，君主之官，神明出焉；心主血脉，诸血者皆属于心。"由此可见心对人体血脉起主导作用。《灵枢·决气》曰："中焦受气取汁，变化而赤是为血。"脾为中土，运化水谷，输布精微；脾主统血，维持血液在脉内正常运行。脾胃健运，则气血生化有源，气血得以充养，气血能循其常道而行。若脾失健运，则气血生化乏源，气血不足，容易产生心脾两虚，动则心悸。若患者心中悸动，面色萎黄，纳呆食少，唇甲无华，舌质淡，可选用心脾双补汤[28]。取龙眼肉、莲子、大枣各15g，水煎服。功能健脾益气，养心安神。

龙眼肉甘、温，归心、脾经。本品能够补心脾、益气血，既不滋腻，也不壅滞，是滋补之良品。现代研究已证明龙眼肉具有抗氧化、抗疲劳、降血脂、降血糖、免疫调节等作用[29-30]。莲子甘、涩、平，归脾、肾、心经，具有养心安神、补脾止泻、涩精止带功效[31-32]。莲子现已被列入国家卫生健康委员会公布的药食两用中药名单和可用于保健食品的中药名单中。现代药理学研究表明，莲子心具有降血压、抗心律失常、抗氧化、抗血小板聚集等作用[33]。《神农本草经》中记载："大枣，味甘，平。主心腹邪气，安中养脾，肋十二经，平胃气，通九窍，补少气、少津液、身中不足，大惊，四肢重，和百药。久服，轻身、长年。"[34]大枣，虽乃甘温之品，是为湿土，阴阳柔和，色赤入心脉，味甘入脾胃，具有益津液、入营血，补脾益血之效[35]。

综上所述，针对心悸患者不同证型，在药膳上有不同形式的选择：如心胆气虚证心悸患者可选用菖蒲茶安神定惊，阴虚火旺证患者可选用茯苓粥滋阴除烦，气血两亏证患者可选用龙眼洋参茶益气养血，心肝血虚证患者可选用酸枣仁粥疏肝养血，心脾两虚证患者可选用心脾双补汤健脾养心。总之，针对心悸的药膳食疗方以安神补虚为主，根据气血阴阳虚实不足，分别予止惊定悸、滋阴除烦、疏肝补血、健脾益气等治法。正如《素问·至真要大论》中提到"谨守病机，各司其属"。本文为心悸患者临床实践及饮食调护提供了思路与参考。辨证施膳或是医疗与食养结合的最佳形式，也会成为心血管慢性病患者综合治疗中的重要组成部分。

参考文献

[1] 春湖养生研究所.中国药膳大辞典[M].大连：大连出版社，1992.

[2] 刘志勇，游卫平，简晖.药膳食疗学[M].北京：中国中医药出版社，2017.

[3] 吴勉华，王新月.中医内科学[M].北京：中国中医药出版社，2012：126.

[4]Nature reviews[J].Cardiology，2019，16（4）：203-212.

[5]Virani Salim S，Alonso Alvaro，Benjamin Emelia J，et al. Heart Disease and Stroke Statistics-2020 Update：A Report From the American Heart Association[J].Circulation，2020，141：e139-e596.

[6] 崔东岳，范西真，吴晓飞.急性心律失常识别与管理[J].中华全科医学，2021，19（6）：892-893.

[7] 周潜川.气功药饵疗法与救治偏差手术[M].太原：山西人民出版社，1959.

[8] 江苏新医学院.中药大辞典[M].上海：上海科学技术出版社，1986.

[9] 刘晓军.石菖蒲与九节菖蒲的临床观察[J].临床医药文献电子杂志，2015，2（23）：4735.

[10] 陈学广.石菖蒲与九节菖蒲的本草考证[J].中国社区医师（医学专业），2011，13（20）：201.

[11] 张莉莉，韦宇，邸莎，等.石菖蒲的临床应用及其用量探析[J].吉林中医药，2020，40（6）：803-805.

[12] 李列坤.吴鞠通医学全书[M].北京：中国中医药出版社，2015：145.

[13] 王怀隐.太平圣惠方[M].北京：人民卫生出版社。

[14] 魏之琇.续名医类案[M].黄汉儒，点校.北京：人民卫生出版社，1997.

[15] 南京中医药大学.中药大辞典（上）[M].2版.上海：上海科学技术出版社，2006：2152，1447，1448.

[16] 王好古.汤液本草[M].北京：人民卫生出版社，1987：145.

[17] 陶弘景.本草经集注[M].北京：人民卫生出版社，1994：189.

[18] 王婧琳，付新军，李亚军."茯苓"之文献考察：名称、来源和功效 [J]. 中药材, 2021（1）：219-223.

[19] 范明明，张嘉裕，张湘龙，等. 麦冬的化学成分和药理作用研究进展 [J]. 中医药信息, 2020, 37（4）：130-134.

[20] 朱震亨. 丹溪心法 [M]. 北京：人民卫生出版社, 2017.

[21] 吴正波，李文逸，李星星，等. 运用"双心理论"治疗频发室性早搏 [J]. 实用中医内科杂志：1-3.

[22] 张嘉俊. 食物与治病 [M]. 北京：科学普及出版社, 1980.

[23] 张锡纯. 医学衷中参西录 [M]. 北京：中医古籍出版社, 2016.

[24] 邓沂. 夏季清补，了解一下西洋参 [J]. 中医健康养生, 2021, 7（6）：39-41.

[25] Mao J, Murias JM, Tom C, et al. American ginseng acutely regulates contractile function of rat heart[J]. Frontiers in Pharmacology, 2014：5.

[26] 忽思慧. 饮膳正要 [M]. 北京：中国医药科技出版社, 2018.

[27] 韩鹏，李冀，胡晓阳，等. 酸枣仁的化学成分、药理作用及临床应用研究进展 [J]. 中医药学报, 2021, 49（2）：110-114.

[28] 刘继林. 食疗本草学 [M]. 成都：四川科学技术出版社, 1987.

[29] 盛康美，王宏洁. 龙眼肉的化学成分与药理作用研究进展 [J]. 中国实验方剂学杂志, 2010, 16（5）：236-238.

[30] 周嘉华，刘雅琦，卢慧玲，等. 龙眼多糖通过降低肝匀浆氧自由基水平的抗疲劳作用研究 [J]. 现代医学与健康研究电子杂志, 2018, 2（5）：155-157.

[31] 南京中医药大学. 中药大辞典 [M]. 上海：上海科学技术出版社, 2006.

[32] 药典编辑委员会. 中华人民共和国药典. 一部 [S].2015：273.

[33] 李希珍. 莲子心化学成分及生物活性的研究 [D]. 长春：吉林大学, 2016.

[34] 神农本草经 [M]. 北京：学苑出版社, 2014：68, 117.

[35] 徐玮璐. 基于法象药理探讨《伤寒论》中生姜、大枣的功用 [J]. 中医学报, 2021, 36（3）：526-528.

脱发药膳组方应用概述

胡雪晴　齐　聪　赵京霞

（首都医科大学附属北京中医医院，北京市中医研究所，
银屑病中医临床基础研究北京市重点实验室　100010）

头发是皮肤的附属器官之一，其生长周期可分为生长期（约3年）、退行期（约3周）和休止期（约3个月），完成生长周期后头发便会自然脱落。因此正常人每天可脱落70～100根头发。若持续一段时间每天脱发量大于100根，且可见发量明显减少，则属于病理性脱发。常见的病理性脱发有斑秃、雄激素性脱发、休止期脱发以及瘢痕性脱发等[1]。此外，熬夜、精神紧张、节食、产后等也会引起脱发。中医学认为毛发的荣枯与机体的状态密切相关。早在《素问·上古天真论》就有记载："五八，肾气衰，发堕齿槁"；《素问·六节藏象论》中亦有云："肺者，气之本……其华在毛，其充在皮……肾者，封藏之本……其华在发"。可见头发的状态与五脏六腑密切相关。

药膳是基于中医基本理论指导之下，采用传统和现代的技术进行加工制作，将药物与食物融为一体，取药物之性，用食物之味，形成的既有营养价值又可防病治疗，具独特色、香、味、形、效一体的膳食品[2]。本文探讨了基于中医理论，采用食药结合，运用药膳方法调理脱发，从而达到生发、固发目的的药膳方，为后续此类研究提供依据。

一、脱发的中医病因病机

纵观历代医家对于脱发的病因病机的认识，无外乎虚、实两端，虚者多见肝肾、气血亏虚，实者则有血热风动、气滞血瘀，且虚实二者可相互影响，兼夹致病。

1. 精血亏虚

前文已提到，毛发盛衰与五脏关系密切，其中以肾精为甚。早在《金匮要略》中就提到"失精家，少腹弦急，阴头寒，目眩，发落"，《外台秘要》[3]中同样认为脱发病因以"肾气虚损""五劳六极七伤"为重。至明代《普济方》[4]对脱发与精血的关系有了较为全面的概括："夫肾主骨髓，……发者，脑之华，髓之所养也……血盛则渗灌皮肤，生毫毛，此髭发所本也。若髭发不生，或生而黄悴，则脑虚、冲脉衰，无以荣养故也"。

2. 血热风动

陈实功在《外科正宗》[5]里描述斑秃的病机："脱落成片……此皆风热乘虚攻注而然"，指出本病病机为血虚生风，风摇木落。《儒门事亲》[6]中同样认为脱发与血热密切相关："年少发白早落，此血热太过也"。

3. 气滞血瘀

王清任在《医林改错》[7]中提出瘀血为脱发病因："头发脱落，各医书皆言伤血，不知皮里肉外，血瘀阻塞血路，新血不能养发，故发脱落，无病脱发，亦是血瘀""离经之血，与荣养周身之血已隔绝而不合……瘀血在上焦，或发脱不生"，故治之当以去瘀生新为务。

二、运用药膳方治疗脱发

《备急千金要方》中提出"夫为医者，当须

先洞晓病源，知其所犯，以食治之，食疗不愈，然后命药"，提示运用药膳基于中医理论辅助疾病治疗是中医特色疗法之一。通过检索古籍及文献库，本文总结了养发、治疗脱发相关药膳方，并根据病因病机归类如下。

1. 益气健脾类

四和汤[8]：出自《饮食正要》。以白面粉、芝麻各500g，茴香60g，盐30g。上几味炒后，共为细末，和匀。每日酌量，空腹开水调服。此方能补中益肾，治疗须发早白。

固本酒[9]：出自《扶寿精方》。以生熟地黄、白茯苓各80g，天麦门冬、人参各40g。将上药切片，酒浸药3日，用武火煮1~2小时，以酒黑色为度。此方有补虚弱，乌须发，美容颜之效。

2. 补血养营类

乌发汤[10]：熟地黄、山药、菟丝子各3g，牡丹皮、泽泻、天麻各1.5g，枣皮2g，制首乌5g，当归、红花各1g，黑豆6g，胡桃肉3g，黑芝麻5g，侧柏叶1g，羊肉500g，羊头1个，羊骨500g，调料适量。本方可饮汤食肉，分数次服食。能够滋补肝肾，养血润燥，乌须黑发。适用于肝肾不足，血虚风燥之须发早白及脱发等症。

乌发蜜膏[11]：制何首乌、茯苓各200g，当归、枸杞、菟丝子、牛膝、补骨脂、黑芝麻各50g，蜂蜜适量。何首乌、茯苓、当归、牛膝切片，与枸杞、菟丝子、补骨脂、黑芝麻加10倍量的水煮沸1小时，滤出药汁，浓缩至稀流膏状，另取等量蜂蜜加热，混合后，煮沸。每服10~15毫升，日2次，温开水冲服。功能补血滋肾，乌须黑发。适用于须发早白或脱发等症。

芝麻首乌杞子丸[12]：黑芝麻、何首乌、枸杞子各等份。共研末，炼蜜为丸，每丸重10g。每服1~2丸，日2~3次，温开水送下，空腹服。功能滋阴补血，乌发。适用于阴血不足，头发脱落。

3. 滋补肝肾类

桑麻丸[13]：出《寿世保元》。自桑叶500g、黑芝麻120g、白蜜500g。黑芝麻捣碎熬浓汁，和蜜炼，滴水成珠，入桑叶末为丸。每服9g，每日2次，温开水送服。能补益肝肾，适用须发早白或头发干枯、脱发。

乌须酒[14]：出自《万病回春》。生地黄120g，熟地黄60g，何首乌120g，天门冬60g，麦门冬240g，枸杞子60g，牛膝30g，当归60g，人参30g，黄米3斗，红曲10块。上药为末，按常法酿酒。每日清晨饮1~2盅，忌食萝卜、葱、蒜。能滋补肝肾，乌须固发。

美髯酢[15]：出自《摄生秘剖》。桑椹子400g，何首乌400g，冬青子80g，墨旱莲120g，熟地黄280g，乌饭叶120g，黑豆皮120g，干茄花120g，犀角120g。将药用绢袋盛之，投入酒内，封固坛口煮12小时。不拘时，随个人酒量慢慢饮用，每饮加青盐少许，引入肾经为佳。能够乌须固发。

固本酒[16]：出自《东医宝鉴》。牛膝240g，制何首乌180g，枸杞子120g，天门冬、麦门冬、生地黄、熟地黄、当归、人参各60g，肉桂30g，糯米20升，白曲2升。先将上药制为粗末，米蒸熟冷却后拌药末及曲末，置于坛内封固，如常法酿酒。适用于肾虚腰酸软，须发早白不固等症。

4. 凉血清热类

何翔[17]提出若出现头发干枯、略有焦黄，伴有头皮烘热、瘙痒、脱屑，小便黄，舌红苔黄等表现，可予菊花、金银花代茶饮；若平时嗜食肥甘厚味，出现头发稀疏，头皮红斑，伴有口干、口苦、舌红苔黄腻，可予炒白术、茯苓、生山楂、薏苡仁，出油多者可饮布渣叶凉茶、大麦汤。

三、讨论

中医自古就有"药食同源"的理论，《黄帝内经太素》中曾写道："空腹食之为食物，患者食之为药物"，体现出"药食同源"的思想。在临床上，药膳可以根据食物的四气五味、升降浮沉、补泻等理论为指导，通过辨别体质偏颇，运用食物辅助药物进行治疗。张丹丹[18]、畅金剑[19]运用药膳辅助肿瘤治疗，取得了较好的临床疗效。具体到脱发一病，虽然现在尚缺乏科学、客观的药膳辅助脱发治疗的临床试验，但仍有较多古籍验方值得进一步研究。

通过对以上药膳组方进行分析，我们可以发现，针对脱发的药膳方剂型以酒剂、丸剂居多。由于酒本身有活血舒筋、易于发散、助长药效之特性，且酒作为一种有机溶剂利于有效成分浸出，用酒做药膳，具有组方灵活、制备简便、易于保存的特点，更方便日常生活中应用。"丸者缓也"，丸剂一般多适用于慢性病症的调理，脱发本身属于一种慢性病，且以虚证居多，以丸剂缓补之更加对症。所有药膳方中用到的中药均为植物药材，大多数毒性较小，证实了药膳的安全性。从中药分类看，补阴药最多，补气、补血药次之；其药性多平或性温，其味以甘为主，在口味上便于大众接受的同时，甘味药能滋阴补虚、调和药性，与脱发的病因病机相对应。其中出现频次较多的中药有黑芝麻、地黄、茯苓、枸杞子、何首乌等。早在《神农本草经》有记载，大枣、枸杞子、茯苓、薏苡仁、人参、地黄、麦冬等皆为"无毒，久服不伤人""岁月常服，必获大益"的上品之药。现代药理研究表明黑芝麻含脂肪油可达55%，其中含甘油酸、甾醇、芝麻素、芝麻林素、芝麻酚、维生素等，具有调节血脂、保护肝脏、抗衰老、调节免疫的功效[20]；地黄主要成分包括环烯醚萜类、紫罗兰酮类、三萜类、黄酮类及糖类等，具有增强机体造血功能、改善认知障碍、调节免疫功能等作用[21]；茯苓的主要成分为三萜类及多糖类，能够利尿、抗氧化、抗衰老、降糖降脂等[22]；枸杞子中的主要成分为枸杞多糖，具有提高免疫、抗氧化、神经保护等功效[23]；何首乌含二苯乙烯苷、大黄酚、大黄酸、粗脂肪、卵磷脂等活性成分，具有抗氧化、抗肿瘤、抗动脉粥样硬化以及神经

保护等作用[24]。虽然现在药膳研究在临床证据上尚有不足，但中医药膳的科学研究的深入与完善，以及人们养生保健意识的增强，相信在不久的将来，药膳学科的发展将具有极大的空间和潜力，在治未病及慢性病康复中发挥中医的独特作用。

参考文献

[1] 赵辨.中国临床皮肤病学[M].南京：江苏科学技术出版社，2010.

[2] 马继兴.中医药膳学[M].北京：人民卫生出版社，2009.

[3] 王焘.外台秘要[M].北京：人民卫生出版社，1955

[4] 朱橚.普济方[M].北京：人民卫生出版社，1959：149

[5] 陈实功.外科正宗[M].上海：上海科学技术出版社，1989

[6] 张子和.儒门事亲[M].北京：人民卫生出版社，2005.

[7] 王清任.医林改错[M].北京：人民卫生出版社，1991：22

[8] 忽思慧.饮膳正要[M].北京：人民卫生出版社，1986.

[9] 吴旻，王来贤.扶寿精方[M].北京：中医古籍出版社，1986.

[10] 彭铭泉.中国药膳学[M].北京：人民卫生出版社，1985.

[11] 俞长芳.滋补保健药膳食谱[M].北京：轻工业出版社，1987.

[12] 杨智孚.补品补药与补益良方[M].北京：金盾出版社，1987.

[13] 龚廷贤.寿世保元[M].上海：上海科学技术出版社，1959.

[14] 龚廷贤.万病回春[M].北京：人民卫生出版社，1984.

[15] 杨鑫辉.《摄生秘剖》的养生心理思想研究[J].心理与行为研究，2005，3（4）：256-259.

[16] 许浚. 东医宝鉴 [M]. 北京：中国中医药出版社，2013.

[17] 何翔. 脱发也有食疗方 [J]. 中医健康养生，2020，6（8）：44-45.

[18] 张丹丹，武韬，毛宏辉. 头颈部恶性肿瘤患者术后应用药膳辅佐饮食治疗的临床疗效的探讨 [J]. 中国医药导刊，2014，43（1）：90-92.

[19] 畅金剑，王慧杰，王朝霞，等. 健脾益气、固肾养阴法结合药膳治疗下腹部常见中晚期恶性肿瘤的临床研究 [J]. 新中医，2011，43（1）：90-92.

[20] 梁国新. 黑芝麻的药用研究进展 [J]. 中国老年保健医学，2010，8（5）：41.

[21] 陈金鹏，张克霞，刘毅，等. 地黄化学成分和药理作用的研究进展 [J]. 中草药，2021，52（6）：1772-1784.

[22] 邓桃妹，彭代银，俞年军，等. 茯苓化学成分和药理作用研究进展及质量标志物的预测分析 [J]. 中草药，2020，51（10）：2703-2717.

[23] 石振萍，蒋朝辉，梁卿，等. 枸杞多糖结构及药理作用研究进展 [J]. 甘肃中医药大学学报，2021，38（2）：90-95.

[24] 王宏杨，迟继铭，姜雪，等. 何首乌提取物二苯乙烯苷药理及临床研究进展 [J]. 中华中医药学刊，2019，37（10）：2464-2469.

不同分型慢性胃炎的药膳介绍

胡艺忠　林秋红　杨兰钦　叶学延　叶　帆

（福建药膳研究会　350000）

慢性胃炎症是一种常见病，其发病率在各种胃病中居首位。临床上根据其病因可分为原发性与继发性两种，原发性胃炎包括浅表性、萎缩性和肥厚性三种，继发性慢性胃炎是指继发于胃的疾病，如手术后胃炎等。慢性胃炎缺乏特异性症状，多数患者常无症状或有程度不等的消化不良症状，如腹痛、腹胀、食欲不振等。祖国医学无"慢性胃炎"的病名，根据其症状归属于"胃痛""痞满""嘈杂"等范畴。慢性胃炎的发生与日常饮食关系密切，分型饮食调节对治疗具有重要意义。

一、脾胃虚寒

脘腹痞满，胃痛隐隐，得温则减，喜热喜按，时吐清水，纳少神疲，四肢不温，大便溏薄。舌质淡，脉沉弱。治疗原则：温胃散寒，行气止痛。

1. 吴茱萸生姜粥

【原料】吴茱萸2g，粳米50g，生姜2片，葱白2节，红糖适量。

【制作】吴茱萸研为细末。粳米淘洗净，加水适量煮粥，待粥将成时，下吴茱萸及姜、葱、红糖，稍煮5分钟即可。

【用法】早晚空腹温热适量食之，3～5天为1个疗程。

【功效】温中散寒，止呕止痛。

2. 生姜草果羊肉汤

【原料】生姜30g，草果、陈皮各6g，羊肉500g。

【制作】将新鲜羊肉洗净，切块，经开水焯一下去膻味。生姜拍碎，草果、陈皮洗净。上述诸品放入锅里，加适量水，先试火煮沸后，文火煮1小时半，加盐调味。

【用法】随量饮汤食肉。

【功效】温中燥湿，行气止痛。

3. 小茴香粳米粥

【原料】炒小茴香20g，粳米100g。

【制作】将小茴香装于纱布袋内扎口，入锅加水先煮半小时或40分钟弃药包，再加入洗净的粳米及适量水同煮至熟。酌加精盐、味精调味即可。

【用法】早晚趁热服之。

【功效】温脾开胃，行气止痛。

4. 生姜大枣饮

【原料】生姜10g，大枣8枚，姜半夏6g。

【制作】三品同入锅内煎汤。

【用法】温热饮用，每日2次。

【功效】温中止痛，和胃止呕。

二、肝气犯胃

胃脘胀满，攻撑作痛，脘痛连胁，嗳气频繁，大便不畅，每因情志因素而发作。苔薄白，脉弦。治疗原则：疏肝理气，和胃止痛。

1. 茉莉花粳米粥

【原料】茉莉花4～5g，粳米60g。

【制作】先将用水煮开后捞出，入粳米米煮粥，酌加白糖调味。

【用法】酌量食用1周。

【功效】理气解郁，和胃化湿。

2. 青陈粳米粥

【原料】青皮、陈皮各 6g，粳米 100g。

【制作】将青皮、陈皮择净，切丝放锅里，加水适量，浸泡 10 分钟后，水浸取汁，加粳米煮成稀粥即成。

【用法】每日 1 剂，连续 3～5 天。

【功效】健脾疏肝，行气止痛。

3. 陈皮大枣茶

【原料】陈皮 6g，大枣 10 枚。

【制作】将陈皮、大枣择净。陈皮切丝，同大枣一起放入锅中加清水适量，浸泡 5～10 分钟后，水煎取汁去渣即成。

【用法】代茶饮，每日 1 剂，连续 5～7 天。

【功效】理气调中，健脾益气。

4. 佛手柑粳米粥

【原料】佛手柑 15g，粳米 100g，冰糖适量。

【制作】新鲜佛手柑切成片，装入洁净纱布袋中，扎紧口。粳米淘净，加水适量煮粥，候粥约八成熟，把纱布袋放粥中，再煮约 15 分钟，下冰糖溶化调匀，拣去纱布袋。

【用法】温热适量食之，每日 2 次。

【功效】行气止痛，舒肝养胃。

三、食滞伤胃

胃脘痛，甚或疼痛，嗳腐吞酸，或吐未消化食物，吐后或得矢气痛减，或大便不爽。舌苔厚腻，脉滑。治疗原则：消食导滞，和胃止痛。

1. 山楂曲麦蜜

【原料】山楂 350g，炒神曲 50g，炒麦芽 50g，白糖 200g，蜂蜜 200 毫升。

【制作】将山楂、神曲、麦芽粉碎为细末，过筛后混匀，备用。白糖加水 270 毫升，再与蜂蜜混合，用小火煨至熟时过滤。将糖液与药粉和匀后贮存。

【用法】每日 1～3 次，每次 10 毫升。

【功效】和胃消食，理气导滞。

2. 山楂神曲粳米粥

【原料】山楂 30g，神曲 15g，粳米 100g，红糖 6g。

【制作】将山楂、神曲洗净捣碎，入砂锅煎取药汁，留汁去渣。大米淘洗干净，入另一砂锅，加清水适量，煮沸后，倒入药汁。煮成稀粥，再加入红糖调匀即可。

【用法】温热适量食之。

【功效】健脾益胃，消食化积。

3. 参芪莱菔子粥

【原料】党参 20g，黄芪 15g，莱菔子 30g，大枣 10 枚，大米 100g。

【制作】先将莱菔子炒熟后研为细粉。然后把米淘洗干净，党参、黄芪、大枣、莱菔子粉同煮成粥。

【用法】每日 2 次，适量食之，温食为佳。

【功效】补中益气，消食化积。

4. 山药鸡内金粥

【原料】山药 30g，鸡内金、山楂各 10g，小米 100g。

【制作】将全部用料一起放入锅内，加清水适量，文火煮成粥调味即可。

【用法】趁温热适量食之。

【功效】健脾开胃，消食导滞。

四、肝胃郁热

胃脘胀满或伴灼痛，心烦易怒，两胁作胀，泛酸嘈杂，口苦咽干，大便干结。舌苔黄，脉弦。治疗原则：清热化湿，理气和胃。

1. 苦瓜炒瘦肉

【原料】苦瓜 250g，猪瘦肉 100g，调料适量。

【制作】将猪瘦肉洗净，切丝，用黄酒、姜汁、白糖、盐、生粉等拌匀上浆。苦瓜洗净，切丝，放入沸水中氽一下。锅中放素油烧热后，放蒜泥、豆豉煸香，再放猪瘦肉翻炒，待熟时，下苦瓜丝、辣椒丝、葱段炒几下，而后加半碗清水，用文火焖片刻，调味起锅即成。

【用法】每周 2～3 剂。

【功效】清热解毒，益胃止痛。

2. 马兰草猪肚汤

【原料】猪肚 1 个，干马兰全草 150g（鲜品加倍），黄酒、盐各适量。

【制作】猪肚剔去油膜，整治洗净；马兰全草洗净切碎，加黄酒 1 匙拌匀。将马兰头塞入猪肚内，肚口用线扎紧。把猪肚放入砂锅内，加水适量，先用旺火烧沸，加细盐 1 匙、黄酒 2 匙，改用小火慢炖 3～4 小时，以猪肚熟烂为度。取出马兰头根不用，猪肚捞出晾凉切片。

【用法】猪肚片蘸酱油食，趁热喝汤，每次 1 碗，空腹食之，每日 2 次。

【功效】凉血止血，清热利湿，补中益胃。

3. 绿豆薏米汤

【原料】绿豆、浦城薏苡仁各 60g，白砂糖 50g。

【制作】先将薏苡仁、绿豆淘洗干净，同入锅内，加水适量，武火烧沸后，改为文火煮烂，加入白糖溶化即成。

【用法】代茶分多次温服。

【功效】清热解毒，利水除湿，健脾益胃。

4. 番茄西瓜汁

【原料】番茄 500g，西瓜 1000g。

【制作】番茄以沸水冲烫，去皮切块，西瓜取瓤去子切块。放入果汁机打碎即可。

【用法】每日饮 200 毫升。

【功效】清热化湿，生津止渴。

五、胃络血瘀

胃络血瘀型慢性胃炎的主要症状是胃脘疼痛，固定不移，如刀割针刺，痛而拒按，或见吐血、黑便，舌质紫暗，或见瘀斑，脉涩或沉弦。治疗原则：化瘀通络，理气和胃。

1. 三七藕蛋羹

【原料】三七粉 6g，鲜藕汁 100g，生鸡蛋 1 只，芝麻油、精盐各适量。

【制作】取鲜嫩塘藕数节，刮去外皮，洗净切碎，用干净纱布包裹后绞汁，备用。鸡蛋打入碗内，加入三七粉调匀。取藕汁 100g，加水适量，煮沸，调入鸡蛋三七液，并放少许盐和芝麻油调味即可。

【用法】每日 1 剂，分 2 次服，趁热空腹服下。

【功效】活血养血，止血止痛。

2. 竹荪三七鸡片

【原料】干竹荪 50g，参三七 5g，鸡脯肉 200g，鸡蛋 1 只，料酒、精盐、味精、葱花、姜末、鲜汤及湿淀粉各适量。

【制作】竹荪用清水洗净沙粒，温水浸泡回软后去菌盖和菌托，去根洗净，入沸水锅焯一下取出，沥干水分，顺长丝剖开，切成数片。参三七用水洗净，晒干或烘干，研为细粉，备用。鸡脯肉剔去筋皮肉膜，洗净，切成 3 厘米长的薄片，放入碗内，加三七粉、料酒、味精、鸡蛋清和湿淀粉拌匀，稍腌渍。将葱花、姜末、料酒、味精、少许鲜汤、湿淀粉兑成汁，备用。炒锅上火，放入油，烧至四成熟时，投放腌好的鸡肉片。七成熟时，放入竹荪片翻炒。烹入调好的汁，翻炒数下，起锅。

【用法】当菜佐餐用，随意食用。

【功效】滋补脾胃，清热解毒，活血瘀，止血定痛。

3. 桃仁丹参粥

【原料】桃仁 15g，丹参 30g，大米 150g。

【制作】将桃仁、丹参洗净，放入锅内，加水适量。大火煎开，慢火再煎 40 分钟去渣取汁。将大米淘净，入锅，加水适量。煎煮至粥成，加入药汁稍煮即可。

【用法】饮粥，日服 2 次。

【功效】活血祛瘀，养血安神。

4. 桃仁墨鱼汤

【原料】桃仁 15g，墨鱼 1 条，调料适量。

【制作】将墨鱼整治洗净、切块，与桃仁一起加水适量，武火煮沸后，文火炖至熟烂，加少许调料即可。

【用法】随量饮汤食肉。

【功效】活血止痛。

不同分型胃、十二指肠溃疡的药膳介绍

胡艺忠　林秋红　谢桂英　陈　波　叶赐富

（福建药膳研究会　350000）

胃、十二指肠溃疡又称消化性溃疡，以疼痛最为常见，腹痛具有长期、周期性和节律性的特点。饮食失调、过度精神紧张、疲乏劳累，或者是药物的刺激等均可引起本病的发生，饮食调养对本病的治疗和预防复发具有重要意义。对于不同的证型运用不同的饮食调养，充分发挥辨证论治的优势。

一、肝胃气滞

肝胃气滞型消化性溃疡的主要症状是胃脘胀满，攻撑作痛，牵及两胁，嗳气频繁，气痛减或大便不爽，胃痛每因恼怒而疼痛加重，苔薄白、脉弦。治疗原则是疏肝理气，和胃止痛。

1. 金橘叶煲猪肚

【原料】金橘叶30g，猪肚100～150g（切成小块）。

【制作】金橘叶和猪肚放入锅中，加清水4碗煲至1碗，以食盐少许调味。

【用法】当菜佐餐，饮汤食猪肚。

【功效】疏肝理气，健脾开胃。

2. 茉莉花粥

【原料】茉莉花3～5g，粳米60g。

【制作】将用水煮开后捞出，入粳米煮粥，加白糖适量调味。

【用法】酌量食用1周。

【功效】理气解郁，化湿和中。

3. 木槿玫瑰粥

【原料】白木槿花20g，玫瑰花15g，郁金10g，粳米100g，冰糖适量。

【制作】上3味药分别洗净，加水300毫升，煎20分钟，去渣收取浓汁。粳米淘净，加水800毫升，大火烧开后，转用小火慢熬成粥。下药汁和冰糖，至冰糖熬浓。

【用法】分两次早晚趁温空腹服用。

【功效】理气解郁，活血化瘀。

4. 五爪龙佛手瘦肉汤

【原料】猪瘦肉250g，五爪龙60g，佛手10g，调料适量。

【制作】将五爪龙切碎，佛手洗净，猪瘦肉洗净切块。把全部用料一同放入锅内，加清水适量，武火煮沸后，改文火煮1～2小时，调味即成。

【用法】随量饮用。

【功效】补气健脾，行气止痛。

5. 高良姜香附鸡肉汤

【原料】高良姜15g，香附12g，鸡肉250g，大枣4枚，调料适量。

【制作】将高良姜、香附、大枣（去核）洗净；鸡肉切去肥脂，放入开水中拖过，吊干水。把全部用料放入锅内，加清水适量，武火煮沸后，文火煮2小时，调味即可。

【用法】佐餐适量食用，吃肉喝汤。

【功效】行气疏肝，祛寒止痛。

二、胃中郁热

胃中郁热型消化性溃疡的主要症状是胃中灼热疼痛，吞酸或泛吐酸水，常伴烦躁不安，胸胁不畅，症状随情绪变化加剧，苔薄黄、舌红，脉弦或细弦。治疗原则是清泄胃热，行气止痛。

仙人掌猪肚汤

【原料】仙人掌30g，猪肚250g，调料适量。

【制作】将仙人掌洗净、切碎。猪肚切去肥油，用盐擦洗，并用清水反复漂洗干净，再放入开水焯去腥味，刮去白膜。把全部用料一起放入锅内，加清水适量，武火煮沸后，文火煮1～2小时，汤成调味即可。

【用法】随量饮汤食肉。

【功效】行气活血，清热止痛。

三、瘀血停滞

瘀血停滞型消化性溃疡的主要症状是胃脘疼痛，固定不移，如刀割针刺，痛而拒按，或见吐血、黑便，舌质紫暗，或见瘀斑，脉涩或沉弦。治疗原则是活血化瘀，止血止痛，补脾和胃。

1. 三七炖猪肚

【原料】三七20g，石斛30g，冬虫夏草10g，蜂蜜50g，鲜猪肚1个。

【制作】猪肚整治洗净。三七、石斛、虫草洗净后与蜂蜜一起填入猪肚中，将肚口缝合。将猪肚置于砂锅中，小火炖至熟烂即成。

【用法】食肚喝汤，每日2次，每次适量。连服半月为1个疗程。

【功效】化瘀止痛，补虚养胃。

2. 仙人掌炒牛肉

【原料】仙人掌30g，牛肉60g，植物油、调料适量。

【制作】将鲜仙人掌去皮面针刺，洗净、切细。牛肉洗净，切成薄片。两物一起入油锅，加少许调料，于旺火上炒熟即成。

【用法】佐餐适量食之，食时细嚼。可连服2～3周。

【功效】行气活血，止痛清热，补虚。

3. 桃仁墨鱼汤

【原料】桃仁15g，墨鱼1条，调料适量。

【制作】将墨鱼整治洗净，切块，与桃仁一起加水适量。武火煮沸后，文火炖菜至熟烂，加少许调料即可。

【用法】随量饮汤食肉。

【功效】活血止痛，养血滋阴。

四、溃疡出血

常见主要症状为大便柏油样，有的甚则呕吐咖啡样血液，伴见四肢乏力、头晕眼花，严重者可出现晕厥。治疗原则是止血养血为主。

1. 二鲜饮

【原料】鲜藕、鲜白茅根各120g。

【制作】将鲜藕洗净，切成薄片；茅根洗净，切碎。藕片、茅根一起放入锅内。加清水适量，用武火烧沸后，转用文火煮20～30分钟，去渣留汁。

【用法】适量饮用。

【功效】清热凉血，化瘀止血。

2. 双荷汤

【原料】鲜荷叶（剪去边缘和叶蒂部分）100g，鲜藕节200g，蜂蜜50g。

【制作】茶叶剪碎，藕节切碎，共放于蒜罐中，加蜂蜜后捣烂。再倒入锅内，加水适量，煎煮1小时即成。

【用法】当茶随意饮之。

【功效】收敛止血，清暑利湿。

3. 竹荪三七鸡片

【原料】干竹荪50g，参三七5g，鸡胸肉200g，鸡蛋1只，料酒、精盐、味精、葱花、姜末、鲜汤及湿淀粉各适量。

【制作】竹荪用清水洗净沙粒，温水浸泡回软后去菌盖和菌托，去根洗净，入沸水锅焯一下取出，沥干水分，顺长丝剖开，切成数片。参三用七用水洗净，晒干或烘干，研为细粉，备用。鸡胸肉剔去筋皮肉膜，洗净，切成3厘米长的薄片，放入碗内，加三七粉、料酒、精盐、味精鸡蛋清和湿淀粉拌匀，稍腌渍。葱花、姜末、料酒、味精、少许鲜汤、湿淀粉兑成汁，备用。炒锅上火，放入油，烧至四成热时，投入腌好的鸡肉片。七成熟时，放入竹荪翻炒，烹入调好的汁，翻炒数下，起锅。

【用法】当菜佐餐，随意食用。

【功效】滋补脾胃，止血化瘀定痛。

五、脾胃虚寒

脾胃虚寒型消化性溃疡的主要症状是胃脘隐痛，喜按，绵绵不断，每于受凉、劳累后疼痛发作，空腹痛甚，得食痛减，泛吐清水，纳差，神疲乏力，四肢不温，大便溏薄，舌淡苔白，脉细弱。治疗原则是温中健脾，和胃止痛。

1. 猪肚汤

【原料】猪肚1只，生姜250g。

【制作】猪肚洗净，塞入生姜（切碎），结扎好后放入瓦锅，加水适量。用文火煮至熟烂为度，使姜汁渗透进猪肚内即成。

【用法】服时吃猪肚（淡吃或拌少许酱油），不吃姜，必须喝猪肚汤（如汤味太辣，可加入适量开水）。每只猪肚可吃3～4天，连续8～12只。

【功效】温胃散寒，营养补虚。

2. 白胡椒烩猪肚

【原料】猪肚1只，白胡椒10g，黄酒、花椒、姜片、精盐、味精、酱油适量。

【制作】猪肚洗净，用白胡椒粉在肚内四周涂抹，然后用线扎紧肚头，加酒、盐、酱油渍半小时。将猪肚放锅中，再加上水、酒、姜片、花椒、酱油等，用文火炖烂即成。

【用法】当作菜肴食之。

【功效】温胃散寒，活血止痛。

3. 砂仁猪肚

【原料】砂仁末10g，猪肚1000g，胡椒粉3g，花椒5g，生姜、葱各15g，猪油100g，绍酒50g，味精3g，湿淀粉20g，盐5g。

【制作】猪肚洗净，下沸水焯透捞出刮去内膜。锅中放入清汤，加入猪肚，再下葱、姜、花椒煮熟。撇去浮沫，捞出猪肚，待冷后切成条即成。

【用法】作冷盘菜肴食用。

【功效】温补脾胃，消食化湿，增进食欲。

4. 羊肉挂面

【原料】羊肉100g，挂面100g，鸡蛋1个，蘑菇、姜末、猪油、胡椒粉、盐、醋适量。

【制作】羊肉切丝，鸡蛋用油煎熟。锅内加水烧沸，下入羊肉丝、挂面、蘑菇、姜末。将熟时加入鸡蛋，放入盐、醋、胡椒粉即成。

【用法】当作晚餐食用。

【功效】补脾温中，气血双补。

5. 六味牛肉脯

【原料】胡椒15g，荜茇15g，陈皮6g，草果6g，砂仁6g，牛肉2500g，生姜100g，葱50g，葱50g，盐75g。

【制作】牛肉去掉筋膜，洗净，入沸水锅余至色变，捞出晾凉后切大块。胡椒、荜茇、陈皮、草果、砂仁、良姜研制成粉，再把生姜、葱绞汁拌和上述药粉，加盐调成糊状。将牛肉块用药糊拌匀后装入坛内封口，腌制2日后取出，再入烤炉中烧熟作脯即成。

【用法】当作菜肴食之。

【功效】温中健脾，益气补血。

6. 良姜草果炖鸡

【原料】公鸡1只，高良姜、草果各6g，陈皮、胡椒各3g，葱、酱油、盐各适量。

【制作】公鸡去毛及内脏，洗净，切块，放入锅内，再放入上述药物及调料，加水适量。用小火煨炖，熟烂即可。

【用法】吃肉喝汤，佐餐适量食之。

【功效】补虚散寒，理气止痛。

7. 高良姜粳米粥

【原料】高良姜15g，粳米100g。

【制作】用水750毫升煎高良姜，煎至500毫升，去渣，入粳米，文火熬煮至米熟烂成粥。

【用法】当作早晚餐食之。

【功效】散寒止痛，健脾和胃。

六、胃阴亏虚

胃阴亏虚型消化性溃疡的主要症状是胃脘

隐痛或灼痛，午后尤甚，嘈杂心烦，口燥咽干，纳呆食少，大便干结。舌质红，舌苔少或剥脱，干而少津，脉细数。治疗原则是养阴益胃。

1. 鳖甲炖白鸽

【原料】白鸽1只，鳖甲50g，葱、姜、料酒、酱油、花椒、盐、味精各适量。

【制作】将白鸽宰杀、剖洗。鳖甲宰杀洗净，塞入鸽腹中。将白鸽放在砂锅内，加入适量水及调味品，炖煮2小时左右，以鸽肉熟烂为度。

【用法】当作菜肴食之。

【功效】滋阴润燥，健脾开胃，补肝益肾。

2. 石斛白芍瘦肉汤

【原料】白芍、石斛各12g，猪瘦肉250g，大枣4枚。

【制作】将猪瘦肉洗净，切块。白芍、石斛、大枣（去核）洗净。把全部用料一起放入锅内，加清水适量，武火煮沸后，文火煮1～2小时，调味即可。

【用法】随量饮汤食肉。

【功效】养阴益胃，缓急止痛。

3. 石斛粳米粥

【原料】鲜石斛30g，粳米50g，冰糖适量。

【制作】鲜石斛水煮取汁（石斛久煎方可出效），与粳米、冰糖同入砂锅内煮粥。

【用法】每日2剂，稍温顿服。

【功效】益胃生津，养阴清热。

4. 双耳冰糖饮

【原料】黑木耳10g，肾耳8g，冰糖适量。

【制作】将黑木耳用清水泡发、洗净、去蒂、切碎，放入锅中，加肾耳适量水和冰糖。大火煮沸后，改小火煨煮60分钟即成。

【用法】喝汤食双耳。

【功效】养阴益胃，护膜消积，兼补肺肾。

七、血虚

血虚型消化性溃疡的主要症状是头昏乏力，面色白，恶风，心慌，自汗，舌质淡，脉细。常见于溃疡病出血的恢复期。治疗原则是通过养血来培固正气，增强体质，以达到预防溃疡复发的目的。

1. 百合桂圆粥

【原料】桂圆肉50g，百合40g，粳米100g，大枣6枚，白糖30g。

【制作】将粳米煎至半离，加入桂圆肉、百合及大枣，共煮粥，加入白糖即成。

【用法】当作早晚餐食用。

【功效】补气养血，养心安神，益智健脑，健脾开胃。

2. 鸡蛋猪肝粥

【原料】鸡蛋1只，猪肝25g，大米粥适量，精盐、味精、芝麻油各适量。

【制作】猪肝用刀剁成茸，加适量的盐腌10分钟。鸡蛋煮熟去蛋白后，将蛋黄压成泥，与肝泥同时入煮烂的大米粥中。调味后再用小火煮约15分钟即成。

【用法】当早晚餐食用。

【功效】补肝养血，滋阴安神。

3. 胡萝卜炝肝片

【原料】生猪肝200g，胡萝卜200g，冬笋25g，熟花生油40g，精盐、味精、花椒、姜丝、蒜末各适量。

【制作】把洗净的胡萝卜切丝，冬笋切成小菱形片，用开水烫透捞出，用凉水过凉，沥干水。将猪肝切成小薄片，用清水冲洗去血污，放入凉水碗内，一同倒入开水锅内。烫断生时捞出，用凉水过凉，沥干水装盘。放上胡萝卜丝、冬笋片、姜丝、蒜末，浇上炸好的花椒油略焖一会儿，再加精盐、味精拌匀即成。

【用法】当菜肴食之。

【功效】补肝养血，滋阴明目，清热除烦。

4. 大枣木耳汤

【原料】大枣15个，黑木耳15g，白糖30g。

【制作】用温水泡发木耳并洗净，将木耳、大枣、白糖共放碗内，加水适量，隔水炖之。

【用法】一次服完，每日1～2次。

【功效】健脾养血，滋补强壮。

药膳在高尿酸血症及痛风中的应用*

雷惠婷 刘 静 周晓玲 张丹璇 李玉蟾 罗世前 黎厶嘉

（柳州市中医医院内科大外治中心 545000）

摘要： 高尿酸血症（HUA）是由嘌呤代谢紊乱引起的代谢异常综合征，尿酸钠晶体在关节局部沉积可引起痛风性关节炎，给患者带来巨大的痛苦。本文结合中医体质学说，对文献中关于药膳治疗高尿酸血症及痛风的相关报道进行简要综述，以期为临床上预防和治疗痛风提供参考。

关键词： 高尿酸血症；痛风；药膳

高尿酸血症（HUA）是一种常见的代谢异常综合征，由嘌呤代谢紊乱引起。当患者非同日2次血尿酸水平超过420μmol/L时，称之为高尿酸血症；血尿酸在关节局部形成尿酸钠晶体并沉积，诱发局部炎症反应和组织破坏，即为痛风[1]。痛风是世界上最普遍的炎症性关节炎，与肥胖、慢性肾病、高血压、2型糖尿病、血脂异常、心脏病（包括冠心病、心力衰竭和心房纤颤）、中风和外周动脉疾病等的发病相关，是过早死亡的独立预测因子[2]。据研究，目前我国不同地区的痛风患病率在0.03%～10.47%之间，男性远高于女性[3]。一项在河南农村开展的队列研究初测，农村高尿酸血症的总患病率达10.24%，男性为12.80%，因此，采取有效的策略减少高尿酸血症的危险因素，降低高尿酸血症的患病率，特别是在农村地区等高流行地区更显迫切[4]。

目前西医上治疗HUA及痛风主要依靠秋水仙碱、非甾体抗炎药、糖皮质激素、黄嘌呤氧化酶抑制剂、促尿酸排泄药物等[1]，需要患者长期服药，且容易发生胃肠道刺激、肝肾损害等副作用。随着祖国医学宝库的不断发掘应用，中医药膳在HUA及痛风的防治方面显示出了独特的优势，现简要介绍如下。

一、高尿酸血症及痛风的中医体质及证型辨识

辨证论治是中医认识和治疗疾病的基本原则，辨证施膳是这一原则在药膳中的具体应用。因此，运用药膳防治HUA及痛风，首先要了解该病患者的中医体质及证型。

体质方面，陈凤丽等[5]发现，HUA及痛风的发病存在着体质倾向性，更容易发生于具有嗜食肥甘厚味、形体肥胖等基本特征的痰湿体质，这与《灵枢·五变》中"粗理而肉不坚者异，善病痹"的道理相通。李显红等[6]研究发现，原发性HUA患者中，以气虚质、湿热质、痰湿质最为常见。气虚则脾失健运，脾虚运化失职，加上患者常常喜食海鲜酒肉之品，海鲜和酒为湿热之品，易于助生湿邪，加之气虚脾失健运，致使痰湿内生，湿热内蕴。游敏玲等[7]在更大规模的调查中发现，痰湿体质居于HUA的发病体质之首，占23.60%；其次为湿热体质，占19.63%。中医体质分9大类型：湿热质、痰湿质、血瘀质、阳虚质、阴虚质、气虚质、气郁质、特禀质、平和质。痰湿质者，体

---

*基金项目：广西重点研发计划（桂科 AB16380317），中国药膳研究会科技项目（YSWH2019LBZ002）

形肥胖，腹部肥满松软，面部皮肤油脂较多，多汗且黏，胸闷，痰多，口黏腻或甜，喜食肥甘甜黏，苔腻，脉滑；湿热质者，面垢油光，易生痤疮，口苦口干，身重困倦，大便黏滞不畅或燥结，小便短黄，男性易阴囊潮湿，女性易带下增多，舌质偏红，苔黄腻，脉滑数[8]。这些与HUA的好发人群相类似。因此，痰湿及湿热体质人群更易于发生痛风。

证型方面，暴雪丽[9]通过聚类分析发现HUA可能的证型为湿热瘀阻、脾气虚、痰湿困脾等，通过因子分析得出湿热、血瘀、痰湿为HUA的主要证候要素。袁泉等[10]认为，以浊邪为主的证型（痰热互结、脾虚湿盛和痰湿中阻）占代谢综合征合并HUA患者的大多数（59.2%），浊邪是导致HUA的基本病理物质。黄春林[11]认为，HUA及痛风的发病中，脾肾虚衰是病理基础，饮食失调、外感病邪是诱因，湿浊、湿热是主要病理产物。

因此，HUA及痛风的发病与痰湿和湿热体质以及痰浊湿热等病理产物的产生密不可分，在其治疗上应重视利湿清热、化痰泄浊。针对上述体质，HUA及痛风患者在药膳的选材上可适当选用利湿化浊的中药，如甘草、山药、薏苡仁、赤小豆、陈皮、牛膝、丹参、川芎等[12]。周翔等[13]以化湿降浊为法治疗HUA大鼠，发现该疗法可能通过抑制肝脏黄嘌呤氧化酶（XOD）的活性达到抑制内源性血尿酸生成，从而降低尿酸。

二、药膳在高尿酸血症及痛风中的应用

HUA及痛风病程漫长，长期服药对多数患者而言是一个较大的挑战，但若不控制则会出现急性发作。中医药膳将药物与食物融为一体，取药物之性，用食物之味，食借药力，药助食功，相得益彰，有着方便、有效、价廉、可口的优势[14]，对于HUA及痛风患者来说是一个简单方便且易于接受的疗法。

曾青山等[15]采用中药药膳治疗原发性HUA患者，在常规治疗基础上于晚餐前服用薏苡仁茯苓粥，发现实验组血尿酸下降水平较对照组明显，有统计学意义（$P<0.05$）。这提示利水渗湿的茯苓、健脾渗湿的薏苡仁应用于药膳治疗脾虚湿滞型HUA患者具有良好疗效。

魏德源等[16]自制中药代茶饮，以玉米须15g、百合15g、茯苓20g、伸筋草10g为主方，并随症加减，用于治疗HUA属痰湿体质者，治疗后患者痰湿体质评分及血尿酸水平均下降，总有效率达89.2%，且未出现不良反应。可见健脾利湿的中药代茶饮对于改善痰湿体质，降低血尿酸效果非常显著。

姜萍[17]结合其临床体会认为，HUA患者以薏苡仁、赤小豆、山药、白扁豆、大米等长期煮粥食疗，可利湿解毒，效果较好。

袁淑英[18]介绍了一款名为茯苓杏仁煮樱桃的药膳用于痛风，以带皮茯苓10g，丝瓜络、杏仁、厚朴、淡竹叶、海桐皮、白豆蔻、黄芩、防己、通草各5g，滑石15g，生薏米30g，苇根40g，片姜黄4g，樱桃200g，冰糖30g为原料，炖煮之后，佐餐食用即可。

王廷兆[19]列举了防风薏米粥、山药薤白粥、玉米须饮、白芥莲子山药糕等多种药膳，用于湿热内阻、脾虚痰湿型痛风患者。

可见，药膳在HUA及痛风的防治中有着广泛应用，其中尤以健脾利湿、淡渗利水类的药材食材为常见。药膳以其品种多样、色香味俱佳、鲜美可口、营养丰富等优势，更易于为广大患者所接受并坚持进行。且长期通过药膳对痰浊及湿热体质进行调理，能够从根本上预防HUA的发生和痛风的发作，真正达到"治未病"的目的。

三、单味食物的降尿酸研究

药膳是将具有一定性味归经及功效的中药和食物相配伍调制而成，而很多食物已经被现代研究证实具有降尿酸的作用。

夏道宗等[20]研究发现，青梅核醇提物乙酸乙酯相和青梅花醇提物正丁醇相对酵母膏诱导的小鼠HUA具有较强的拮抗效应，可显著降低血尿酸水平，有效抑制血清和肝脏XOD活性。

陈刚等[21]发现茶叶中的茶多酚同样能降低HUA小鼠血尿酸水平和肝脏XOD活性和表达，还能降低其肾脏中尿酸盐转运子1表达，增强有机阴离子转运子1和3的表达，从而减少尿酸产生、增加尿酸排泄。其他研究者[22-24]分别验证了铁观音茶、富金花茯散茶、红茶及其发花红砖茶具有降尿酸作用，机制同上所述。这提示未来可进一步研发用于防治HUA及痛风的相关茶饮。

祁鑫等[25]通过对常见蔬菜提取物对XOD抑制作用的筛选研究，发现胡萝卜、香芹、大白菜、白萝卜、蚕豆、黄瓜、青椒、山药、生姜、蒜、茼蒿、西葫芦、洋葱在体外对XOD有一定的抑制作用，以山药、生姜和蒜效果最为明显。

申启荣等[26]研究发现，一些药食两用的中药如蛹虫草、荷叶、山楂、诃子、葛根、三七对肝脏XOD有抑制作用，具有一定的降尿酸功效。但是中药成分比较复杂，还需要更进一步的分离纯化和分析研究加以验证。

对食物及中药的降尿酸研究，为药膳防治HUA及痛风提供了一定的选材参考和实验依据。但目前该方面的高质量研究仍较少，且研究靶点较局限，未来有待更多的研究者进行深入而全面的探索。

四、问题与展望

近年来随着生活条件的改善，HUA及痛风发病率逐步增高，给人民群众造成越来越大的健康损害和经济负担。西药控制尿酸具有一定的局限性，中医药在这一关键时刻走进大众的视野。但是中药口感欠佳，导致临床依从性差，很多患者往往因坚持不了而中断治疗。随着"治未病"观念逐渐深入人心，味美而效佳的药膳也越来越受到民众的欢迎和重视。药膳也属于中医药的一部分，同样需要在中医理论的指导下辨证使用。有资料显示[27]，在选择药膳的患者当中，仅有9.1%患者自认身体状况得到了完全改善，该作者认为这与患者没有根据自己的体质选择用药不无关系。另一些研究资料表明[28-30]，研究者根据某种疾病的某个证型辨证使用药膳，均取得较好的临床疗效。由此可见，辨证施膳才是更符合中医治疗的原则，才更能确保临床疗效。而如何更好地保证HUA及痛风患者能够得到切合自身体质和证型的个体化药膳治疗方案，是值得我们思考的。此外，目前针对HUA及痛风的药膳食疗方法虽多种多样，但尚缺乏统一的标准和规范。关于其疗效及作用机制的研究仍有待深入，目前仍缺乏足够严谨规范的临床设计，缺乏大样本、多中心的研究。这是中医医务工作者未来需要努力的方向。

▶ 参考文献

[1] 李长贵，吕朝晖，孙明姝，等.中国高尿酸血症与痛风诊疗指南（2019）[J].中华内分泌代谢杂志，2020，36（1）：1-13.

[2] Bardin Thomas, Richette Pascal. Impact of comorbidities on gout and hyperuricaemia: an update on prevalence and treatment options.[J]. BMC Medicine, 2017, 15（1）.

[3] 杨丽华，刘晓丽，蒋雅琼，等.我国痛风的患病率及危险因素[J].医学研究杂志，2019，48（12）：4-6，10.

[4] Dong X, Zhang H, Wang F, et al. Epidemiology and prevalence of hyperuricemia among men and women in Chinese rural population: The Henan Rural Cohort Study[J]. Modern Rheumatology, 2019（5）：1-24.

[5] 陈凤丽，陈汉裕，邱联群.原发性痛风及高尿酸血症与体质相关的研究进展[J].世界中西医结合杂志，2017，12（3）：437-439.

[6] 李显红，陈刚毅.原发性高尿酸血症患者中

[7] 游敏玲，洪杰，谢栋.高尿酸血症患者的中医体质分布及其与心脑血管疾病相关性分析[J].华南国防医学杂志，2019（7）：497-499.

[8] 中医体质分类与判定（ZYYXH/T157-2009）[J].世界中西医结合杂志，2009（4）：303-304.

[9] 暴雪丽.高尿酸血症中医证型分布及柏茯清利散治疗其湿热瘀阻型的临床研究[D].北京：北京中医药大学，2018.

[10] 袁泉，朱晓云，赵玉雪，等.550例代谢综合征合并高尿酸血症患者的中医一般临床特点研究[C]//中华中医药学会.中华中医药学会糖尿病分会2016年学术年会暨第十七次中医糖尿病大会论文汇编.2016：1.

[11] 黎创，吴一帆.黄春林治疗高尿酸血症及痛风经验分析[J].河北中医，2012，34（9）：1287-1288.

[12] 杨睿，李萍，文小平，等.中医9种体质药膳的用药规律探析[J].中医药导报，2019，25（11）：38-41+58.

[13] 周翔，陈志亮，熊秀林，等.化湿降浊方对高尿酸血症大鼠血清尿酸及肝脏黄嘌呤氧化酶、肝肾功能的影响[J].中医药导报，2017，23（18）：23-25.

[14] 李玲，夏新斌，周良荣.中医药膳与特膳食品产业融合发展思辨[J].食品与机械，2019，35（9）：233-236.

[15] 曾青山，刘佳，林江虹.中药药膳治疗原发性高尿酸血症疗效观察[J].现代医院，2015，15（6）：64-65，68.

[16] 魏德源，张潇羽.中药代茶饮改善痰湿体质（高尿酸血症）的疗效分析[J].中国民间疗法，2016，24（9）：41-42.

[17] 姜萍.无症状高尿酸血症辨治思路探析[J].山东中医杂志，2014，33（8）：632-633.

[18] 袁淑英.痛风药膳六款[J].东方药膳，2018（5）：60-61.

[19] 王廷兆.痛风食疗方精选[J].东方药膳，2018（2）：11-12.

[20] 夏道宗，潘东曼，张英，等.青梅提取物对酵母膏诱导小鼠高尿酸血症的拮抗效应研究[J].中国食品学报，2013，13（8）：15-20.

[21] 陈刚，谭明亮.茶多酚对高尿酸血症小鼠尿酸产生与排泄的影响及机制研究[J].中国药理学通报，2017，33（2）：218-222.

[22] 席圆圆，徐宏彦，刘霞，等.铁观音茶水提物对小鼠高尿酸血症的缓解作用[J].生物技术进展，2020，10（3）：256-264.

[23] 彭雨轩，熊哲，胡志远，等.富金花茯散茶对高尿酸血症小鼠的影响[J].湖南城市学院学报（自然科学版），2012，21（4）：58-60.

[24] 袁冬寅，肖文军，彭影琦，等.红茶及其发花红砖茶对高尿酸血症模型小鼠的降尿酸作用[J].茶叶科学，2019，39（1）：34-42.

[25] 祁鑫，王昌禄，李风娟，等.常见蔬菜提取物对黄嘌呤氧化酶抑制作用的筛选研究[J].现代食品科技，2011，27（5）：511-514.

[26] 申启荣，王江录，余宙，等.具有降尿酸作用的药食两用中药的筛选[J].南昌大学学报（理科版），2015，39（2）：175-178.

[27] 邓丽丽，彭鹿，汪玲珍，等.中医医院患者对中药代茶饮认知的调查研究[J].国际医药卫生导报，2018，24（24）：3717-3719，3726.

[28] 李鹏，刘瑛丽，骆彤.中药代茶饮改善抑郁症伴睡眠障碍的临床研究[J].河南中医，2019，39（9）：1399-1402.

[29] 卞秦.中药代茶饮治疗肺肾阴虚型慢性咽炎的临床研究[D].乌鲁木齐：新疆医科大学，2017.

[30] 刘鹏，邱模炎，段瑶，等.中药代茶饮改善血液透析患者口渴症状的临床研究[J].辽宁中医杂志，2016，43（12）：2548-2551.

合理选择药膳　改善睡眠质量

刘美霞　周丽娟

（中国中医科学院西苑医院　100091）

失眠是指经常不能获得正常睡眠的一种病症，轻者表现为入睡困难，或睡后易醒，醒后不能再入睡，或时睡时醒，重者彻夜不眠，严重影响人们的日常工作与生活。现代医学多采用镇静安眠药治疗，但长期应用存在诸多副作用。中医根据具体的病因病机选取适宜的药膳可以改善睡眠，减少镇静安眠药的应用。现将临床常见失眠证型所适宜的药膳介绍如下。

一、心脾两虚型

表现为多梦易醒、心悸健忘、面色少华、倦怠乏力、纳食无味等症，应选择具有补益心脾、宁心安神之功的药膳。

1. 大枣茯神粥

原料配方：大枣 15 枚，茯神 15g，粳米 60～100g。

制作方法：将大枣、茯神细锉煎煮浓缩去滓，与粳米同煮成粥，温热食之，每日 1 次。

2. 灵芝大枣粥

原料配方：灵芝 10g，大枣 10 枚，花生仁 10g，粳米 100g，白糖适量。

制作方法：灵芝切碎，水煮取汁，放入大枣、花生仁、粳米煮成稠粥，加入白糖后即可食用。

二、血虚肝郁型

表现为彻夜难眠或多梦易醒、心烦易怒、心悸不宁、记忆力减退等症，应选择具有补血养血、安神除烦之功的药膳。

1. 阿胶佛手羹

原料配方：东阿阿胶 5g，佛手片 10g，柏子仁 15g，鸡肝 1 个，冰糖 20g。

制作方法：将柏子仁放入锅内炒香，取出研成粉末；阿胶捣碎，加水烊化；冰糖、佛手片加水后煮开；将鸡肝洗净捏烂用纱布包裹，加入佛手片、冰糖、开水，用勺来回挤压，去纱布包，倒入已烊化的阿胶中，加入柏子仁粉，搅均匀即可食用。

2. 猪心枣仁汤

原料配方：猪心 1 个，酸枣仁、茯苓各 15g，远志 5g，盐、味精适量。

制作方法：把猪心切成两半，洗干净，放入净锅内，把洗净的酸枣仁、茯苓、远志一同放入，加入适量水置火上，用大火烧开后撇去浮沫，移小火炖至猪心熟透后即成，吃猪心喝汤。

三、阴虚内热型

表现为虚烦少寐、神志不宁、五心烦热、心悸神疲、腰膝酸软、头晕耳鸣、口干舌燥等症，应选择具有补肝肾、降阴火、除烦热、安神志之效的药膳。

1. 二参兔肉汤

原料配方：兔肉 250g，西洋参 20g，沙参 15g，红枣 10 枚，姜片 15g，精盐适量。

制作方法：把兔肉斩成几大块，放进沸水中汆过，沥去水分；西洋参切片，沙参洗净切段，红枣去核；将汆好的兔肉、西洋参片、沙参片、红枣、姜片连同清水放进汤锅内，先用旺火烧开，然后转小火连续煲 2 小时，加入精盐调味即成。

2. 百合鸡蛋黄汤

原料配方：百合 7 枚，鸡蛋黄 1 个，白糖（或冰糖）、枸杞适量。

制作方法：百合用清水浸泡一晚，出了白沫之后捞出百合放入锅中，加入适量清水，旺火烧沸后再改用小火煮约半小时后加入鸡蛋黄搅匀，加入枸杞，等到再次煮沸后，用白糖（或冰糖）调味即可。

四、胃气失和型

表现为失眠多梦、辗转反侧、胸闷嗳气、胃腹不适、食滞不化、大便细软等症，应选择具有和胃安神、消食导滞之功的药膳。

1. 秫米粥

原料配方：秫米 30g，制半夏 10g。

制作方法：先煎半夏去渣，入米煮作粥，空腹食用。

2. 山楂茯苓饼

原料配方：炒山楂 10g，炒麦芽 20g，炒莱菔子 3g，炒神曲 20g，茯苓 3g，面粉 200g，白糖适量。

制作方法：将山楂、麦芽、莱菔子、神曲、茯苓粉碎过筛，并与面粉混合，加水及白糖，搅拌和匀制成薄饼，烙熟食用。

五、心胆气虚型

表现为多梦易醒、胆怯心悸、倦怠乏力、怔忡等症，应选择具有安神定志之效的药膳。

1. 远志莲粉粥

原料配方：远志 30g，莲子 15g，粳米 50g。

制作方法：先将远志泡去心皮与莲子均研为粉，再煮粳米粥，候熟，入远志和莲子粉，再煮一二沸，随意食用。

2. 鸡肝菜心

原料配方：鸡肝 100g，白菜心 100g，水发木耳 10g，炒酸枣仁 10g，远志 10g，植物油、料酒、酱油、葱、姜、盐适量。

制作方法：将远志、枣仁煎汁去渣，浓缩至 50mL 待用；将鸡肝、菜心、木耳洗净，鸡肝切片，菜心切段备用；锅内植物油热后，用葱、姜爆香，加入用黄酒拌好的鸡肝片，用武火爆炒出锅；再放少量植物油热后加入菜心、木耳，用武火略煸，再加入煸好的鸡肝片、药汁、盐、少许酱油，急火快炒出锅，即可食用。

肥胖症的药膳调理

石丹丹　刘美霞　周丽娟

（中国中医科学院西苑医院　100091）

肥胖是指体内脂肪堆积过多和（或）分布异常、体质量增加的一种慢性代谢性疾病，由遗传、环境等多种因素相互影响作用。它既是一个独立的疾病，同时也是心脑血管疾病等多种慢性疾病的重要危险因素[1]。据统计，2014年全球肥胖人数高达6.14亿，2016年我国肥胖人口接近1亿，患病率增长至26.4%[2]。肥胖症导致患者出现一系列的生理及心理问题，使生活质量下降，预期寿命缩短，严重威胁到了人们的健康，被世界卫生组织列为导致疾病发生的十大危险因素之一[3]。药膳起源于秦汉，发展于晋唐，兴盛于宋元，成熟于明清，是在中医基础理论的指导下，使中药与一些具有药用价值的食物相配，选用中国特色饮食烹饪方法以及现代科学方法制作而成的具有一定色、香、形、味的美味食物。药膳能够取药物之性，用食物之味，食借药力，药助食功，对人体脏腑功能进行调节。在传统医学著作中有药膳方剂应用于肥胖的记载，本文就药膳在调理肥胖症中的应用进行阐述。

一、肥胖症的中医病因病机分析

肥胖症归属中医"肥满""痰湿"等范畴。《黄帝内经》中将肥胖分为肥、膏、肉三种。《灵枢·卫气失常》云："人有肥、有膏、有肉……䐃肉坚，皮满者肥；䐃肉不坚，皮缓者膏；皮肉不相离者肉。"《素问》中云："凡治消瘅仆击，偏枯痿厥，气逆发满，肥贵人，则高粱之疾也。"记载了肥胖与消渴、中风、偏枯、痿厥等多种疾病有关，均由摄入过多所致。后世医家认为肥胖与饮食失节、情志因素或劳逸失度等有关，病机为脾胃运化失司，酿生痰湿，导致膏脂水湿滞于体内而肥胖。本病多为本虚标实，本虚以脾虚为主，同时肾阳虚衰、肺失宣降、肝失疏泄也会引起气血津液运行失常，导致肥胖症的发生。标实主要为膏脂、痰湿，常兼有血瘀、气滞、气虚、阳虚等[4]。中医辨证分型常分为脾虚湿阻、肝郁气滞、湿热阻胃、脾肾两虚[5]。

二、肥胖症辨证施膳

肥胖症作为一种慢性疾病，重在预防。西医治疗肥胖症的原则为减少脂肪、食物的吸收率或减少体内脂肪，主要是通过药物治疗（如芬特明、奥利司他等）和手术治疗，但药物不良反应明显，且必须结合运动才能协同作用，而外科手术治疗成本高，患者胃肠功能会受到一定的影响[6]。中医对肥胖症的治疗在控制体重、防治肥胖及并发症方面有独特优势，包括口服中药等内治法以及针灸、穴位埋线、运动疗法等外治法。药膳由中医"药食同源"理念发展而来，药与食在古代即有"用之充饥则谓之食，以其疗病则谓之药"的辩证关系，并在众多医药古籍中有相关记载。药膳"寓医于食"，两者相辅相成，既有较高的营养价值，又可防病治病，延年益寿，是调理慢性病的最佳选择。根据肥胖症的证型，辨证施膳，才能对减重起到事半功倍的效果。

1. 健脾祛湿药膳

适应证：主要用于脾虚湿盛的患者，症见形体肥胖，形体沉重，肢体困倦，脘痞胸满，舌质淡，舌体胖大，苔白厚腻，脉滑。

药膳推荐：砂仁鲫鱼汤（砂仁3g，鲫鱼150g，陈皮6g）、荷叶茯苓粥（鲜荷叶1张，茯苓50g，粳米100g）、赤豆鲤鱼、参枣米饭、山药汤圆、益脾饼、莲子猪肚、茯苓包子、萝卜饼等。

2. 疏肝健脾药膳

适应证：主要用于肝郁脾虚的患者，症见肥胖懒动，喜太息，胸胁满闷，女子月经不调，舌暗，苔薄，脉涩。

药膳推荐：三花减肥茶（玫瑰花，茉莉花，代代花，川芎，荷叶）、菊花粥（菊花15g，粳米100g）、金橘山药小米粥（金橘20g，鲜山药100g，小米50g，白糖15g）、佛手当归茶（佛手5g，当归5g，白芍6g，淮山15g，麦冬5g）等。

3. 清热祛湿药膳

适应证：主要用于脾胃湿热的患者，症见肥胖多食，消谷善饥，口干口苦，舌质红，苔黄，脉数。

药膳推荐：五花茶（木棉花，槐花，鸡蛋花，金银花，葛花）、素烧苦瓜（苦瓜200g）等。

4. 温补脾肾药膳

适应证：主要用于脾肾两虚的患者，症见形体肥胖，容易困乏，四肢不温，喜饮热食，舌淡胖，苔白，脉沉细。

药膳推荐：羊肉炒大蒜（瘦羊肉150g，大蒜15g）、胡桃枸杞粥（胡桃肉25g，枸杞15g，黑芝麻5g，粳米100g）、当归生姜羊肉汤（当归9g，生姜15g，羊肉500g）等。

随着社会的进步，人们的生活条件得到了极大的改善，肥胖症的发病率也逐年升高，影响着人们的身心健康。药膳以"治未病"思想为指导，"寓医于食"，药借食用，食借药威，两者相辅相成，不仅营养价值高，又可防病治病。作为中医特色疗法中的一种，药膳疗法十分贴近生活，具有服用方便、接受度好、可长期服用等优点，充分发挥了中医药在慢性病预防控制中的优势。

参考文献

[1] 任继刚, 王大雪, 李芳, 等. 肥胖症患者肥胖相关影响因素的调查研究 [J]. 湖南中医杂志, 2021, 37（3）: 126-127, 148.

[2] 李锡坡. 成人超重、肥胖的流行特征及其影响因素的决策树分析 [D]. 衡阳: 南华大学, 2019.

[3] 中华人民共和国卫生部. 中国成人超重和肥胖症预防控制指南 [M]. 北京: 卫生部疾病控制司, 2003.

[4] 周璐, 黄平, 王友芳. 黄平运用表里双解法治疗肥胖症经验 [J]. 浙江中西医结合杂志, 2021, 31（4）: 300-302.

[5] 宋昌梅, 昊春阳, 付燕来, 等. 肥胖中医研究进展 [J]. 现代中医药, 2021, 41（3）: 6-9.

[6] 潘浩. 肥胖症的诊断和治疗进展 [J]. 继续医学教育, 2020, 34（12）: 82-84.

肥胖相关性高血压患者药膳养生

王 静[1] 符德玉[2]

（1. 上海中医药大学 201203）
（2. 上海中医药大学附属岳阳中西医结合医院 200437）

自20世纪80年代以来，全球肥胖症的患病率翻了一番，研究显示，2014年全球超过19亿成年人超重，相当于全世界人口的39%[1]。WHO称"肥胖是危害健康的最重要因素之一"，肥胖和肥胖相关性疾病的流行在世界范围内不断增加，是全球共同面临的一个重大公共卫生挑战。肥胖通常与许多代谢紊乱性疾病如高血压有关[2]，在我国，超重和肥胖及其相关糖脂代谢紊乱已成为中国高血压患病率快速增长的主要原因之一[3]。无论是作为致病因素还是共存因素，肥胖都与高血压相关，血压升高可继发于肥胖，亦可先于肥胖，目前临床上未予以明确区分，故统称为肥胖相关性高血压。

一、肥胖相关性高血压的中医认识

肥胖相关性高血压多隶属于中医"眩晕"范畴。眩晕病在清窍，与肝、脾、肾三脏功能失调密切相关。病因有以下几类：先天禀赋不足、后天调养不当、饮食劳倦所伤、情志不遂所伤[4]。病机无外虚实两端，虚者为髓海不足，或气血亏虚、清窍失养，实者为风火痰瘀扰乱清空，临证多见虚实夹杂。《素问·六元正纪大论》载："木郁之发……甚则耳鸣眩转"，《脾胃论》曰："脾胃气虚，运化失司，痰湿内生，浊痰上犯清阳之位，故见眩晕"，《丹溪心法·头眩》曰："无痰不作眩"，《医宗必读》载："瘀血停蓄，上冲作逆，亦作眩晕"，《医学正传》言："血瘀致眩"。提示阳亢、血瘀、痰浊[5]是肥胖相关性高血压发病的重要病理因素，亦可兼夹出现。郑震霄等[6]研究发现肥胖相关性高血压主要有瘀血型、痰湿壅盛型、阴阳两虚型、阴虚阳亢型、肝火亢盛型，并以痰湿壅盛型及血瘀型偏多。流行病学调查研究[7]发现肥胖相关性高血压发病与中医的体质密切相关，患者体质多为阴虚阳亢体质和痰湿体质。

对于肥胖相关性高血压的治疗，现代医学多着重降压与减肥并重，中医学则着重病证结合，采用内治与外治相结合的方法。近年来，中医食疗在慢性病如肥胖相关性高血压的防治中发挥了重要作用。"药食同源"，药膳作为食疗的重要组成部分[8]发挥着药物与食物的双重作用，"寓医于食"，其以药物之性融合食物之味，食借药力，药助食威。药膳在中医理论的指导下，讲究"天人合一""三因制宜"，因此结合现代人体质，辨证施膳，在肥胖相关性高血压的防治中有重要作用。

二、辨证施膳

药膳是在中医学、烹饪学和营养学理论指导下，严格按药膳配方，将中药与某些具有药用价值的食物相配，采用我国独特的饮食烹调技术和现代科学方法制作而成的，兼具美味与艺术造型，是几千年来中华民族祖先遗留下来宝贵的文化遗产。药膳发源于我国传统的饮食和中医食疗文化，是中国传统医学的重要组成部分。药膳分类方法多样，根据食品的形态分为：流体类（汁类、饮类、汤类、酒类、羹类)，半流体类（膏类、粥类、糊类)，固体类（饭食类、糖果类、粉散类)；根据制作方法分为：炖类、焖类、煨类、烧类、蒸类、煮类、熬类、炒类、熘类、卤类；按祛邪治病分为：解表类、清热类、消导类、通便类、利水类、活血类、理气类、祛痰类、止咳类、平喘类、熄风类、安神类等。中国传统医学重视与食疗养生文化一脉相承，食疗分为三个层次：一是食养论，二是食疗方，三是药膳。肥胖相关性高血压患者的饮食亦可从以上三个层次调适。首先，饮食上肥胖相关性高血压患者应减少钠盐摄入；食用优质蛋白；限制高糖、高脂食物的摄入；食用富含膳食纤维的食物；增加水果和蔬菜的摄入量；平衡膳食，控制高热量食物的摄入，适当控制主食的用量。再者，可结合肥胖相关性高血压患者自身情况，辨证施以药膳。

1. 肝阳上亢型

证候特点：眩晕耳鸣，头目胀痛，烦躁易怒，口苦口干，失眠多梦，舌红苔黄，脉弦数有力。

治法：平肝潜阳降压。

药膳选药：多以清热解毒类、平肝熄风类药材（食材）为主组方。代表药膳：芹菜汁、菊花茶、夏枯草茶、决明饮、菊花粥、天麻鱼头汤、芹菜翠衣炒鳝片、蒸芹菜等。

2. 痰浊壅盛型

证候特点：眩晕头痛，头重昏蒙，视物旋转，纳呆恶心，胸脘满闷，呕吐痰涎，舌苔白腻，脉濡滑。

治法：化痰祛湿降压。

药膳选药：多以益气健脾、行气化湿、开胃消食类药材（食材）为主组方。代表药膳：橘皮饮、素烩三菇、砂仁陈皮炒瘦肉、薏米银耳羹、淮山兔肉汤、糖醋萝卜丝、红萝卜海蜇丝、桂圆薏米粥等。

3. 瘀血阻窍型

证候特点：眩晕头痛，兼见健忘，心悸失眠，精神不振，面唇紫暗，舌暗有瘀斑，脉涩或细涩。

治法：活血祛瘀降压。

药膳选药：多以活血化瘀、理气止痛类药材（食材）为主组方。代表药膳：红花鸡汤、川芎葱白鱼头汤、猪心炖丹参党参、黄芪水鱼汤、芪络焖鳝鱼等。

三、展望

俗话说，疾病"三分靠治，七分靠养"，肥胖相关性高血压患者多伴有糖脂代谢紊乱，饮食调适及食疗药膳可发挥重要作用。对药膳的烹调技巧、制作工艺、服用方法、配伍禁忌等进行考究，会给药膳发展提供更广阔的空间。

参考文献

[1] Inada AC, Figueiredo PS, Santos-Eichler RAp D, et al. Morinda citrifolia Linn. (Noni) and Its Potential in Obesity-Related Metabolic Dysfunction[J]. Nutrients, 2017, 9 (6): 540.

[2] Zaiou M, El Amri H, Bakillah A. The clinical potential of adipogenesis and obesity-related microRNAs[J]. Nutr Metab Cardiovasc Dis, 2018, 28 (2): 91-111.

[3] 孙宁玲.《肥胖相关性高血压管理的中国专家共识》的关键点及亮点 [J]. 中华高血压杂志, 2016, 24 (12): 1107-1109.

[4] 方誉, 方显明. 从肝论治高血压病的研究进展 [J]. 广西中医药, 2011, 34 (5): 1-3.

[5] 周训杰, 姚磊, 符德玉, 等. 活血潜阳祛瘀方干预肥胖高血压患者左室重构的临床观察 [J]. 上海中医药杂志, 2017, 51 (9): 43-47.

[6] 郑震霄. 高血压与腹型肥胖的相关性中西医研究进展及临床观察 [D]. 北京: 北京中医药大学, 2011.

[7] 陈文鑫, 刘德桓, 苏齐, 等. 高血压病合并代谢综合征的中医药研究进展 [J]. 实用中医内科杂志, 2012, 26 (1): 1-3

[8] 陈晓凡, 黄少桐, 刘红宁. 高血压病的辨证施膳 [J]. 中华中医药杂志, 2015, 30 (12): 4426-4430.

高血糖与高尿酸患者的茶饮养生及其配伍食药物质的探讨

闫华敏[1] 张文高[2]

（1. 泰和昌茶业有限公司 250000）
（2. 山东中医药大学 250014）

茶叶为中国国饮，历史悠久，不仅民众普遍日常饮用，也推崇于养生保健、防病疗疾。茶异名苦荼、茗、茶芽等，《尔雅》郭璞注："早采者为茶，晚采者为茗"，茶芽则出自《本草别说》。唐代陆羽的《茶经》称"茶之为饮，发乎神农氏"。宋代林洪撰的《山家清供》则论及"茶，即药也"。历代本草著作对茶叶的药性及养生、治未病、疗疾颇多记载。如《新修本草》："味甘、苦，微寒，无毒。"《日用本草》："味苦、甘，平、凉。"《本草汇言》："可升可降，阳中阴也。"《太平御览·饮食部》引《神农食经》："主瘘疮，利小便，少睡，去痰渴，消宿食。"《食疗本草》："利大肠，去热，解痰。"《本草拾遗》："破热气，除瘴气。久食令人瘦，去人脂。"《日用本草》："除烦止渴，解腻清神。"《本草纲目》："浓煎，吐风热痰涎。"《随息居饮食谱》："清心神，凉肝胆，肃肺胃。"归纳中医药学对茶叶的认识，其味苦、甘，性凉；归心、肺、胃、肾经；功能清利头目，除烦止渴，消食化痰，利尿解毒。现代研究表明，茶叶富含茶多酚等多酚类及其他类活性物质，具有抗氧化、延缓衰老，抑制肿瘤，神经保护，防治早老性痴呆，提高免疫功能，降脂减肥、降血压、抗动脉粥样硬化、保护心血管系统，降血糖，抗炎、抗辐射、抗突变，改善贫血，抗病原微生物，以及利尿、缓解疲劳、醒脑提神等作用。可见茶饮养生强身源远流长，有其可靠的物质基础和充分的科学机理。

当代社会生活的诸多变化，如生活节奏的加快、社会压力的加大、饮食结构的改变，人群中生活方式所致疾病如糖尿病、高血压病、高脂血症、高尿酸血症（称为"四高"）大幅度增加。如何通过饮茶养生预防此类疾病，或通过饮茶作为此类患者的养生、辅助调理措施，成为当前茶业面临的重要问题。主要需解决两个问题，一是不同人群选择何种较适当的茶叶种类，二是在饮茶时还可以配合何种"按照传统既是食品又是中药材的物质"（简称"食药物质"），以达到更好的养生调理效果。下面即按照这一思路介绍高血糖及高尿酸者的饮茶养生及其适合配伍的食药物质。

一、高血糖的茶饮养生及其配伍食药物质

高血糖者，特别是成人多发的 2 型糖尿病，依其主要症状，当属中医"消渴"病范畴。传统中医的认识，消渴（糖尿病）的病因首当属"病从口入"，长期饮食不得节制，过食肥甘厚味、醇酒或辛燥刺激食物，或过服温燥之品等，还有情志失调、劳倦所伤、劳欲过度、先天禀赋缺陷等，导致肺、胃（脾）、肾功能失调，出现阴虚燥热，久则气阴、阴阳两虚，甚则血瘀经络不畅，而引起多饮、多食、多尿、形体消瘦等证候，甚至引起神经、血管等并发症。

对于预防此种状况，或此类人群的养生调理，推荐以白茶作为茶饮养生的主要品种。

白茶是我国六大传统茶类之一，属微发酵茶，具体创制过程是采摘茶叶之后，不经过杀青或捻揉，进行文火干燥或晒青后加工成茶。因成品茶多为芽头，白毫满身，似雪赛银而得名。据研究整理，以福鼎白茶为代表的白茶具有多方面保健功能：抗氧化、延缓衰老、降血糖、降血压、降血脂、减肥、抗突变、抗肿瘤、杀菌、抗病毒、抗炎、解毒、提高机体免疫力、利尿、保护肾功能、保护心脑血管系统、保肝、调节免疫功能、抗紫外线辐射、抗过敏、坚齿防龋、提神、抗疲劳、增强记忆力、降火、祛暑、明目等。有文献称"和绿茶、红茶、乌龙茶等茶类相比，白茶的降血糖功能十分显著"，故推荐以福鼎老白茶作为较适宜的此类人群养生茶饮的主要茶叶品种。另外，属于后发酵茶的黑茶（后面将有介绍）也比较适合于此类人群。

那么如何选用适合配伍的食药物质呢？应根据消渴的中医病因病机确定养生调理的原则，辨证施膳，选用恰当的食药物质。

一般而言，消渴的基本中医病机可归纳为"本虚标实"，阴亏气虚，燥热内盛，或有瘀血阻络。中医药养生调理总的原则为"扶正祛邪，标本兼顾"。补益正气、滋养阴津为"扶正"大法；"祛邪"则当以清热降火为主，或结合活血化瘀通络。所以可以从百余种食药物质中，查找出有助于调节糖代谢、降低血糖者，再考虑其中药功能作用，选择出恰当的食药物质。例如补益正气的人参、茯苓、黄精、山药等；滋阴生津润燥的玉竹、黄精、枸杞子、山药、百合、桑椹、乌梅、黑芝麻等；清热降火的桑叶、葛根、马齿苋、罗汉果、菊苣、白茅根、决明子、蒲公英、金银花等；活血化瘀通络的沙棘、葛根等。此类人群饮用福鼎白茶之类养生茶饮时，可以参考其中医体质特点或证候辨证，从这几类食药物质中酌选一两味或几味，每味食药物质 1~3g，一起冲泡茶饮，即可望获得养生调理和辅助调节血糖之效。

二、高尿酸的茶饮养生及其配伍食药物质

血液中的尿酸浓度超出正常范围者即可诊断为高尿酸血症。研究表明，高尿酸血症不仅是痛风最重要的生化基础，而且也是引起高血压、高脂血症、动脉粥样硬化、肥胖、胰岛素抵抗、代谢综合征及多种心血管疾病的重要因素，已成为威胁人类健康的主要代谢性疾病之一。有估计我国血尿酸值过高的人约有1.2亿，已成为继高血压、高血糖、高血脂这"三高"后的第"四高"。目前临床上治疗高尿酸血症的西药有限，主要以抑制尿酸生成的别嘌呤醇和促进尿酸排泄的丙磺舒、苯溴香豆酮等药物为主。这些药物不良反应多，患者耐受性差，因而通过适当的茶饮和中医药调理来降低血尿酸水平的治疗方式受到欢迎，值得重视。

对于预防血尿酸升高，或血尿酸偏高人群的养生调理，推荐以黑茶特别是安化黑茶作为茶饮养生的主要品种，并适当配伍一些有助于降尿酸的食药物质。

黑茶属于后发酵茶，是微生物发酵茶。安化黑茶是黑茶中的代表之一，以其特征性的生物活性如减肥、调血脂、降血糖、抗氧化、抗菌、抗肿瘤、抗诱变、保肝、助消化及防治腹泻等受到重视。安化黑茶与黑茶之外的其他茶及其他产地黑茶比较，特殊制作工艺导致化学成分、药理活性方面存在一定差异，且具备自己的特征成分。黑茶游离氨基酸和水溶性糖的量远高于绿茶和红茶，后发酵过程使多糖和蛋白质分解为水溶性糖及氨基酸，这种过程为黑茶的口感增加了甘甜味和厚度，同时儿茶素类成分的量也因氧化等反应而降低，并转化为其他成分。产于安化的桑香黑茶茯砖（桑叶与黑茶以1:5比例发酵工艺制作）辅助治疗2型糖尿病的临床观察中发现，其具有显著降低血尿酸的作用。

根据高尿酸血症及其相关的因尿酸排泄异常和（或）嘌呤代谢紊乱而引起的代谢性疾病

痛风的中医病因病机，确定此类人群养生调理的原则，辨证施膳，选用恰当的食药物质，配伍黑茶增强效果。

分析痛风、高尿酸血症之类病证，基本病因病机为饮食失节，脾胃失司，内生湿热，久则血瘀络阻，乃为本虚标实之证：脾肾亏虚为本，湿浊瘀痰为标。故养生与调理当标本兼顾，健脾助运、清热利湿化浊为主，辅以化瘀通络、补益肝肾等法。从百余种食药物质中，筛选出十余种经实验等表明能通过抑制黄嘌呤氧化酶活性等机制降尿酸、防痛风的食药物质，基于其中药功能作用和辨证施膳原则，选择出适合配伍的食药物质。例如，健脾助运祛湿可用茯苓、薏苡仁等；利水化湿可用枳椇子、菊苣、木瓜、荷叶等；清热可用桑叶、栀子、葛根等；活血化瘀可用姜黄、山楂等；补益肝肾脾可用山药、枸杞子等；寒湿或寒邪偏盛，可用生姜、高良姜等。此类人群饮用安化黑茶之类养生茶饮时，可以参考其中医体质特点或证候辨证，从这几类食药物质中酌选一两味或几味，每味食药物质 1～3g，一起冲泡茶饮，即可望获得养生调理和辅助调降尿酸之效。

参考文献

[1] 田代华.实用中药辞典[M].北京：人民卫生出版社，2002.

[2] 王丽萍.我国福鼎白茶的保健功能及其发展研究[J].福建茶叶，2020（6）：43-44.

[3] 郑思梦，赵峥山，武慧慧，等.白茶药理作用及保健功效研究进展[J].粮食与油脂，2020，33（3）：16-18.

[4] 刘建宇，刘丹，张辉，等.安化黑茶化学成分及药理活性研究进展[J].中草药，2017，48（7）：1449-1457.

[5] 李琳，张敏，李苒，等.中药治疗高尿酸血症实验研究进展[J].天津中医药，2013，30（3）：190-192.

[6] 吴美音，陈淑宁，高洁，等.菊苣、葛根、桑叶配方对高尿酸合并关节炎小鼠的降尿酸和痛风性关节炎的干预效果[J].食品工业科技，2020（16）：308-313.

[7] 刘展良，魏爱生，伍启华，等.桑香黑茶对 2 型糖尿病辅助治疗效果的临床观察[J].广东茶业，2018（4）：12-15.

浅析心脑血管疾病不同体质的食疗药膳方

张晓囡　刘龙涛

（中国中医科学院西苑医院　100091）

《中国心血管健康与疾病报告2020》显示我国心血管疾病死亡率仍居首位，且自2009年起农村心脑血管病死亡率超过并持续高于城市水平[1]。降压、降脂、抗血小板聚积及预防血栓形成是治疗心脑血管疾病的基础方案，而祖国药膳疗法根据中医药食同源理论，可针对人体气虚、血虚、阴虚、阳虚、气郁、血瘀、痰湿等不同体质进行合理药膳搭配[2]，利用食材本身特性或者在食材中加入特定的中药材，使之具有调整人体脏腑阴阳气血的功能，可有效改善心脑血管系统机能，具有防治心脑血管疾病的作用。中医学认为，心血管疾病的发生与本虚密切相关，尤其认为气虚、血虚和血瘀体质是影响心血管病发病的高危因素[3-4]。因此，笔者拟列举适用于心脑血管疾病不同体质人群的食疗药膳方，并浅析其潜在的药理学机制，以期引导心脑血管系统疾病高发人群进行正确的防治康养。

一、气虚质——参芪羊肉汤

气虚体质是指当人体脏腑功能失调，气的化生不足时出现的气虚表现，常可见精神不振，气短懒言，神疲乏力，语声低微，形体消瘦或偏胖，面色苍白，或自汗出，动则尤甚，舌淡红、边有齿痕，苔白，脉虚弱等表现。因气虚部位不同可兼见不同的症状，心脑血管疾病人群多以心、脾气虚为主[5]，故临床多可伴有心悸、头晕、鼻衄，或兼齿衄，小腹空坠，纳少便溏，或伴有经期提前、经血量大等表现。食疗药膳当以参芪羊肉汤为宜，以羊肉食材为主，同时配伍党参、黄芪、枸杞、老姜及少许葱段，适量黄酒及盐慢炖加工熬制而成。方中羊肉始载于《本草经集注》，其性温味甘，具有益气补虚之功效，配伍党参和黄芪两味中药材使补气之效更佳，枸杞、老姜及葱顾护全方之口感。

现代药理学研究显示，党参以多糖类和皂苷为主要活性成分，并含有甾醇、生物碱、挥发油及萜类等有效成分，具有抗氧化、抑制血小板聚集、抗凝、改善微循环和调节血脂的作用，可有效减轻细胞的氧化损伤，改善心肌细胞及脑组织的缺血缺氧状态，并提高患者的心功能和运动耐量[6-7]。黄芪主要活性成分包括黄酮类、三萜皂苷类及多糖类等[8]，可扩张脑血管、改善脑部微循环，并对脑神经功能具有明显的保护作用，可改善学习记忆障碍及免疫障碍[9-10]。此外，现代药理学研究表明黄芪甲苷是黄芪的主要活性成分之一[11]，其不仅具有保护脑血管、脑神经作用，还可以通过调控miRNA、细胞凋亡、线粒体自噬等机制调控能量代谢，并发挥抑制钙超载、保护血管内皮的作用，减轻心肌缺血再灌注损伤[11]。

二、血虚质——当归补血汤

血虚质指人体血液亏虚或血的濡养能力减退，以脏腑经络、形体官窍血液供应不足为主要特征，可见面色淡白或萎黄，唇甲色淡，或视物不清、四肢麻木、皮肤干燥、头晕眼花等症状；妇女或见月经量少、色淡、或月经后期、经闭，脉细等表现。血虚体质被认为是影响心血管病发病的高危因素之一[3]。其中，心肝阴血不足与心血管疾病的发生密切相关。中医学认为血虚心无以行血，肝无以藏血，致使脉道不充，心体失养，进而出现一系列以心系为主的症状。血虚质治疗以当归补血汤为主，此为金元时期李东垣所创造的益气补血方剂，由黄芪和当归两味药以5∶1比例组成。方中当归味甘、性辛温，重用以补血活血，配伍少量黄芪补气以助心行血。血虚质人群在日常的食疗药膳中方可以上方取汁加入粳米熬制成粥食用，或以鲫鱼等为食材制作药膳方。

随着现代医学科学技术的渗入，发现当归补血汤具有促进造血、调节免疫功能、保护心脑血管等作用，可用于多种原因所致的贫血等血液系统疾病及心脑血管系统疾病[12]。方中当归及其有效成分可通过促进造血干细胞和造血祖细胞增殖分化、延缓造血干细胞衰老、提高外周血细胞数量等多个造血环节而促进机体造血，并可以改善造血微环境、保护造血器官以降低细胞凋亡和恢复造血功能，从而发挥补血作用[13]。此外，研究显示，当归挥发油及其苯酞类成分对血管平滑肌有明显的药理活性，包括扩张血管、降低血压、保护血管内皮细胞、抑制血管平滑肌重构[14]。网络药理学预测当归补血汤中槲皮素、山柰酚、异鼠李素等活性化合物可能通过TNF、IL1β、IL6等相关枢纽靶点，调节外部刺激、炎症反应、氧化应激损伤及介导细胞因子和脂质代谢等相关信号通路等达到抗炎、抗黏附、调节脂代谢紊乱，修复血管损伤的功效，从而发挥治疗动脉粥样硬化的生物过程[15]。

三、血瘀质——山楂汤

血瘀质是由于气滞血瘀或瘀血阻滞而生，以形体消瘦，面色晦暗，皮肤偏黯或色素沉着，或伴有肢体麻木，疼痛，易出现瘀斑、健忘、口唇暗淡、舌下络脉紫暗或增粗、脉涩等血瘀表现为主要特征[2]。中医学认为，心脑血管病病机多为"血瘀"，与异常血液流变学、凝血功能亢进、血小板聚集活化及血栓形成等病理机制极为相似[16]。既往相关研究也显示，血瘀质容易出现心脑血管疾病如冠心病、脑梗死等[17-18]。因此，血瘀质人群在食疗药膳上可日常饮用活血化瘀类的山楂汤，主要以山楂为食材，或添加适量大枣，配伍红糖加水煎煮至果烂而成。山楂药食同源，性味酸、甘、微温，具有消食积、散瘀滞之功效，主治肉、食积，胸腹胀痛或经闭瘀血等。大枣、红糖不仅可调味，使汤酸甜鲜美，而且由于味甘性温，还可暖胃，活血止痛。

山楂含有黄酮类、维生素类、有机酸类、三萜类和甾体类等活性成分，具有强心、降低血脂、降低血压、降低血糖、软化血管、抗炎、抗氧化、调节免疫、促进脂肪和蛋白质分解消化等作用[19]。体内、外研究表明，山楂皂苷、山楂黄酮类活性成分可以通过增强低密度脂蛋白与肝脏质膜结合，增强低密度脂蛋白受体（LDLR）活性和提高抗氧化能力，降低高脂血症动物血清中胆固醇（TC）、甘油三酯（TG）和低密度脂蛋白胆固醇（LDL-C）的含量，并升高血清高密度脂蛋白胆固醇（HDL-C）的含量，达到调血脂、预防脂质代谢紊乱和动脉粥样硬化发生的作用[20]。山楂对血管平滑肌细胞起到钙通道阻滞剂的作用，可以有效抑制去甲肾上腺素诱导的细胞外Ca^{2+}内流增加导致的血管收缩，从而起到降低血压的作用[21]。山楂总黄酮和山楂酸抑制了自由基的产生和细胞内钙超载，可以保护细胞免受缺血再灌注损伤[20]。

四、小结

心脑血管疾病高发病率、高致残率、高死亡率，为世界卫生组织（WHO）列举的全球四大慢病之一，给患者及其家庭带来了巨大痛苦和困难，同时也增加了经济上的负担[22]。中医以整体观念和辨证论治为原则，根据药食同源理论，针对不同体质的心脑血管高发人群采用药膳调治，具有色、香、味、效、廉的优势。例如，心血管病气虚体质人群日常可食用参芪羊肉汤以益气补虚，血虚体质人群可服用当归补血汤进行调治，血瘀体质亦可饮用山楂汤以活血化瘀，旨在控制心脑血管疾病发病的高危因素。同时，在辨明体质的基础上合理进行药膳搭配，清晰其潜在的药理学机制，以期可以指导人们正确地进行食疗药膳，从而降低心脑血管不良事件的发生和发展。

参考文献

[1]《中国心血管健康与疾病报告2020》要点解读[J]. 中国心血管杂志, 2021, 26（3）：209-218.

[2] 中医体质分类与判定（ZYYXH/T157-2009）[J]. 世界中西医结合杂志, 2009, 4（4）：303-304.

[3] 段永丽, 喻晓雨, 张淑影. 医院-社区-家庭三位一体管理模式对冠心病患者危险因素及不良心血管事件的影响[J]. 中国循证心血管医学杂志, 2020, 12（3）：337-338.

[4] 王思静, 张华, 辛锦钰, 等. 新疆和田地区不同中医体质人群心血管病危险因素调查分析[J]. 中医杂志, 2020, 61（8）：695-699.

[5] 周德生, 谭惠中. 基于开阖枢理论辨治自主神经疾病：中医脑病理论与临床实证研究（九）[J]. 湖南中医药大学学报, 2019, 39（9）：1053-1060.

[6] 李浅予, 汤岐梅, 侯雅竹, 等. 中药党参的心血管药理研究进展[J]. 中西医结合心脑血管病杂志, 2019, 17（17）：2604-2606.

[7] 刘惠梅, 吴蔚, 王彬, 等. 益气化痰安神方辅助治疗重度阻塞性睡眠呼吸暂停低通气综合征合并焦虑状态患者30例临床观察[J]. 中医杂志, 2019, 60（20）：1751-1754.

[8] 谢静, 龚易昕悦, 丁立生, 等. 黄芪及其活性成分对脓毒症临床和药理作用的研究进展[J]. 中草药, 2021, 52（8）：2502-2510.

[9] 王欣, 周晓卿, 吴永雄, 等. 补阳还五汤联合"活血散风"针刺法治疗气虚血瘀型脑梗死临床效果分析[J]. 中医临床研究, 2021, 13（10）：32-34.

[10] 彭玲玲, 段宇. 补肾益气活血方剂对2型糖尿病患者脑记忆功能及脑诱发电位的影响[J]. 世界中医药, 2020, 15（24）：3810-3813.

[11] 孔祥琳, 吕琴, 李运伦, 等. 黄芪甲苷对心脑血管疾病的现代药理作用研究进展[J]. 中国实验方剂学杂志, 2021, 27（2）：218-223.

[12] 杨飞霞, 王玉, 夏鹏飞, 等. 当归补血汤化学成分、药理作用、临床应用的研究进展及质量标志物的预测分析[J]. 中国中药杂志, 2021, 46（11）：2677-2685.

[13] 马清林, 吴国泰, 孙敏, 等. 当归补血作用研究进展[J]. 甘肃中医药大学学报, 2019, 36（3）：93-97.

[14] 姚楠, 王志旺, 付晓艳, 等. 当归挥发油及其苯酞类成分对平滑肌作用的研究进展[J]. 中国现代应用药学, 2019, 36（21）：2738-2742.

[15] 张君冬, 尹仁芳, 陈琦, 等. 基于网络药理学及分子对接探讨当归补血汤治疗动脉粥样硬化潜在作用机制研究[J]. 世界科学技术-中医药现代化, 2021（4）：1076-1085.

[16] 金妍, 田思胜, 王栋先. 血瘀证的病理机制研究近况[J]. 广州中医药大学学报, 2017, 34（1）：145-148.

[17] 俞若熙. 基于中医体质学探讨"个体化抗衰老"的思路和方法[J]. 中华中医药杂志, 2020, 35（11）：5353-5355.

[18] 王飞, 王维静, 章莹. 近10年中医血瘀体质研究进展[J]. 中国中医药现代远程教育, 2018, 16（13）：148-150.

[19] 胡玉霞, 常福厚, 王敏杰, 等. 山楂细粉对清醒Beagle犬心血管系统的影响[J]. 医药导报, 2019, 38（9）：1152-1159.

[20] 董嘉琪, 陈金鹏, 龚苏晓, 等. 山楂的化学成分、药理作用及质量标志物（Q-Marker）预测[J]. 中草药, 2021, 52（9）：2801-2818.

[21] 苏金平, 刘干中, 彭继道. 五种中草药对钙通道阻滞作用的初步研究[J]. 中药药理与临床, 2006（6）：45-47.

[22] 杨继, 张垚, 张秋月, 等. 高血压病并发脑卒中的影响因素分析及风险预测模型的初步建立：3859例回顾性研究[J]. 中医杂志, 2021, 62（10）：868-873.

心脑血管疾病倾向人群的中医药膳

贾守凯

（中医杂志社　100700）

摘要：心脑血管疾病在人群中非常常见，具有高发病率、高复发率、高致残率、高死亡率和低知晓率、低治愈率的特点，成为威胁人类生命安全的疾病，并严重影响患者的生活质量，导致社会及经济负担加重。中医药膳主要是以中医学内容为主导，可对某些疾病进行预防和治疗，具有科学性预防和治疗疾病的价值。利用中医药膳对心脑血管疾病倾向未病人群进行预防，能够给人体提供能量，并增强免疫、促进心血管健康、调整体质，应积极推广这种中医药膳。

关键词：心脑血管疾病；药膳；中医；预防

心脑血管疾病在人群中非常常见，主要包括高血压、冠心病、高脂血症、动脉硬化、心绞痛、心肌梗死、脑栓塞、脑出血及脑梗死等，具有高发病率、高复发率、高致残率、高死亡率和低知晓率、低治愈率的特点。近年来，心脑血管疾病发病率在老年人群中持续上升，且其发病趋于年轻化，成为威胁人类生命安全的疾病，并严重影响患者的生活质量，导致社会及经济负担加重[1]。因此，及早预防对降低心脑血管患者发病率和死亡率具有重要意义。其中，饮食调摄是预防心脑血管疾病的重要部分。中医药膳主要是以中医学内容为主导，根据患者的情况进行食物和药物的搭配，可以对某些疾病进行预防和治疗，具有科学性预防和治疗疾病的价值。中医学认为药膳具有补益脏腑、泄实驱邪及调理阴阳的作用，既可彰显食物本身的美味，又可发挥药物的作用和功效，使二者相辅相成[2]。因此，可以利用中医药膳对心脑血管疾病倾向未病人群进行预防。

柏岁慷（北京）农业生物科技发展有限公司与中国中医科学院广安门医院（南区）合作，在"虫草"（蛹虫草、广东虫草）及牡蛎药膳养生产品前期应用的基础上，通过文献检索和充分调研，研究出了适用于心脑血管疾病倾向未病人群（已病人群须在中医师指导下应用）的中医药膳所包含的药物，如当归、山药、葛根、人参（5年及5年以下人工种植）、地龙等。蛹虫草和广东虫草均属于虫草，具有良好的药用价值，是一类开发价值极高的虫草真菌资源。研究发现，虫草真菌可调节身体的血脂水平，降低胆固醇、甘油三酯、血糖的水平，具有抗炎、保护心脑血管、降血、调节免疫等作用，可广泛地应用于预防"三高"疾病，亦是促进老年人身体健康的滋补产品[3-6]。牡蛎是临床常用中药，具有镇惊安神、滋阴潜阳、软坚散结的功效。《中华海洋本草》载其可"滋阴生津，养血安神，调中补虚，益智聪脑，软坚消肿"。药理研究发现，牡蛎具有降血脂、降血糖、扩血管、抗氧化、促进血液循环、调节免疫、抗衰老等功效，对心脑血管疾病的预防具有一定的作用[7-8]。当归、山药、人参属于常见的补益类中药，具有较高的药用价值，可以补益人体物质亏损，增强人体活动机能，提高人体抗病能力，从而达到预防心脑血管疾病的目的。当归是补血之圣药，又可养血活血；人参甘温补虚，可大补元气，又可健脾安神、补血生津；山药是理虚之要药，可补中益气、滋阴健脾，三者应用于中医药膳，补充心脑气血，气血充足，则心得滋养，鼓动有力，髓生有源，脑有所养。其中，当归已被广泛应用于心脑血管疾病的治疗中，在促进人体造血功能、调节脂质代谢、降低血糖、调节免疫等方面有一定的疗效[9-10]。人参可以调节中枢神经系统，保护神经细胞，改善大脑的兴奋与抑制过程，促进脑内物质代谢，提高记忆力，还能够增加心肌收缩力，改善微循环，抗心肌缺血、强心抗休克[11]。山药则具有降血糖、抗炎、免疫调节等作用[12]。此外，葛根、地龙亦是临床预防心脑血管疾病的常用药物。葛根具有保护心脑血管、神经细胞的作用，能够扩张血管、降血压、降血糖、抗氧化、抗炎等[13]；地龙可活血通络，具有降脂、降压、抑制血小板聚集、抗氧化等作用[14]。

上述中药对预防心脑血管均有一定的作用，将其运用于心脑血管疾病倾向未病人群的药膳中，能够给人体提供能量，增强免疫，促进心血管健康，调整体质。中医药膳是具有养生、防病、治病等作用的特殊膳食，在心脑血管疾病倾向未病人群中有着广泛的市场需求，施用时应遵循食药同源的原则，辨证施膳，注重食药同效、食药同性，使食物增强药物的作用，提高药效。同时需加强心脑血管疾病一级预防，改变心脑血管疾病倾向未病人群的不良生活习惯，减少食用高脂高盐食物，注意保健锻炼和情志调节，使中医药膳配合健康方式指导，以预防心脑血管疾病的发生。

参考文献

[1] 陈伟伟, 高润霖, 刘力生, 等.《中国心血管病报告2014》概要[J]. 中国循环杂志, 2015, 30（7）: 617-622.

[2] 王欢, 江津津, 贾强. 中医食疗药膳的应用与推广[J]. 现代食品, 2021（19）: 118-120.

[3] 杨爽, 逯城宇, 杨雪薇, 等. 蛹虫草多糖降糖活性的研究[J]. 时珍国医国药, 2013, 24（9）: 2134-2136.

[4] 吴秀香, 马克玲, 李淑云, 等. 冬虫夏草降压作用实验研究[J]. 锦州医学院学报, 2001（2）: 10-11.

[5] 黄虹, 闫文娟, 张成花, 等. 广东虫草安全性评价及药理学研究进展[J]. 菌物研究, 2019, 17（2）: 110-115.

[6] 郑壮丽, 黄春花, 梅彩英, 等. 蛹虫草国内外研究的新进展[J]. 环境昆虫学报, 2011, 33（2）: 225-233.

[7] 杨丽, 刘友平, 韦正, 等. 贝壳类药材牡蛎石决明珍珠母的研究进展[J]. 时珍国医国药, 2013, 24（12）: 2990-2992.

[8] 治丁铭, 孙聪, 韩冬, 等. 葛根、牡蛎治疗高脂血症研究[J]. 长春中医药大学学报, 2018, 34（1）: 49-51.

[9] 陈琳, 朱靖, 王嵩, 等. 当归主要活性成分提取方法及其活性研究进展[J]. 上海医药, 2021, 42（9）: 71-75.

[10] 赵静, 夏晓培. 当归的化学成分及药理作用研究现状[J]. 临床合理用药杂志, 2020, 13（6）: 172-174.

[11] 高健, 吕邵娃. 人参化学成分及药理作用研究进展[J]. 中医药导报, 2021, 27（1）: 127-130, 137.

[12] 范晓阳, 侯彦婕, 贾世艳, 等. 山药化学成分及皂苷类成分药理作用的研究进展[J]. 中医药信息, 2021, 38（9）: 79-84.

[13] 曹盼, 张樱山, 魏学明, 等. 葛根素药理作用研究新进展[J]. 中成药, 2021, 43（8）: 2130-2134.

[14] 黄敬文, 高宏伟, 等. 地龙的化学成分和药理作用研究进展[J]. 中医药导报, 2018, 24（12）: 104-107.

虫草及牡蛎药膳在增强免疫方面的作用研究

张 韬

（中国中医科学院 100091）

免疫力是人体自身的防御机制，是人体识别和消灭外来侵入的任何异物（病毒、细菌等），处理衰老、损伤、死亡、变性的自身细胞以及识别和处理体内突变细胞和病毒感染细胞的能力。人类生活在一个既适合生存又充满危险的环境，人类得以存续，也获得了非凡的免疫力。简单讲免疫力是指机体抵抗外来侵袭、维护体内环境稳定性的能力。免疫低下或免疫失调是指先天或后天获得的免疫低下的一类综合征，表现为对细菌、真菌、病毒的易感而引起感冒、肝炎、结核等感染性疾病，此外，免疫力低下的人群还易患肿瘤等疾病。环境污染、生活压力、滥用药物导致免疫力低下的人数逐年上升。

中国传统养生保健理论认为，免疫力低下的发生与脏腑功能下降或失调以及精血不足有关，涉及肺、脾、肝、肾等多脏受损。肺主气，司呼吸，朝百脉，助血脉运行，若肺气虚，卫外不固则外邪易侵入人体为病。人体要维持正常的生命活动，就需要吸入自然界的清气，呼出体内的浊气，这必须依靠肺主气、司呼吸的功能来完成。脾为后天之本，气血生化之源，主四肢肌肉，脾虚则运化失司，水谷精微不能充养脏腑，造成机体抵抗能力降低，四肢困倦、疲乏无力。肝为罢极之本，主藏血，主疏泄，主筋，束关节，主司运动，当机体活动时，肝会调动其贮藏的血液供给人体活动的需要。肝主疏泄功能正常，则气机调畅，心情舒畅。肾为先天之本，主藏精，主骨生髓，是体力产生的原动力和源泉。肾气不足，髓海空虚，则可见机体防御功能降低，抗病能力降低，筋骨无力，虚烦心悸，精神萎靡，记忆力减退等症。

虫草及牡蛎药膳产品配方针对肺脾两虚、肝肾不足所致的免疫力低下而设，具有补气生血、益肺健脾、养肝补肾、扶正固本的功能，从而增强机体免疫力。

方中蛹虫草为君药，蛹虫草别名蛹草、蛹莫北虫草、北虫草、北冬虫夏草，其种属是真菌门、子囊菌亚门、核菌纲、麦角菌目、麦角菌科、虫草属等，中国野生蛹虫草主要分布在东北、华北、西北等地区。蛹虫草性味甘平，益肺肾、止血化痰，不温热不寒凉，入肺肾二经，既补肺阴，又补肾阳，传统中医常用于久咳虚喘、劳嗽咳血、阳痿遗精、腰膝酸痛等诸多虚症的治疗。赵学敏在《本草纲目拾遗》中指出蛹虫草"能治百虚百损"。在本方中能够补肺润肺、补益肾阳，是能够"阴阳双补"的中药，对于体虚体弱的患者具有很好滋补和恢复正气的作用。

人参，气微寒、微温，味甘无毒，能够补五脏、安精神、定魂魄、止惊悸、除邪气、明目、开心益智，久服轻身延年。肺为五脏之长，百脉之宗，主一身之气，人参入肺经可以清肺热、补肺气，肺清气旺则五脏俱补，肺旺则气足神安。味甘益脾，脾血充则阴足精安、神智安定。人参在本方中作为臣药，重在补益肺气、脾气乃至全身气血不足，补脾益肺，生津安神。气足则血生，脾气足则气血化生有源，体虚自愈。本方人参为五年以下人工种植参。

牡蛎，咸，凉，入肝、肾经，功能平肝潜阳、重镇安神、软坚散结、收敛固涩。其药用部位为肉和壳，牡蛎壳含有丰富的钙，在本产品中是重要的钙源，可提供充足的钙元素为机体所用。牡蛎肉，味咸、涩，性微寒，归心、脾、肝、肾经，有平肝潜阳、软坚散结、收敛固涩之功效。牡蛎肉营养丰富，含有多种不饱和脂肪酸和糖类，尤其是锌的含量较高。近年来随着各种技术的发展，对牡蛎肉的药理和临床的研究已经突破了其在古代的基本功效。如在对鹌鹑、小鼠、兔等多种实验动物的体内实验及多种肿瘤细胞的体外实验中发现，牡蛎肉较突出的作用为降血糖、血脂，抗血栓，抗氧化，免疫增强，抗肿瘤，保肝、护肝等。

当归，为伞形科植物当归 *Angelica sinensis* (Oliv.) Diels 的干燥根，始载于《神农本草经》，味甘、辛，性温，归肝、心、脾经，具有补血活血、调经止痛、润肠通便的功效，是临床常用中药。现代药理学研究表明，当归活性成分对血液循环系统、免疫系统等均具有药理作用。可以补血活血，增加造血机能，调节免疫，抗抑郁等。当归具有很好的免疫调节作用，其作用机理与当归多糖促进脾细胞、巨噬细胞和T细胞的增殖，扩大细胞免疫和体液免疫的细胞数量，刺激产生特异性抗体 IgG 有关。本方中取当归补血活血之功，补血同时兼顾活血，改善血液循环，对女性亚健康人群还有调经止痛的作用。

黄精，味甘，性平，归脾、肺、肾经，为常用的药食两用中药。黄精具有补气养阴、健脾、润肺、益肾之功效。常用于脾胃气虚，体倦乏力，胃阴不足，口干食少，肺虚燥咳，劳嗽咳血，精血不足，腰膝酸软，须发早白，内热消渴。免疫力低下多表现为气虚阳虚，阴虚火旺，口干口渴，津液缺失。黄精健脾、润肺、益肾，在补气同时滋阴润燥，可缓解抵消人参温补可能造成的阴虚火旺干燥等症，使产品补而不伤阴。

枸杞子，味甘，性平，归肝、肾经。《名医别录》言其"补益精气，强盛阴道"，《食疗本草》载其"坚筋耐老，除风，补益筋骨，能益人，去虚劳"，《本草经疏》谓其"润而滋补，兼能退热，而专于补肾、润肺、生津、益气，为肝肾真阴不足、劳乏内热补益之要药"，故枸杞子具有滋补肝肾、补益精血之效，凡肝肾阴亏之候，皆为所宜，为平补肝肾精血的佳品。本方中枸杞子主要是起到滋补肝肾的作用。

综上所述，从传统中医理论角度，本配方诸品配合，相得益彰，共奏补气生血、益肺健脾、养肝补肾、滋补强壮、扶正固本之功。现代药理研究也证实了配方各单味原料具有调节免疫功能作用，从而达到增强免疫目的。

虫草与牡蛎药膳加味应用改善面部色斑的研究

张华忠

（北京天信时医药有限公司　100068）

柏岁慷（北京）农业生物科技发展有限公司与中国中医科学院广安门医院合作，在"虫草"（蛹虫草、广东虫草）及牡蛎药膳养生产品前期应用的基础上，通过文献检索和充分调研，发现加上当归、玫瑰花、白芷等配伍应用可以改善面部色斑倾向未病人群。

一、面部色斑成因简析

面部色斑是由于皮肤黑色素的增加而形成的一种常见面部呈褐色或黑色素沉着性、损容性的皮肤疾病，多发于面颊和前额部位，日晒后加重，多见于女性。

面部色斑包括雀斑、黑斑、黄褐斑和老年斑等，属色素障碍性皮肤病。面部色斑也被称为面部色斑，面部色斑形成的四大原因如下：

（1）遗传原因。通常染色体遗传是面部色斑主要成因。

（2）紫外线照射。日光中的紫外线照射是面部色斑形成的重要原因，这也是夏季需要防晒的原因所在。而且，紫外线的照射会引起黄褐斑，或普通面部色斑颜色加深。

（3）内分泌原因。内分泌失调也是女性产生面部色斑的一个重要原因，经期和妊娠期的体内性激素水平的变化，可以影响黑色素的产生。另外，内分泌不稳定时通常引起情绪不稳定，也会间接引起面部色斑形成。

（4）生活习惯问题。压力、偏食、睡眠不足等不良生活习惯也会令黑色素增加，睡眠时间不稳定的人，皮肤的代谢率也不佳，会影响黑色素颗粒的产生。

二、"虫草"（蛹虫草、广东虫草）与牡蛎药膳加味的应用

冬虫夏草与人参、鹿茸齐名，为中国传统的三大补品，而药化、药理和临床实验证明蛹虫草完全可以作为冬虫夏草的代用品。北冬虫夏草中含有大量的虫草素，而虫草素的特殊医疗保健功能已经引起国内外专家的高度重视，目前已有不少以虫草素为主的保健食品、化妆品、药品投放市场。北冬虫夏草的保健功能成分不仅有虫草素，还有虫草多糖，这是国际医学公认的人体免疫增强剂。中医学认为其起扶正固本作用，对老年性慢性支气管炎、肺源性心脏病有显著疗效，能提高肝脏解毒能力，起护肝作用，提高身体抗病毒和抗辐射能力。虫草酸即 D- 甘露醇是治疗心脑血管疾病的基本药物，具有清除自由基、扩张血管、降低血压的作用。核苷酸可抑制血小板聚集、防止心脑血栓形成，消除黄褐斑、老年斑、青春痘，抗衰防皱，养颜美容等[1]。人工培养的北冬虫夏草的纯子实体，作为食品用于人体，经研究是完全安全的，可广泛用于保健食品、保健膳食和其他滋补类食品。同时人工培育的北冬虫夏草子实体，色泽鲜艳、气味纯正、实用性强、商品价值高，适合多种人群使用[2]。

牡蛎的药用价值在我国历代均有记载，如《本草纲目》中记载：牡蛎肉甘温、无毒，煮食治虚损、调中、解丹毒、补妇人血气，以姜醋生食之，治丹毒、酒后烦躁，止渴。炙食，甚美，令人细肌肤，美颜色。《海草纲目》中记

载：牡蛎，主男子遗精、虚劳乏损，补肾正气、止盗汗、去烦热，治疗寒热痰，能补养安神。

牡蛎肉鲜味美、营养丰富，低脂肪、低胆固醇；富含牛磺酸，10种人体必需氨酸；锌、硒、锰、钡、磷、钙、碘等微量元素；谷胱甘肽，维生素A、B1、B2、D及F（即亚麻酸和亚油酸）等多种营养物质[3]。

当归补血活血，可祛除面部色斑。治黄褐斑、雀斑，可与芍药、茯苓、白术、川芎等同用，如《金匮要略》当归芍药散。当归亦可外用，与白蔹、白芷、玉竹、白及等共研细末，洗手面，如《普济方》香药澡豆方三。

当归祛斑方：当归50g，加适量水煎煮2次，合并煎煮液1000mL，过滤。洗净面部后，以脱脂棉蘸少许当归液，在面部色素沉着的地方不断涂擦。或取当归20g，鸡蛋1个，红枣4枚，加适量水煎煮，经常服食。

由玫瑰花体制的芳香油，为高级香料。花入药，功能理气活血、疏肝解郁，主治肝胃气痛、食少呕恶、月经不调、跌打损伤等症。

玫瑰花作为可供食用的药物，正式载入《食物本草》。民间常用玫瑰花加糖冲开水服，既香甜可口，又能行气活血；用玫瑰花泡酒服，舒筋活血，可治关节疼痛。自古就有用蒸馏的方法把玫瑰制成玫瑰纯露，气味芬芳，疗效显著。《本草纲目拾遗》云："玫瑰纯露气香而味淡，能和血平肝，养胃宽胸散郁。"由于玫瑰花茶有一股浓烈的花香，治疗口臭效果也很好，长期饮用还可改善睡眠。

白芷可用于面斑、痤疮的治疗，本品善祛风止痒，祛斑养颜。治面部黑斑，可单用研末涂面；治面部色斑，多配防风、川芎、杏仁、桃仁等同用，如《肘后备急方》令面白如玉色方；治雀斑，可配菊花、白果、大枣、珍珠粉等研末涂面；治痤疮，配荆芥、黄芩、生首乌、土茯苓等同用，如愈痤汤，或可配防风、菊花、丹参等制成洗剂洗面。

白芷雀斑方：白芷、甘菊花各3钱，白果20枚，红枣15枚，珠儿粉5钱，猪胰1具。将珠粉研细，余俱捣烂拌匀，外以蜜拌，酒酿顿化，入前药熬过。每晚擦面，早洗去，治雀斑。（《景岳全书》）

通过上述研究，在"虫草"（蛹虫草、广东虫草）和牡蛎肽的基础上，加上当归、玫瑰花、白芷等药膳组分长期应用可以改善面部色斑。

三、"虫草"（蛹虫草、广东虫草）与当归、玫瑰花、白芷配伍的未来前景

"虫草"（蛹虫草、广东虫草）与牡蛎配伍，既具备多种营养物质，提供能量增强免疫、促进心血管健康，还兼具抗癌抗氧化功效，对于身体各项机能都大有裨益。柏岁慷（北京）农业生物科技发展有限公司推出的"虫草"（蛹虫草、广东虫草）与牡蛎肽药膳产品，食药物质与营养元素搭配成合理组方，经过特色制作工艺，形成特色药膳，前期已制定完善相关企业标准，市场反馈良好。

玫瑰目前主要的用途是作为观赏植物。其次玫瑰花可作为生产玫瑰油的原料。玫瑰油用作香料在民间有很悠久的历史，在我国古代和欧洲较为普遍，是一种很名贵的香料。

白芷为我国常用大宗药材之一，药食两用，不仅具有很高的药用价值，还有美白、祛斑、减肥等美容美体功能。此外，白芷可作调味品、香料，可在药膳中运用。现代研究证明，白芷是美容化妆品中的"美白仙子"，用量极大，在目前人工栽培的四十种大宗常用中药材中占有首要地位，主要产地为河北、河南、山东、四川、安徽、浙江等省，种植面积很大，效益非常可观。

➢ 参考文献

[1] 李陈雪, 刘雅芳. 蛹虫草的化学成分与药理作用研究进展[J]. 化学工程师, 2019（10）: 51-54.

[2] 涂俊铭, 王碧, 夏险. 蛹虫草生物活性成分及药理作用研究进展[J]. 食用菌, 2020, 42（6）: 4-7.

[3] 刘淑集, 许旻, 苏永昌, 等. 牡蛎寡肽对免疫低下小鼠模型免疫功能的影响[J]. 华南师范大学学报（自然科学版）, 2018, 50（2）: 70-76.

虫草及牡蛎药膳加味在慢性咽炎防治中的作用

沙 洁

（北京西鹤年堂中医医院　100068）

慢性咽炎为咽黏膜、黏膜下及淋巴组织的慢性炎症，其位于口咽后部，常有异物感、灼热感、干燥感、痒感等症状。弥漫性咽部炎症常为上呼吸道慢性炎症的一部分，局限性咽部炎症则多为咽淋巴组织炎症。

慢性咽炎作为一种常见疾病，发病率较高，尤其是在空气质量较差的大城市，多见于成年人，具有病程长、复发率高、症状顽固、不易治愈的特点，其所带来的不适感，给患者日常生活带来诸多不便。本病病久不愈还可造成诸多危害，如可导致鼻炎、鼻窦炎、支气管炎、肺炎、腮腺炎、甲状腺炎等，感染还可能引起全身并发症，如肾炎、心肌炎、风湿病等。

慢性咽炎的病因复杂，可由多种因素引起，如慢性鼻炎、慢性鼻窦炎、鼻咽部炎症、慢性扁桃体炎、龋齿等局部因素；多种慢性病如贫血、消化不良、胃食管反流、心血管疾病，慢性下呼吸道炎症如慢性支气管炎、支气管哮喘，肝、肾疾病，内分泌紊乱，自主神经失调，维生素缺乏及免疫功能紊乱等全身因素；气候及地域环境变化和职业因素、咽喉反流和过敏性疾病等。急性咽炎的反复发作是导致慢性咽炎的主要原因。

慢性咽炎的全身症状均不明显，以局部症状为主。各型慢性咽炎症状大致相似，主要症状包括以下几点：

（1）自觉咽部不适，干、痒、胀、痛，异物感可表现为频繁吞咽。咽部分泌物少且不易咯出者常表现为习惯性的干咳及清嗓子咯痰动作、或有痰附感，常欲"吭喀"，或呈刺激性咳嗽；

（2）咽部有堵塞、闷胀感，空口吞咽时有阻挡感但进食无妨；

（3）晨起易恶心、呕吐；

（4）咽后壁膜充血、暗红、或呈微血管扩张、或有渗出附着、淋巴滤泡增生，侧索红肿或肥厚、悬雍垂肥厚。

上述症状常在用嗓过度、气候突变、环境温度及湿度变化时加重，尤其以萎缩性及干燥性咽炎为著。

许多药食同源的药物具有调节免疫力、抗菌抗炎作用，既可以避免西药抗菌消炎所带来的副作用，又具有饮食调补作用，在慢性咽炎的防治中起到很好的作用。桔梗、橘皮、青果、当归均是食药物质，在国家卫健委公布的既是食品又是药品的中药名单中，现将其与慢性咽炎防治相关的药理作用介绍如下：

现代药理研究：当归具有抗炎、镇痛及抗损伤作用；当归多糖能明显促进机体的免疫功能；当归挥发油对多种病菌具有较好抑制作用。青果的化学成分主要包括挥发油、黄酮类、多酚类和三萜类化合物，药理作用主要有解酒护肝、抑菌、利咽止咳、抗炎镇痛和抗氧化。青果含有的没食子酸、东莨菪内酯和滨蒿内酯为其主要清热利咽成分。橘皮含挥发油、黄酮苷、川皮酮及多种维生素等，其药理作用包括祛痰、平喘作用，抗病原微生物作用，抗炎、抗过敏作用。桔梗功效作用的物质基础主要为桔梗皂苷，其药理作用包括祛痰与镇咳作用，抑制胃液分泌和抗溃疡作用，抗炎作用。

蛹虫草是一种食药用价值很高的食药用菌，其含有核苷类化合物、虫草多糖、虫草酸、蛋白质氨基酸、维生素等多种生物活性成分，这些活性成分具有抗肿瘤、免疫调节、抗炎、抑菌、抑病毒复制及抗氧化等药理作用。蛹虫草还含有其他多种对机体有利的物质，如过氧化物歧化酶（SOD）、硒（Se）、矿物质元素以及人体必需的维生素等。

广东虫草是我国特有的虫草新资源，安全无毒，且具有良好的食养价值，尤其在抗疲劳及延寿、抗氧化、抗炎及免疫调节等方面具有较好的作用。

牡蛎的药用价值在我国汉代《伤寒论》中已有记载，至明代，李时珍在《本草纲目》中又有更多的注述。曰：牡蛎肉甘温、无毒，煮食治虚损、调中、解丹毒、补妇人血气，以姜醋生食之，治丹毒、酒后烦躁，止渴。炙食，甚美，令人细肌肤，美颜色。

因此"虫草"（蛹虫草、广东虫草）与牡蛎配伍，能提供更全面的营养、提供能量，从而增强免疫，起到治疗作用，保护人体的健康。

中医认为喉为肺之门，咽和喉的部位相接近而作用各别，又因肝、肾等内脏的关联和经络循行所过，也能引起咽喉疾患。外因以风热为多，内因以痰火、阴虚阳亢为主。中医将慢性咽炎多分为阴虚火炎、痰阻血瘀、阴虚津枯等证型施治，本病病久多虚，病位在肺、胃、肝、肾。病机变化多为肺肾津亏失于濡养，阴虚则火旺，虚火上扰，虚火炼津成痰，痰阻日久成瘀。

虫草味甘，性平，归肺、肾经，具有益肺肾、止咳平喘、止血化痰、补气养血作用；牡蛎味咸，性微寒，归肝、胆、肾经，具有收敛固涩、平肝潜阳补阴、软坚散结的功效，二者合用具有益肺肾、肝、胆、清虚热、消瘰疬痰核、利咽散结的作用，合为君药。青果味甘酸、性平，归肺、胃经，具有清热解毒、利咽化痰、生津止渴之功效；桔梗味苦、辛，性平，归肺经，具有宣肺、利咽、祛痰排脓的作用，可疗咽痛音哑之症；橘皮味辛、苦，性温，归脾、胃、肺经，具有理气调中、燥湿化痰、利水的作用，诸药均入肺经，合用起清热利咽、止咳祛痰、生津滋阴之功，共为臣药。当归味甘、辛，性温，归肝、心、脾经，具有补血活血、调经止痛、润肠通便作用，慢性咽炎病久成瘀，起散瘀作用，是为佐药。桔梗宣肺，橘皮理气，一升一降，使肺气宣发肃降功能正常，而止咳逆；橘皮行气助当归活血化瘀，当归润肠而利肺气肃降。诸药共用奏补肺益肾、止咳利咽、清热生津、行气化瘀散结之功。

结合慢性咽炎的病机变化特点，适用于慢性咽炎的各发展阶段的调护。

本病的防治在控制病因的基础上，增强体质、改善免疫力、抗炎尤为重要。本方合用作为食疗方法，起到调节免疫力、抗炎抑菌、抗过敏、祛痰镇咳、清热利咽作用，可以替代西药抗炎药物不易长期使用及其诸多副作用，从而可长期服用。

虫草与牡蛎配伍食疗组方对糖代谢异常倾向的影响

侯宪聚

（中国中医科学院眼科医院　100040）

随着社会的发展和变化，糖尿病的发病率也越来越高，并且随着糖尿病的发生和进展并发症也越来越多，对机体的危害也越来越大，治疗难度和复杂性是众所共知的，所以早期干预糖代谢异常倾向对于防治糖尿病以及并发症非常重要。

糖尿病早期所出现的糖代谢异常倾向大多与中医消渴病的症候群相对应。中医学认为消渴病主要是素体阴虚，饮食不节，加之情志失调，劳欲过度所致；阴阳失衡，阴津亏损，与五脏有关，主要在肺、脾（胃）、肾三脏，以肾为重。通过大量的临床实践，针对本病采用"虫草"（蛹虫草、广东虫草）及牡蛎配伍食疗组方对于有糖代谢异常倾向的人群，具有较强的药膳养生功效。

"虫草"（蛹虫草、广东虫草）味甘、平、保肺益肾，具有滋补阴阳的功效。中医治疗消渴病，滋补肾精是重要环节，因此虫草对糖尿病有极好的治疗作用。更为重要的是，虫草能减少糖尿病并发症的发生并延缓其进展。糖尿病肾病、心脑血管病、周围血管及神经病变、眼底病变是糖尿病患者最常见也是危害最大的并发症。南京中医药大学、重庆医科大学、徐州医学院等临床医疗机构的研究发现，虫草可以有效减少糖尿病并发症的发生并延缓其进展。医学研究证实，虫草可以全面改善人体的物质代谢，虫草中富含的虫草多糖成分对 α-葡萄糖苷酶活性具有显著抑制作用[1]，可明显降低糖尿病患者的血糖，改善糖耐量，且具有剂量依赖性。虫草改善糖代谢的作用，不仅仅与促进胰岛素的分泌有关，还与保护胰腺的 β 细胞、促进外周组织的葡萄糖代谢密切相关，因此，虫草对糖尿病的辅助治疗有良好的作用，一方面体现在与其他药材配伍应用可以协同降低血糖，更重要的是虫草通过对胰腺 β 细胞的保护及修复作用调整胰腺功能，促进外周组织对血糖的利用，从根本上改善机体对血糖的调节能力。

牡蛎味咸、涩，性微寒，归肝、心、肾经。崔禹锡在《食经》讲到"生蚝肉治夜难眠，治意不确定"，牡蛎通水气，滋润肺部，利于肾水，具有平肝潜阳、镇惊安神、收敛固涩的功效，可起到安神定志、缓解疲劳、平衡阴阳气血精微的作用。医学研究表明，牡蛎提取物有明显抑制血小板聚集作用，能降低高脂血症患者的血脂和血中 TXA_2 含量，有利于胰岛素分泌和利用，其中富含的牡蛎多糖可通过调节糖代谢和改善肠道菌群实现对糖尿病的缓解治疗作用[2]。

若加上食药同源的葛根、山药、黄精、枸杞子等，其对糖代谢异常倾向具有更强大的干预作用。研究表明葛根并不能够直接降低血糖，但是葛根在作为食物时属于粗粮，粗粮虽然不能直接降低血糖，但是往往含的热量相对较低、含糖比较少，有丰富的膳食纤维，而膳食纤维有助于增加饱腹感、减少饥饿感，糖的吸收比较慢，对于餐后血糖的影响相对小，有利于血糖的控制，防止血糖的波动。另外，葛根当中含有的膳食纤维对于血脂的吸收也有一定的延缓作用，所以对糖代谢异常倾向出现的高脂血症也有很好的防治作用。

山药具有健脾、补肺、固肾、益精的功效，可用于治疗脾虚泄泻、久痢、虚劳咳嗽、消渴、遗精、带下、小便频数。麸炒山药补脾健胃，用于脾虚食少、泄泻便溏、白带过多。《本草求真》记载山药"本属食物，古人用入汤剂，谓其补脾益气除热。然气虽温而却平，为补脾肺之阴，是以能润皮毛、长肌肉"。山药中含有较多的淀粉样物质，还含有较高的蛋白质，所以在血糖过高的期间可以适当地进食山药，这样可以及时补充体内的能量，也可以制衡体内的微量元素，并且在降低血糖的同时增加体能。

黄精的作用主要有以下几种：①补气养阴，健脾益肾，可以治疗脾胃虚弱，体倦乏力，精血不足，口干食少，肺虚燥咳，内热消渴，对于糖尿病的治疗很有好处。②降血压，降血糖，降血脂，防止动脉粥样硬化，缓解衰老，抗菌。③黄精搭配枸杞子，可以增强补气养阴的功效，可以强壮筋骨、填精益髓，消除白发。

枸杞子没有直接降血糖的功效，由于糖代谢异常倾向的人多数是肝肾阴虚，而枸杞子具有滋补肝肾和补血益精的功效，因此用枸杞子可以通过滋补肝肾来改善肝肾阴虚的症状。同时枸杞子有升高血清胰岛素的作用，所以可以使血糖得到降低。枸杞子和其他的降糖药物配合使用，能够更好地达到降低血糖和改善肝肾阴虚症状的功效。

本方的组合可以起到滋补肝肾、健脾和胃、养阴清肺的作用，能够很好地干预机体糖代谢异常倾向，阻断糖尿病的发生，是不可多得的药食同源组方。

参考文献

[1] 朱振元，刘晓翠，郭蓉，等.蛹虫草多糖对α-葡萄糖苷酶活性的抑制研究[J].现代食品科技，2014，30（12）：6.

[2] 侯喜龙.牡蛎多糖降血糖作用及安全性研究[D].长春：吉林大学，2018.

在虫草与牡蛎基础上预防肥胖的养生药膳研究

任 旭

（中国中医科学院中国医史文献研究所 100700）

随着人民生活水平的提高，预防疾病、食养结合的养生理念逐渐为社会所接受。祖国医学"上工治未病"的思想，促进医药学向更安全、更有效的方向探索。柏岁慷（北京）农业生物科技发展有限公司研制的"虫草与牡蛎药膳"系列产品中针对肥胖倾向未病人群的养生药膳山荷莱就是食养结合的典范。

一、针对肥胖倾向未病人群的药膳山荷莱组方

柏岁慷（北京）农业生物科技发展有限公司与中国中医科学院广安门医院（南区）合作，在"虫草及牡蛎药膳"养生药膳应用研究基础上，针对目前社会亚健康人群中有肥胖倾向未病人群比例较大，而肥胖又是多种代谢性疾病的诱发因素，开发出针对有肥胖倾向未病人群的养生食疗方山荷莱（暂定名）。

山荷莱组方：虫草、山楂、荷叶、莱菔子、牡蛎肉与牡蛎。方中五种均为卫生部公布的药食同源名单品种。全方按照中医组方配伍原则，科学配伍，是安全有效的食养方。方中虫草味甘、温平、无毒，入肺、肾两经，平补阴阳为君。山楂味酸、甘、微温，入脾、胃、肝经，消食化积、散瘀除滞。荷叶味苦、涩、平，入心、肝、脾经，升发清阳、解暑清热、散瘀降脂。莱菔子味辛、甘、平，入肺、胃、脾经，下气消食、化痰利咽、散瘀消肿。牡蛎味咸、涩、凉，入肝、肾经，生用平肝潜阳、重镇安神、软坚散结。牡蛎及牡蛎肉为佐使，调和诸药。五味合用，平补阴阳，消食导滞，降脂化瘀，宁心安神。适合用于有肥胖倾向未病人群的预防和食疗，还可以用于体重超标或肥胖人士的辅助食疗。

二、山荷莱各药物的营养与保健价值

山荷莱作为具有营养和保健双重作用的食养方，方中品种都是药食同源品种，既有药物的功效性，又有食品的营养和安全性。

1. 虫草的营养作用和药用价值

虫草：虫草包括蛹虫草和广东虫草，属于名贵中草药，具有很高的营养学和药用价值。虫草出自《本草从新》，有保肺益肾、止血化痰的功效。其含有核苷类化合物、虫草多糖、虫草酸、蛋白质氨基酸、维生素等多种生物活性成分，还含有多种微量元素、矿物质元素以及人体必需的维生素等。这些活性成分具有抗肿瘤、免疫调节、抗炎、抑菌、抑病毒复制、抗氧化、益肾、保肝、滋养肺脏等药理作用。

2. 牡蛎及牡蛎肉的营养作用和药用价值

牡蛎是世界上第一大养殖贝类。牡蛎名出自《神农本草经》，又名蚝壳、海蛎子壳等，是指牡蛎的贝壳。本品主含碳酸钙、磷酸钙及硫酸钙并含镁、铅、硅、氧化铁及有机质等。牡蛎肉与壳均可食用入药，具有营养和药用价值，是卫生部批准的第一批药食同源品种。

牡蛎有治虚弱、滋阴壮阳的功能。牡蛎肉食用和牡蛎的药用在我国有悠久的历史。汉代《伤寒论》中就有桂枝加龙骨牡蛎汤的记载。牡

蚝肉鲜味美、营养丰富，低脂肪、低胆固醇，富含牛磺酸，含有10种人体必需氨酸、锌、硒、锰、钡、磷、钙、碘等微量元素，谷胱甘肽，以及维生素A、B1、B2、D及F（即亚麻酸和亚油酸）等多种营养物质。

3. 山楂的营养作用和药用价值

山楂为蔷薇科植物山里红的果实，酸、甘，微温，入脾、胃、肝经。消食化积、散瘀，治疗肉积食滞、消化不良，还可以活血降脂。可以生吃或者煎水代茶。《中医大辞典》记载：山楂果实中含山楂酸、酒石酸、柠檬酸、黄酮类、维生素C、内酯及苷类以及槲皮素、金丝桃苷、表儿茶精等。野山楂果实中含山楂酸、咖啡酸、齐墩果酸、苹果酸、鞣质、皂苷及维生素C等多种有效成分。山楂果实有增加胃液消化酶、帮助消化的作用。"山楂对油肉食积和乳食积滞所引起的肉积不消，腹满胀痛，产后恶露不绝，瘀滞腹痛，高脂血症等均有良好作用"[1]，对脂肪代谢有明显作用。

4. 荷叶的营养作用和药用价值

荷叶为睡莲科植物莲的叶，味苦、涩、平，入心、肝、脾经。解暑清热、升清降浊、散瘀止血，对便秘、暑湿泄泻、高脂血症均有效。可以煎水代茶，还可以直接食用。本品含莲碱、荷叶碱、N-甲基乌药碱等多种生物碱，又含莲苷、异槲皮苷、维生素C、β-谷甾醇等，还含枸橼酸、酒石酸、β-谷甾醇、鞣质等。本品可抗菌止血。"单味荷叶治疗肥胖病已为历代医家所证实，临床上广泛用于治疗阳虚肥胖症、单纯性肥胖或伴高脂血症患者，并且有明显疗效。……近代研究表明荷叶内的生物碱和黄酮具有调血脂活性，其减肥降脂作用越来越受到人们的重视"[2]。荷叶中的生物碱和黄酮有调节血脂的功能，可以促进胆固醇的代谢。荷叶中的生物碱可以在人体的肠壁上形成一层"脂肪隔离膜"。

5. 莱菔子的营养作用和药用价值

莱菔子又名萝卜子，为十字花科植物莱菔的种子，辛、甘、平，入肺、胃、脾经。具有下气消食、化痰利咽、散瘀消肿之效，可以治疗治咳嗽痰喘，食积气滞，胸闷腹胀，便秘。《中医大辞典》记载：本品含莱菔素、脂肪油、挥发油、植物甾醇等，脂肪油中含多量芥酸、芥子酸甘油酯等，还含芥子碱硫酸氢盐等。"莱菔子降血脂作用随剂量的增加而增加，其机制可能是莱菔子中水溶性生物碱提高了高密度脂蛋白胆固醇的含量而引起降血脂作用。另外，莱菔子油中大量存在的亚麻酸、棕榈酸及油酸也具有降血脂作用"[3]。

三、山荷莱的应用价值和未来前景

柏岁慷（北京）农业生物科技发展有限公司与中国中医科学院广安门医院（南区）合作，在虫草和牡蛎基础上开发的针对有肥胖倾向的未病人群的山荷莱食养方，安全、有效、富含营养物质，尤其适合中老年人应用，具有广阔的应用前景。

山荷莱中牡蛎、山楂、荷叶和莱菔子在我国原料充足，功效明确，食用安全；不仅有药理研究、生化研究基础，还在临床上有丰富的应用经验。如：大山楂丸的消食导滞作用、荷叶茶的升清降浊作用等深受群众喜爱。在中国社会中有深厚的群众基础，接受程度高。因此山荷莱作为一个针对有肥胖倾向的未病人群食疗方，受众面很大，很多有慢性疾病的患者，尤其是"三高"及肥胖病人，都可以作为辅助治疗食用，市场前景十分值得期待。

➢ 参考文献

[1] 刘玉琴. 山楂的现代研究及临床应用 [J]. 中国保健营养，2014（4）：2307-2308.

[2] 张国庆，冯习坤，曾为驰，等. 荷叶的化学和药理研究进展 [J]. 药学实验杂志，2010，28（5）328-330.

[3] 赵振华，李媛，季冬青，等. 莱菔子化学成分与药理作用研究进展 [J]. 食品与药品，2017，19（2）：147-150.

牡蛎、虫草（蛹虫草、广东虫草）联合药食同源中药对抑郁症发生的干预作用

刘玉玮

（中国中医科学院中国医史文献研究所　100007）

以"虫草"（蛹虫草、广东虫草）和牡蛎组合为主体成分联合药食同源产品组成药膳，对实践治未病理论干预慢病的形成具有重要意义，应用于有抑郁症倾向的亚健康人群可以使症状好转或消失，对阻止抑郁症的发生带来积极的作用。

抑郁症是一种严重威胁人类健康的精神疾病，祖国医学典籍早有相关症状的记载，如在"郁证""脏躁""百合病""梅核气""怔忡"等病名的描述下，主要表现为精神抑郁，易怒喜哭，悲伤消沉，表情淡漠，沉默不语，静而少动，思维迟钝，胸部满闷，胁肋胀痛等。这些表现与受到伤害的脏器互表里，使得肝失疏泄、脾失健运、心失所养、气机失调，对上述症状的防治干预从调整脏腑气机入手具有重要的指导意义。

我国相关医疗保健机构已加强了未病先防工作，柏岁慷（北京）农业生物科技发展有限公司与中国中医科学院广安门医院（南区）合作，对"虫草"（蛹虫草、广东虫草）及牡蛎药膳养生产品进行了研究和应用，对干预慢病发生产生了积极作用。在"虫草"（蛹虫草、广东虫草）和牡蛎肽作用基础上，根据从脏腑气机阻断抑郁症发生的认识，结合具有补气、疏肝、益心、调脾的药食同源品种形成有效干预功能，为抑郁症未病先防提供了路径。

一、从气干预抑郁发生的组合药

情志不和是导致气机运行紊乱的重要原因。肾主纳气，为人之气海，人体若为风寒所乘，为暑湿所袭，为喜怒忧恐所伤，会阻碍气机运转，造成肾虚血虚，气不还元，还使邪气入腹冲心，出现情志昏乱，历代古籍中记载此类症状称为"奔豚"。明代中医典籍《普济方》载有用于此种症状的郁李仁丸、桃仁散等，以郁李仁与桃仁等药物配伍研粉服用。养气膏载用郁李仁研膏使五脏安宁，六腑调畅。《本草纲目》云：郁李仁甘苦而润，其性降，故能下气利水。并举例《宋史·钱乙传》记载，一哺乳妇女患惊悸目张不得瞑，煮郁李仁酒给她饮醉后痊愈。其作用机制就是惊恐则气结，郁李仁去结，随酒入胆，则消结症去。清代医籍载牡蛎奔豚方，提出了牡蛎消疝瘕积块的功效，可调理忧思奔豚之症，与郁李仁有异曲同工作用。

二、从肝干预抑郁发生的组合药

人体情志的调畅是以五脏功能活动为基础的，肝主人体气机调达，如果情志过极超过肝的正常疏泄功能就导致气机郁结，郁怒伤肝，怒则气上，由此会产生肝气郁热、肝火旺盛、焦虑太息等症状，这是抑郁症未病前期非常突出的身体表征，也是许多人最易出现的情感反应。"虫草"（蛹虫草、广东虫草）和牡蛎组合再配以当归、栀子可加强疏肝解郁作用，从而调整抑郁症前身体的不良行为，改善精神异常状态。

出自汉代《伤寒论》的柴胡加龙骨牡蛎汤，主要把牡蛎、龙骨合用，龙骨平肝潜阳、收敛

固涩、镇静安神，牡蛎软坚散结。由于其功效明确，现代已用于癫痫、神经官能症、梅尼埃病等见有胸满烦惊为主症者。龙骨、牡蛎镇静、安神、定魂，可改善抑郁状态，对中风后的抑郁、产后抑郁、肿瘤后抑郁等疾病并发的抑郁焦虑有抑制作用。

由肝引发的抑郁症病前症状古代文献记载有郁病、梅核气、脏躁等。在配方实践中，加入当归、栀子加强了调肝化郁、清热镇静的作用。

解开诸种郁火，清热化痰，才能顺气开胸膈，栀子在这方面是不可缺少的一味药。明代就有用配有当归、栀子调理火郁的方剂，治恼怒思虑，气滞而郁（《仁术便览》1585）。由于热郁化火造成的热郁，用栀子清热、泻火、凉血的作用而达到化郁镇静之效。火郁汤、六郁汤（《万病回春》1587年）、越鞠丸等都有记载栀子解火郁的验案。清代化肝煎组有栀子，用于郁病的怒气伤肝而造成的气逆动火，发挥了其护肝、镇静的作用。

梅核气的治疗，宋代有二气散（《女科百问》1220年），用栀子配干姜热服，以改善症状。加味逍遥散是调理肝郁的常用配方，其中配以当归起到引火归原的作用，解除郁结，使症状平息。

脏躁常在妇女身上表现最多，常是无缘无故的悲伤欲哭，长久下去心中抑郁而病重。用甘草、小麦、大枣是阻止脏躁的最佳选择，小麦汤（《三因极一病症方论》1174年）、枣麦汤（《万氏女科》1549年）等历代治疗脏躁方剂均用此三种药食同源品种。同时加入当归，既养血，又供给机体必需的能量，参与提高机体免疫力。

睡眠障碍轻则影响生活工作，重则导致心理恐惧、悲观厌世，是中医典型的少阳枢机不利、肝气郁结、痰火扰神之证，柴胡加龙骨牡蛎因解开气郁、气机不调达之效而用。

三、从心干预抑郁发生的组合药

心功能失常可引起抑郁、焦虑、悲伤等情绪的异常，中医典籍《类经》云："情志之伤，虽五脏各有所属，然求其所由，则无不从心而发。"心血亏虚可导致心神失养，心神不宁则悲忧生，心气不足则心中烦闷，人身诸血都属于心，所以心之血气是心主神明的物质基础，不可不谨养。

由心神失养产生的郁证主要表现在精神、饮食、感觉、行动、起居等异常，这种现象从祖国医学汉代就有命名"百合病"的描述中可以看到。百合病是心肺阴虚内热的疾病，由于血热留滞，损伤心肺之阴而损及百脉，其症状以神志恍惚、精神不定为主要表现，还可表现为"心中澹澹大动，恐人将捕之"（《素问·至真要大论》）、欲卧不能卧、欲行不能行、食欲时好时差等症，伴有头晕、胸闷、心悸等症状，感觉很痛苦，严重影响生活质量。因百合治疗这种病有效（如以百合地黄汤为主方，养心润肺、益阴清热；用百合知母汤补虚清热、养阴润燥；用百合鸡子汤养阴益胃和中。变渴者，用百合洗方或栝蒌牡蛎散内外同治；变发热者，用百合滑石散滋阴清热利尿）故以百合药来命名。

百合清心除烦、宁心安神，用于神思恍惚、失眠多梦、心情抑郁、喜悲伤欲哭等病症。百合与针对郁病的常用药味组方解症案例很多，如明代《普济方》百合散，由百合、瓜蒌根、牡蛎、栀子仁、麦门冬、甘草同煎服；百合鸡子汤，百合与鸡蛋清煎，纳蛋黄搅服。还记载百合单味炒黄，以粥饮服。有百合病症久不解者，以百合浸一宿以水洗身病已。此外，百合中含有许多具有活性的生物碱，有明显的抗癌作用。

鉴于以上所列举当归、郁李仁、栀子、百合等药物对抑郁病前症状的作用，在中医辨证论治理论指导下发挥其调理五脏的协同作用，可针对由脏腑失常所致的精神神志异常进行干预。通过因证合理配伍，并联合牡蛎、"虫草"（蛹虫草、广东虫草）、黄芪、大枣等原料，使其组合的活性成分相互促进吸收，更好地发挥不同原料的营养功能和活性功效，可明显增强产品的免疫功能，加强补益五脏气血功能。因以上药物品种兼具了药食同源的性质，既有功效又具安全性，无毒副作用，可以广泛应用于各种保健食品的开发。

虫草与牡蛎药膳加味对改善胃肠功能失调倾向人群的研究

刘志敏

（中国中医科学院眼科医院　100040）

目前可以用作食品原料的"虫草"包括蛹虫草和广东虫草子实体。蛹虫草，又称北虫草，为子囊菌门，肉座目，属麦角菌科植物。广东虫草是广东省微生物研究所研究人员于2008年发现的新种，已于2013年1月获国家卫生部食品药品监督管理局正式批准为"新资源食品"，即现称的"新食品原料"，具有良好的食养价值。食药物质目录的牡蛎是指中药材牡蛎，是牡蛎的贝壳。柏岁慷（北京）农业生物科技发展有限公司与中国中医科学院广安门医院（南区）合作，在"虫草"（蛹虫草、广东虫草）及牡蛎药膳养生产品前期应用的基础上，为更好指导在养生领域的具体应用，通过文献检索和充分调研，侧重研究适用于胃肠功能失调倾向人群的养生药膳配方。

一、药膳组方

本药膳组方以虫草（蛹虫草）、牡蛎为主，配以当归、白扁豆、肉豆蔻、鸡内金等中草药组成。

（1）虫草（蛹虫草）：蛹虫草［*Cordyceps militaris*（L.ex Fr.）Link.］是麦角菌科、虫草属真菌，又名北冬虫夏草、北虫草。

蛹虫草是食药两用真菌，其蛋白质含量高达40.7%，其中所含人体必需的氨基酸不仅种类齐全、数量充足，而且比例适当。人工栽培的蛹虫草中还含有丰富的维生素和矿物质等，具有很好的食用价值和药用价值。

蛹虫草子座可入药，性平味甘，益肺肾、止血化痰，一般可用于肺结核、老人虚弱、贫血虚弱等症。蛹虫草的临床医疗效果不亚于冬虫夏草，蛹虫草中含有丰富的虫草酸、虫草素、麦角甾醇等，具有扩展气管、镇静、抗菌、降血压的作用。虫草素对枯草杆菌、鼠艾氏腹水疣、人鼻咽癌KB细胞、人表皮样疣Kela细胞皆有明显的拮抗或抑制作用。虫草酸可治疗脑血栓、脑栓塞、血管痉挛、脑出血等疾病，又可促进新陈代谢、利尿等。虫草多糖能提高肝脏的解毒能力，起护肝作用。

（2）牡蛎：牡蛎作为一种优质的海产养殖贝类，不仅具有肉味鲜美的食用价值，而且其肉与壳均可入药，具有较高的药用价值。《本草纲目》中记载了牡蛎治虚弱、解丹毒、止渴等药用价值。我国最早的药用专著《神农本草经》始载牡蛎等贝类中药7种，具有敛阴、潜阳、止汗、化痰、软坚的功用，主治惊痫、眩晕、自汗、盗汗、遗精、淋浊、崩漏、带下、瘿瘤等。根据文献报道，牡蛎尚有制酸、降压、抗癌、防衰老的作用。因此，牡蛎在中国已由卫生部批准列为第一批既是药材又可作食品的保健品之一。牡蛎壳是一种传统的中药材，牡蛎壳中含有90%以上的碳酸钙，其药效包括安神养心宁志、平肝熄风及平肝潜阳、化痰止咳、消虚火去内热等诸多方面。有研究表明通过用牡蛎提取物牡蛎糖胺聚糖对过氧化氢诱导的血管内皮细胞氧化损伤模型的研究发现，牡蛎糖胺聚糖对过氧化氢诱导的血管内皮细胞氧化损伤有保护作用，能有效防止因血管内皮损伤而引起的高血压、动脉硬化、脑卒中等多种心血管疾病的发生，可以提高人体免疫力，有保护肝脏抗肿瘤延缓衰老作用。

（3）当归：伞形科植物当归 *Angelica sinensis* (Oliv、) Diels 的干燥根。全当归根略呈圆柱形，根上端称"归头"，主根称"归身"或"寸身"。支根称"归尾"或"归腿"，全体称"全归"。全当归既能补血，又可活血，统称和血；当归身补血，当归尾破血。性味甘、辛、温，归肝、心、脾经。功可补血、活血、调经止痛、润燥通便，主治血虚诸证。

（4）白扁豆：白扁豆的果皮（扁豆衣）、花、叶均可入药。扁豆衣能健脾、化湿，用于治疗痢疾、腹泻、脚气、浮肿等；扁豆花能解暑化湿、和中健脾，用于治疗夏伤暑湿、发热、泄泻、痢疾、赤白带下、跌打伤肿等；扁豆叶能消暑利湿、解毒消肿，用于治疗暑湿吐泻、疮疖肿毒、蛇虫咬伤等症。《中华人民共和国药典》记载白扁豆"健脾胃，清暑湿。用于脾胃虚弱、暑湿泄泻、白带"。其性味甘微湿，入脾胃二经，有补脾胃、和中化湿、消暑解毒的功效，主治脾胃虚弱、泄泻、呕吐、暑湿内蕴、脘腹胀痛、赤白带下等病，又能解酒毒。现代药理研究表明有抗菌、抗病毒及增强细胞免疫功能之效。

（5）肉豆蔻：别名肉果、玉果、肉豆叩，拉丁药名 Myristicae Semen，为肉豆蔻科长绿乔木肉豆蔻的成熟干燥种仁。含挥发油2%～9%（主要为右旋莰烯和、脂肪、肉豆蔻酸70%～80%）、肉豆蔻醚。辛、温，归脾、胃、大肠经，可温中下气，涩肠止泻。肉豆蔻所含挥发油，少量能促进胃液的分泌及胃肠蠕动，而有开胃和促进食欲、消胀止痛的功效。

（6）鸡内金：别名鸡肫皮、鸡肫胵、鸡黄皮、鸡食皮、鸡合子、鸡中金、化石胆、化骨胆，拉丁名 Galli Gigerii Endothelium Corneum，药用部位来源于雉科动物家鸡 *Gallus gallus domesticus* Brisson 的干燥砂囊内壁。性平，味甘，归脾经、胃经、小肠经、膀胱经，有健胃消食、涩精止遗的作用，属消食药。药理研究显示，口服鸡内金粉后胃液分泌量、酸度、消化力三者均增加，胃的运动期延长，蠕动波增加，是良好的助消化之品。

二、药膳功能

由于以上几种药食同源的食材所具备的药理功能，合理搭配，就形成了一种可以增强人体免疫力，补充机体必需氨基酸和钙、镁等各种微量元素的营养补充剂。其中一些中药成分有健脾消食（鸡内金，肉豆蔻）、补益气血（当归，白扁豆）的功能；协同作用可以助消化、调理胃肠功能。

综上所述，本药膳配方可以改善人体胃肠功能失调，健脾消食，增强机体免疫力，补充人体所需的各种氨基酸、矿物质等；适用于具有慢性消化不良、腹痛腹泻、便秘腹胀、食欲减退、呃逆干呕、免疫力低下等症状而又未发现器质性病变的人群（亚健康人群）。

虫草（蛹虫草、广东虫草）与牡蛎配伍加味对风湿骨病倾向未病人群的食养价值探讨

刘梅洁

（中国中医科学院医学实验中心　100700）

广东虫草是近年发现并驯化成功的虫草类食用真菌，安全性研究证明其子实体安全无毒；体外活性评价及体内实验结果显示，广东虫草子实体具有抗禽流感病毒、抗疲劳、延寿、治疗慢性肾衰竭、治疗慢性支气管炎、调节免疫以及抗氧化等多种良好的药用功效[1]。蛹虫草又称北冬虫夏草，是一种食药用价值很高的食药用菌，也是野生冬虫夏草的理想替代物；研究表明其所含有的核苷类化合物、虫草多糖、虫草酸甾醇类物质、蛋白质氨基酸及微量元素成分可发挥抗肿瘤、免疫调节、抗氧化、镇静催眠及抗炎抑菌的作用[2]。

牡蛎作为一种优质的海产养殖贝类，不仅具有肉味鲜美的食用价值，而且其肉与壳均可入药，具有较高的药用价值。牡蛎的含锌量居人类食物之首。中医古籍《神农本草经》记载："牡蛎，味咸平，主伤寒寒热……久服，强骨节，杀邪气，延年。"《名医别录》记载牡蛎可"除留热在关节荣卫，虚热去来不定"。

现代研究表明，牡蛎具有保肝、增强免疫力、抗肿瘤、延缓衰老、降血糖等药理作用[3]。此外，牡蛎肉提取物可以有效防治泼尼松引起的骨代谢紊乱，可提高大鼠骨钙、骨磷、骨锌、骨铁含量[4]。

"虫草"（蛹虫草、广东虫草）与牡蛎配伍，既具备多种营养物质，提供能量增强免疫、促进心血管健康，还兼具抗癌抗氧化及保护骨组织的功效，对于身体各项机能都大有裨益。对于具有风湿骨病倾向未病人群，在"虫草"（蛹虫草、广东虫草）与牡蛎配伍的基础上进行加味，配伍当归、益智仁、黄精、天麻等药食同源的药物，会有更好的食养价值。

凡是累及骨与骨关节及其周围组织，如肌腱、筋膜、滑膜等，并以疼痛、红肿、瘙痒为主要表现的自身免疫性疾病被称为风湿骨病。风湿骨病包括十大类疾病，常见的如风湿性关节炎、类风湿性关节炎、强直性脊柱炎等，是缠绵难愈的慢性全身性疾病，部分患者可出现关节致残和内脏功能衰竭。西医认为，细菌、病毒、遗传、性激素等是风湿骨病发病的主因。

风湿骨病属于中医学"痹证"的范畴，《金匮要略》将此病称作"历节病"，后代医家也有称"白虎历节""痛风""骨痹""顽痹""着痹"等。中医学认为，痹证是肾虚为本，风、寒、湿邪等侵袭人体所致。"肾主骨""肾生骨髓"，《中藏经·论骨痹》云："骨痹者，乃嗜欲不节，伤于肾也"，指出骨痹与肾受损有关。王肯堂更明确提出"痹病有风、有湿、有寒、有热……皆标也；肾虚其本也"。正是由于肾虚，才使得"风寒湿"邪侵袭人体发为痹证。治疗当以补肾活血祛风除湿为主。

当归

中药当归甘温补血，能扶助正气，又可活血消肿止痛。宋代《本草别说》云："使气血各有所归。恐当归之名，必因此出也。"《日华子

本草》云："主治一切风，一切血，补一切劳，破恶血，养新血及主癥癖。"可见当归既善补血，又善活血止痛，为补血活血调经要药。常用于跌打瘀肿疼痛，风湿关节痹痛或肢体麻木。现代药理学研究发现，当归不仅有活血、补血等药理作用，还具有保肝强肾健体、抗炎、抗氧化、抗肿瘤，改善心血管功能，改善血液功能，调节机体免疫功能等药理作用[5-6]。

益智仁

益智仁是姜科植物益智的果实。益智仁入药始载于《得配本草》，具温脾止泻摄涎、暖肾缩尿固精的功效。常用于脾胃虚寒，呕吐，泄泻，腹中冷痛，口多唾涎，肾虚遗尿，尿频，遗精。现代研究已证实，益智仁主要含有倍半萜类、二苯庚烷类、黄酮类等成分，其中益智酮甲、圆柚酮和7-表-香科酮等具有调节排尿功能，原儿茶酸、白杨素、圆柚酮和杨芽黄素可改善认知能力，益智酮甲、杨芽黄素、白杨素具抗菌、抗肿瘤作用，原儿茶酸、白杨素具有抗氧化应激作用，可改善糖尿病症状[7]。

黄精

黄精是药食同源植物，黄精之名因其得土地之精华，《本草纲目》云："仙家以为芝草之类，以其得坤土之精粹，故谓之黄精。"《名医别录》记载："黄精，味甘，平，无毒。主补中益气，除风湿，安五脏。久服轻身、延年、不饥。长久服用身体轻盈、多年不饥饿。"提示黄精具有补气养阴、健脾益肾之功效。现代药理学研究表明，黄精富含功能性多糖、黄酮类化合物、甾体皂苷等生物活性物质，具有提高免疫力、保护肾脏、增强肾功能、提高骨密度、调节血糖血脂、补气血等药理作用，有较高的药用价值，在临床及食疗中应用广泛[8-9]。

天麻

天麻亦是药食同源的中药材，最早记载于《神农本草经》，为熄风止痉要药，具有熄风止痉、平抑肝阳、祛风通络的功效。主治肝风内动，惊痫抽搐，眩晕，头痛，肢体麻木，手足不遂，风湿痹痛等。现代研究表明，天麻具有镇静、镇痛、抗惊厥、改善记忆等神经系统药理作用，对心血管系统和免疫系统等也有较为广泛的药理活性。作为熄风止痉要药，其抗惊厥特性已被广泛研究，天麻浸膏、天麻素及其苷元、对羟基苯甲醇、4-羟基苯甲醛及其类似物、香夹兰醇、香夹兰醛等具有不同程度的抗惊厥作用[10]。

总之，从现代药理学研究看，"虫草"（蛹虫草、广东虫草）与牡蛎配伍，加之当归、益智仁、黄精、天麻，更有助于其增强免疫、促进心血管健康、抗氧化及保护骨组织的功效。从中医角度讲，"虫草"（蛹虫草、广东虫草）与牡蛎配伍，加上当归之补血活血止痛、益智仁和黄精之温肾健脾固精以及天麻之祛风通络，共奏补肾活血祛风除湿之效，对于具有风湿骨病倾向的未病人群具有预防保健作用。

➢ 参考文献

[1] 黄虹，闫文娟，张成花，等. 广东虫草安全性评价及药理学研究进展[J]. 菌物研究，2019，17（2）：110-115.

[2] 李陈雪，刘雅芳. 蛹虫草的化学成分与药理作用研究进展[J]. 化学工程师，2019（10）：51-54.

[3] 冯丽，赵文静，常惟智. 牡蛎的药理作用及临床应用研究进展[J]. 中医药信息，2011，28（1）：114-116.

[4] 苏开鑫，谢华，王宏芬. 牡蛎肉提取物对类固醇性骨质疏松大鼠骨代谢的影响[J]. 中国自然医学杂志，2009，2（4）：97.

[5] 牛莉，于泓苓. 中药当归的化学成分分析与药理作用研究[J]. 中西医结合心血管病电子杂志，2018，6（21）：90，92.

[6] 赵静，夏晓培. 当归的化学成分及药理作用研究现状[J]. 临床合理用药，2020，13（2c）：172-174.

[7] 随家宁，李芳婵，郭勇秀，等.益智仁化学成分、药理作用及质量标志物研究进展[J].药物评价研究，2020，43（10）：2120-2126

[8] 杨德，薛淑静，卢琪，等.黄精药理作用研究进展及产品开发[J].湖北农业科学，2020，59（21）：5-9.

[9] 于纯淼，刘宁，宫铭海，等.黄精药理作用研究进展及在保健食品领域的应用开发[J].黑龙江科学，2019，10（18）：66-68.

[10] 魏富芹，黄蓉，何海艳，等.天麻的药理作用及应用研究进展[J].中国民族民间医药，2021，30（11）：72-76.

虫草（蛹虫草、广东虫草）与牡蛎配伍的食养价值及其在肿瘤科的应用前景

杜艳林

（中国中医科学院望京医院肿瘤科 100102）

虽然我国恶性肿瘤发病率和死亡率仍有上升趋势，但是肿瘤患者五年生存率稳步提升[1]，如何提高恶性肿瘤患者生活质量是目前中医药肿瘤防治研究领域的热点[2]，食疗作为有效的替代补充治疗手段值得推广。目前可以用作食品原料的"虫草"包括蛹虫草和广东虫草子实体[3]。蛹虫草，又称北虫草，为子囊菌门，肉座目，属麦角菌科植物。现代研究表明，蛹虫草含有多种化学成分，具有抗肿瘤、免疫调节、抑菌及抗氧化等作用。广东虫草是广东省微生物研究所研究人员于2008年发现的新种，已于2013年1月获国家卫生部食品药品监督管理局正式批准为"新资源食品"，即现称的"新食品原料"，具有良好的食养价值。食药物质目录的牡蛎是指中药材牡蛎，是牡蛎的贝壳，含钙丰富，味咸、涩，微寒，归肝、肾经，具有收敛固涩、平肝潜阳、软坚散结等功效，而作为食材的牡蛎肉，味道鲜美，且是牡蛎肽的原料，或可两者同用。本文探索"虫草"（蛹虫草、广东虫草）与牡蛎的食养价值及其在肿瘤防治中的应用前景。

一、蛹虫草、广东虫草与牡蛎在肿瘤防治中的应用背景

蛹虫草含有核苷类化合物、虫草多糖、虫草酸、蛋白质氨基酸、维生素等多种生物活性成分，这些活性成分具有抗肿瘤、免疫调节、抗炎、抑菌、抑病毒复制及抗氧化等药理作用[4]。除上述各类活性成分外，还含有过氧化物歧化酶（SOD）、硒（Se）、矿物质元素以及人体必需的维生素等，这些成分具有提高免疫力辅助抗肿瘤的作用。广东虫草是我国特有的虫草新资源，在抗疲劳及延寿、抗氧化、抗炎及免疫调节抗肿瘤等方面具有较好的作用[5]。

牡蛎的药用价值在我国历代均有记载，如《本草纲目》记载：牡蛎肉甘温、无毒，煮食治虚损、调中、解丹毒、补妇人血气，以姜醋生食之，治丹毒、酒后烦躁，止渴。炙食，甚美，令人细肌肤，美颜色；《海草纲目》记载：牡蛎，主男子遗精、虚劳乏损，补肾正气、止盗汗、去烦热，治疗寒热痰，能补养安神。因此蛹虫草和牡蛎的结合能提供更全面的营养，从而提高机体免疫力，发挥肿瘤防治作用。

二、"虫草"（蛹虫草、广东虫草）与牡蛎药膳在肿瘤防治中的应用

柏岁慷（北京）农业生物科技发展有限公司与中国中医科学院广安门医院（南区）合作，在"虫草"（蛹虫草、广东虫草）及牡蛎药膳养生产品前期应用的基础上[6]，为更好指导在养生领域的应用，通过文献检索和充分调研，研究适用于慢病倾向人群（已病人群须在中医师指导下应用）养生的该药膳所包含的食药物质：

在"虫草"（蛹虫草、广东虫草）和牡蛎肽的基础上，配方不同，药膳作用也不同，癌前病变患者重在预防，放化疗期间重在增效减毒。

肿瘤倾向未病人群的配方组成：加上当归、人参、葛根等；适宜于放化疗期间气血两虚型患者的配方组成：加上熟地黄、茯苓、当归、白芍等；适宜于放化疗期间血虚阳浮发热患者配方组成：加上黄芪、当归等；适宜于放化疗期间心脾气血两亏患者配方组成：加上黄芪、当归、龙眼肉、酸枣仁、大枣等；适宜于放化疗期间真阴不足患者配方组成：加上熟地黄、川牛膝、山茱萸、山药、枸杞子、龟甲胶等；适宜于放化疗期间肾阳不足患者配方组成：加附子、桂枝、干地黄、山茱萸、山药、泽泻、茯苓等；适宜于放化疗期间热入营分患者配方组成：加生地黄、玄参、麦冬、竹叶、丹参等；适宜于放化疗期间合并少阳患者配方组成：加柴胡、黄芩、大枣、半夏、生姜等。

三、"虫草"（蛹虫草、广东虫草）与牡蛎配伍的未来前景

"虫草"（蛹虫草、广东虫草）与牡蛎配伍，既具备多种营养物质，提供能量增强免疫，又可抗癌抗氧化，对于机体各项机能都大有裨益，对于癌前病变及恶性肿瘤患者有着广泛的市场需求[7]。柏岁慷（北京）农业生物科技发展有限公司推出的"虫草"（蛹虫草、广东虫草）与牡蛎肽药膳产品，食药物质与营养元素搭配合理组方，经过特色制作工艺，形成特色药膳，前期已制定完善相关企业标准，市场反馈良好。

"虫草"（蛹虫草、广东虫草）与牡蛎药膳养生产品在国内各省市都有销售，通过对很多体弱多病倾向人群的养生功效观察，发现慢病倾向未病人群服用后，其免疫力能得到增强，细胞活力得到激发，恶性肿瘤患者人群中使用该药膳产品配合食养均获得比较满意的调理效果，未来具有很好的发展前景。

参考文献

[1] 陈万青.从肿瘤登记数据看中国恶性肿瘤的发病特点和趋势[J].中华健康管理学杂志，2016（4）：4.

[2] 李霓，李江，陈万青，等.癌症筛查指南及共识质量评价研究进展[J].中华流行病学杂志，2021，42（2）：4.

[3] 李陈雪，刘雅芳.蛹虫草的化学成分与药理作用研究进展[J].化学工程师，2019（10）：51-54.

[4] 涂俊铭，王碧，夏险.蛹虫草生物活性成分及药理作用研究进展[J].食用菌，2020，42（6）：4-7.

[5] 黄虹，闫文娟，张成花，等.广东虫草安全性评价及药理学研究进展[J].菌物研究，2019，17（2）：110-115.

[6] 刘淑集，许旻，苏永昌，等.牡蛎寡肽对免疫低下小鼠模型免疫功能的影响[J].华南师范大学学报（自然科学版），2018，50（2）：70-76.

[7] 魏颖，陈亮.牡蛎肽抗氧化和对T淋巴细胞增殖作用的影响[J].食品科技，2016，41（1）：209-212.

中医要复兴　科普须伴行

余　铭

（北京康乐博奥国际中医医学研究院河南分院　450008）

健康是人们的永恒话题，是人人关心的问题，也是保证人们生活质量的前提。每个人是自己健康的第一责任人，这种观念不仅要牢固树立起来，还要有清晰明确的措施和行动。社会之风由社会主导者来推动，是领导者、组织者、专业工作者的共同责任。下面站在中医科普教育工作者的角度谈谈个人观点。科普工作抓什么？

普及健康理念，提高人民群众用中医知识自我强身的能力，是科普教育始终不变的宗旨。教育推广应抓住人民群众的普遍需求，抓住维护健康中迫切需要解决的问题，提高群众的学习兴趣，采用适宜的方式，这些都是实施过程中应该不断研究的课题。

一、首先应提高人民群众对中医的认识理念

中医文化是中华民族文化的瑰宝，是中华民族几千年来繁衍生息中积累出来的财富；中医药学是在应用实践中提炼出来的科学精华，是中华民族在同疾病斗争中经过反复验证过的经验结晶，它的科学性、实用性不容置疑，经得起推敲。

中医学的整体观、天人合一自然观、阴阳平衡辩证观、五行生克制化观、经络学说的实用观，都是学中医、用中医的主线，是中医学最核心的基础理论。在这些理论思想的指导下，就能把复杂的人体系统、疾病成因、诊断方法、治疗方法，化繁为简归纳出来，从纷繁复杂的事物变化中理出头绪，做到提纲挈领，抽丝剥茧，思路清晰地制定出正确的解决问题的方案。

世间的事物都有相互的关联性，以整体观去考虑问题，让我们体会到古人的思维模式的前瞻性，具体到每件事每个人，又能看到个性化差异。根据个性化差异，又能制定出一人一方，这种"整体观"和"个性化"正是中医药学的最大优点。

"整体观"和"个性化"是制定精准治疗方案的依据。同病异治、异病同治让西医无法理解，治疗的方案、用药用量没有统一标准，这是因为中医强调考虑每个患者的体质、病状程度，这种整体思考、个性化处理，却被污蔑为"不科学"。学术观点不同的争论，暂且放下不论，且回到我们今天要讨论的中医文化复兴的话题上来。

八纲辨证、经络学说、五行学说、药理归经、四诊断病，这几个方面，都是中医临床、科普教育必备的基础知识。古人强调"是药三分毒"，换个角度来说，古人倡导人们树立非药物疗法思想理念。人人若都能学到一些应对常见病多发病的知识，不仅自己可以用，又能守护亲友的健康，省时省力又省钱，又能及时解除健康危机，对人体又能不造成伤害，其好处多多，方便实惠，社会价值和意义这里不再赘述。

下面来谈谈如何入手去做。人民群众最需要掌握的实用性技术，学得会、用得上的技术，我们就应该抓住，发病率高的疾病应是重点。从医学临床统计中可以知道，疼痛类疾病和常

见慢性病占比最高。

疼痛是很多疾病都会出现的症状，疼痛症状产生的原因，以及消除这些不适症状的技巧，应作为重点去抓。慢性病中的多发病也应作为一个重点。总之人民普遍期待解决的问题，就是我们研究的方向。方向定了，目标也就明确。

八纲辨证（阴阳、表里、虚实、寒热）是主线，经络的分布和机理是工具，五行生克制化是制定方案时必须考虑的相互关系，这些知识点都是学中医、用中医的关键所在。中医文化的精髓就在于阴阳平衡，中医学始终倡导以中为度。

从扁鹊评价其兄弟三人医术高低的故事中我们可以体会到，古人医治疾病的主导思想处处体现着预防为主的原则，以不生病作为生命的最高境界。

因为每个人是自己健康的第一责任人，人人要做自己健康的主人，"无病而终"是人们的人生健康目标。要达到这样的目标，需要做到的有思想认识层面，有生活执行层面，有道德观层面，也有人生价值观层面，每个人对人生的价值追求体现着他的觉悟层次。

每个人都应该懂得，自己的行为是自身健康的决定因素，每个人是自身健康的第一责任人，这不是口号，这是每个人的责任。知道疾病的发生发展过程，掌握最基础的调病技法，把疾病的发展控制在萌芽之中，人体健康才会有保障。

二、致病因素分类，认清人体运作多维层结构

中医把致病因素分为两大类，即内因和外因。内因是指人的七情六欲，这些因素与人的情绪、思维意识紧密相关联；外因有风、寒、暑、湿、燥、火，这些致病因素与大自然密不可分，与自然界的气候变化密切关联，不正常的气候因素称为六淫，又称之为外邪。内因和外因往往又是交织在一起，若不懂得分类，就会觉得致病因素杂乱无章。因为人是自然界的一部分，人在自然社会的交往中都不是孤立的，环境对人的生存制约和影响是必然存在的。内外客观因素对个体的影响程度，又与个人的体质、行为自律性、思维模式、意识能量级别直接相关联，正能量和负能量的思维直接影响着疾病的发展方向。多种因素的交织使问题看起来十分复杂，若无正确的思路，就会觉得它们像一堆乱麻，不知如何理出头绪。

中医对生命的运转机制提出了四大系统，有物质层面的，也有精神层面的，或者说，有显性物质层面和隐性物质层面。四大系统就是精、气、神、经络系统。精是生命的物质基础，是显性物质层面。气是生命的根本动力，是物质在人体内转换成能量、在生命活动中的利用形式，已变成不可见物质。神是生命的主宰，是人体的信息系统、指挥系统、控制和调控系统，是人体的灵魂，是人体内隐性的物质流动。经络是生命活动的依赖，是能量流动的通道，人体的五脏六腑四肢百骸都有通道相联络，五脏六腑对应着十二经脉，链接内脏的大通道叫经别，链接筋骨的叫经筋，链接皮肤的叫皮部，经络系统有经脉、有络脉、有孙脉，经络连通人体上下、内外、全身各部，整个是立体化的网状结构。

人体的物质输送、能量调配，代谢物运输、信息指令的传达，都能用人体生命电信号来测定，如西医使用的心电图、脑电图等各种检测仪器，都是根据人体生物电运转原理设计出来的。人体各器官各部门的互联互通，生克制化的调控，或者说，人体的自我调控系统、自愈功能，都与这张万能互通网紧紧相连。归纳起来说，"精"泛指人体生命活动中所需的物质，它是生命活动的物质基础，"气"泛指人体生命活动的功能和能量运转，"神"泛指人体的信息传导及调控体系，三者协作互动，缺一不可，经络为人体的互联互通提供道路，共同保障人体生命活动的正常运转，并且要贯穿于人体生

命的全过程。

让我们再来重温一下古人对经络作用的描述。"经脉者，所以能决生死，除百病，调虚实，不可不通。"从这短短的几句话，我们可以看到古人把人体经络提到了怎样的高度，把经络的实质看得有多么透彻。换句话说，"疏通经络"就是消除百病的必由之路，"调虚实"就是调整人体各种"过"与"不及"的偏颇功能，要达到这样的目的，都需要从经络入手。治病的机理说得多么简明扼要。

中医治病有多种手段，无论用何种手段都要围绕经络做文章（针灸、艾灸、刮痧、拔罐、缪刺、放血、用药内服外用，都是以疏通经络为主线）。治病手段的灵活性更是中医的优势，看似手段简陋，却能及时救人解困，费用极低，见效迅速，没有任何毒副作用，利国利民利健康。

三、弄清疼痛产生的机理，巧治疼痛有方法

以肌肉损伤产生的疼痛为例，传统中医治疗疼痛必须懂得经络穴位，而经络穴位全部熟记难度很大，不现实，也没有必要。备一个人体模型，记一些常用穴位，必要时再参考，再学一下主要运动肌肉的结构和分布，寻找疼痛治疗点就很容易。找出产生疼痛的原发点，一瞬间各种疼痛都能迎刃而解。可以说，学习肌肉运动学是治疗疼痛疾病的捷径，找到疏通经络的窍门，对治疗常见病、多发病、疑难杂病都有帮助。人体的各种不适症状都与肌肉紧张有关，松开紧张的肌肉就能减轻痛苦。

现在处理疼痛疾病，人们常把人体划分成几个部分，头颈部、肩背部、腰背部、胯臀部、膝部肘部、四肢部，总体来说，我们从某块肌肉能否完成它所承担的运动功能去考虑，就能精准确定治疗点，只要工具得力，可以迅速解决问题。把痉挛的肌肉松开，或者顺着筋膜链寻找它的原发点，疼痛问题就会消除。

人体出现疼痛症状，我们不禁要问，人体内到底发生了什么变化，为什么会产生这种不舒服感觉？我们应该如何去解决？要想把问题搞清楚，对人体的结构还需有所了解。先来看看人体的框架结构，骨、肉、筋、神经、血管、器官这些实物构件组成了人体的实体框架，正常情况下，人体必须保持在立体形态下的重力平衡状态，各个组成部分都必须占有一定固有的立体活动空间，否则哪个部件受到挤压，身体都会出现不舒服感觉。人体的自稳系统时刻都在调整着人体的动态平衡。骨骼撑起了人体的框架，保持着颅腔、胸腔、腹腔一定的活动空间，承载着人体五脏六腑等重要器官，保护脏器不受直接碰撞。四肢和脊椎运动完成人体各种活动与劳作，骨骼是刚性结构没有弹性，人体的行走和各种运动由肌肉收缩拉动骨骼位移来完成，肌肉两端连有肌腱，肌腱与骨端紧紧相连，肌肉外部包有筋膜，神经和血管在肌肉内部穿行，血管为肌肉提供营养，神经为肌肉的每一个动作传达命令。肌、筋、骨之间的链接，有铰链、有链条、有杠杆、有拉桩等多种形式。另外人体还有从头到脚整体的筋膜链，以完成人体全身运动的协调和代偿功能，让人体在受伤或特殊情况下也能达到新的平衡。

人体要完成某个动作，直接参与者是肌、筋、骨，从直观上看，是肌肉收缩，通过筋膜传导，拉动骨骼位移来实现。肌肉是主动工作者，肌肉的特点是只会主动收缩，不会主动放松，肌腱有强大的拉力，有一定范围的柔性变形。筋膜包在肌肉外面，连在肌腱上，随着肌肉的牵拉变形而变形，骨骼只会被肌肉牵拉后做运动。

要完成某项功能动作，往往不是一块肌肉去工作完成，运动肌肉都是成组或成对配合工作的。按其功能分，肌肉分为主动肌、拮抗肌、辅助肌，有的肌肉是主力，由它主动收缩拉动骨骼，与它相对应的拮抗肌被拉伸，往返时它们互换角色，拮抗肌变成主动肌，辅助肌多数

起到稳定作用，或是保护着关节不让其脱臼，各有分工，协同作战。肌肉在工作过程中消耗能量，产生代谢物主要是乳酸，如果代谢物不能被及时运走，就会堆积在肌肉里，肌肉开始出现酸痛。如经过休息仍然不能消除，人们不得已还要继续工作，代谢产物就会发生堆积，部分肌丝工作能力下降。人们在劳作中每日都要完成一定的工作量，受伤肌丝应该完成的工作量就得由这块肌肉的其他肌丝加量完成，这会使更多的肌丝劳损，工作能力下降，日积月累肌肉就会出现变硬劳损，肌肉内就会出现硬结、条索，酸痛变成疼痛，病情逐步加重，出现功能障碍，丧失工作能力，久而久之还会发生恶性变化。这就是慢性疼痛逐步形成的过程。人们在痛苦状态下体内会产生一种激素，叫作"去甲肾上腺素"，这种内分泌激素毒性很大，它就是致病因子，也叫疼痛因子，如不给予外动力帮助，它很难自动排出体外，这种毒素还会持续累积。

通过上面的介绍，我们知道了人体的框架结构以及它们的功能特点、相互之间的协作关系等。身体内某个部位出现了疼痛，我们根据结构就知道应该先去找谁，知道了它的结构走向，有问题时就知道到什么部位去寻找，找到它的易损点，就很快能确定治疗的位置，问题也就能迎刃而解了。

肌肉是产生运动的主要执行者，就某块肌肉本身来讲，肌肉的收缩总是沿着肌丝的走向做直线运动，这就需要我们对全身运动肌的分布和走向有所了解。全身虽然有600多块肌肉，但需要我们记忆的易损伤肌肉不过只有20多块，这个记忆的工作量并不大。易损部位也比较固定，易损部位应该叫产生疼痛的原发点，很多人把它叫作疼痛开关。原发点往往不是疼痛症状的表现部位，人们往往被疼痛部位所吸引，引起对疼痛治疗部位的误判，所以哪痛治哪是个错误的思路，这一点很重要。

肌肉受损或劳损，可用多种手段去解决，都能使其见效，但是复发的现象并不少见。究其原因，疼痛解除后，人们不懂劳损的肌肉需要有一个养护减荷的过程，功能才能恢复如初。肌肉的劳损部位是有记忆的，立刻又去劳作，疼痛立刻又会回来，也可能是痉挛的肌筋膜松解得不彻底，导致疼痛症状复发。治疗疼痛的手段很多，无论是采用"开关技术""浅筋膜技术"，还是"微针刀技术""针灸筋膜松解术"，各有独到之处，治疗的理论大同小异，都有各自的专用工具进行操作并能快速完成治疗过程，之后对功能改善、止痛的效果都是立竿见影。

因为人体的脊椎存在有正常的生理曲度，肌肉和椎体各有自己的正常位置，肌肉和脊椎之间的张弛就如同弓与弦之间的关系，我们从实践经验中知道，弓弦易损的部位无非就是弓的中央、弦的两端。根据这样的认知，我们很快就能找到肌肉易损部位，确定治疗点。人们在长期劳作中，经常是长时间固定采用某一种动作和姿态，这就容易使肌肉产生劳损，肌肉和骨骼都有可能回不到原来的位置，例如长期低头看书、久坐、久站、久行，单一动作反复重复，肌肉牵拉后回不到原位，为了使身体保持重力平衡，人体就会启动自身的代偿机制，使脊椎出现侧弯、前弯、后弯，造成脊椎曲度改变，这不仅会使血管、神经、内脏受到挤压，甚至还会使内脏的活动空间受到影响，出现内脏疾病症状，针对内脏去治疗，又收不到效果。这样的实例很多，从人体的立体结构去考虑，问题很快就能得到解决。

有关肌、骨、筋、神、血管、经络之间的关系，除了弓弦理论，还有杠杆理论、拉杆理论、筋膜链理论，先贤提出的内病外治、前病后治、左病右治、上病下治等治病机理也应理清楚。

肌肉收缩时，肌丝会变粗变短，在横截面方向占位增加，肌肉内部压力增大，使穿行在肌肉内部的血管、神经受到挤压，这会使营养供应不足，信息传达不畅。肌肉自身又不会主动放松，如果拮抗肌无力把它拉回，肌肉就长期处在挛缩状态，营养供应不足和代谢产物不能及时运走都是问题。

我们知道了肌肉产生劳损的原因，应对的措施就变得简单了，一方面我们应做到劳逸结合，营养供应，避免肌肉劳损的出现；另一方面还要懂得如何调整已经劳损的肌肉，从空间医学角度考虑，我们很容易确定治疗点，松解相应的治疗点，就能快速消除疼痛问题。

四、简单好用的全息疗法，进一步拓宽治疗范围

适宜非专业人群掌握的各种技法，能涵盖90%以上的疾病，对付慢病和杂病更显得突出。

人体全息反射理论给医疗提供了很多治疗便利和方法，头疗、足疗、耳疗、手疗、腹疗、手、腹、脐八卦疗法，从局部治疗全身性疾病，为长期困惑人们的常见慢病和束手无策的疑难杂症带来了解决问题的思路。多种技法不仅拓宽了治疗范围，还能把有安全隐患的治疗部位避开，这一点对非专业人士操作更显重要，必须考虑。

人有六触，人的六触是人的六脏之神的外现，分别连着肝、心（脑）、脾、肺、肾，眼、舌、口、鼻、耳、身，就是五脏之神外现之窍。神的状况可由其窍显现出来。肝开窍于目，眼神反映肝神状况，肝藏魂，夜游症是魂不附体，应该从肝经入手去治疗。

舌为心之苗，舌的运动牵动着心脏外围组织的筋膜链（从肉体心脏考虑），舌的灵动与否直接影响心脏功能变化，很多时候从中线的连接结构入手，就能解决心脏疾病问题。舌象能诊断五脏疾病，因为心为君主之官，舌体神经分布密集，舌表面又无皮肤包裹，脏腑状态反映得直观，所以看舌象是中医诊病时必用的手段。舌质管五脏，舌苔管六腑，寒热虚实一览无遗，直观好学，便于普及，对诊断疾病十分有帮助。

肾开窍于耳，连接二阴，肾是先天之本，耳的外形像胎儿，耳与脑中枢神经离得最近，面神经、三叉神经都从耳旁穿过。耳有很高的敏感性，用耳全息定位治疗多种疾病，可以压豆、埋耳针，进行连续刺激，效果都显著。

"身"指的是人体的触觉，这里我们用手来代替，更能说明问题。手是与外界接触最多的部位，可以说手是人体接通宇宙的"天线"，是人体的接收器，也是发射器，手的感触最灵敏，手能驾驭人体的内气运行，手能发放人体的意念能。用直观解释，手上的神经直通大脑。练习手指灵活，就能促使思维灵活。指尖是人体阴阳经交接之处，调整人体阴阳平衡最有效，所以用手全息治疗疾病效果特别显著。

从全息反应区治疗疾病，不仅有理论根据，而且也有很好的疗效，同时还能提高施术的安全性，避免医疗事故的发生，人们对技能掌握也更容易，只考虑施术部位、方向，不考虑补泻手法。

人体结构很神奇，处处体现着局部对整体的反映，人体全息反射区有多处，可诊断、可治疗，能提高治病的安全性，还能为治病提供方便。

五、加大中医科普力度，要把中医复兴具体化

人体生命活动的全过程，说到底，是和世间万物发展的规律一样，都遵循着生、长、化、收、藏的运转过程。

中华民族是一个勤劳智慧的民族，早在几千年前，我们的古圣先贤就著书立说，建立起中国人的思维模式，最知名、影响深远的有《易经》《道德经》《黄帝内经》等经典著作。这些著作为我们提供了世界观、思维观、方法论，对养生医病原则、调理疾病的技法等也都有十分清楚的论述。

《灵枢·经脉》中提出"人始生，先成精，精成而脑髓生，骨为干，脉为营，筋为刚，肉

为墙，皮肤坚而毛发长。谷入于胃，脉道以通，气血乃行。"短短的几句话，把人体的始生发育过程、人体构架与作用全都阐述清楚了。

《黄帝内经》中关于正确养生的论述有很多，积极倡导正确的生活方式，让我们"起居有常，不妄劳作"；在饮食方面，看了这样精辟的论述，让我们肃然起敬：五谷常为养，无豆则不良，五菜常为充，新鲜绿黄红，五果常为助，力求少而数（多种），五畜常为宜，过者害不轻。多么精辟的膳食指导！言简意赅，直指要害，指引着人们不得病、少得病，处处体现着预防为主的原则，治疗疾病只是在不得已时而为之。

古中医的养生观点十分明确，它把人体的生命活动、各方面的关系表达得十分清楚明白。最简单、最重要的浓缩成一句话，我们必须时刻牢记："经脉者，决生死，除百病，调虚实，不可不通。"一句话点出人体经络的实质作用，直接说出能"决定生死"的关键是经络，能"除百病"的是经络，能调整人体虚实的还是经络。调整人体各种"过"与"不及"的偏颇功能，都需要从疏通经络入手。几千年来中医就是这样做的，中医治病的手段虽然有多种多样，无论用哪一种手段，都要围绕经络疏通去进行。经络学说是中医学的根，无论是诊断、用药、针灸、刮痧、推拿、按摩、点穴，都要考虑归经归脏、通经活络，疏通经络是检验临床效果的主线，也是强身健体养生的主线，多么简单明了。

我们再次强调，要在国民中先建立起自身健康自己担当，预防为主、防治结合的理念。中医安全又省钱，人人自学（或少加培训）可掌握，熟练运用靠实践多用，只有人民群众普遍掌握和行动起来，运用中医技法去防病治病，才是中医复兴的关键。这就需要国家相关领导部门和有关工作者共同努力，对群众加以教育和引导，脚踏实地迈出每一步去落实，胜利即可在望。只有国民自主健康水平整体提高了，中医复兴的最终目标才能得到实现。